Enfermagem em Endoscopia
Da Teoria à Prática

Thieme Revinter

Enfermagem em Endoscopia
Da Teoria à Prática

Aldenir Fresca
Graduação em Enfermagem pela Faculdades Adamantinenses Integradas (FAI), SP
MBA em Gestão Estratégica de Hospitais pela Fundação Getúlio Vargas (FGV-COC)
Mestre em Bases Gerais da Cirurgia pela Faculdade de Medicina de Botucatu da Universidade Estadual Paulista (FMB-Unesp)
Enfermeira Consultora em Projetos de Atualização e Capacitação de Profissionais que atuam na Área de Endoscopia
Enfermeira Coordenadora do Projeto Ação Social de *Screening* de Câncer de Cólon com Ênfase em Oncologia
Coordenadora dos Simpósios de Enfermagem (I, II, III, IV, V, VI, e VII) da Sociedade Brasileira de Endoscopia Digestiva (SOBED)
Coordenadora do Núcleo de Enfermagem da SOBED
Enfermeira Coordenadora do Centro de Endoscopia Leonardo da Vinci – Fortaleza, CE

Claudia Moraes
Enfermeira Chefe do Serviço de Diagnóstico por Imagem e Endoscopia do Hospital Universitário da Universidade de São Paulo (USP)
Graduação pela Escola de Enfermagem da USP
Especialista em Enfermagem em Radiologia Diagnóstica e Terapêutica pela Escola de Enfermagem da USP

Lúcia Helena Lourenço
Enfermeira Formada pela Escola de Enfermagem de Ribeirão Preto da Universidade de São Paulo (EERP/USP)
Especialização em Saúde Pública pela Faculdade de Ciências Médicas da Universidade Estadual de Campinas (FCM-Unicamp)
Mestranda pelo Programa de Ciências da Cirurgia da FCM-Unicamp
Especialista em Educação Profissional na Colibri Consultoria

Thieme
Rio de Janeiro • Stuttgart • New York • Delhi

**Dados Internacionais de
Catalogação na Publicação (CIP)**

F884e

Fresca, Aldenir
　Enfermagem em Endoscopia: Da Teoria à Prática / Aldenir Fresca, Claudia Moraes & Lúcia Helena Lourenço – 1. Ed. – Rio de Janeiro – RJ: Thieme Revinter Publicações, 2020.

　350 p.: il; 16 x 23 cm.

　Inclui Índice Remissivo e Referência Bibliográfica.
　ISBN　978-85-5465-227-2
　eISBN 978-85-5465-228-9

　1. Endoscopia. 2. Enfermagem. I. Moraes, Claudia. II. Lourenço, Lúcia Helena. III. Título.

　　　　　　　　　CDD: 616.3307545
　　　　　　　　　CDU: 616-08:616-072

Contato com a autora:
Aldenir Fresca
af_endo@hotmail.com

Nota: O conhecimento médico está em constante evolução. À medida que a pesquisa e a experiência clínica ampliam o nosso saber, pode ser necessário alterar os métodos de tratamento e medicação. Os autores e editores deste material consultaram fontes tidas como confiáveis, a fim de fornecer informações completas e de acordo com os padrões aceitos no momento da publicação. No entanto, em vista da possibilidade de erro humano por parte dos autores, dos editores ou da casa editorial que traz à luz este trabalho, ou ainda de alterações no conhecimento médico, nem os autores, nem os editores, nem a casa editorial, nem qualquer outra parte que se tenha envolvido na elaboração deste material garantem que as informações aqui contidas sejam totalmente precisas ou completas; tampouco se responsabilizam por quaisquer erros ou omissões ou pelos resultados obtidos em consequência do uso de tais informações. É aconselhável que os leitores confirmem em outras fontes as informações aqui contidas. Sugere-se, por exemplo, que verifiquem a bula de cada medicamento que pretendam administrar, a fim de certificar-se de que as informações contidas nesta publicação são precisas e de que não houve mudanças na dose recomendada ou nas contraindicações. Esta recomendação é especialmente importante no caso de medicamentos novos ou pouco utilizados. Alguns dos nomes de produtos, patentes e design a que nos referimos neste livro são, na verdade, marcas registradas ou nomes protegidos pela legislação referente à propriedade intelectual, ainda que nem sempre o texto faça menção específica a esse fato. Portanto, a ocorrência de um nome sem a designação de sua propriedade não deve ser interpretada como uma indicação, por parte da editora, de que ele se encontra em domínio público.

© 2020 Thieme
Todos os direitos reservados.
Rua do Matoso, 170, Tijuca
20270-135, Rio de Janeiro – RJ, Brasil
http://www.ThiemeRevinter.com.br

Thieme Medical Publishers
http://www.thieme.com

Capa: Thieme Revinter Publicações Ltda.

Impresso no Brasil por BMF Gráfica e Editora Ltda.
5 4 3 2 1
ISBN 978-85-5465-227-2

Também disponível como eBook:
eISBN 978-85-5465-228-9

Todos os direitos reservados. Nenhuma parte desta publicação poderá ser reproduzida ou transmitida por nenhum meio, impresso, eletrônico ou mecânico, incluindo fotocópia, gravação ou qualquer outro tipo de sistema de armazenamento e transmissão de informação, sem prévia autorização por escrito.

DEDICATÓRIA

Dedicamos este livro ao exercício profissional da enfermagem, pois acreditamos que toda parceria é baseada em uma relação de confiança e compromisso com nossos pacientes, razão maior de todo empenho em adquirir informações e conhecimentos com base em evidências e na literatura.

A todos que acreditaram, colaboraram e hoje vivenciam a realização do nosso sonho.

AGRADECIMENTOS

Agradecemos primeiramente a Deus, pelo dom de nossas vidas e por ter-nos proporcionado chegar até aqui.

Às nossas famílias, por toda dedicação e paciência, contribuindo diretamente para que pudéssemos ter um caminho mais fácil e prazeroso durante esses anos.

Às nossas amigas enfermeiras, pela parceria que sempre esteve presente em nossas trajetórias e pela disposição em ajudar e contribuir para um melhor aprendizado.

Aos médicos, pela parceria, apreço e respeito, e, também, pela participação neste livro, como colaboradores.

A concretização de um projeto desta natureza não se deve apenas a seus autores, mas a todos aqueles que, de forma direta ou indireta, estiveram envolvidos. Foi enorme e constante a partilha. Partilharam-se dúvidas, incertezas, conquistas e muitas e muitas alegrias.

Nosso profundo agradecimento a todos os autores e colaboradores que participaram da elaboração dos capítulos, à equipe da Editora Thieme Revinter, em especial a Renata Barcellos Dias e Lucy Silva.

Por fim, este livro é produto de um esforço conjunto de profissionais especialistas na área, empenhados na propagação do conhecimento e qualificação da assistência ao paciente.

APRESENTAÇÃO

O objetivo principal deste livro é apresentar subsídios para atuação da Enfermagem como um recurso abrangente em todos os processos realizados.

Apresentar todas as etapas nas quais a enfermagem atua antes, durante e após exames endoscópicos realizados, não se limitando somente a auxiliar, mas assumindo responsabilidades de planejar, implementar, dirigir, supervisionar e avaliar direta e indiretamente o paciente na unidade de gastroenterologia/endoscopia. A Enfermagem é responsável pelo treinamento e pela atualização da equipe assistencial, tornando-a capaz de assistir a todas as idades, pois os pacientes podem ser adultos, adolescentes, crianças ou idosos.

Todos os autores aqui citados possuem grande experiência e poderiam estar descrevendo qualquer um dos temas apresentados neste livro. Sendo assim, após a distribuição dos capítulos, tivemos a oportunidade de receber os ensinamentos da maioria deles, sendo alguns pioneiros da fundação da primeira Sociedade Brasileira de Enfermagem em Endoscopia (SOBEEG), fundada em 1998.

O intuito não é apenas apresentar atualidades de métodos de atuação de Enfermagem nos diagnósticos de doenças do trato gastrointestinal, mas inserir um contexto muito mais abrangente das etapas da assistência de Enfermagem segura e com qualidade baseada em evidências e experiências, tornando essas apresentações muito pessoais e enriquecedoras.

Acreditamos que o fator determinante para o sucesso dos serviços de endoscopia se resume em ampliar conhecimentos, mudar comportamentos e atitudes, padronizar tecnicamente as atividades, desenvolver espírito em equipe, reduzir custos, elevar o padrão de qualidade, aumentar a produtividade, favorecer as práticas ergonômicas e desenvolver habilidades técnicas na função. A educação dos profissionais da área de saúde deve ser um processo que o torna capaz de executar suas tarefas, preparando-o para futuras oportunidades de ascensão profissional.

A elaboração deste livro foi longa, o que é compreensível pela participação de muitos autores, mas finalmente atingiu sua meta por estar sempre concentrado em não fugir de seus objetivos iniciais.

Meta final atingida: este é um livro de autores brasileiros experientes que enriquece a formação e promove mudanças no perfil dos profissionais de Enfermagem atuantes nos processos diagnóstico-terapêuticos relacionados com as afecções gastrointestinais.

Esperamos que você aproveite a experiência pela leitura, incorporando a parceria na melhoria da assistência ao paciente nos procedimentos endoscópicos.

PREFÁCIO

Esta obra, capitaneada pelas enfermeiras Aldenir, Claudia e Lúcia Helena, tem o objetivo de mostrar a importância da atuação dos profissionais da Enfermagem em um serviço de endoscopia digestiva. Os procedimentos que os leitores encontrarão aqui e a descrição de como preparar um paciente, a sala em que este será submetido ao ato endoscópico, os materiais a serem disponibilizados, os cuidados pré- e pós-exames, e a assistência ao médico endoscopista, fazem deste livro uma importante fonte de informação para estes profissionais, talvez única.

Todos os envolvidos neste projeto têm atuação experiente na especialidade, com títulos acadêmicos e longa dedicação à endoscopia digestiva. Todos os convidados foram diretamente escolhidos por sua competência e, por que não dizer, por sua história dentro da endoscopia digestiva. Leiam esta obra e consultem-na toda vez que um paciente estiver programado para ser submetido a qualquer dos procedimentos aqui descritos. Tenho certeza de que será de grande utilidade e um exemplo de profissionalismo.

Boa leitura.

Wagner Colaiacovo
Ex-Assistente Estrangeiro do Centre Hopitalier Universitaire de Bicêtre –
Universidade de Paris/FRANÇA
Especialista e Titular da Sociedade Brasileira de Endoscopia Digestiva (SOBED).
Diretor do Centro de Endoscopia Leonardo da Vinci – Fortaleza, CE
Doutorando da Faculdade de Medicina de São José do Rio Preto, SP (FAMERP)

COLABORADORES

ANA CLAUDIA QUINONEIRO
Enfermeira
Gerente Técnico-Assistencial do Serviço de Endoscopia do Hospital Sírio-Libanês

ANA JÚLIA SOUZA
Enfermeira pela Universidade Estadual do Norte do Paraná (UENP)
Pós-Graduada em Enfermagem em Terapia Intensiva pela Faculdade Inspirar – Curitiba, PR
Responsável Técnica pela Enfermagem do Serviço de Endoscopia Digestiva do Hospital Nossa Senhora do Pilar – Curitiba, PR

ANGELO PAULO FERRARI
Livre-Docente da Disciplina de Gastroenterologia da Universidade Federal de São Paulo (Unifesp)
Médico-Endoscopista do Hospital Israelita Albert Einstein

BARBARA DE OLIVEIRA MOREIRA
Gastroenterologista e Residente em Endoscopia Digestiva no Serviço de Endoscopia do Instituto Alfa de Gastroenterologia do Hospital das Clínicas da Universidade Federal de Minas Gerais (IAG-HCUFMG)

BRUNA MORAES CABREIRA
Médica-Anestesiologista dos Hospitais Leforte e Brasil – ABC Paulista, SP

CARLA ALESSANDRA SMIDERLE
Médica-Endoscopista da Santa Casa de Misericórdia de Porto Alegre, RS
Equipe de Enteroscopia da Santa Casa de Misericórdia de Porto Alegre, RS

CARLA CAMILO DE SUZA
Enfermeira Supervisora do Bloco de Procedimentos Especiais do Instituto do Hospital de Base do Distrito Federal – Brasília, DF
Pós-Graduada em Gestão de Emergências no SUS – GES pelo Instituto Sírio Libanês
Pós-Graduada em Enfermagem do Trabalho pela FCM
Residência de Enfermagem Cirúrgica no Hospital de Base do Distrito Federal

CIBELE CANALI
Médica-Endoscopista da Santa Casa de Misericórdia de Porto Alegre, RS
Equipe de Enteroscopia da Santa Casa de Misericórdia de Porto Alegre, RS

CLARICE CARDOSO MACHADO
Enfermeira de Endoscopia da Santa Casa de Misericórdia de Porto Alegre, RS
Equipe de Enteroscopia da Santa Casa de Misericórdia de Porto Alegre, RS

CLAUDIA LUCIANA FRATTA
Mestranda em Assistência ao Paciente Oncológico pela Universidade Estadual de Campinas (Unicamp)
Pós-Graduada *Lato Sensu* em Fisioterapia Pélvica pela Faculdade Inspirar
Especialista em Fisioterapia Aplicada à Uroginecologia pelo Colégio Brasileiro de Estudos Sistêmicos (CBES)
Graduada em Fisioterapia pela Universidade Paulista (UNIP)
Técnica em Radiologia pela Escola Global de Educação Técnica
Fisioterapeuta em Consultório Próprio Atuando na Área de Reabilitação do Assoalho Pélvico
Técnica em Radiologia Médica da Universidade Estadual de Campinas (Unicamp)
Professora Convidada da Disciplina de Patologia do Curso de Pós-Graduação em Tomografia e Ressonância do SENAC Campinas
Docente da Universidade Paulista, Faculdade Casa Branca (FACAB)
Técnica em Ressonância Nuclear Magnética da Empresa Ressonância Magnética Campinas – Hospital Vera Cruz
Colaboradora/Pesquisadora do Ambulatório de Fisiologia Anorretal do Gastrocentro da Unicamp
Colaboradora/Pesquisadora do Ambulatório de Câncer Colorretal do Gastrocentro da Unicamp

CRISTINA HELENA HOLTZ PELLUCI MALKI
Enfermeira
Líder Assistencial do Serviço de Endoscopia do Hospital Sírio-Libanês

EDUARDO D'OLIVEIRA LANDA
Enfermeiro do Setor de Endoscopia do Hospital Sírio-Libanês
Pós-Graduado em Endoscopia e Colonoscopia pelo Hospital Sírio-Libanês

ELIANE APARECIDA JOB NEVES
Graduada em Enfermagem pela Universidade Nove de Julho (Uninove)
Coordenadora do Centro de Endoscopia do Hospital Alemão Oswaldo Cruz
Pós-Graduada em Urgência e Emergência pela Uninove
Enfermagem em Endoscopia pelo Instituto de Ensino e Pesquisa Sírio-Libanês
MBA em Administração Hospitalar e Gestão em Saúde pela Faculdade de Educação em Ciências da Saúde (FECS)

ERIKA V. PAIVA ORTOLAN
Livre-Docente em Cirurgia Pediátrica pela Faculdade de Medicina de Botucatu da Universidade Estadual Paulista (Unesp)
Coordenadora do Centro de Treinamento em Endoscopia Digestiva Credenciado pela Sociedade Brasileira de Endoscopia Digestiva (SOBED)
Responsável pelas Endoscopias Digestivas Pediátricas na Faculdade de Medicina de Botucatu da Unesp
Membro Titular da SOBED

FERNANDA TORQUATO SALLES BUCIONE
Graduada em Enfermagem pela Universidade de São Paulo (USP)
MBA em Gestão Executiva da Saúde pela Fundação Getúlio Vargas (FGV)
Especialista em Gestão da Qualidade em Saúde pelo Hospital Israelita Albert Einstein
Mestranda do Programa Gestão para a Competitividade – Linha Saúde da FGV
Gerente do Bloco Operatório, Centro de Endoscopia, Day Clinic e Centro de Obesidade e Diabetes do Hospital Alemão Oswaldo Cruz

FLAVIO HAYATO EJIMA
Membro Titular da Sociedade Brasileira de Endoscopia Digestiva (SOBED)
Médico Gastroenterologista da Secretaria de Saúde do Distrito Federal – HBDF
Gastroenterologista e Endoscopista dos Hospitais Santa Helena, Santa Luzia e Hospital Brasília, DF

FRANCISCO AURÉLIO CEVALLOS REBELO
Membro Titular da Sociedade Brasileira de Endoscopia Digestiva (SOBED)
Membro Titular da Sociedade Norte-Americana de Endoscopia Digestiva
Médico Responsável pelo Serviço de Endoscopia do Hospital São Julião de Campo Grande, MS

GISELE DE OLIVEIRA ORSI
Mestre em Bases Gerais da Cirurgia pela Universidade Estadual Paulista (Unesp)
Especialista em Administração Hospitalar e Serviços de Saúde pela Fundação Getúlio Vargas (FGV)
Consultora em Endoscopia Digestiva

GIZELMA DE AZEVEDO SIMÕES RODRIGUES
Enfermeira Graduada pela Universidade Católica de Petrópolis (UCP)
Pós-Graduada em Saúde Pública pela Universidade Estadual do Rio de Janeiro (UERJ)
Pós-Graduada em Administração Hoteleira pelo Centro Universitário SENAC
Pós-Graduada em Gestão da Atenção à Saúde pela Fundação Dom Cabral/IEP
Especialista em Gestão e Controle Ambiental em Serviços de Saúde pela Universidade Federal de São Paulo (Unifesp)
Atua no Hospital Sírio-Libanês como Gerente de Hospedagem e Gestão Ambiental

GUSTAVO WERNECK EJIMA
Acadêmico de Medicina da Faculdade de Medicina do Centro Universitário de Brasília (UNICEUB), DF

HERBETH JOSÉ TOLÊDO SILVA
Especialista em Endoscopia Digestiva pela Sociedade Brasileira de Endoscopia Digestiva (SOBED)
Titular da SOBED
Especialista em Cirurgia Digestiva pelo Colégio Brasileiro de Cirurgia Digestiva (CBCD)
Titular do CBCD
Titular da Sociedade Brasileira de Cirurgia Bariátrica e Metabólica (SBCBM)
Médico do Hospital Escola Dr. Helvio Auto da Universidade Estadual de Alagoas e do Hospital de Trauma Dr. Daniel Houly
Coordenador dos Serviços de Endoscopia Digestiva da Clínica Santa Fé e Diagnose, AL

JAIRO SILVA ALVES
Endoscopista
Membro Titular da Sociedade Brasileira de Endoscopia Digestiva (SOBED)
Doutor em Gastroenterologia pela Faculdade de Medicina da Universidade Federal de Minas Gerais (FMUFMG)
Presidente da SOBED – Gestão: 2019-2020
Membro do Serviço de Endoscopia do IAG-HCUFMG e da SERVESCOPY

JOSÉ INÁCIO VIEIRA SANSEVERINO
Chefe do Serviço de Endoscopia da Santa Casa de Misericórdia de Porto Alegre, RS
Equipe de Enteroscopia da Santa Casa de Misericórdia de Porto Alegre, RS

KALINA SILVA DE BARROS CYSNEIROS
Enfermeira
Gerente de Enfermagem do Serviço de Endoscopia do Hospital da Restauração, PE
Mestre em Ciências da Saúde pela Universidade de Pernambuco (UPE)

KEILA PEREIRA TOMAZ COSTA
Enfermeira Chefe do Serviço de Endoscopia do Hospital Santa Luzia da Rede D'Or, DF

LAERCIO TENÓRIO RIBEIRO
Especialista em Endoscopia Digestiva pela Sociedade Brasileira de Endoscopia Digestiva (SOBED)
Titular da SOBED
Especialista em Gastroenterologia pela Federação Brasileira de Gastroenterologia (FBG)
Titular da FBG
Diretor Médico do Montesanti Centro Médico, AL

LAURICI SANTOS AMARAL RICARTES
Membro Titular da Sociedade Brasileira de Endoscopia Digestiva (SOBED)
Membro Titular da Sociedade Brasileira de Motilidade Digestiva e Neurogastroenterologia (SBMDN)
Médica-Endoscopista da Associação Beneficente da Santa Casa e da DIGEST Diagnósticos do Aparelho Digestório – Campo Grande, MS

LUCIO GIOVANNI BATTISTA ROSSINI
Doutor em Cirurgia pela Faculdade de Ciências Médicas da Santa Casa de São Paulo
Fundador e Coordenador do Centro Franco-Brasileiro de Ecoendoscopia (CFBEUS) da Santa Casa de São Paulo
Gestor do Serviço de Endoscopia do Hospital Sírio-Libanês, SP

MARA CRISTINA VIANNA BARROS
Enfermeira Supervisora em Endoscopia da Santa Casa de Misericórdia de Porto Alegre, RS
Equipe de Enteroscopia da Santa Casa de Misericórdia de Porto Alegre, RS

MARCELO AVERBACH
Livre-Docente do Departamento de Cirurgia da Faculdade de Medicina da Universidade de São Paulo (FMUSP)
Docente Permanente do Programa de Pós-Graduação *Stricto Sensu* – Ciências da Saúde do Instituto Sírio-Libanês de Ensino e Pesquisa

MARCELO SPERANDIO RAMOS
Médico-Anestesiologista (TSA - SBA)
Anestesiologista no Hospital A.C. Camargo Cancer Center

MARIA CRISTINA SARTOR
Professora do Departamento de Cirurgia do Hospital de Clínicas da Universidade Federal do Paraná (UFPR)
Chefe do Serviço de Coloproctologia do Hospital de Clínicas da UFPR
Responsável Técnica do Serviço de Endoscopia Digestiva do Hospital Nossa Senhora do Pilar – Curitiba, PR

MARIA SÔNIA BATISTA DOS SANTOS
Pós-Graduada em Enfermagem em Endoscopia pelo Hospital Sírio-Libanês, SP
Pós-Graduada em Oncologia Clínica pela Universidade Veiga de Almeida, RJ
Graduada em Curso de Enfermagem pelo Centro Universitário Celso Lisboa, RJ

MARIS CELIA BATISTA DE SOUZA
Coordenadora do Departamento de Endoscopia do Hospital Israelita Albert Einstein
Enfermagem em Obstetrícia
Pós-Graduada em Administração Hospitalar
Pós-Graduada em Enfermagem em UTI

MONICA LUCIA DE CAMPOS CONTINI
Bacharelado em Enfermagem pela Universidade Bandeirante de São Paulo (Uniban)
Gerenciamento de Enfermagem pela Faculdade São Camilo
Pós-Graduada em Educação Continuada e Permanente pelo Hospital Israelita Albert Einstein (HIAE)
Pós-Graduada em Planejamento Estratégica de Pessoas pelo SENAC
Enfermeira Assistente do Setor de Endoscopia do Hospital Albert Einstein

PEDRO LUIZ TOLEDO DE ARRUDA LOURENÇÃO
Livre-Docente em Cirurgia Pediátrica pela Faculdade de Medicina de Botucatu da Universidade Estadual Paulista (Unesp)
Professor-Associado do Departamento de Cirurgia e Ortopedia da Faculdade de Medicina de Botucatu da Unesp

RAFAELLA COSTA DA SILVA
Mestre em Psicanálise na Educação em Saúde pela UNIDERC
Pós-Graduada em Psicanálise na Educação e Saúde pela UNIDERC
Pós-Graduada em Urgência/Emergência e UTI pela CESMAC
Graduada em Enfermagem pela CESMAC
Coordenadora do Serviço de Endoscopia Digestiva da Clínica Santa Fé – Arapiraca, AL

RENATO GOMES CAMPANATI
Mestre em Cirurgia Geral
Coloproctologista e Residente em Endoscopia Digestiva no Serviço de Endoscopia do Instituto Alfa de Gastroenterologia do Hospital das Clínicas da Universidade Federal de Minas Gerais (IAG-HCUFMG)

ROSANE VON CIRNE
Enfermeira Formada pela Universidade do Vale dos Sinos (UNISINOS)
Pós-Graduada em Gerenciamento de Serviços de Enfermagem
Experiência em Endoscopia Gastrointestinal

ROSELI COSTA DE SOUSA HERVAS
Enfermeira Especialista em Endoscopia Digestiva pelo Hospital Sírio-Libanês, SP
Enfermeira Responsável pela DIGEST – Diagnósticos do Aparelho Digestório – Campo Grande, MS
Enfermeira Assistente do Centro Cirúrgico da Associação Beneficente da Santa Casa de Campo Grande, MS

ROSELI RODRIGUES LOPES
Fisioterapeuta Formada pela Pontifícia Universidade Católica de Campinas (PUC-Campinas)
Especialista em Fisioterapia Aplicada à Uroginecologia pelo Colégio Brasileiro de Estudos Sistêmicos (CBES)
Fisioterapeuta da Clínica FISIOCLINICA
Sócia-Proprietária da Clínica de Fisioterapia Campos Elíseos de 2001 a 2009
Colaboradora do Ambulatório de Fisiologia Anorretal do Gastrocentro da Universidade Estadual de Campinas (Unicamp)

SARAH RODRIGUES PILON FARIA
Residência em Endoscopia pelo Hospital Sírio-Libanês
Residência em Gastroenterologia pela Universidade Federal de São Paulo (Unifesp)
Mestre em Tecnologias e Atenção à Saúde pela Unifesp

SHEILA S. SALLES FILIPPI
Especialização em Gestão da Atenção à Saúde pelo Instituto Sírio-Libanês de Ensino e Pesquisa e Fundação Dom Cabral
Coordenadora do Centro Franco-Brasileiro de Ecoendoscopia (CFBEUS) da Santa Casa de São Paulo

TATIANE SANTA ROSA DINIZ
Mestre em Enfermagem pela Faculdade de Medicina de Botucatu da Universidade Estadual Paulista (Unesp)
Enfermeira Responsável pelo Serviço de Endoscopia Diagnóstico e Terapêutico do Hospital das Clínicas da Faculdade de Medicina de Botucatu da Unesp
Membro da Comissão de Reprocesso e Padronização de Artigos Médico-Hospitalares do Hospital das Clínicas da Faculdade de Medicina de Botucatu da Unesp

THIAGO OTÁVIO SCARELLI
Fisioterapeuta Graduado pela Universidade Anhembi Morumbi
Representante Discente do Centro Acadêmico e do Curso de Fisioterapia na Universidade Anhembi Morumbi – Anos de 2014 e 2017
Pós-Graduado em Acupuntura Bioenergética e Moxabustão pela CIAMO
Especialista em Acupuntura Bioenergética e Moxabustão pela C.E.M.E.T.E.C
Fisioterapeuta com Consultório Particular Ministrando Cursos de Fisioterapia

VANDERLÉIA DOS SANTOS ALVES DIAS
Enfermeira do SADT do Hospital Star da Rede D'Or – Brasília, DF

WAGNER COLAIACOVO
Ex-Assistente Estrangeiro do Centre Hopitalier Universitaire de Bicêtre – Universidade de Paris, França
Especialista e Titular da Sociedade Brasileira de Endoscopia Digestiva (SOBED)
Diretor do Centro de Endoscopia Leonardo da Vinci – Fortaleza, CE
Doutor da Faculdade de Medicina de São José do Rio Preto (FAMERP)

WILLIAN FERREIRA IGI
Titular da Sociedade Brasileira de Endoscopia Digestiva (SOBED)
Médico-Endoscopista do Hospital de Amor da Amazônia – Porto Velho, RO
Diretor Técnico do Centro Avançado de Endoscopia Digestiva de Rondônia (CAEDRO) – Porto Velho, RO

SUMÁRIO

INTRODUÇÃO xxiii

PARTE I
ASPECTOS ORGANIZACIONAIS DO SERVIÇO DE ENDOSCOPIA

1 HISTÓRIA DA ENDOSCOPIA DISGESTIVA 3
   Carla Camilo de Souza

2 HISTÓRIA DA ENFERMAGEM NA ENDOSCOPIA 5
   Gisele de Oliveira Orsi ▪ Aldenir Fresca

3 LEGISLAÇÕES E NORMAS VIGENTES PARA SERVIÇO DE ENDOSCOPIA 9
   Gisele de Oliveira Orsi

4 ESTABELECIMENTO DE PROCEDIMENTO OPERACIONAL PADRÃO (POP) 21
   Aldenir Fresca ▪ Wagner Colaiacovo

5 REGISTROS DOS RESULTADOS DE EXAMES ENDOSCÓPICOS 33
   Ana Claudia Quinoneiro ▪ Cristina Helena Holtz Pelluci Malki

PARTE II
PRÁTICAS RECOMENDADAS PARA O FUNCIONAMENTO DO SERVIÇO DE ENDOSCOPIA

6 PLANTA RECOMENDADA, SETORES DE APOIO E FLUXO DE EXAMES 39
   Maris Celia Batista De Souza ▪ Aldenir Fresca

7 SERVIÇO DE HIGIENE E LIMPEZA HOSPITALAR 55
   Gizelma de Azevedo Simões Rodrigues

8 DIMENSIONAMENTO DA ENFERMAGEM NO SERVIÇO DE ENDOSCOPIA E
   SUAS ATRIBUIÇÕES 71
   Maria Sônia Batista dos Santos

PARTE III
ASSISTÊNCIA DE ENFERMAGEM NOS EXAMES ENDOSCÓPICOS

9 SISTEMATIZAÇÃO DA ASSISTÊNCIA DE ENFERMAGEM 83
Claudia Moraes

10 EXAMES ENDOSCÓPICOS NA CRIANÇA 91
Erika V. Paiva Ortolan • Pedro Luiz Toledo de Arruda Lourenção • Tatiane Santa Rosa Diniz

11 SEDAÇÃO/ANESTESIA PARA ENDOSCOPIA 97
Marcelo Sperandio Ramos • Claudia Moraes • Bruna Moraes Cabreira

12 CORANTES, CROMOSCOPIA DIGITAL E MAGNIFICAÇÃO DE IMAGEM 109
Angelo Paulo Ferrari • Maris Celia Batista de Souza • Monica Lucia de Campos Contini

13 HEMORRAGIA DIGESTIVA ALTA VARICOSA 117
Jairo Silva Alves • Barbara de Oliveira Moreira • Renato Gomes Campanati

14 HEMORRAGIA DIGESTIVA BAIXA 133
Maria Cristina Sartor • Ana Júlia Souza

15 TRATAMENTO ENDOSCÓPICO DA OBSTRUÇÃO NEOPLÁSICA DO CÓLON 151
Wagner Colaiacovo • Aldenir Fresca

16 RETIRADA DE CORPO ESTRANHO NO TRATO DIGESTÓRIO 157
Herbeth José Tolêdo Silva • Laercio Tenório Ribeiro • Rafaella Costa da Silva

17 COLANGIOPANCREATOGRAFIA RETRÓGRADA ENDOSCÓPICA 173
Flavio Hayato Ejima • Keila Pereira Tomaz Costa • Vanderléia dos Santos Alves Dias
Gustavo Werneck Ejima

18 ACESSO NUTRICIONAL: SONDA, PEG, PEJ, PEG-J 195
Keila Pereira Tomaz Costa • Flavio Hayto Ejima

19 DOENÇAS INFLAMATÓRIAS INTESTINAIS 209
Lúcia Helena Lourenço

20 POLIPECTOMIA E MUCOSECTOMIA NO CÓLON 217
Marcelo Averbach • Eduardo D'Oliveira Landa • Sarah Rodrigues Pilon Faria

21 ENTEROSCOPIA 247
José Inácio Vieira Sanseverino • Cibele Canali • Carla Alessandra Smiderle
Mara Cristina Vianna Barros • Clarice Cardoso Machado

22 ECOENDOSCOPIA 253
Sheila S. Salles Filippi • Lucio Giovanni Battista Rossini

23 PREPARO DE CÓLON PARA COLONOSCOPIA E EM CASOS ESPECIAIS 261
Roseli Costa de Sousa Hervas • Willian Ferreira Igi • Laurici Santos Amaral Ricartes
Francisco Aurélio Cevallos Rebelo

24 UNIDADES ELETROCIRÚRGICAS 277
   Kalina Silva de Barros Cysneiros

25 COLETA DE FRAGMENTOS PARA ANATOMIA PATOLÓGICA E OS CUIDADOS NO
   ARMAZENAMENTO E IDENTIFICAÇÃO DA AMOSTRA 287
   Rosane Von Cirne ▪ Lúcia Helena Lourenço

PARTE IV
SAÚDE DO TRABALHO NO SETOR DE ENDOSCOPIA

26 ERGONOMETRIA NA ENDOSCOPIA 295
   Claudia Luciana Fratta ▪ Roseli Rodrigues Lopes ▪ Thiago Otávio Scarelli

27 PREVENÇÃO DE RISCOS AMBIENTAIS: FÍSICO, QUÍMICO E BIOLÓGICO 309
   Fernanda Torquato Salles Bucione ▪ Eliane Aparecida Job Neves

   ÍNDICE REMISSIVO 313

INTRODUÇÃO

Agradecemos imensamente a todos os enfermeiros especialistas, mestres e doutores que participaram da elaboração desta importante publicação ao longo do ano de 2019.

Nossa expectativa é que esta obra sirva de guia para enfermeiros que atuam na área de Endoscopia Gastrointestinal, como uma fonte segura para a prestação do cuidado eficiente, eficaz, embasado na competência, a fim de alcançar a tão almejada qualidade assistencial e a segurança aos nossos clientes/pacientes. Mais ainda, que continue sendo fonte de consulta e referência na atualização de profissionais da saúde e de instituições, seja na área de assistência, ensino ou pesquisa.

Esta obra é essencial a enfermeiros que atuam no Centro de Endoscopia Diagnóstica e Terapêutica e na Recuperação Pós-Anestésica (RPA), sendo útil, também, a profissionais de saúde de outras áreas, incluindo os envolvidos nas esferas de ensino e pesquisa, uma vez que traz informações que aprofundam o conhecimento e minimizam riscos ao paciente.

Os conteúdos passaram por criteriosa revisão com base em evidências científicas, consumadas por especialistas, mestres e doutores da área, resultando nesta impressionante publicação que o leitor tem em mãos.

Com este trabalho, temos como objetivo reforçar a necessidade de uniformidade na prestação dos cuidados ao paciente submetido a exames endoscópicos.

Finalmente, esta publicação detalha o papel da Enfermagem atuante na área de Endoscopia Gastrointestinal, suas atribuições, serviços disponíveis, processos de trabalho, canais de comunicação e os padrões de atendimento estabelecidos, para que, informado, o profissional de Enfermagem tenha plenitude de seus direitos e deveres. Ao conhecer detalhadamente todas as particularidades da área, ele poderá avaliar seu desempenho, sugerir melhorias, tecer críticas e fazer elogios. Temos consciência de que eficiência e excelência só se transformam em credibilidade se houver transparência, comunicação e visibilidade.

Aldenir Fresca
Lúcia Helena Lourenço
Claudia Moraes

Enfermagem em Endoscopia
Da Teoria à Prática

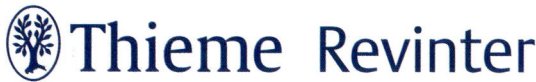

Parte I Aspectos Organizacionais do Serviço de Endoscopia

HISTÓRIA DA ENDOSCOPIA DISGESTIVA

CAPÍTULO 1

Carla Camilo de Souza

Desde os primórdios da ciência havia a necessidade de avaliar o interior do corpo humano. Esse desafio começou a se desenvolver com Philipp Bozzini, em 1809. Ele foi um dos primeiros a tentar olhar o interior do corpo humano por meio de um tubo rígido.

O primeiro gastroscópio foi confeccionado por Adolf Kussmaul, em 1868. O experimento foi realizado em um engolidor de espadas, porém, o procedimento não foi bem-sucedido em decorrência de iluminação precária.

Os pesquisadores avançaram lentamente em relação aos equipamentos por conta da dificuldade de obter a iluminação adequada para avaliar a mucosa. Com o passar dos anos foram obtidos novos meios de iluminação e, com a evolução da tecnologia, o tubo rígido foi substituído por um tubo semiflexível.

Um dos maiores nomes da endoscopia na evolução dos aparelhos foi Rudolph Schindler que, em parceria com Georg Wolf, construiu, em 1932, o primeiro gastroscópio semiflexível. O endoscópio podia ser parcialmente flexionado na introdução, mas não era possível atingir o duodeno nem fotografar.

Em 1960, Dr. Hirschowitz introduziu a técnica do fibroscópio, com aparelho flexível. Com os procedimentos realizados com fibra óptica era possível atingir o duodeno e realizar as biópsias seriadas.

O primeiro videoendoscópio foi lançado em 1983, com maior facilidade para o endoscopista com finalidade diagnóstica e terapêutica, permitindo documentação fotográfica instantânea.

Inúmeros aperfeiçoamentos foram somados ao longo dos anos, com desenvolvimento de novas modalidades de imagem, detecção de lesões precoces, tecnologia de magnificação de imagem e cromoendoscopia eletrônica, pelo sistema *Narrow–Bad Imaging (NBI)*.

Com isso a história da endoscopia pode ser dividida em quatro períodos:

- *1805-1932:* Endoscopia rígida.
- *1932-1957:* Endoscopia semiflexível.
- *1957-1981:* Endoscopia com fibras ópticas.
- *1981-até os dias atuais:* Endoscopia eletrônica.

No Brasil, a endoscopia digestiva teve início em 1967, quando foram apresentados os primeiros trabalhos numa sessão de tema livre sobre gastrocâmara, em Salvador, por José Martins Job, Akira Nakadaira e Schiloma Zaterka, no XIX Congresso Brasileiro de Gastroenterologia. Com o passar dos anos, médicos gastroenterologistas demonstraram maior interesse pelo novo método diagnóstico e seus aparelhos.

O progresso da endoscopia digestiva brasileira pode ser assim descrito:

- *1970:* Inclusão da endoscopia no programa científico do XXII Congresso Brasileiro de Gastroenterologia realizado em Araxá. Foi a partir deste encontro que começaram a buscar meios para reunir os interessados em endoscopia.
- *1972:* XXIII Congresso Brasileiro de Gastroenterologia, realizado em Brasília. Os pioneiros elaboraram uma petição, conhecida por Petição de Brasília, para a criação de uma Seção de Endoscopia Digestiva junto à Federação Brasileira de Gastroenterologia (FBG). A petição foi analisada por dois anos e foi indeferida.
- *1973:* I Seminário Brasileiro de Endoscopia Digestiva realizado no Rio de Janeiro, organizado por Glaciomar Machado.
- *1974:* XXIV Congresso Brasileiro da Gastroenterologia realizado em Petrópolis, teve o dia da endoscopia, conforme recomendações do Congresso realizado em Brasília em 1972.
- *1975:* III Seminário Brasileiro de Endoscopia Digestiva realizado em Curitiba. Este evento destacou-se pela criação da Sociedade Brasileira de Endoscopia Digestiva (SOBED), em 25 de julho. Nesta mesma ocasião foi constituída uma comissão de 14 endoscopistas, conhecida como "Os 14 de Curitiba" que, após se reunirem, optaram pela criação de uma associação com personalidade própria, estatutos específicos e normas elaboradas pelos endoscopistas.
- *1976:* Fundação da Sociedade Brasileira de Endoscopia e posse da primeira diretoria em Salvador no XXV Congresso Brasileiro de Gastroenterologia e I Congresso Brasileiro de Endoscopia Digestiva.
- *1983:* VI Seminário Brasileiro de Endoscopia Digestiva realizado em Campinas, os organizadores tiveram dois desafios: modificar o estatuto vigente e realizar a primeira prova para obtenção de Título de Especialista em Endoscopia Digestiva, os objetivos do seminário foram alcançados.
- *1988:* Aquisição da sede da SOBED na zona central de São Paulo pelo Dr. Kiyoshi Hashiba.
- *2017:* Dr. Flávio Ejima, presidente da SOBED biênio 2017-2018, dando continuidade ao planejamento estratégico para fortalecimento e crescimento da sociedade, para melhor qualidade da endoscopia, contratou uma gerente administrativa, um escritório de advocacia com experiência nos assuntos relacionados com a sociedade, uma assessoria especializada em análise estatística e avaliações para garantir maior equidade e equilíbrio na distribuição dos conhecimentos. Realizou cursos de formação, atualização e desenvolvimento profissional, e projetos sociais com a finalidade de educação da população quanto à necessidade de prevenção e tratamento.
- *2019:* Dr. Jairo atual presidente da SOBED tem o desafio de manter a excelência técnica, os princípios éticos e promover e divulgar a atualização do conhecimento.

BIBLIOGRAFIA
Machado G. *História da SOBED.* Rio de Janeiro, RJ: Thieme Revinter Publicações; 2019.
Nakakubo S, Marioni F, Silva FAOB. História da Endoscopia. Averbach M. *Endoscopia Digestiva. Diagnóstico e Tratamento.* Rio de Janeiro: Revinter; 2013.

HISTÓRIA DA ENFERMAGEM NA ENDOSCOPIA

CAPÍTULO 2

Gisele de Oliveira Orsi
Aldenir Fresca

A atuação da Enfermagem em Endoscopia teve início no ano de 1941, em Chicago, nos Estados Unidos, com Gabrielle Schindler Award, auxiliando seu marido em procedimentos gastrointestinais.[1]

Anos após, em 1969, Marna L. Schirmer, enfermeira do Hospital Mount Sinai, assistindo às reuniões nacionais da American Society for Gastrointestinal Endoscopy (ASGE), em 1970 e 1971, observou que havia um grupo de jovens mulheres enfermeiras presentes, identificadas com crachás de "não membros em treinamento". Em 1972, escreveu para cada uma delas perguntando se tinham interesse em trocar ideias e conhecimentos relacionados com a assistência de enfermagem em endoscopia, formando um grupo com mais de 300 integrantes. Em 1973 esse grupo realizou um encontro em São Francisco e passou a se chamar Society of Gastrointestinal Assistants (SGA).[2]

A SGA, com os objetivos de coletar informações, estabelecer diretrizes profissionais e expandir o ensino especializado, reunia-se anualmente. Em 1986 foi realizado o primeiro exame para a obtenção do título de especialista e emissão dos certificados de enfermeiros e associados especialistas em gastroenterologia (GI).[2,3] Outras especialidades passaram a compor a SGA, levando a renomeação da sociedade para Society of Gastroenterology Nurses and Associates, em 1989.[2]

Em Oslo/Noruega (1994), durante a primeira Conferência Europeia de Enfermeiros de Endoscopia, um pequeno grupo de enfermeiros reuniu-se para discutir a possibilidade de formar um Grupo Europeu dessa especialidade. Contando com o encorajamento e apoio financeiro da European Society of Gastrointestinal Endoscopy (ESGE), criaram um grupo de trabalho com representantes dos seguintes países: Áustria, Bélgica, França, Alemanha, Grã-Bretanha, Luxemburgo, Holanda, Noruega, Espanha e Suécia. Na Conferência Europeia em Berlim/Alemanha, 1995, oficializou-se a European Society of Gastroenterology and Endoscopy Nurses and Associate.[4]

Fundamentam as práticas assistenciais e tornam-se referências para a atuação dos enfermeiros:

- **A elaboração de padrões e diretrizes para a prática da enfermagem em gastroenterologia, como**:
  - Diretrizes para Uso de Desinfetantes e Esterilizantes de Alto Nível no Ambiente de Gastroenterologia (2017).
  - Diretriz sobre reprocessamento de endoscópios gastrointestinais flexíveis (2016).

- Padrões de Prevenção de Infecção em Reprocessamento de Endoscópios Gastrointestinais Flexíveis (2016).
- Padrão de Prevenção de Infecção no Ambiente de Gastroenterologia (2015).
- Sensibilidade ao látex e reações alérgicas no cenário de gastroenterologia (2014).
- Normas de Práticas de Enfermagem Clínica e Declarações de Delineamento de Funções (2014).

ENDOSCOPIA SEGURA

A Organização Mundial da Saúde (OMS) estabeleceu um programa para garantir a segurança em cirurgias que consiste na verificação de itens essenciais do processo cirúrgico. O objetivo é garantir que o procedimento seja realizado conforme o planejado.[5]

Com base nesse conceito, serviços de endoscopia têm implantado protocolos bem definidos, contando com o envolvimento de toda a equipe multiprofissional, realizando a lista de verificações em segurança, contemplando um conjunto de ações realizadas nas diversas fases do procedimento endoscópico, desde o agendamento até o período pós-exame.

Essas ações incluem:

- Identificação correta do paciente e presença de toda a equipe.
- Confirmação do procedimento a ser realizado.
- Posicionamento correto do paciente.
- Confirmação do procedimento.
- Disponibilidade de equipamentos e materiais necessários.
- Encaminhamento de material para exame anatomopatológico.

ENFERMAGEM COM BASE EM EVIDÊNCIAS

Dentre os grandes avanços profissionais, em especial, merece destaque para a área de enfermagem em endoscopia, o trabalho iniciado pela SGNA em 2000, por meio da compilação de um conjunto mínimo de dados (MDS), visando à identificação dos elementos essenciais necessários para a documentação da prestação de cuidados ao paciente, facilitando a comunicação entre as equipes, qualidade na assistência ao paciente, educação e pesquisa.[2]

A padronização dos sistemas de enfermagem permite:

- Comparar dados de enfermagem entre populações clínicas, configurações, áreas geográficas e tempo.
- Acessar cuidados de enfermagem mínimos comparáveis e recursos a nível local, regional e nacional.
- Melhorar a documentação dos cuidados de enfermagem prestados.
- Identificar as tendências associadas aos problemas do cliente e cuidados prestados.
- Melhorar os dados para avaliações de garantia de qualidade.
- Estimular o desenvolvimento e o aperfeiçoamento do tema.
- Comparar a investigação sobre cuidados de enfermagem, incluindo o diagnóstico de enfermagem, intervenções, resolução dos problemas dos clientes e encaminhamento para outros serviços de enfermagem.
- Contribuir para o avanço da enfermagem como disciplina baseada na investigação.
- Descrever os cuidados de enfermagem realizados em pacientes e suas famílias nos diversos cenários, tanto institucionais como não institucionais.
- Demonstrar as tendências de projeto em relação aos cuidados de enfermagem.

O SGNA MDS foi desenvolvido, como utilidade pública, para facilitar a qualidade dos resultados, melhorar a educação, pesquisa e prática clínica de enfermagem GI. Outros sistemas utilizados na prática da enfermagem são: Associação Norte-Americana de Diagnóstico de Enfermagem (NANDA), Diagnósticos, Classificações de Intervenções de Enfermagem (NIC), Classificações de Resultados de Enfermagem (NOC) Classificação Internacional para a Prática de Enfermagem (CIPE).[2,6]

ENFERMAGEM EM ENDOSCOPIA NO BRASIL

Em razão da dimensão territorial do país, havia dois grupos de enfermeiras em endoscopia mobilizando-se para a organização de uma sociedade, um em Salvador-BA e outro em Porto Alegre-RS. Em 1988, esses grupos uniram-se na realização do I Congresso Brasileiro de Enfermagem em Endoscopia, na cidade de Foz do Iguaçu-PR, contando com a participação de 100 enfermeiros. Fundaram a Sociedade Brasileira de Enfermagem em Endoscopia (SOBEEG), elegendo como primeira presidente Ieda Maria Nery de Jesus, de Salvador-BA, tendo como missão o desenvolvimento técnico-científico e a divulgação das melhores práticas para sua atuação.[7] Outras associações foram criadas posteriormente e novas parcerias estão sendo estruturadas.

Dentre as inúmeras ações realizadas pela SOBEEG, destaca-se o lançamento do Manual de Limpeza e Desinfecção dos Aparelhos Endoscópicos, com a anuência da Agência Nacional de Vigilância Sanitária (ANVISA), tornando-se referência para todo o país,

Com a publicação da Resolução da Diretoria Colegiada (RDC) nº 6, publicada em 1º de Março de 2013, sobre os requisitos de boas práticas de funcionamento para os serviços de endoscopia com via de acesso ao organismo por orifícios exclusivamente naturais, os profissionais de endoscopia ganharam regras específicas para seu funcionamento. A norma veio para garantir a segurança tanto dos pacientes que precisam se submeter a este tipo de procedimento como dos profissionais.[8]

A partir da Resolução nº 358/2009, art. 1º, o Conselho Federal de Enfermagem (COFEN), a assistência de enfermagem passou a ser realizada de modo sistemático, por meio da obrigatoriedade da implantação de processos e protocolos assistenciais em todos os ambientes, públicos ou privados.[9]

Em 2014, o Instituto Sírio-Libanês de Ensino e Pesquisa (IEP/HSL) foi o pioneiro na implantação da pós-graduação *lato sensu* em Enfermagem em Endoscopia Digestiva, seguido por outras instituições de renome.

CONSIDERAÇÕES FINAIS

De Gabrielle Schindler à enfermagem baseada em evidências, ressaltamos que as conquistas alcançadas nas áreas de assistência, gestão, ensino e pesquisa da enfermagem em endoscopia se devem a perseverança, ousadia, conhecimento científico, embasamento legal e, principalmente, o idealismo de profissionais altamente qualificados.

REFERÊNCIAS BIBLIOGRÁFICAS

1. Modlin IR. *A brief history of endoscopy*. Italy: Ed. Multi Med Milano; 2000. p. 77.
2. Society of Gastroenterology Nurses and Associate SGNA. History Foundation of The Society of Gastroenterology Nurses and Associate. [Acesso em 3 fev 2017]. Disponível em https://www.sgna.org/About-Us/Mission-Statement.
3. Mathias JJS, Zagonel IPS, Lacerda MR. Processo clinical caritas: novos rumos para o cuidado de enfermagem transpessoal. *Acta Paul Enferm* 2006 Maio-Jun.;19(3):332-7.

4. European Society of Gastroenterology and Endoscopy Nurses and Associates ESGENA. History fundacion of ESGENA. [Acesso em 11 fev 2017]. Disponível em http://www.esgena.org/history.html.
5. Organização Mundial da Saúde. Segundo desafio global para a segurança do paciente: Cirurgias seguras salvam vidas (orientações para cirurgia segura da OMS)/Organização Mundial da Saúde. Tradução de Marcela Sánchez Nilo e Irma Angélica Durán – Rio de Janeiro: Organização Pan-Americana da Saúde; Ministério da Saúde; Agência Nacional de Vigilância Sanitária, 2009.
6. Bean, Kathy B. Development of the Society of Gastroenterology Nurses and Associates Minimum Data Set *An Evidence-Based Resource.* ([Acesso em 29 jan 2017]. v. 28. n. 1. https://www.sgna.org/Portals/0/Education/PDF/Minimum-Data-set/DevofSGNAMDS_Baker.pdf.
7. Miller S, Lagemann RC. *Enfermagem em endoscopia digestiva.* Rio de Janeiro: MEDSI Editora Médica e Científica Ltda; 2002.
8. Agência Nacional de Vigilância Sanitária (Brasil). Resolução nº 6 de 1º de março de 2013. Requisitos de Boas Práticas de Funcionamento para os Serviços de Endoscopia com Via de Acesso ao Organismo por Orifícios Exclusivamente Naturais. Diário Oficial da União 4 de março de 2013; Seção 1. [Acesso em 29 mar 2017]. Disponível em: http://sintse.tse.jus.br/documentos/2013/Mar/4/resolucao-no-6-de-1o-de-marco-de-2013-dispoe-sobre.
9. Cofen – Conselho Federal de Enfermagem. Resolução Cofen nº 358 de 2009. Disponível em http://www.cofen.gov.br/resoluo-cofen-3582009_4384.html.

LEGISLAÇÕES E NORMAS VIGENTES PARA SERVIÇO DE ENDOSCOPIA

CAPÍTULO 3

Gisele de Oliveira Orsi

No Brasil há um sistema de ordenamento de leis que distribui, hierarquicamente, todo o sistema jurídico. Trata-se do sistema normativo que é composto pela Constituição Federal de 1988, legislações e normas estaduais e municipais. O poder legislativo elabora as leis e o poder executivo elabora decretos, medidas provisórias ou regulamentares, estatutos, regulamentos e resoluções, entre outros.

Em resposta aos anseios dos profissionais do serviço de endoscopia, a Diretoria Colegiada da Agência Nacional de Vigilância Sanitária apresentou, em março de 2013, a RDC 06 que dispõe sobre os requisitos de boas práticas de funcionamento para os serviços de endoscopia com via de acesso ao organismo por orifícios exclusivamente naturais.[1]

RESOLUÇÃO-RDC Nº 6, DE 1º DE MARÇO DE 2013

Dispõe sobre os requisitos de Boas Práticas de Funcionamento para os serviços de endoscopia com via de acesso ao organismo por orifícios exclusivamente naturais.

CAPÍTULO I
DAS DISPOSIÇÕES INICIAIS

Seção I
Objetivo

Art. 1º Esta Resolução tem por objetivo estabelecer os requisitos de Boas Práticas de Funcionamento para os serviços de endoscopia com via de acesso ao organismo por orifícios exclusivamente naturais.

Seção II
Abrangência

Art. 2º Este Resolução aplica-se a todos os serviços de saúde públicos e privados, civis e militares que realizam procedimentos endoscópicos, diagnósticos e intervencionistas, com utilização de equipamentos rígidos ou flexíveis, com via de acesso ao organismo por orifícios exclusivamente naturais.

Seção III
Definições

Art. 3º Para efeito deste Resolução são adotadas as seguintes definições:

I - acessório crítico ou produto para a saúde crítico: produto para a saúde utilizado em procedimento invasivo com penetração de pele, mucosas, espaços ou cavidades estéreis, tecidos subepiteliais e sistema vascular;

II - data limite de uso do produto esterilizado: prazo estabelecido pelo serviço de endoscopia ou pelo serviço responsável pela esterilização dos produtos, baseado em um plano de avaliação da integridade das embalagens, fundamentado na resistência destas, nos eventos relacionados ao seu manuseio (estocagem em gavetas, empilhamento de pacotes, dobras das embalagens), na segurança da selagem e na rotatividade do estoque armazenado;

III - evento adverso: agravo à saúde ocasionado a um paciente ou usuário em decorrência do uso de um produto submetido ao regime de vigilância sanitária, tendo a sua utilização sido realizada nas condições e parâmetros prescritos pelo fabricante;

V - intercorrência: é a ocorrência de um evento inesperado em um procedimento médico, que não poderia ser em geral previsto ou alertado ao paciente;

V - limpeza: remoção de sujidades orgânicas e inorgânicas, com redução da carga microbiana presente nos produtos para saúde, utilizando-se água, detergentes, produtos e acessórios de limpeza, por meio de ação mecânica (manual ou automatizada), atuando em superfícies internas (lúmen) e externas, de forma a tornar o produto seguro para manuseio e preparado para desinfecção ou esterilização;

VI- produtos para saúde semicríticos: produtos que entram em contato com pele não íntegra ou mucosas íntegras colonizadas;

VII- produtos para saúde não críticos: produtos que entram em contato com pele íntegra ou não entram em contato com o paciente;

VIII – pré limpeza: remoção da sujidade presente nos produtos para saúde utilizando-se, no mínimo, água e ação mecânica;

IX - produto para saúde de conformação complexa: produtos para saúde que possuam lúmen inferior a cinco milímetros com fundo cego, espaços internos inacessíveis para a fricção direta, reentrâncias ou válvulas;

X - rastreabilidade: capacidade de traçar o histórico, a aplicação ou a localização de um item por meio de informações previamente registradas;

XI - responsável técnico - RT: profissional de nível superior legalmente habilitado que assume perante a vigilância sanitária a responsabilidade técnica pelo serviço de saúde;

XII - sedação consciente: nível de consciência obtido com o uso de medicamentos, no qual o paciente responde ao comando verbal ou responde ao estímulo verbal isolado ou acompanhado de estímulo tátil;

XIII - sedação profunda: depressão da consciência induzida por medicamentos, na qual o paciente dificilmente é despertado por comandos verbais, mas responde a estímulos dolorosos;

XIV - serviço de endoscopia autônomo: serviço de endoscopia com CNPJ e alvará sanitário próprios, funcionando física e funcionalmente de forma independente, podendo estar inserido em outro estabelecimento de saúde;

XV - serviço de endoscopia não autônomo: unidade funcional pertencente a um estabelecimento de saúde; e

XVI - serviços de endoscopia com via de acesso ao organismo por orifícios exclusivamente naturais: serviços que realizam procedimentos endoscópicos, diagnósticos e intervencionistas, com utilização de equipamentos rígidos ou flexíveis, com via de acesso ao organismo utilizando a cavidade oral, nasal, o conduto auditivo externo, o ânus, a vagina e a uretra.

CAPÍTULO II
DAS BOAS PRÁTICAS DE FUNCIONAMENTO
Seção I
Condições Organizacionais

Art. 4º Para cumprimento desta Resolução os serviços de endoscopia passam a ser classificados da seguinte forma:

I - serviço de endoscopia tipo I: é aquele que realiza procedimentos endoscópicos sem sedação, com ou sem anestesia tópica;

II - serviço de endoscopia tipo II: é aquele que, além dos procedimentos descritos no inciso I do Art. 4º, realiza ainda procedimentos endoscópicos sob sedação consciente, com medicação passível de reversão com uso de antagonistas;

III - serviço de endoscopia tipo III: serviço de endoscopia que, além dos procedimentos descritos nos incisos I e II do Art. 4º, realiza procedimentos endoscópicos sob qualquer tipo de sedação ou anestesia.

Parágrafo único. Quando não especificada a classificação, as determinações desta Resolução aplicam-se aos três tipos de serviços de endoscopia.

Art. 5º As atividades realizadas nos serviços de endoscopia autônomos e não autônomos devem estar sob responsabilidade de um profissional legalmente habilitado.

Art. 6º Todo serviço de endoscopia deve possuir:

I - registro diário dos procedimentos endoscópicos realizados, contendo data e horário do exame, nome do paciente, data de nascimento, sexo, procedimento realizado, nome do profissional que executou o procedimento e identificação do equipamento;

II - registro de intercorrências e eventos adversos, contendo data e horário do exame, nome do paciente, data de nascimento, sexo, identificação do equipamento, procedimento realizado, profissional que executou o procedimento e tipo de intercorrência ou evento adverso, além das medidas de suporte prestadas ao paciente;

III - registro de controle das substâncias e medicamentos sujeitos a controle especial (entorpecentes e psicotrópicos) utilizados durante o procedimento endoscópico; de acordo com as normas específicas vigentes; e

IV - registro de acidentes ocupacionais.

Parágrafo único. As exigências determinadas nos incisos I e II podem ser anotadas diretamente no prontuário para unidades tipo I.

Art. 7º Os registros de que trata esta Resolução devem ser arquivados de forma a permitir sua rastreabilidade, na ausência de legislação específica, o prazo de guarda mínimo é de cinco anos, para efeitos de inspeção sanitária.

Art. 8º Os requisitos para aquisição, guarda e controle dos medicamentos sujeitos a controle especial devem seguir normas específicas vigentes.

Art. 9º Deve estar disponível, no serviço de endoscopia, a documentação relativa às características técnicas, especificações de desempenho, instruções de operação e manutenção dos equipamentos e seus acessórios.

Art. 10. Em situações emergenciais, o serviço de endoscopia deve estar preparado para garantir a estabilização do paciente até que seja possível sua remoção em condições de segurança ou sua liberação para o domicílio.

Parágrafo único. Em situações que impliquem risco de vida, a transferência do paciente para um serviço de saúde de atendimento a urgências deve ser feita, obrigatoriamente, com o acompanhamento de um profissional legalmente habilitado.

Art. 11. O serviço de endoscopia deve prestar esclarecimentos a seus pacientes, de forma verbal e escrita, sobre os procedimentos propostos, expondo objetivos, evolução esperada, riscos e complicações mais frequentes.

Art. 12. O paciente submetido à endoscopia, nos serviços tipo II e III, sob qualquer tipo de sedação ou anestesia não tópica, só pode ser liberado na presença de um acompanhante adulto.

Art. 13. O serviço de endoscopia deve exigir que o paciente com idade inferior a 18 anos e não emancipado, ou que tenha sido considerado legalmente incapaz esteja acompanhado pelo responsável legal.

Seção II
Recursos Humanos

Art. 14. O serviço de endoscopia deve promover a capacitação de seus profissionais antes do início das atividades e de forma permanente, em conformidade com as atividades desenvolvidas.

Art. 15. As capacitações devem contemplar conteúdos relacionados com os seguintes temas:

I - prevenção e controle de infecção em serviços de saúde;
II - uso de Equipamento de Proteção Individual (EPI);
III - higienização das mãos;
IV - processo de limpeza, desinfecção, esterilização, armazenamento, transporte, funcionamento e manuseio dos equipamentos e acessórios;
V - monitoramento da eficácia dos saneantes;
VI - gerenciamento de resíduos; e
VII - atendimento de emergência.

Art. 16. Para a realização de qualquer procedimento endoscópico, que envolva sedação profunda ou anestesia não tópica são necessários:

I - um profissional legalmente habilitado para a realização do procedimento endoscópico; e
II - um profissional legalmente habilitado para promover a sedação profunda ou anestesia, e monitorar o paciente durante todo o procedimento até que o paciente reúna condições para ser transferido para a sala de recuperação.

Seção III
Atribuições do Responsável Técnico

Art. 17. Compete ao Responsável Técnico do serviço de endoscopia:

I - garantir a implementação das normas vigentes ao funcionamento do serviço de endoscopia;
II - prever e prover recursos humanos e materiais necessários ao funcionamento do serviço de endoscopia; e

III - garantir que todas as atribuições e responsabilidades profissionais estejam formalmente designadas, descritas e divulgadas aos envolvidos nas atividades de procedimentos diagnósticos e intervencionistas em endoscopia com via de acesso ao organismo por orifícios exclusivamente naturais.

Seção IV
Infraestrutura Física/Recursos Materiais

Art. 18. O serviço de endoscopia deve possuir, no mínimo, os seguintes ambientes:
I - sala de recepção de pacientes;
II - sala de consulta/procedimento;
III - sala para recuperação, exceto para serviços de endoscopia tipo I; e
IV - sala para processamento de equipamentos, acessórios e outros produtos para a saúde, exceto para serviços de endoscopia tipo I.
Parágrafo único. Caso o serviço de endoscopia utilize, no processamento, produtos químicos para desinfecção de alto nível, independente da classificação do tipo de serviço, a limpeza e a desinfecção devem ser realizadas obrigatoriamente na sala de processamento.
Art. 19. As dimensões das salas descritas nos incisos de I a IV devem ser compatíveis com o número de pacientes atendidos e com o tipo de procedimento realizado no local, preservando o fluxo de trabalho, o espaço reservado para circulação e a área ocupada para equipamentos e mobiliários.
Art. 20. O serviço de endoscopia tipo II deve possuir, no mínimo, os seguintes itens:
I - termômetro;
II - esfigmomanômetro;
III - estetoscópio;
IV - oxímetro de pulso com alarme;
V - oxigênio a 100% (cem por cento);
VI - aspirador;
VII - suporte para fluido endovenoso; e
VIII - carro ou maleta para atendimento de emergência cardiorrespiratória, contendo:
a) ressuscitador manual do tipo balão auto inflável com reservatório e máscara;
b) cânulas naso e orofaríngeas;
c) laringoscópio com lâminas;
d) tubos endotraqueais;
e) sondas para aspiração;
f) materiais e medicamentos emergenciais; e
g) desfibrilador.
Art. 21. O serviço de endoscopia tipo III deve possuir, no mínimo, além dos itens discriminados no Artigo 20 desta Resolução, equipamentos, instrumental, materiais e medicamentos que permitam a realização do ato anestésico e recuperação pós-anestésica com segurança.
Art. 22. A sala de recuperação dos serviços de endoscopia tipo II e tipo III deve oferecer condições de acomodação com segurança e conforto durante o reestabelecimento do paciente.
Art. 23. É proibida a recuperação de pacientes submetidos à sedação ou anestesia não tópica fora da sala de recuperação.
Art. 24. A sala de processamento dos serviços de endoscopia deve possuir:

I - cuba para lavagem com profundidade suficiente para evitar respingos em suas laterais, no piso e no profissional;

II - bancada lisa e impermeável com dimensões compatíveis para a acomodação dos equipamentos, acessórios e outros produtos para a saúde a serem processados;

III - ponto de água que atenda os padrões de potabilidade conforme normatização vigente; e

IV- Sistema de climatização.

Art. 25. Os serviços de endoscopia tipo I, que não utilizam no processamento produtos químicos para desinfecção de alto nível devem possuir uma área para processamento de equipamentos, acessórios e outros produtos para a saúde com os seguintes itens:

I - cuba para lavagem com profundidade suficiente para evitar respingos em suas laterais, no piso e no profissional;

II - bancada lisa e impermeável com dimensões compatíveis para a acomodação dos equipamentos, acessórios e outros produtos para a saúde a serem processados; e

III - ponto de água que atenda os padrões de potabilidade conforme normatização vigente.

Art. 26. O sistema de climatização da sala de processamento dos serviços de endoscopia deve atender aos seguintes requisitos:

I - garantir vazão mínima de ar total de 18,00 m3/h/m²;

II - manter um diferencial de pressão negativa entre os ambientes adjacentes, com pressão diferencial mínima de 2,5 Pa;

III - prover exaustão forçada de todo ar da sala com descarga para o exterior da edificação; e

IV - o ar de reposição pode ser proveniente dos ambientes vizinhos.

Art. 27. Caso o serviço utilize processo automatizado de limpeza, desinfecção e esterilização, a área física deve atender aos requisitos técnicos necessários para instalação do equipamento conforme indicação do fabricante e legislação vigente.

Art. 28. Para a secagem dos equipamentos com canais, os serviços devem dispor de ar comprimido medicinal, gás inerte ou ar filtrado, seco e isento de óleo.

Seção V
Processamento de Equipamentos e Acessórios

Art. 29. O serviço de endoscopia deve dispor de equipamentos e acessórios em quantidade suficiente para o número de pacientes atendidos, respeitando o tipo de procedimento e o tempo necessário para os respectivos processamentos.

Art. 30. Deve ser elaborado Procedimento Operacional Padrão (POP) no qual sejam detalhadas todas as etapas do processamento de equipamentos e acessórios utilizados nos procedimentos endoscópicos, respeitando a legislação referente ao uso dos agentes saneantes e as orientações contidas nos manuais de processamento do fabricante.

Parágrafo único. O POP deve ser aprovado pelo responsável técnico do serviço autônomo ou médico responsável do serviço não autônomo de endoscopia e estar disponível na sala de processamento para consulta pela equipe de saúde e pela autoridade sanitária competente.

Art. 31. A pré-limpeza do endoscópio deve ser realizada imediatamente após a finalização do procedimento com remoção da sujidade da superfície externa.

Parágrafo único. Sempre que o equipamento possuir canais deve haver a introdução de detergente sob pressão nestes, conforme orientação do fabricante.

Art. 32. A limpeza de equipamentos endoscópicos deve ser realizada no menor intervalo de tempo possível após a pré-limpeza, de acordo com a orientação do fabricante.

Art. 33. O processo de limpeza de todos os canais, válvulas e conectores devem incluir escovação e irrigação de todos os componentes externos e internos com utilização de detergente, conforme orientação do fabricante.

Art. 34. Após o processo de limpeza, os equipamentos endoscópicos e seus acessórios devem ser submetidos à secagem antes de qualquer método de desinfecção ou esterilização.

Art. 35. As escovas utilizadas na limpeza dos canais endoscópicos, quando passíveis de processamento, devem ser submetidas à limpeza e desinfecção a cada turno de trabalho.

Art. 36. O processo de desinfecção deve respeitar o tempo mínimo de exposição do equipamento ao produto utilizado, de acordo com a recomendação do fabricante e a legislação vigente.

Art. 37. É obrigatório realizar a monitorização dos parâmetros indicadores de efetividade dos agentes saneantes que possuem ação antimicrobiana como concentração, pH ou outros indicados pelo fabricante, no mínimo uma vez ao dia antes do início das atividades.

§1º Não podem ser utilizados saneantes que estejam com os parâmetros divergentes daqueles constantes do rótulo do produto.

§2º Os parâmetros monitorados (iniciais e subsequentes) devem ser registrados e arquivados pelo prazo mínimo de cinco anos e disponibilizados para consulta da autoridade sanitária.

Art. 38. Os endoscópios flexíveis, após serem submetidos a processamento, devem ser mantidos em posição vertical com preservação de alinhamento entre as duas extremidades até a sua utilização.

Art. 39. Quando for necessário o transporte do endoscópio entre a sala de procedimento e a sala de processamento, os endoscópios devem estar acondicionados em recipientes laváveis e com tampas diferentes para material sujo e limpo.

Parágrafo único. Quando a sala de processamento estiver contígua à sala de procedimento, o acondicionamento pode ser dispensado.

Art. 40. Quando o endoscópio for transportado para outro serviço de saúde, o processamento deve ser novamente realizado antes da sua utilização.

Art. 41. A limpeza dos produtos para a saúde com conformações complexas deve ser precedida de limpeza manual e complementada por limpeza automatizada em lavadora ultrassônica ou outro equipamento de eficiência comprovada.

Art. 42. Os acessórios e outros produtos para a saúde classificados como críticos devem ser submetidos à esterilização antes da sua utilização.

§1º O serviço de endoscopia poderá utilizar para esterilização de acessórios críticos e outros produtos para a saúde, o centro de material e esterilização do serviço de saúde no qual está fisicamente inserido ou empresa processadora devidamente licenciada pelo órgão sanitário competente.

§2º Para os casos referidos no parágrafo acima, os produtos para saúde devem ser encaminhados, após serem submetidos à limpeza no serviço de saúde, conforme Procedimento Operacional Padrão (POP), definido entre as partes envolvidas.

Art. 43. O serviço de endoscopia e a empresa processadora devem utilizar embalagens que garantam a manutenção da esterilidade do conteúdo, bem como a sua transferência sob técnica asséptica.

Art. 44. As embalagens utilizadas para a esterilização de produtos para saúde devem estar regularizadas junto à Anvisa, para uso específico em esterilização.

Art. 45. A selagem de embalagens tipo envelope deve ser feita por termo seladora ou conforme orientação do fabricante.

Art. 46. Não é permitido o uso de caixas metálicas sem furos para esterilização de produtos para saúde.

Art. 47. É obrigatória a identificação nas embalagens dos produtos para saúde submetidos à esterilização por meio de rótulos ou etiquetas.

Art. 48. O rótulo de identificação da embalagem deve conter:
I - nome do produto;
II - data da esterilização;
III - data limite de uso;
IV - método de esterilização; e
V - nome do responsável pelo preparo.

Art. 49. Para a utilização de acessórios submetidos à esterilização, deverá ser obedecida a data limite de uso do produto esterilizado pelo serviço que a executou.

Art. 50. Não é permitido o uso de estufas para a esterilização de produtos para saúde.

Art. 51. Os produtos esterilizados devem ser armazenados em local limpo e seco, sob proteção da luz solar direta e submetidos à manipulação mínima.

Art. 52. É proibida a utilização de método manual de imersão em desinfetantes líquidos para fins de esterilização de produtos para a saúde.

Art. 53. Produtos para saúde utilizados na assistência ventilatória e anestésica não poderão ser submetidos à desinfecção por métodos de imersão química líquida com a utilização de saneantes à base de aldeídos.

Seção VI
Segurança e Saúde no Trabalho

Art. 54. Quando o procedimento implicar a utilização de Raios X, devem ser atendidos os requisitos estabelecidos no regulamento sanitário vigente para a proteção radiológica em radiodiagnóstico médico.

Art. 55. O serviço de endoscopia deve adotar as medidas de segurança ocupacional preconizadas pelo fabricante relativas ao uso de saneantes.

Art. 56. O trabalhador responsável pelo processamento deve utilizar gorro, óculos de proteção ou protetor facial, máscara compatível com o risco, luvas de borracha cano longo, avental impermeável, protetor auricular (de acordo com o risco), calçados fechados impermeáveis e antiderrapantes.

CAPÍTULO III
DAS DISPOSIÇÕES FINAIS E TRANSITÓRIAS

Art. 57. Os estabelecimentos abrangidos por esta Resolução terão o prazo de três meses a partir da data de sua publicação para promover as adequações necessárias.

§ 1º Para cumprimento do Artigo 18 e dos artigos 22 a 28 da Seção IV - Infraestrutura Física/Recursos Materiais, estabelece-se o prazo de doze meses;

§ 2º A partir da publicação desta Resolução, os novos serviços de endoscopia e aqueles que pretendem reiniciar suas atividades devem atender na íntegra às exigências nela contidas, previamente ao início de seu funcionamento.

Art. 58. O descumprimento das disposições contidas nesta Resolução constitui infração sanitária, nos termos da Lei n. 6.437, de 20 de agosto de 1977, sem prejuízo das responsabilidades civil, administrativa e penal cabíveis.

Art. 59. Esta Resolução entra em vigor na data de sua publicação.

Além da RDC 06, várias legislações, normas técnicas e resoluções de diretorias colegiadas, RE entre outras subsidiam os serviços de endoscopia, entre elas destacamos:

- Condições Organizacionais
  - Portaria n.º 344, de 12 de maio de 1998 aprova o regulamento técnico sobre substâncias e medicamentos sujeitos a controle especial. Atualizada pela Resolução-RDC 249, de 05/09/2002, publicada no D.O.U. de 06/09/2002. Revogada parcialmente pela Resolução-RDC n° 201, de 18/17/2002 e alterada pela Resolução-RDC n° 249, de 05/09/.[2]
  - Constituição Federal, artigos 5º, inciso XXXII, e 170, inciso V, em relação ao dever de informar, obriga a proteção do consumidor que está qualificada como direito humano fundamental. O Código do Consumidor ainda estabelece os direitos do consumidor como a informação adequada e clara sobre os diferentes produtos e serviços, com especificação correta de quantidade, características, composição, qualidade e preço, bem como sobre os riscos que apresentem art. 6º, III.[3]
  - Código de Ética Médica, Capítulos IV Direitos Humanos, e V - Relação com pacientes e familiares, Art. 24. Deixar de garantir ao paciente o exercício do direito de decidir livremente sobre sua pessoa ou seu bem-estar, bem como exercer autoridade para limitá-lo e Art. 31. Desrespeitar o direito do paciente ou de seu representante legal de decidir livremente sobre a execução de práticas diagnosticas ou terapêuticas, salvo em caso de iminente risco de morte.[4]
  - Informativo jurídico nº 01/2018, Termo de consentimento livre e informado na assistência médica.[4]
- Infraestrutura Física/Recursos Materiais
  - RDC 50/2002 sobre o Regulamento Técnico para planejamento, programação, elaboração e avaliação de projetos físicos de estabelecimentos assistenciais de saúde.[5]
  - Minuta da RDC 50. Versão preliminar das alterações disponível no portal da Anvisa.[6]
- Processamento de equipamentos e acessórios
  - Portaria 15 – 23 de agosto de 1988. Normas para registro dos saneantes domissanitários com ação antimicrobiana.[7]
  - Manual de limpeza e desinfecção de aparelhos endoscópicos – SOBEEG.[8]
  - Resolução - RE N° 2605, de 11 de Agosto de 2006. Estabelece a lista de produtos médicos enquadrados como de uso único proibidos de ser reprocessados, que constam no anexo desta Resolução. Art. 2° Revoga-se a Resolução RE/ANVISA nº 515, de 15 de fevereiro de 2006.[9]
  - Resolução - RE Nº 2.606 de 11 de Agosto de 2006. Diretrizes para elaboração, validação e implantação de protocolos de reprocessamento de produtos médicos e dá outras providências.[10]
  - Resolução da Diretoria Colegiada n.15 de 15 de março de 2012. Requisitos de boas práticas para o processamento de produtos para saúde e dá outras providências.[11]
  - Resolução da Diretoria Colegiada n. 35, de 16 de agosto de 2010. Regulamento Técnico para produtos com ação antimicrobiana utilizados em artigos críticos e semicríticos.[12,13]
  - Informe Técnico n. 4 de março de 2007.[14]

- Resolução da Diretoria Colegiada n. 8, de 27 de fevereiro de 2009. Medidas para redução da ocorrência de infecções por Micobactérias de Crescimento Rápido - MCR em serviços de saúde.[15]
- Resolução de diretoria colegiada – RDC nº 35, de 16 de agosto de 2010. Regulamento Técnico para produtos com ação antimicrobiana utilizados em artigos críticos e semicríticos.[12,13]
- Portaria nº 122, de 29 de novembro de 1993 Art. 1º Incluir Na Portaria Ne 15, De 23 De Agosto De 1988, Sub -Anexo I, Alinea I, O Princípio Ativo Ácido Paracético, Para Uso Da Formulações De Desifentantes/Esterilizantes.[16]
- RE 3353/2007: Inclui O ORTOFTALALDEÍDO, para uso das formulações de desinfetantes hospitalares para artigos semi-críticos.[17]

- Segurança e Saúde no Trabalho
  - Norma Regulamentadora 6 - NR 6 equipamento de proteção Individual – EPI. Para os fins de aplicação desta Norma Regulamentadora - NR, considera-se Equipamento de Proteção Individual - EPI, todo dispositivo ou produto, de uso individual utilizado pelo trabalhador, destinado à proteção de riscos suscetíveis de ameaçar a segurança e a saúde no trabalho.[18]
  - Norma Regulamentadora NR 7 - Programa de Controle Médico De Saúde Ocupacional. Estabelece a obrigatoriedade de elaboração e implementação, por parte de todos os empregadores e instituições que admitam trabalhadores como empregados, do Programa de Controle Médico de Saúde Ocupacional - PCMSO, com o objetivo de promoção e preservação da saúde do conjunto dos seus trabalhadores.[19]
  - Norma Regulamentadora NR 9 - Programa de Prevenção de Riscos Ambientais. Estabelece a obrigatoriedade da elaboração e implementação, por parte de todos os empregadores e instituições que admitam trabalhadores como empregados, do Programa de Prevenção de Riscos Ambientais - PPRA, visando à preservação da saúde e da integridade dos trabalhadores, através da antecipação, reconhecimento, avaliação e consequente controle da ocorrência de riscos ambientais existentes ou que venham a existir no ambiente de trabalho, tendo em consideração a proteção do meio ambiente e dos recursos naturais.[20]
  - Norma Regulamentadora NR 17- Ergonomia. Estabelece parâmetros que permitam a adaptação das condições de trabalho às características psico-fisiológicas dos trabalhadores, de modo a proporcionar um máximo de conforto, segurança e desempenho eficiente.[21]
  - Norma Regulamentadora NR 32- Segurança e Saúde no Trabalho em Serviços De Saúde. Estabelece as diretrizes básicas para a implementação de medidas de proteção à segurança e à saúde dos trabalhadores dos serviços de saúde, bem como daqueles que exercem atividades de promoção e assistência à saúde em geral.[22]

- Segurança do Paciente
  - A Resolução - RDC Nº 36, de 25 de Julho de 2013 que Institui ações para a segurança do paciente em serviços de saúde, tem por objetivo instituir ações para a promoção da segurança do paciente e a melhoria da qualidade nos serviços de saúde.[23]

A Agência Nacional de Vigilância Sanitária-Anvisa disponibiliza uma biblioteca temática de normas, com o objetivo de facilitar o acesso e a aplicabilidade do estoque regulatório e aprimorar o processo de revisão normativa. As bibliotecas são atualizadas periodicamente, conforme as publicações de normativas da Anvisa.

CONSIDERAÇÕES FINAIS

As leis e normas devem ser consideradas ferramentas de trabalho, consequentemente, necessitam de entendimento, interpretação. Esse capítulo disponibiliza algumas dessas ferramentas para o arsenal dos profissionais de endoscopia. A adequação, a atualização e a renovação devem ser constantes e contínuas.

Com o objetivo de facilitar o acesso e a aplicabilidade do estoque regulatório e aprimorar o processo de revisão normativa, as bibliotecas são atualizadas periodicamente, conforme as publicações de normativas da Anvisa.

REFERÊNCIAS BIBLIOGRÁFICAS

1. Agência Nacional de Vigilância Sanitária (Brasil). Resolução nº. 6, de 10 de março de 2013. Requisitos de Boas Práticas de Funcionamento para os serviços de endoscopia com via de acesso ao organismo por orifícios exclusivamente naturais. Diário Oficial da União 21 ago 2006 . [Acesso em março de 2019]. Disponível em: http://www.saude.mt.gov.br/upload/controle-infeccoes/pasta2/rdc-n-6-2013-serv-endoscopia.pdf
2. Agência Nacional de Vigilância Sanitária (Brasil). Portaria n.º 344, de 12 de maio de 1998. Aprova o regulamento técnico sobre substâncias e medicamentos sujeitos a controle especial. Atualizada pela Resolução-RDC 249, de 05/09/2002, publicada no D.O.U. de 06/09/2002. Revogada parcialmente pela Resolução-RDC n° 201, de 18/17/2002 e alterada pela Resolução-RDC n° 249, de 05/09/2002 (Anvisa, 1988-2002).
3. Brasil. Constituição (1988). Constituição da República Federativa do Brasil. Brasília, DF: Senado Federal; 1988. Artigos 5º, inciso XXXII, e 170, inciso V.
4. Sociedade Brasileira de Endoscopia Digestiva. Termo de consentimento livre e informado na assistência médica. Brasília: SOBED; 15 de fevereiro de 2018. Informativo jurídico nº 01/2018.
5. Agência Nacional de Vigilância Sanitária (Brasil). Resolução nº. 50, de 21 de fevereiro de 2002. Regulamento Técnico para planejamento, programação, elaboração e avaliação de projetos físicos de estabelecimentos assistenciais de saúde. Diário Oficial da União 20 mar 2002. [Acesso em março 2019]. Disponível: http://portal.anvisa.gov.br/documents/10181/2718376/RDC_50_2002_COMP.pdf/9682e8b7-3c4f-4b30-bec9-f76de593696d
6. Minuta da RDC 50. Versão preliminar das alterações disponível no portal da Anvisa. (Anvisa, 2019). [Acesso em março de 2019]. Disponível em: http://portal.anvisa.gov.br/documents/219201/2782895/Minuta+de+revisao+RDC+50-2002/f1185ff8-1c13-4020-a59e-c5e9200e6575
7. Agência Nacional de Vigilância Sanitária (Brasil). Portaria nº 15, de 12 de maio de 1998. Determina que o registro de produtos saneantes domissanitários com finalidade antimicrobiana seja procedido de acordo com as normas regulamentares. D.O.U. - Diário Oficial da União; Poder Executivo, de 05 de setembro de 1988. [Acesso em março 2019]. Disponível em: http://www.saude.mg.gov.br/images/documentos/Por_15.pdf
8. Sociedade Brasileira de Enfermagem em Endoscopia Gastrointestinal- (Sobeeg) Agência Nacional de Vigilância Sanitária (Anvisa). Manual de Limpeza e desinfecção de aparelhos endoscópicos. (Anvisa, 2006).
9. Agência Nacional de Vigilância Sanitária (Brasil). Resolução RE nº 2605, de 11 de agosto de 2006. Estabelece a lista de produtos médicos enquadrados como de uso único proibidos de ser reprocessados. Diário Oficial da União, Ago 2006; Seção 1.
10. Agência Nacional de Vigilância Sanitária (Brasil). Resolução RE nº 2606, de 11 de agosto de 2006. Diretrizes para elaboração, validação e implantação de protocolos de reprocessamento de produtos. Diário Oficial da União, Ago 2006; Seção 1.
11. Agência Nacional de Vigilância Sanitária (Brasil). Resolução nº 15, de 15 de março de 2012. Requisitos de boas práticas para o processamento de produtos para saúde. Diário Oficial da União mar 2012.

12. Agência Nacional de Vigilância Sanitária (Brasil). Resolução nº 35, de 16 de agosto de 2010. Regulamento Técnico para produtos com ação antimicrobiana utilizados em artigos críticos e semicríticos. Diário Oficial da União, Ago 2010.
13. Agência Nacional de Vigilância Sanitária (Brasil). Resolução nº 35, de 16 de agosto de 2010. Regulamento Técnico para produtos com ação antimicrobiana utilizados em artigos críticos e semicríticos. [Acesso em março 2019]. Disponível http://portal.anvisa.gov.br/documents/10181/2718376/RDC_35_2010.pdf/823d5216-c173-4046-8a87-a3d297f99d87
14. Agência Nacional de Vigilância Sanitária (Brasil). Informe Técnico nº 4, de março de 2007. Glutaraldeído em estabelecimentos de assistência à saúde. [Acesso em março 2019]. Disponível: http://www.saude.mt.gov.br/upload/controle-infeccoes/pasta3/informe_tecnico_n_4_200_glutaldeido_em_estabelecimentos_de_assistencia_a_saude.pdf
15. Agência Nacional de Vigilância Sanitária (Brasil). Resolução nº 8 de 27 de fevereiro de 2009. Medidas para redução da ocorrência de infecções por Micobactérias de Crescimento Rápido - MCR em serviços de saúde. [Acesso em março 2019]. Disponível em: http://portal.anvisa.gov.br/documents/33880/2568070/res0008_27_02_2009.pdf/473af4ef-f628-45ff-b4a2-61074386379a?version=1.0
16. Agência Nacional de Vigilância Sanitária (Brasil). Resolução nº 122, de 29 de novembro de 1993 Subanexo I, Alínea I, O Princípio Ativo Ácido Paracético, Para Uso da Formulações de Desifentantes/Esterilizantes. [Acesso em março 2019]. Disponível em: http://bvsms.saude.gov.br/bvs/saudelegis/svs1/1993/prt0122_29_11_1993.html
17. Agência Nacional de Vigilância Sanitária (Brasil). Resolução RE nº 3353, de 26 de outubro de 2007. Altera a resolução SNVS/MS Nº 15, DE 23-08-1988, o princípio ativo ortoftalaldeído, para uso das formulações de desinfetantes hospitalares para artigos semicríticos. [Acesso em março 2019]. Disponível em: www.cremesp.org.br/library/modulos/legislacao/versao_impressao.php?id=9409
18. Brasil. Ministério do Trabalho e Emprego. Portaria GM nº 3214, de 8 de junho de 1978. Aprova a norma regulamentadora NR nº 6 Equipamento de proteção individual. Publicada em Diário Oficial da União em 6 de julho dez 1978. [Acesso em março de 2019]. Disponível em: http://portalfat.mte.gov.br/wp-content/uploads/2016/04/NR6.pdf
19. Brasil. Ministério do Trabalho e Emprego. Portaria nº 3214, de 8 de junho de 1978. Aprova a norma regulamentadora NR nº 7 Programa de Controle Médico e Saúde Ocupacional. Publicada em Diário Oficial da União em 6 de julho de 1978. [acesso Acesso em março 2019]. Disponível em: http://www2.feg.unesp.br/Home/cipa998/norma-regulamentadora-7.pdf
20. Brasil. Ministério do Trabalho e Emprego. Portaria GM nº 3214, de 8 de junho de 1978. Aprova a norma regulamentadora NR nº 9. Programa de prevenção de riscos ambientais. Publicada em Diário Oficial da União em 6 de julho de 1978. [Acesso em março 2019]. Disponível em: https://www.pncq.org.br/uploads/2016/NR_MTE/NR%209%20-%20PPRA.pdf
21. Brasil. Ministério do Trabalho e Emprego. Portaria GM nº 3214, de 8 de junho de 1978. Aprova a norma regulamentadora NR nº 17. Ergonomia. Publicada em Diário Oficial da União em 6 de julho dez 1978. [Acesso em março 2019]. Disponível em: http://www.pncq.org.br/uploads/2012/09/NR-17.pdf
22. Brasil. Ministério do Trabalho e Emprego. Portaria nº 485, de 11 de novembro de 2005. Aprova a norma regulamentadora nº 32 (Segurança e saúde no trabalho em estabelecimentos de saúde) [Internet]. Diário Oficial da República Federativa do Brasil, Brasília(DF); 2005 Nov 11. [Acesso em março 2019]. Disponível em: http://www.mte.gov.br/legislacao/normas_regulamentadoras/nr_32.pdf
23. Agência Nacional de Vigilância Sanitária (Brasil). Resolução nº 36, de 25 de julho de 2013. Institui ações para a segurança do paciente em serviços de saúde. [Acesso em março 2019]. Disponível em: http://bvsms.saude.gov.br/bvs/saudelegis/anvisa/2013/rdc0036_25_07_2013.html

ESTABELECIMENTO DE PROCEDIMENTO OPERACIONAL PADRÃO (POP)

CAPÍTULO 4

Aldenir Fresca
Wagner Colaiacovo

INTRODUÇÃO

Segundo o COREN (2015-2017), a assistência de enfermagem sem suporte teórico e padronização adequadas favorece o exercício profissional com imperícia, negligência ou imprudência, podendo ocasionar danos diretamente aos clientes.[1] A construção de Protocolos Assistenciais em Enfermagem deve atender aos princípios legais e éticos da profissão, aos preceitos da prática baseada em evidências e às normas e regulamentos da instituição onde serão utilizados.

O profissional enfermeiro pode utilizar, como ferramenta gerencial para melhorar a qualidade da assistência prestada, a padronização das intervenções de enfermagem por meio dos Procedimentos Operacionais Padrão (POP). Deve ser construído juntamente com sua equipe, levando em consideração a realidade do serviço e estimulando o alcance de melhorias em suas atividades. A padronização dos procedimentos é considerada um instrumento gerencial atual e tem sido amplamente estudada pela enfermagem. Os resultados de sua utilização demonstram que se trata de uma ferramenta moderna que apoia a tomada de decisão do enfermeiro, possibilita corrigir as não conformidades, permite que todos os trabalhadores prestem cuidado padronizado ao paciente de acordo com os princípios técnico-científicos e, ainda, contribui para dirimir as distorções adquiridas na prática, tendo também finalidade educativa.[2] Além disso, a adoção de protocolos de cuidados pode proporcionar maior satisfação à equipe de enfermagem e para o paciente, maior segurança na realização dos procedimentos e, consequentemente, maior segurança para o paciente, objetivando garantir um cuidado livre de variações indesejáveis na sua qualidade final, assim como implementar e controlar as ações assistenciais de enfermagem permeadas pela visão de integralidade do paciente.[3,4]

Têm sido apontadas vantagens para o uso de protocolos de assistência, principalmente, na redução da variabilidade de ações de cuidado, melhora na qualificação dos profissionais para a tomada de decisão assistencial, facilidade para a incorporação de novas tecnologias, inovação do cuidado, uso racional dos recursos disponíveis, maior transparência e controle dos custos. Ainda como vantagens, os protocolos facilitam o desenvolvimento de indicadores de processo e de resultados, a disseminação de conhecimento, a comunicação profissional e a coordenação do cuidado.[1]

O Procedimento Operacional Padrão (POP) é um documento organizacional que traduz o planejamento do trabalho a ser executado. É uma descrição detalhada de todas as medidas necessárias à realização de uma tarefa.

É uma ferramenta muito simples que compõe a área da qualidade, as Instruções de Trabalho (IT), também conhecidas como NOP (Norma Operacional Padrão), ROP (Rotinas Operacionais Padrão) ou POP (Procedimento Operacional Padrão), exercendo grande importância dentro de uma Instituição, garantindo, mediante uma padronização, os resultados esperados por cada tarefa executada. É um roteiro para realizar uma atividade segundo orientações da Vigilância Sanitária.[5]

Segundo o Art. 1º da Resolução COFEN 358/2009, o Processo de Enfermagem deve ser realizado, de modo deliberado e sistemático, em todos os ambientes, públicos ou privados, em que ocorre o cuidado profissional de Enfermagem.[6]

No processo de enfermagem, a assistência é planejada para alcançar as necessidades específicas do paciente, sendo então dirigida de forma que todas as pessoas envolvidas possam ter acesso ao plano de assistência.

CONCEITOS DO POP – PROCEDIMENTO OPERACIONAL PADRÃO

Procedimentos

Os procedimentos são passos ou etapas que devem ser seguidos para a execução de uma tarefa ou plano, com detalhamento das diversas atividades que devem ser cumpridas e assim alcançar o objetivo preestabelecido. Pelo fato de serem detalhados, permitem dar uma visão mais abrangente e proporcionar maior conhecimento de todos os elementos que irão formar a operação. Podem ser apresentados detalhadamente por fluxograma.

Fluxograma

Geralmente os procedimentos são transformados em rotinas e podem ser expressos na forma de fluxogramas, que são gráficos que indicam a sequência dessa rotina.

Fluxograma é um tipo de diagrama e pode ser entendido com uma representação esquemática de um processo. Podemos entendê-lo, na prática, como o documento dos passos necessários à execução de um processo qualquer.

Descrito por Cruz (1997, p. 114), "ainda é sem dúvida uma das maneiras mais usadas para se descrever passo a passo para as pessoas que interagem dentro de uma instituição, ou entre o funcionamento interno e os clientes". É uma técnica de representação gráfica, em que são utilizados símbolos que permitem a descrição clara e precisa da sequência de um processo.[7]

Operacionalidade

Não é necessário que o coordenador/gerente execute os processos da rotina, mas é necessário que saiba como realiza esse processo ou protocolo. O mais importante é que ele saiba gerenciar e orientar pessoas que executam os protocolos das rotinas estabelecidas. A parte operacional de um departamento é onde se encontram operadores, equipamentos, acessórios e insumos, deixando claro seu funcionamento para atender as rotinas de trabalho.

Gestão da Qualidade

É uma política de organização que está baseada na participação de todos os colaboradores, visando o sucesso a longo prazo na satisfação do cliente.[8]

Segundo o Ministério da Saúde (2012), a qualidade nos serviços de saúde tem sido objeto de estudo entre diversos pesquisadores.[9] Nos níveis de complexidade assistenciais, tanto primários quanto secundários, também tem surgido essa preocupação com o tema, haja vista as citações sobre qualidade em vários documentos oficiais e definições em normas, protocolos, princípios e diretrizes que organizam as ações e práticas, assim como os conhecimentos técnicos e científicos atuais, respeitando valores culturalmente aceitos. Na equipe dos serviços de saúde, a busca pela qualidade tem ocorrido, principalmente, com investimentos em processos educativos. Tal fato é uma apreensão constante do enfermeiro, pois não é incomum a exposição da equipe de enfermagem na mídia, em decorrência da divulgação de erros de procedimentos, imprudência e falta de cumprimento de protocolos nos serviços de saúde.

Dessa maneira, faz-se necessária a definição de padrões e ampliação da cultura de qualidade dos serviços da enfermagem, tornando-se, assim, imprescindível o papel do enfermeiro em implementar estratégias para que a sua equipe assegure aos pacientes a assistência desejada.[10]

Propiciar às pessoas o atendimento eficaz de suas necessidades por meio de um processo de melhoria contínua e permanente dos serviços prestados, com redução de custos e ganho de produtividade.[11]

O gestor dos serviços de saúde deve entender a importância e a responsabilidade no planejamento de ações educativas junto aos profissionais de saúde de sua instituição, sempre pautadas nas melhores evidências científicas. Nessa perspectiva, é notório que a Prática Baseada em Evidências (PBE) constitui um movimento que atua como elo entre os resultados de pesquisas e sua aplicação prática, garantindo a melhoria da qualidade da assistência prestada aos clientes e maior visibilidade da profissão ao demonstrar as bases científicas do seu cuidado.[12]

Os caminhos da qualidade começam com foco e esforço para definir o aspecto do cuidado, que é impulsionado por um desejo comum de promover as melhores práticas ao cuidar dos pacientes com profissionalismo e cuidado equitativo.[13]

Padrão

O padrão é o instrumento que indica a meta (fim) e os procedimentos (meios) para a execução dos trabalhos, de maneira que cada um tenha condições de assumir a responsabilidade pelos resultados de seu trabalho. É o próprio planejamento do trabalho a ser executado pelo indivíduo na organização. A padronização deve ser vista dentro das empresas como forma de melhoramento, como algo que trará melhorias na qualidade, custo, cumprimento de prazo e segurança, entre outras. Com a padronização, as empresas terão vários benefícios, inclusive com a qualidade nos serviços prestados.[14]

OBJETIVOS DO PROCEDIMENTO OPERACIONAL PADRÃO (POP)

- Processo em funcionamento por meio da padronização.
- Minimização de desvios na execução da atividade.
- Assegurar que as ações tomadas para a garantia da qualidade sejam padronizadas e executadas de acordo com o planejado por todos elementos da equipe.

- Estabelecer e catalogar os procedimentos para elaboração e validação das normas e rotinas de Enfermagem no setor de Endoscopia.
- Padronizar ações assistenciais e administrativas da equipe de enfermagem.
- Estabelecer fluxo de trabalho.
- Organizar o processo de trabalho.
- Definir responsabilidades.

TIPOS DE POPs POR CATEGORIAS

Os POPs podem ser classificados em três categorias ou grupos: assistenciais, administrativos e específicos, e poderão ser elaborados pelos Enfermeiros(as) do Serviço de Educação em Enfermagem e Enfermeiros(as) das unidades assistenciais e administrativas do setor de Endoscopia.

- *POPs Assistenciais:* acolhimento do paciente, *check list* pré-exame, verificação SSVV (sinais vitais), guarda de pertences pessoais do paciente, atendimento de intercorrência no setor, recuperação pós-exame, orientações na alta, limpeza e desinfecção de materiais não críticos, limpeza de geladeira de medicamentos, organização da rouparia e sala de utilidades, transferência de paciente para outras unidades etc.
- *POPs Administrativos:* atendimento de telefone padrão para orientações gerais do setor, recepção do paciente para realização de exames endoscópicos, agendamento de exames endoscópicos, identificações dos pacientes, controle de número de exames agendados, registros de dados dos exames, número de exames realizados por dia, por período, por médico, por especialidade, por tipo de exame como (endoscopia, colonoscopia, retossigmoidoscopia, colangiografia, ecoendoscopia), solicitação de insumos gráficos, arquivamento de documentos, reclamação do cliente, escala de plantão de enfermeiros(as) e técnicos de enfermagem, escala de férias, escala de rodízio de funções, escala de folgas de enfermeiros e técnicos de enfermagem, requisição eletrônica de materiais e medicamentos etc.
- *POPs Específicos:* preparação para exame, conferência e testes de equipamentos de salas de exames, montagem de sala antes do exame, acondicionamento de material para anatomopatológico, recepção e registro de amostras, recuperação do paciente pós-exame, transferência entre setores, solicitação de insumos específicos de uso em sala de exame, requisição e devolução de materiais para CME (central de materiais esterilização), limpeza e desinfecção de endoscópios manual e automatizada, preparo do desinfetante para endoscópios, conferência de eficácia do desinfetante e registro, descarte do desinfetante, transporte dos endoscópios contaminado e limpo, precauções de segurança, utilização do bisturi elétrico etc.[15]

COMO ELABORAR PROCEDIMENTO OPERACIONAL PADRÃO (POP)

Para elaborar um POP, basta descrever as tarefas que fazem parte da rotina de trabalho, tomando os seguintes cuidados:

- Não copiar procedimentos de livros ou de outras organizações, pois cada processo possui suas particularidades, devendo, esses procedimentos, ser adequados ao seu tipo de processo no setor ou Instituição e prestações de serviços.
- O executor do processo deve ser parte integrante da elaboração dos procedimentos, pois ele é o conhecedor do processo e sabe de suas características e deficiências.

- A aplicabilidade dos procedimentos deve ser constantemente monitorada a fim de assegurar se estão sendo seguidos de forma correta.
- A linguagem utilizada no POP deve ser simples, clara e objetiva, para que o documento possa ser entendido e aplicado por todos.

Outros documentos de suporte para elaboração do POP podem incluir:

- Processos de mapas do setor de endoscopia.
- Manuais do setor ou departamento.
- Descrição do trabalho.
- Relatórios, formulários e listas de verificação.
- Objetivos de negócios.
- Planos de controle de qualidade.

INFORMAÇÕES QUE DEVEM CONSTAR NO PROCEDIMENTO OPERACIONAL PADRÃO (POP)

É importante que o procedimento tenha informações suficientes para que os colaboradores possam utilizá-lo como um guia, assim como, em caso de dúvida, saibam onde buscar mais informações ou a quem recorrer. Dessa forma, é interessante que o POP contenha os seguintes itens (Quadros 4-1 e 4-2):

- Nome.
- Objetivo.
- Documentos de referências (manuais, ITs, processos ou outros procedimentos).
- Local de aplicação.
- Siglas (caso existam).
- Descrição das etapas da tarefa e de seus executores e responsáveis.
- Fluxograma.
- Local onde poderá ser encontrado e o nome do responsável pela guarda e atualização do POP.
- Frequência de atualização.
- Forma que será gerado (digital ou física).
- Gestor (quem elaborou).
- Data de aprovação e/ou número da versão.
- Título único (abreviado, se desejado).
- Número do POP (de preferência com categoria).
- Número das páginas e número total de páginas do POP.
- Título (ou apenas o logotipo) dos originais deve ser, de preferência, impresso em outra cor que não o preto.
- As categorias podem ser indicadas com uma letra ou combinação de letras, por exemplo.
- Informações gerais mencionadas acima, incluindo o título completo.
- Um resumo dos conteúdos com finalidade e campo de aplicação (se estes não forem evidentes no título).
- Quaisquer POPs relacionados (das operações utilizadas no presente POP).
- Possíveis instruções de segurança.
- Nome e assinatura da pessoa que autoriza a introdução do POP (incluindo a data).
- Descrição clara e inequívoca é dada em um idioma dominado pelo usuário.
- Recomenda-se incluir critérios para o controle do sistema descrito durante a operação.
- Recomenda-se incluir uma lista de referências.

Quadro 4-1. Sugestão de Modelo para Configuração do POP

LOGO DA INSTITUIÇÃO	PROCEDIMENTO OPERACIONAL PADRÃO (POP)	COD: REVISÃO: PÁGINA:	UNIDADE: DEPARTAMENTO:
REFERÊNCIA	ELABORADOR/FUNÇÃO		APROVADOR/FUNÇÃO

REVISÃO:
DATA:
ALTERAÇÕES:
RESPONSÁVEL PELAS ALTERAÇÕES:

I – OBJETIVO

II – RESPONSABILIDADES

III – TERMOS E DEFINIÇÕES

IV – DESCRIÇÃO DO PROTOCOLO

V – DOCUMENTOS CORRELATOS

VI – REFERÊNCIAS BIBLIOGRÁFICAS

CAPÍTULO 4 • ESTABELECIMENTO DE PROCEDIMENTO OPERACIONAL PADRÃO (POP)

Quadro 4-2. Sugestão de Modelo de POP Configurado

LOGO DA INSTITUIÇÃO	PROTOCOLO OPERACIONAL PADRÃO	CÓD: 0 REVISÃO: 0 PÁGINA: 4 de 1	UNIDADE(S): Hospitalar DEPARTAMENTO/SETOR: Endoscopia
REFERÊNCIA: Atuação de Enfermagem na Parada Cardiorrespiratória	**ELABORADOR/FUNÇÃO:** Enfermeira Coordenadora Setor Endoscopia	**APROVADOR/FUNÇÃO:** Diretor Técnico ou Gerente de Enfermagem	
REVISÃO: **DATA:** **ALTERAÇÕES:** **RESPONSÁVEL PELAS ALTERAÇÕES:**			

ÍNDICE	
I – OBJETIVOS	Pág. 02
II – RESPONSABILIDADES	Pág. 02
III – TERMOS E DEFINIÇÕES	
IV – DESCRIÇÃO DO PROTOCOLO	Pág. 02
Critérios de Inclusão	Pág. 02
Critérios de Exclusão	Pág. 02
Avaliação Geral	Pág. 02
Condutas	Pág. 02
Atendimento PCR no Departamento Endoscopia	Pág. 03
V – DOCUMENTOS CORRELATOS	
VI – REFERÊNCIAS BIBLIOGRÁFICAS	
I – OBJETIVOS	
■ Interagir com a equipe multidisciplinar na ressuscitação cardiorrespiratória e restabelecer as funções básicas de vida: a) Identificar a parada cardiorrespiratória (PCR) b) Iniciar ressuscitação cerebral c) Restabelecer imediatamente a circulação d) Minimizar riscos e) Maximizar a sobrevivência do paciente	
II – RESPONSABILIDADES	
Equipe de Enfermagem: prestar assistência e apoio durante o atendimento ao paciente em parada cardiorrespiratória (PCR)	

(Continua.)

III – TERMOS E DEFINIÇÕES

PCR – Parada Cardiorrespiratória

IV – DESCRIÇÃO DO PROTOCOLO

CRITÉRIOS DE INCLUSÃO
Pacientes que apresentam ausência de movimentos respiratórios, ausência de pulso em grandes artérias (femoral e carótidas), inconsciência e ausência de movimentos ventilatórios (apneia) ou respiração agônica (*gasping*)

CRITÉRIOS DE EXCLUSÃO
Pacientes que apresentam batimentos cardíacos e movimentos respiratórios

AVALIAÇÃO GERAL
a) Checar responsividade
b) Avaliar nível de consciência
c) Confirmar ausência de pulso
d) Cianose de extremidades

CONDUTAS
a) Solicitar auxílio da equipe de enfermagem e médico
b) Preparar material necessário
c) Desobstruir vias aéreas
d) Iniciar manutenção da ventilação adequada com ambu, máscara e oxigênio conforme solicitação médica
e) Iniciar massagem cardíaca, 30 compressões para 2 ventilações, checando o horário da PCR e início das manobras de ressuscitação conforme solicitação médica
f) Manter acesso venoso pérvio, de preferência com veia de grosso calibre; se ausência de acesso venoso, puncionar conforme IT de punção venosa
g) Manutenção dos padrões circulatórios adequados
h) Monitoramento da frequência cardíaca
i) Auxiliar o médico nas condutas, intubação, desfibrilação/cardioversão e medicações
j) Observar constantemente o ritmo cardíaco
k) Após reversão do quadro, solicitar transferência do paciente
l) Fazer contato com o Departamento/Setor de Terapia Intensiva para passar o plantão
m) Transportar o cliente com segurança para o Departamento/Setor de Terapia Intensiva
n) Realizar as anotações necessárias
o) Checar prescrição médica
p) Proceder a orientação dos familiares
q) Caso necessário, contatar familiares e médico responsável
r) Acionar o serviço de limpeza
s) Repor materiais e medicamentos

MATERIAIS E EQUIPAMENTOS NECESSÁRIOS
Carrinho de emergência com medicações padronizadas, insumos e devidamente equipado; acesso venoso calibroso; aspirador e material para aspiração; material para intubação (*kit* intubação); desfibrilador; monitor cardíaco; fonte de oxigênio com fluxômetro; oximetria de pulso; ambu com máscara; prancha rígida

(Continua.)

CAPÍTULO 4 ▪ ESTABELECIMENTO DE PROCEDIMENTO OPERACIONAL PADRÃO (POP) 29

Fluxo de Atendimento para Pacientes em Parada Cardiorrespiratória (PCR) no Setor de Endoscopia

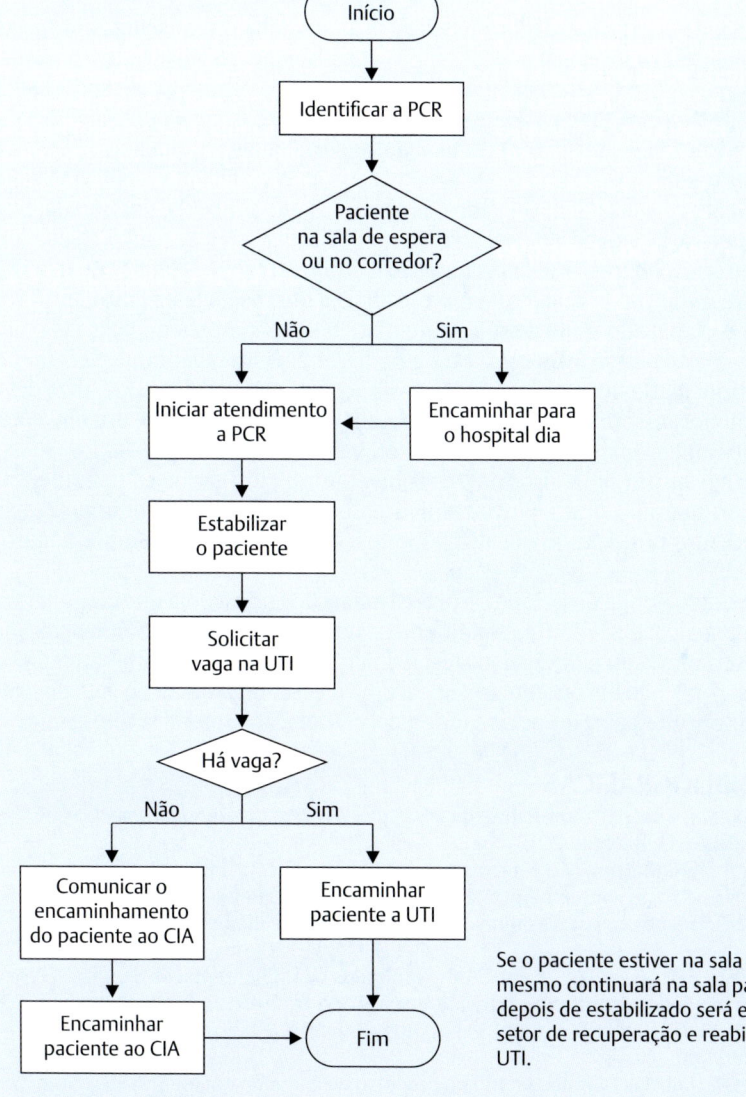

```
                    ( Início )
                        │
                        ▼
              ┌───────────────────┐
              │  Identificar a PCR │
              └───────────────────┘
                        │
                        ▼
                  ╱ Paciente  ╲
                ╱  na sala de   ╲
                ╲ espera ou no  ╱
                  ╲ corredor? ╱
                   Não │ Sim
          ┌────────────┤
          │            ▼
┌──────────────────┐  ┌──────────────────┐
│ Iniciar atendimento│◄─│ Encaminhar para │
│     a PCR        │  │  o hospital dia  │
└──────────────────┘  └──────────────────┘
          │
          ▼
┌──────────────────┐
│   Estabilizar    │
│   o paciente     │
└──────────────────┘
          │
          ▼
┌──────────────────┐
│    Solicitar     │
│   vaga na UTI    │
└──────────────────┘
          │
          ▼
      ╱ Há vaga? ╲
     Não │ Sim
    ┌────┤
    ▼    ▼
```

Não	Sim
Comunicar o encaminhamento do paciente ao CIA	Encaminhar paciente a UTI
Encaminhar paciente ao CIA	Fim

Se o paciente estiver na sala de exame, o mesmo continuará na sala para ser atendido e depois de estabilizado será encaminhado para setor de recuperação e reabilitação total como UTI.

V – TERMOS E DEFINIÇÕES

PR de Ressuscitação Cardiopulmonar

PR de Fluxo de atendimento a PCR

VI – REFERÊNCIAS BIBLIOGRÁFICAS

UTI - Muito Além da Técnica; autor José Maria C. Orlando; Editora

INFORMAÇÕES FINAIS

O POP apresenta instruções das operações e sua frequência de execução, apontando os seguintes elementos:

- As normas e rotinas da Enfermagem deverão ser estruturadas em um modelo padrão específico para essa categoria profissional, não podendo ser atribuídas ações e responsabilidades a outros profissionais que não estejam atuando no setor ou departamento de Endoscopia.
- Os POPs elaborados e revisados pela Enfermeira do setor de Endoscopia deverão ser encaminhados para o SEE (Serviço de Educação de Enfermagem) para validação do conteúdo e do arquivo.
- Todos esses elementos deverão ser aprovados, assinados, datados e revisados anualmente ou de acordo com a necessidade do processo.
- A partir desta descrição, parece que a preparação e administração de um POP ou outra documentação de garantia de qualidade é um trabalho oneroso. No entanto, uma vez que o protocolo é elaborado e um esquema de distribuição simples de pessoas e departamentos envolvidos é estruturado, a tarefa pode ser consideravelmente facilitada.
- Existe uma multiplicidade de abordagens válidas para a distribuição de POP, mas deve haver sempre um mecanismo para informar os potenciais usuários de que um novo POP foi escrito ou que um POP existente foi revisado ou descontinuado.
- Vale a pena configurar um bom sistema de arquivamento para todos os documentos logo no início. Isso poupará muitos inconvenientes, confusão e constrangimento, não só no uso interno, mas também no que diz respeito à administração da empresa, autoridades e clientes.
- A RDC 06 foi elaborada por de um grupo de profissionais de endoscopia que compilaram os requisitos de boas práticas de funcionamento e no Art. 30. Parágrafo único, define que o POP deve ser aprovado pelo responsável técnico do serviço autônomo ou médico responsável do serviço não autônomo de endoscopia e estar disponível na sala de processamento para consulta pela equipe de saúde e pela autoridade sanitária competente.[16]

REFERÊNCIAS BIBLIOGRÁFICAS

1. Pimenta CA de M et al. Guia para construção de protocolos assistenciais de enfermagem. COREN-SP – São Paulo: COREN-SP; 2015-2017.
2. Almeida ML, Segui MLH, Maftum MA et al. Instrumentos gerenciais utilizados na tomada de decisão do enfermeiro no contexto hospitalar. Texto Contexto Enferm [Internet]. 2011 [cited 2016 Sep 24];20(spe):131–7. Disponível em: http://www.scielo.br/pdf/tce/v20nspe/v20nspea17.pdf.
3. Miranda AL, Oliveira ALL, Nacer DT, Aguiar CAM. Resultados da implementação de um protocolo sobre a incidência de Infecção do Trato Urinário em Unidade de Terapia Intensiva. Rev Latino-Am Enferm 2016;24:e2804. Disponível em: http://www.scielo.br/pdf/rlae/v24/pt_0104-1169-rlae-24-02804.pdf.
4. Olivo VF, Portela OT, Dalla LL. Gerenciamento do processo de trabalho em enfermagem: um estudo diagnóstico para subsidiar a instituição de padrões de qualidade no serviço hospitalar. Bibl Lascasas 2013 ;9(1). Disponível em: http://www.index-f.com/lascasas/documentos/lc0686.pdf.
5. Resolução RDC nº 216, de 15 de setembro de 2004 ementa: Dispõe sobre Regulamento Técnico de Boas Práticas para Serviços de Alimentação. Publicação: D.O.U. - Diário Oficial da União; Poder Executivo, de 16 de setembro de 2004.
6. Segundo Art. 1º da Resolução COFEN 358/2009, o Processo de Enfermagem deve ser realizado, de modo deliberado e sistemático, em todos os ambientes, públicos ou privados, em que ocorre o cuidado profissional de Enfermagem.

7. Cruz T. Sistemas, Organização & Métodos – Estudo Integrado das Novas tecnologias de Informação. São Paulo: Ed. Atlas; 1997.
8. American Society for Gastrointestinal Endoscopy. Published by Elsevier Inc. Quality indicators for gastrointestinal endoscopy units (http://creativecommons.org/licenses/by-nc-nd/4.0/). http://dx.doi.org/10.1016/j.vgie.2017.02.007 Volume 2, No. 6:2017.
9. Brasil. Ministério da Saúde. Secretaria de Atenção à Saúde. Departamento de Atenção Básica. Programa Nacional de Melhoria do Acesso e da Qualidade da Atenção Básica (PMAQ): manual instrutivo [Internet]. Brasília: Ministério da Saúde; 2012 [cited 2016 Sep 24]. 62 p. Disponível em: http://189.28.128.100/dab/docs/publicacoes/geral/manual_instrutivo_pmaq_site.pdf.
10. Simões e Silva C, Gabriel CS, Bernardes A, Évora YDM. Opinião do enfermeiro sobre indicadores que avaliam a qualidade na assistência de enfermagem. *Rev Gaúcha Enferm* 2009;30(2):263.
11. American Society for Gastrointestinal Endoscopy and American College of Gastroenterology 81, No. 1: 2015; Defining and measuring quality in endoscopy.
12. Oliveira ARS, Carvalho EC, Rossi LA. From the principles of practice to the nursing outcomes classification: perspectives on care strategies. *Ciênc Cuid Saúde* 2015;14(1):986-92.
13. Rutter MD, Senore C, Bisschops R et al. The European Society of Gastrointestinal Endoscopy Quality Improvement Initiative: developing performance measures. *Endoscopy* 2016;48(1):81-9.
14. Beilenhoff U, Biering H, Blum R et al. ESGE-ESGENA technical specification for process validation and routine testing of endoscope reprocessing in washer-disinfectors according to EN ISO 15883-5. *Endoscopy* 2017 Dec.;49(12):1262-75.
15. Organização Mundial da Saúde. Segundo desafio global para a segurança do paciente: Cirurgias seguras salvam vidas (orientações para cirurgia segura da OMS)/Organização Mundial da Saúde; tradução de Marcela Sánchez Nilo e Irma Angélica Durán – Rio de Janeiro: Organização Pan-Americana da Saúde; Ministério da Saúde; Agência Nacional de Vigilância Sanitária, 2009.
16. Agência Nacional de Vigilância Sanitária (Brasil). Resolução n° 6, de 10 de março de 2013. Requisitos de Boas Práticas de Funcionamento para os serviços de endoscopia com via de acesso ao organismo por orifícios exclusivamente naturais. Diário Oficial da União 21 agosto 2006. [Acesso em março de 2019]. Disponível em: http://www.saude.mt.gov.br/upload/controle-infeccoes/pasta2/rdc-n-6-2013-serv-endoscopia.pdf.

REGISTROS DOS RESULTADOS DE EXAMES ENDOSCÓPICOS

CAPÍTULO 5

Ana Claudia Quinoneiro
Cristina Helena Holtz Pelluci Malki

INTRODUÇÃO

A palavra prontuário deriva do Latim, *promptuariu*, que significa lugar onde se guarda aquilo que deve estar à mão, o que pode ser necessário a qualquer momento.[1]

O prontuário médico é definido como um documento único constituído de um conjunto de informações, sinais e imagens registradas, geradas a partir de fatos, acontecimentos e situações sobre a saúde do paciente e a assistência prestada, de caráter legal, sigiloso e científico que possibilita a documentação entre a equipe multiprofissional e a continuidade da assistência.[2]

Neste deve conter as informações de forma legível, como identificação do paciente, hipótese diagnóstica ou diagnóstico definitivo, evolução médica diária, se houver internação, prescrição médica, evoluções de enfermagem e de outros profissionais assistentes, exames laboratoriais, radiológicos e outros.

O prontuário é um meio de facilitar a assistência ao paciente e uma forma de comunicação entre os diferentes profissionais ou equipe multidisciplinar envolvida no cuidado ao paciente.[1]

Os exames que incluem laudo e imagem fazem parte do prontuário do paciente e devem ser mantidos na Instituição que realizou o exame por, no mínimo, 20 anos.[3]

Em caso de extravio dos prontuários, deve-se comunicar de imediato a autoridade policial, registrando um boletim de ocorrência, considerando as implicações penais advindas do desaparecimento e suas implicações legais. O paciente deverá ser informado deste desaparecimento, visto se tratar de um pertence seu, somente guardado pela Instituição.[4]

O Conselho Federal de Medicina estabelece que os documentos médicos na forma de papel devem ser arquivados por tempo não inferior há 20 anos, a partir da data do último registro de atendimento ao paciente. Porém, com a evolução tecnológica, a digitalização de prontuários e a necessidade de otimizar os arquivos médicos, uma vez digitalizado ou produzido em forma eletrônica, a guarda deste se torna permanente. Os métodos de digitalização devem reproduzir todas as informações do documento original.[3]

A QUEM PERTENCE O PRONTUÁRIO?

Anteriormente acreditava-se que o prontuário pertencia ao médico ou à instituição.

Este documento pertence ao paciente naquilo que é mais essencial: nas informações contidas. É de propriedade do paciente a disponibilidade permanente das informações que possam ser objeto da sua necessidade de ordem pública ou privada.

A guarda do prontuário é de responsabilidade da Instituição.

A RESPONSABILIDADE pelo prontuário cabe:

- Ao médico assistente e demais profissionais.
- À hierarquia médica da instituição.
- Às chefias de equipe, chefias da clínica, do setor até o diretor da divisão médica e/ou diretor técnico.

DIREITOS DOS USUÁRIOS DOS SERVIÇOS E DAS AÇÕES DE SAÚDE

1. Acessar, a qualquer momento, seu prontuário médico, mediante solicitação prévia.[5]
2. Ter anotado em seu prontuário todas as informações pertinentes ao seu atendimento, medicações administradas, exames realizados, diagnósticos e cuidados prestados.[5]
3. Ter resguardado o segredo sobre seus dados pessoais, através da manutenção do sigilo profissional, desde que não acarrete riscos a terceiros ou à saúde pública.[5]

LAUDOS DE EXAMES

Os laudos de exames laboratoriais, anatomopatológicos e radiológicos devem ser anexados ou transcritos ao prontuário do paciente, e uma vez cumprida essa formalidade, a entrega deve ser feita mediante recibo e este arquivado permanentemente; uma vez digitalizado, a instituição tem a obrigatoriedade de guardar as imagens permanentemente e o recibo de entrega.

Os prontuários elaborados em meio eletrônico poderão assim permanecer, bem como os novos a serem criados, desde que obedeçam ao disposto em Resolução específica do Conselho Federal de Medicina. Os prontuários médicos atualmente existentes em papel somente podem ser destruídos após serem microfilmados, observados os trâmites legais. As unidades de saúde deverão constituir Comissão Permanente de Avaliação de Documentos e Comissão de Revisão de Prontuários.[3]

1. A guarda permanente, considerando a evolução tecnológica, para os prontuários dos pacientes arquivados eletronicamente em meio óptico, microfilmado ou digitalizado.[3]

Específico para os serviços de Endoscopia Geral, a Resolução que dispõe sobre os requisitos de Boas Práticas de Funcionamento para os serviços de endoscopia com via de acesso ao organismo por orifícios exclusivamente naturais,[6] decreta:

I – Registro diário dos procedimentos endoscópicos realizados, contendo data e horário do exame, nome do paciente, data de nascimento, sexo, procedimento realizado, nome do profissional que executou o procedimento e identificação do equipamento;

II – Registro de intercorrências e eventos adversos, contendo data e horário do exame, nome do paciente, data de nascimento, sexo, identificação do equipamento, procedimento realizado, profissional que executou o procedimento e tipo de intercorrência ou evento adverso, além das medidas de suporte prestadas ao paciente;

III – Registro de controle das substâncias e medicamentos sujeitos a controle especial (entorpecentes e psicotrópicos) utilizados durante o procedimento endoscópico; de acordo com as normas específicas vigentes; e

Os registros devem ser arquivados de forma a permitir sua rastreabilidade, na ausência de legislação específica, o prazo de guarda mínimo é de cinco anos, para efeitos de inspeção sanitária.

Deve estar disponível, no serviço de endoscopia, a documentação relativa às características técnicas, especificações de desempenho, instruções de operação e manutenção dos equipamentos e seus acessórios.

REFERÊNCIAS BIBLIOGRÁFICAS

1. Moya VS. Prontuário do paciente "tempo e guarda". Dezembro 2012. Disponível em: https://docplayer.com.br/4387264-Prontuario-do-paciente-tempo-de-guarda.html.
2. Conselho Federal de Medicina (Brasil). Resolução nº 1.638 de 10 de julho de 2002. Define prontuário médica e torna obrigatória a criação da Comissão de Revisão de Prontuários nas instituições de saúde. Diário Oficial da União 9 de agosto de 2002; Seção I.
3. Conselho Federal de Medicina (Brasil). Resolução nº 1.821 de 11 de julho de 2007. Aprova as normas técnicas concernentes à digitalização...e a troca de informações. Diário Oficial da União 23 de novembro de 2007; Seção I.
4. Parecer do Conselho Regional de Medicina do Estado de São Paulo (CREMESP) - Consulta n° 63.568/02.
5. Brasil. Lei nº 10.241 de 17 de março de 1999. Direito dos usuários as ações de saúde. Diário Oficial da União 18 de março de 1999.
6. Agência Nacional de Vigilância Sanitária (ANVISA). Resolução nº 6 de 10 de março de 2013. Boas práticas de funcionamento para serviços de endoscopia. Diário Oficial da União 21 de agosto de 2006.

Parte II Práticas Recomendadas para o Funcionamento do Serviço de Endoscopia

PLANTA RECOMENDADA, SETORES DE APOIO E FLUXO DE EXAMES

CAPÍTULO 6

Maris Celia Batista de Souza
Aldenir Fresca

INTRODUÇÃO

A unidade de endoscopia é um setor composto por várias áreas destinadas à realização de procedimentos endoscópicos com segurança para os pacientes e para a equipe multiprofissional.

Com a evolução e o aumento do número de procedimentos endoscópicos, sua importância aumentou tanto em ambientes hospitalares quanto em centros médicos ambulatoriais.

O planejamento desta unidade deve ser elaborado de acordo com as normas do Ministério da Saúde.

Sua área deve ser planejada de modo a atender:

- Pacientes desde a recepção até a alta.
- Equipe multiprofissional.
- Áreas de apoio (Quadro 6-1).

Quadro 6-1. Gerenciamento do Processo Realizado no Departamento de Endoscopia

	Resultados esperados do gerenciamento	
Agendamento	Registros dos exames a serem realizados e orientações	Comparecimento do cliente na data e hora marcadas
Pacientes externo e interno	Recebimento das solicitações/ estabelecer prioridades	Checar agendamento correto e preparo adequado
Recepção do cliente	Acolhimento humanizado, conferência dados e identificação	Realização do exame na hora programada com segurança
Realização do exame	Realização do exame seguindo protocolos estabelecidos	Execução do exame com equipe treinada e qualificada
Recuperação do cliente	Cuidados pós-exames	Recuperação livre de intercorrências
Alta do cliente	Alta com orientações e registros	Cliente liberado com devidas orientações
Resultado do exame	Laudo confeccionado com qualidade	Resultado correto para cliente certo

A área física da endoscopia depende de vários fatores e deve ser planejada de acordo com o número de pacientes que se pretende atender. É recomendável considerar o crescimento desse número.

A literatura não é uníssona com relação à capacidade e o número de exames por ano em um determinado serviço.

Segundo a Sociedade Holandesa de endoscopia, um serviço que realiza 1.000 exames por ano, precisa de 1 sala de exame.

A Sociedade Britânica de Gastroenterologia tem recomendação semelhante.

Entretanto, alguns autores recomendam que a capacidade máxima de uma sala seja de aproximadamente 1.600 procedimentos por ano.

No Brasil isto não é regulamentado nem pela ANVISA nem pela SOBED.

FLUXO DE PACIENTES/EXAMES

Fluxo acrescenta valor aos processos e serviços, aumentando os benefícios e diminuindo gastos. A combinação dessas duas estratégias no atendimento de pacientes acompanha os mesmos ao longo dos serviços e filas de espera que compreendem o moderno sistema de saúde. Métodos como planejamento de sistemas, gerenciamento da variabilidade, desenvolvimento de liderança e gerenciamento da demanda-capacidade são utilizados para compor estratégias de gerenciamento. São exemplos dessas estratégias de fluxo já implantadas no Brasil a classificação de risco, a regulação médica, o atendimento pré-hospitalar e as unidades especializadas intra-hospitalares. No entanto, a compreensão desses conceitos é relativamente nova e devem ser estabelecidas metas de pesquisa para melhoria do processo.

Como manejar o fluxo de pacientes e lidar com a espera não se restringe somente aos profissionais dos departamentos, mas a vários níveis que devem estar envolvidos, as equipes devem ser interdisciplinares e incluir indivíduos capazes de trabalhar em vários departamentos ou áreas dentro do setor, para produzir o máximo de mudança. Os membros da equipe devem ter conhecimento das atuais questões de fluxo em toda a organização.

O Institute for Healthcare Improvement (IHI), em Boston, recomenda o estabelecimento de uma equipe interdisciplinar básica, abrangendo membros que tenham dinamismo e influência para envolver os indivíduos dos diferentes departamentos a fim de proporcionar mudanças que aproximem as áreas.[1]

O IHI sugere, também, a formação de grupos de trabalho que se concentrem nas mudanças dentro das principais áreas e processos. O objetivo das equipes é trabalhar de forma associada para facilitar o apoio à melhora de todo o sistema.

Em parceria com a Associação Canadense de Qualidade em Gastroenterologia, um estudo abordou a realização de procedimento endoscópico adequado que refletiu nos paradigmas para otimizar o atendimento na prestação de saúde por meio da utilização eficiente dos recursos.[2]

Como tal, a limitação e a escassez de dados relativos à qualidade em endoscopia e a necessidade de uma definição clara e com base em evidências foram realizadas auditorias em unidades de endoscopia que revelaram recursos subutilizados em relação ao grande volume de procedimentos. Foram reduzidos tempo de rotatividade de sala, quando foram designadas duas salas por endoscopista e a sedação feita por um anestesiologista.[3-5]

A combinação de eliminação de excesso de documentos pós-procedimento, consentimento e sedação realizados por outras pessoas que não o endoscopista, e um modelo de duas salas, apresentaram aumento do volume de procedimentos e diminuição da espera pelos pacientes.

Estrutura da Unidade e Fluxo de Trabalho

Para desenvolver um processo, quantificar e analisar ineficiências potencialmente ocorridas dentro do setor de endoscopia, primeiramente é necessário caracterizar os componentes diferentes do processo de fluxo de trabalho.

Os pacientes são cadastrados por uma recepcionista e levados à sala de espera pré-procedimento ou leito de recuperação desocupado. Uma vez na sala de endoscopia, a enfermagem admite os pacientes provenientes da sala de pré-procedimento/recuperação. Aproximadamente 80% dos pacientes agendados têm suas avaliações concluídas durante uma consulta clínica anterior ao procedimento, momento em que o profissional sana as dúvidas do Termo de Consentimento Livre Esclarecido (TCLE) dos pacientes.

Os pacientes não avaliados na clínica antes do procedimento passam por uma avaliação onde é aplicado um *checklist* pré-procedimento, termo de consentimento informado e punção venosa antes da transferência para sala de exames. Após o procedimento, a enfermeira completa dados no formulário padronizado no setor, transporta o paciente de volta à sala de recuperação e entrega o paciente à equipe de enfermagem local. O endoscopista prossegue com o registro do procedimento em relatório padronizado, enquanto os técnicos preparam a sala para o subsequente procedimento e reprocessam o endoscópio em uma sala designada e apropriada. Os resultados do procedimento são entregues ao paciente por escrito e oralmente na sala de recuperação (Fig. 6-1).

Setor de Imagenologia/Endoscopia: RDC nº 50

4.2-Imagenologia:
    4.2.1- Proceder à consulta e exame clínico de pacientes;
    4.2.2- Preparar o paciente;
    4.2.3- Assegurar a execução de procedimentos pré-sedação e realizar procedimentos anestésicos;
    4.2.4- Proceder à lavagem das mãos;
    4.2.5- Realizar exames diagnósticos e intervenções terapêuticas: por meio de endoscopia digestiva e respiratória;
    4.2.6- Elaborar relatórios médico e de enfermagem e registro dos procedimentos realizados;
    4.2.7- Proporcionar cuidados pós-sedação e pós-procedimentos;
    4.2.8- Assegurar atendimento de emergência;
    4.2.9- Realizar o processamento da imagem;
    4.2.10- Interpretar as imagens e emitir laudo dos exames realizados;
    4.2.12- Zelar pela proteção e segurança de pacientes;
    4.2.13- Assegurar o processamento do material biológico coletado nas endoscopias.

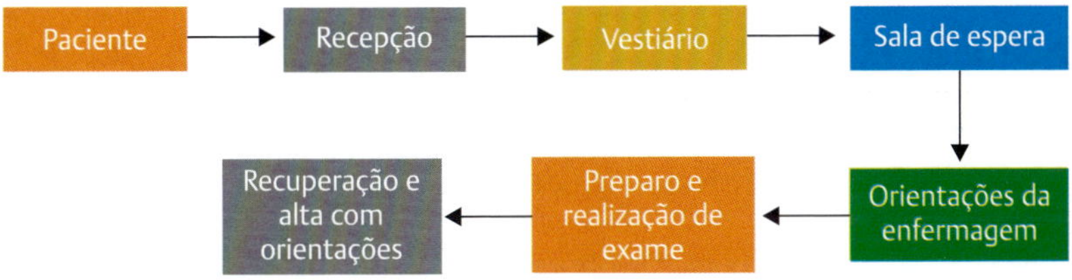

Fig. 6-1. Organograma de atendimento.

DIMENSIONAMENTO ESTRUTURAL

O desenvolvimento tecnológico ocorrido nas últimas décadas impulsionou as atividades desenvolvidas nas unidades de endoscopia de forma vertiginosa, transformando-o num setor de vital importância para o diagnóstico e tratamento gastrointestinal, dada a magnitude do trabalho ali desenvolvido.

A unidade de endoscopia é um setor composto por várias áreas, nas quais são realizados procedimentos endoscópicos diagnósticos e terapêuticos, em condições de segurança, para os pacientes e equipe multiprofissional.[6] Seu planejamento deve ser elaborado de acordo com as bases normativas do Ministério da Saúde.[7,8]

O Regulamento Técnico para Serviços de Endoscopia Digestiva e Respiratória recomenda a observância da RDC/ANVISA Nº 50, de 21 de fevereiro de 2002, no item 6.2.1, informa que a infraestrutura deve ser adequada às operações desenvolvidas para assegurar a qualidade dos procedimentos.[7]

A área física deve ser planejada de acordo com o número de atendimentos previstos (ambulatorial ou unidade inserida em ambiente hospitalar), tipo de procedimento realizado, quantidade de profissionais envolvidos, fluxo do artigo para o reprocessamento e a tecnologia utilizada.[8,9]

Vale ressaltar que as diretrizes do Ministério da Saúde quanto ao regulamento técnico para o funcionamento de um serviço de endoscopia são recentes no país, a partir de 2002.[7,8]

A inobservância das normas mínimas requeridas para a estrutura e funcionamento da área de reprocessamento interfere diretamente na qualidade e na segurança dos equipamentos disponibilizados para a realização dos exames endoscópicos e, consequentemente, na qualidade do atendimento.

Conhecer a estrutura da área física destinada ao reprocessamento de artigos nos serviços de endoscopia é uma etapa importante, pois contribui para o desenvolvimento de uma estrutura adequada, que contemple os parâmetros necessários para garantir qualidade e reprocessamento seguro ao usuário, bem como minimizar os riscos ocupacionais existentes no ambiente de trabalho.

Segundo RDC Nº 63 de 2011, que dispõe sobre os Requisitos de Boas Práticas de Funcionamento para os Serviços de Saúde da Gestão de Infraestrutura, o serviço de saúde deve ter seu projeto básico de arquitetura atualizado, em conformidade com as atividades desenvolvidas e aprovado pela vigilância sanitária e demais órgãos competentes.[10] As instalações prediais de água, esgoto, energia elétrica, gases, climatização, proteção e combate a incêndio, comunicação e outras existentes, devem atender às exigências dos códigos de obras e posturas locais, assim como normas técnicas pertinentes a cada uma das instalações, devendo manter as instalações físicas dos ambientes externos e internos em boas condições de conservação, segurança, organização, conforto e limpeza. Deve executar ações de gerenciamento dos riscos de acidentes inerentes às atividades desenvolvidas e ser dotado de iluminação e ventilação compatíveis com o desenvolvimento das suas atividades.

AVALIAÇÃO DE PROJETOS

Para execução de qualquer obra, reforma ou ampliação é exigida a avaliação do projeto físico pela Vigilância Sanitária local.

A avaliação dos projetos físicos exige documentação denominada projeto básico de arquitetura.

Quando do término da execução da obra e da solicitação de licença de funcionamento, a Vigilância deverá fazer a inspeção no local para verificar conformidades e não conformidades.

RECOMENDAÇÕES PARA *LAYOUT* ARQUITETÔNICO

Alguns autores recomendam que seja calculada uma largura suficiente para que a maca gire em torno de seu próprio eixo. Salas de procedimentos endoscópicos variam em tamanho, pois procedimentos mais complexos, como a CPRE, exigem maior espaço para equipamentos mais especializados e, possivelmente, pessoal adicional segundo o *Guideline* 2014 da ASGE.[11]

UNIDADE FUNCIONAL: 4 – APOIO AO DIAGNÓSTICO E TERAPIA (RDC Nº 50, RDC Nº 63 2011)

O serviço de endoscopia deve possuir, no mínimo, os seguintes ambientes (Quadro 6-2):

Quadro 6-2. Unidade Funcional 4 – Apoio ao Diagnóstico e Terapia

Nº ativ.	Unidade/ambiente	Dimensionamento		Instalações
		Quantificação (min.)	Dimensão (min.)	
	Imagenologia -cont.			
4.2.5.f	Endoscopia Digestiva e Respiratória[1]			
4.2.1	Consultório indiferenciado[2]	1	7,5 m²	HF
4.2.2 a; 4.2.5.f; 4.2.7; 4.2.13; 9.7	Sala de exames e procedimentos[2] ▪ Área para limpeza e desinfecção de endoscópios	1	12 m² com área de limpeza e 9 m² sem área de limpeza	HF; HQ; FO; FVC; FAM; ED; EE
4.2.2 a; 4.2.5.f; 4.2.7; 4.2.13	Sala de exames para procedimentos associados à radiologia[2]		Ver salas de exames de radiografia	HF; HQ;FO;FVC; FAM; EE; ED
4.2.7	Sala de recuperação [2]	1	Distância entre leito(s) igual a 0,8 m e entre leito(s) e paredes, exceto cabeceira, igual a 0,6 m e com espaço suficiente para manobra da maca junto ao pé dessa	HF; FO; FVC; FAM; EE
4.2.10	Sala de laudos e interpretação [2]	1	6 m²	

AMBIENTES DE APOIO: Ver radiologia
Endoscopia Digestiva e Respiratória:
*Sala para preparo de equipamentos/material (obrigatória no caso de haver mais de uma sala de exames). Nesse caso, dispensa-se a área de limpeza e desinfecção de endoscópios localizada na sala de exames)
[1]Os ambientes dessa unidade podem ser compartilhados com os demais da imagenologia, exceto a sala de exames e a sala de preparo de equipamentos.
[2]Unidades com uma única sala de exames poderão exercer as atividades 4.2.1, 4.2.7 e 4.2.8 na sala de exames e procedimentos. Nesse caso, dispensa-se o consultório e as salas de recuperação e de laudos.

4.2.5.f[1] Endoscopia digestiva e respiratória
4.2.1²1 Consultório indiferenciado = 7,5 m²
4.2.2 a; 4.2.5.f;[2] 4.2.7; 4.2.13; 9.7 Sala de exames e procedimentos 12 m² com área de limpeza e 9 m² sem área de limpeza (Instalações HF;HQ;FO;FVC; FAM;ED;EE)
4.2.2 a; 4.2.5.f; 4.2.7; 4.2.13 Sala de exames para procedimentos associados à radiologia + ver salas de exames de raios "x" (Instalações HF;HQ;FO;FVC HF;HQ;FO;FVC FAM;EE;ED)
4.2.7 Sala de recuperação = Distância entre leitos igual a 0,8 m e entre leitos e paredes, manobra da maca junto ao pé dessa (Instalações HF;FO;FVC; FAM;EE)

AMBIENTES DE APOIO

Os ambientes dessa unidade podem ser compartilhados com os demais da imagenologia.[8]

- Área de recepção, espera e registro de pacientes e acompanhantes – sanitários masculino e feminino – ambiente dotado de bacias sanitárias e lavatórios.
- Sanitário anexo à sala de exames de colonoscopia – ambiente dotado de bacia sanitária e lavatório.
- Área de guarda de pertences de pacientes.
- DML – Depósito de Material de Limpeza – sala destinada à guarda de aparelhos, utensílios e material de limpeza, dotado de tanque de lavagem.
- Depósito de equipamentos e materiais – ambiente destinado à guarda de peças de mobiliário, aparelhos, equipamentos e acessórios de uso eventual.
- Sala de utilidades – ambiente destinado à guarda interna provisória de recipientes de resíduos sólidos (lixo) segregados até seu recolhimento ao abrigo de recipientes de resíduos.
- Rouparia – sala, área para carro, roupeiros ou armário destinado à guarda de roupa proveniente da lavanderia.

Sala de Laudos e Interpretação – 6 m²

Os ambientes dessa unidade podem ser compartilhados com os demais da imagenologia.[12]

- O serviço de saúde deve garantir que o prontuário seja preenchido de forma legível por todos os profissionais envolvidos diretamente na assistência ao paciente, com aposição de assinatura e carimbo em caso de prontuário em meio físico.

Sala de Recepção/Espera e Registro de Pacientes e Acompanhantes 6 M² (RDC Nº 50 e RDC Nº 06/2013)[8,12]

Na assistência médica, este primeiro contato se inicia desde o agendamento *online*, ou pelo telefone, até a recepção e sala de espera. A forma como o paciente será atendido e recebido no espaço médico construirá sua percepção sobre a instituição.

Por essas razões, é fundamental que um empreendimento médico se preocupe em oferecer um atendimento de alta qualidade e um espaço agradável para a recepção dos seus pacientes e acompanhantes (Fig. 6-2).

O serviço de saúde deve estabelecer estratégias e ações voltadas à segurança do paciente, como: mecanismos de identificação do paciente, orientações para a higienização das mãos. Ações de prevenção e controle de eventos adversos relacionada com a assistência à saúde prestada pela equipe médica e de enfermagem. Orientações para estimular a participação do paciente na assistência prestada.

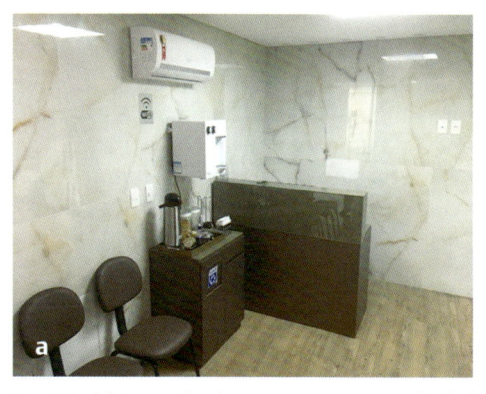

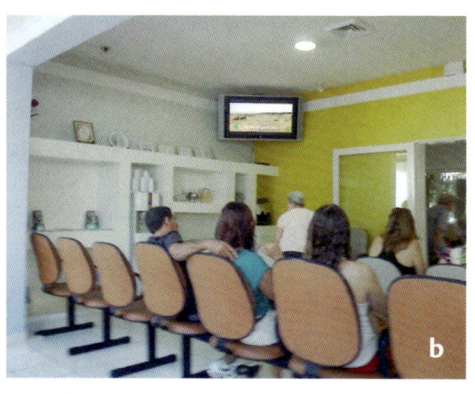

Fig. 6-2. (a) Recepção de pacientes e registro de dados; (b) sala de espera de pacientes e acompanhantes.

Sala de Endoscopia com Área para Limpeza – 12 m² (RDC Nº 50)[8] – (Fig. 6-3)
- É necessária fonte confiável e adequada de oxigênio que podem incluir oxigênio na parede ou livre.
- Fonte de sucção para o equipamento e paciente deve estar presente na parede ou portátil.

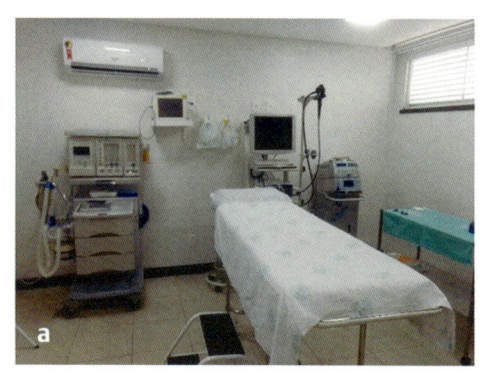

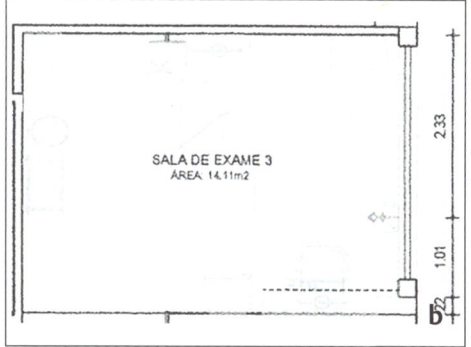

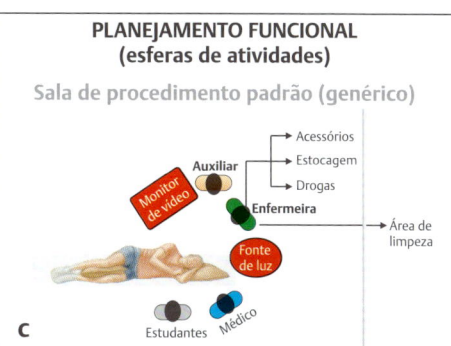

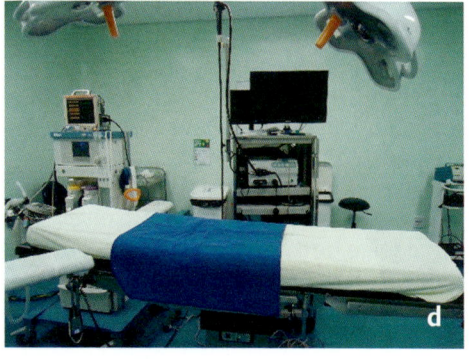

Fig. 6-3. (a) Sala de exames; (b) planta da sala de exames; (c) planejamento funcional da sala de procedimento padrão; (d) disponibilização dos equipamentos da sala de exames. Fonte: (c) *Tratado de Endoscopia*. Imagens a, b: Setor de Endoscopia Leonardo da Vinci – CE.

- Fonte ininterrupta de energia, fornecida por um gerador ou fonte de bateria, necessária para permitir a conclusão do procedimento.
- As unidades devem praticar a segurança contra incêndios em conformidade com Código de segurança de vida, que também determina o número e o tipo de tomadas elétricas.
- Conter desfibrilador e carrinho de emergência da unidade; devem ser verificados e checados no início de cada rotina a fim de garantir que todos os equipamentos estejam funcionando totalmente, estocados com insumos e medicamentos padronizados e prontamente acessível.
- Recipientes resistentes a perfurações para materiais de risco biológico e perfurocortantes devem estar localizados de modo que não sejam passados sobre o paciente.
- Procedimentos terapêuticos especiais como CPRE (colangiopancreatografia retrógrada endoscópica) as salas de procedimento podem necessitar de paredes baritadas.

Área de Limpeza – 6 m²
- Sala para processamento de equipamentos – exceto para serviços de endoscopia tipo I.[8,12]
- RDC-06/2013 – Artigo19.[12]
- As dimensões das salas descritas nos incisos de I a IV devem ser compatíveis com o número de pacientes atendidos e com o tipo de procedimento realizado, preservando o fluxo de trabalho, o espaço reservado para circulação e a área ocupada para equipamentos e mobiliários.

O reprocessamento de endoscópios envolve três fases: etapa pré-desinfecção que engloba pré-lavagem, limpeza, enxágue e secagem;[13] a etapa de desinfecção, que é a imersão no desinfetante de alto nível, e a pós-desinfecção, que abrange enxágue, secagem e estocagem.[6,14-16] São muitos os fatores determinantes para o sucesso desse reprocessamento dos endoscópios, entre eles a estrutura física da unidade de endoscopia, que deve oferecer condições para a execução deste procedimento.

Da Infraestrutura deve possuir os seguintes ambientes (Fig. 6-4):

- Área de recepção e limpeza (setor sujo).
- Sala de desinfecção alto nível (setor limpo).
- O serviço de endoscopia utiliza, no processamento dos aparelhos, produtos químicos para desinfecção de alto nível, independentemente da classificação do tipo de serviço. A limpeza e a desinfecção devem ser realizadas, obrigatoriamente, na sala de processamento.
- Indicadores realizados por fita teste de pH devem ser feitos uma vez ao dia, no início dos procedimentos, e os registros armazenados por 5 anos.
- Os equipamentos destinados à limpeza automatizada devem ser instalados em área que não obstrua a circulação da sala de recepção e limpeza, obedecendo às especificações técnicas do fabricante.
- As máquinas reprocessadoras automatizadas de endoscópios reduzem a exposição de pessoal a desinfetantes de alto nível e diminui a carga manual de trabalho do pessoal.[17]
- A equipe desta área deve estar paramentada com EPIs (Equipamento de Proteção Individual): dispositivo ou produto de uso individual destinado à proteção contra riscos à saúde e à segurança no trabalho. Na sala de recepção e limpeza mecânica, o protetor facial pode substituir o uso de máscara e óculos de proteção, avental impermeável

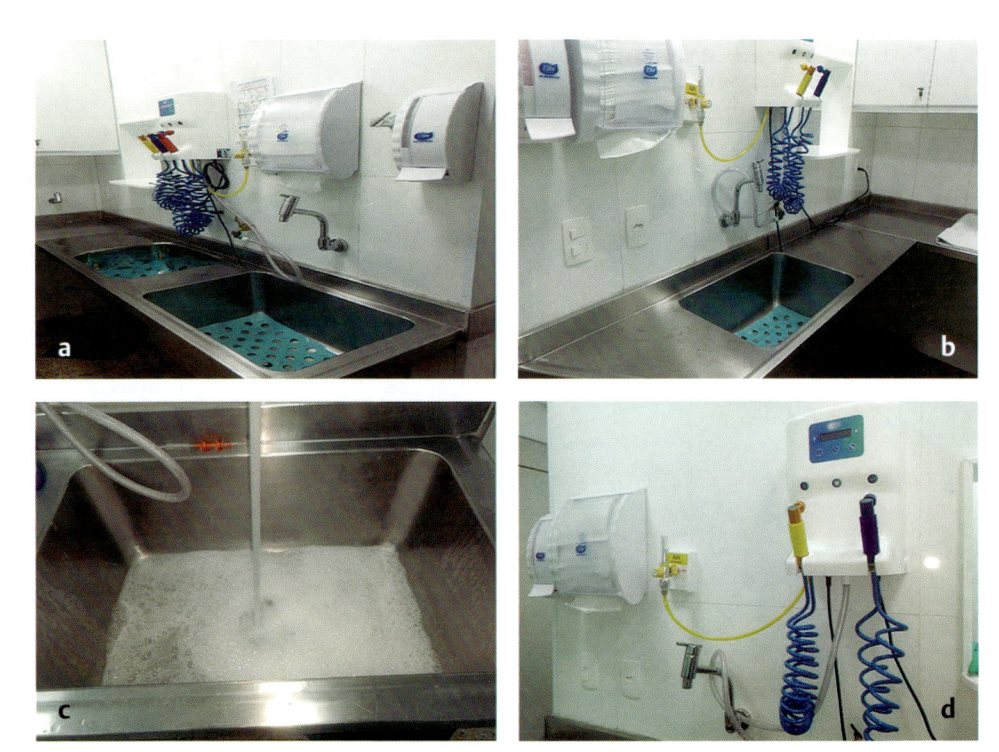

CAPÍTULO 6 ▪ PLANTA RECOMENDADA, SETORES DE APOIO E FLUXO DE EXAMES 47

Fig. 6-4. (**a**) Sala de limpeza mecânica; (**b**) sala de enxágue de endoscópios; (**c**) modelo de cuba para lavagem e/ou enxágue de endoscópios; (**d**) *kit* de pistolas para enxaguar e secar canais de endoscópios. Imagens do Setor de Endoscopia Leonardo da Vinci – CE.

compatível com o risco, luvas cano longo tipo borracha nitrílica ou butílica, calçados fechados, impermeáveis e antiderrapantes.[12,18,19]
- Sala de limpeza e desinfecção alto nível deve conter bancada com uma cuba para limpeza e uma cuba para enxágue com profundidade e dimensionamento que permitam a imersão completa do equipamento, mantendo distanciamento mínimo entre as cubas de forma a não permitir a transferência acidental de líquidos, sugerindo distância de no mínimo 8 cm. As bancadas devem ser lisas e impermeáveis, com dimensões compatíveis para a acomodação dos equipamentos. Sugere-se aço inoxidável ou mármore de cor clara, branco, onde se possa visualizar a sujeira, que não absorva líquido, formem bolhas, descasquem e soltem pedaços, facilitando a proliferação de fungos e acúmulo de líquidos.
- Cubas para lavagem com profundidade suficiente para evitar respingos em suas laterais, no piso e no profissional. O tamanho sugerido é de 60 cm de comprimento × 40 cm largura × 25 cm profundidade para acomodar endoscópios de forma que facilite todo processo de limpeza mecânica (sugestões de experiência com base em prática).
- Pia de despejo – peça sanitária destinada a receber resíduos líquidos e pastosos, dotada de válvula de descarga e tubulação de esgoto de 75 mm no mínimo.

Climatização da Área de Limpeza

- Sistema de climatização da área da sala de desinfecção de alto nível deve prover exaustão forçada de todo ar da sala com descarga para o exterior da edificação.[12,18]
- Parágrafo único: ar de reposição pode ser proveniente dos ambientes vizinhos, exceto da área suja.
- Manter um diferencial de pressão negativa entre os ambientes adjacentes, com pressão diferencial mínima de 2,5 Pa.
- Garantir vazão mínima de ar total de 18 m³/h/m².
- Ter pressão negativa – o ar é puxado para um sistema de filtragem nos ambientes com produtos químicos e deve ter, obrigatoriamente, um manômetro.
- Exaustão forçada de todo o ar – princípio semelhante à pressão negativa, por coifas ou exaustor ajudam a tirar o mau cheiro do ambiente, porém, não negativa o ambiente.[12,18]
- Caso o serviço utilize processo automatizado de limpeza e desinfecção, a área física deve atender aos requisitos técnicos necessários à instalação do equipamento conforme indicação do fabricante e legislação vigente.
- Para secagem dos equipamentos com canais longos, os serviços devem dispor de ar comprimido medicinal, seco e isento de óleo por pistolas de ar.[12,18]
- Ponto de água que atenda os padrões de potabilidade conforme normatização vigente (Fig. 6-5).
- Dispõe sobre requisitos de boas práticas para o processamento de produtos para saúde e dá outras providências.[18]

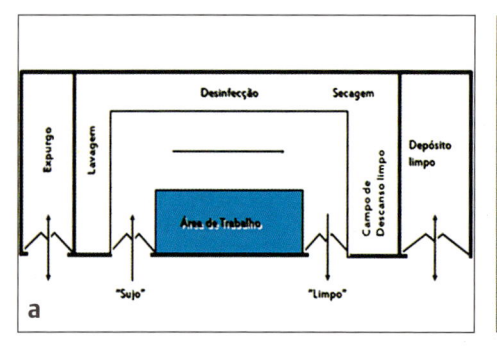

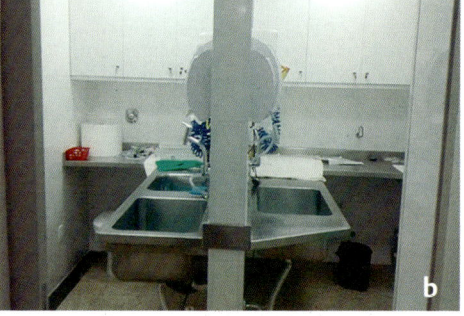

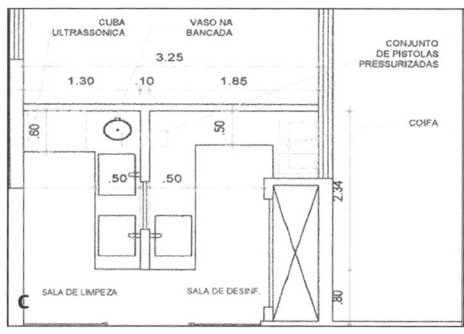

Fig. 6-5. (**a**) Planta de fluxo das salas de limpeza e desinfecção de endoscópios; (**b**) Imagem de fluxo de salas de limpeza e desinfecção de endoscópios; (**c**) planta da área de limpeza e desinfecção de endoscópios com identificações de equipamentos. (Fonte: Tratado de Endoscopia e Imagens do Setor de Endoscopia Leonardo da Vinci – CE.)

- Art. 2º Este Regulamento tem o objetivo de estabelecer os requisitos de boas práticas para o funcionamento dos serviços que realizam o processamento de produtos para a saúde visando à segurança do paciente e dos profissionais envolvidos.
- Art. 6º A responsabilidade pelo processamento dos produtos no serviço de saúde é do Responsável Técnico.
- Art. 11 Produtos para saúde classificados como críticos devem ser submetidos ao processo de esterilização, após a limpeza e demais etapas do processo.
- RDC N° 156 de 2006 e RE nº 2.606 de 2006 dispõe sobre o registro, rotulagem e reprocessamento de produtos médicos, diretrizes para elaboração, validação e implantação de protocolos de reprocessamento de produtos médicos.[20,21]
- É proibido em todo o território nacional, por qualquer tipo de empresa, ou serviço de saúde, público ou privado, o reprocessamento dos produtos quando classificados como:
- I Artigos Críticos com registro no rótulo de "Proibido Reprocessar" utilizados em procedimentos invasivos com penetração de pele e mucosas adjacentes, tecidos subepiteliais e sistema vascular, incluindo também todos os artigos que estejam diretamente conectados com esses sistemas pelo grande risco de transmissão. Dispõe sobre requisitos de boas práticas para o processamento de produtos para saúde e dá outras providências.
- II Artigos Críticos com registro no rótulo "Produtos Passíveis de Reprocessamento" devem possuir um prontuário de identificação com as informações descritas nos incisos de I a X.
- Art.9° A segurança na utilização dos produtos reprocessados é de responsabilidade dos serviços de saúde.
- Art.10 As empresas e os serviços de saúde que realizam o reprocessamento devem adotar protocolos que atendam às diretrizes indicadas em Resolução Específica RE/ANVISA.
- Art.3º A elaboração, a validação e a implantação de protocolos de reprocessamento devem seguir as etapas descritas nos incisos de I a IV.

RPA (RECUPERAÇÃO PÓS-ANESTESIA/SEDAÇÃO) – 0,8 m entre macas e entre parede e cabeceira – 0,6 m. RDC Nº 50 e RDC Nº 06/2013[8,12]

- Recomendações para área de recuperação RPA endoscópica:
  - Os leitos de recuperação devem fornecer privacidade e espaço para monitoramento e atendimento (Fig. 6-6).
- Sistemas de abastecimento, instalações e equipamentos básicos:
  - Oxigênio com fluxômetro.
  - Ar comprimido.
  - Vácuo clínico.
  - Sinalização de enfermagem.
  - Tomadas 110 e 220 w.
  - Monitor multiparâmetros de pulso.
  - Esfigmomanômetro.
- Equipamentos e materiais de suporte respiratório:
  - Máscaras e cateteres (O_2).
  - Sondas de aspiração.
  - Carrinho de emergência (com material para intubação e ventilação manual).

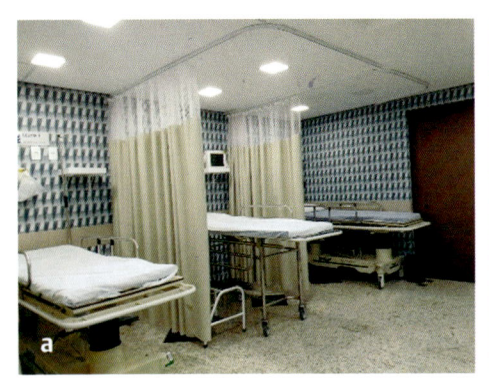

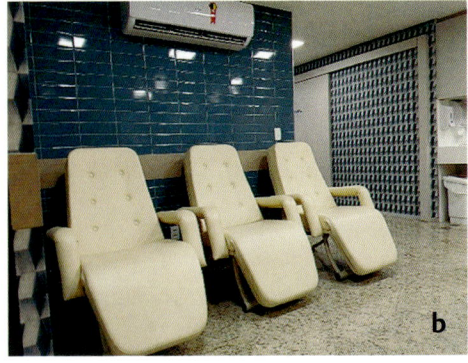

Fig. 6-6. (a) RPA – recuperação pós-anestesia/sedação com macas; (b) poltronas para repouso e recuperação. Imagens do Setor de Endoscopia Leonardo da Vinci – CE.

ESTRATÉGIAS E RECOMENDAÇÕES PARA MANTER A SEGURANÇA NA UNIDADE DE ENDOSCOPIA DIGESTIVA

Cada unidade deve ter um fluxo designado para o movimento físico seguro de endoscópios sujos e outros equipamentos.

- Antes de iniciar um procedimento endoscópico, o paciente, a equipe e o médico devem verificar se o paciente e o procedimento estão corretos.
- Um plano específico de prevenção de infecção deve ser implementado e dirigido por uma pessoa qualificada.
- Luvas e avental devem ser usados pelo pessoal envolvido no cuidado direto ao paciente durante o procedimento.
- A unidade deve ter um plano de limpeza concorrente que inclua métodos e agentes químicos para limpeza e desinfecção após procedimento.
- Para pacientes submetidos à endoscopia de rotina, sob sedação moderada, é necessária uma única técnica de enfermagem na sala além do médico.
- Procedimentos complexos podem exigir pessoal adicional para eficiência, mas não necessariamente para segurança.
- O monitoramento do paciente deve ser realizada antes do procedimento, após a administração de sedativos, em intervalos regulares durante o procedimento, durante a recuperação e antes da alta.
- Preparar e administrar medicações injetáveis por uso de técnica asséptica, isto é, limpeza dos diafragmas de acesso dos frascos de medicamentos com álcool a 70%. Recomenda-se frascos, ampolas, sacos ou frascos de solução IV de dose única para um único paciente.[11]
- Recomendam-se pisos contínuos tipo granito por não apresentarem rejuntes e serem resistentes a limpezas diárias com uso de desinfetantes, pois ranhuras e rejuntes possibilitam a agregação de maior sujidade e dificultam a limpeza.[22]
- As unidades que possuem o piso de granito são consideradas ideais por não apresentarem rejuntes e serem resistentes a frequentes limpezas e ao uso de desinfetantes.[23]
- Recomenda-se paredes lisas, planas, côncavas ou abauladas sem saliências, cantos e/ou quinas. O material de revestimento deverá ser lavável, durável e de cor suave, para permitir a reflexão da luz.[22]

- No projeto arquitetônico, deve constar pia para a higienização das mãos em número suficiente e de uso exclusivo, com dimensionamento apropriado, localizadas em pontos estratégicos, a fim de evitar a recontaminação das mãos, bem como dos artigos, oferecendo segurança aos pacientes e profissionais da saúde.
- Os serviços de endoscopia, considerados áreas semicríticas, devem ter vestiários/banheiros/sanitários para a paramentação e uso exclusivo dos profissionais.
- A área de reprocessamento deve ser planejada e contemplar: espaço para todas as etapas de limpeza e desinfecção; ventilação; iluminação; superfícies de trabalho; rede elétrica, de água e ar comprimido adequados; pia para higienização de mãos e olhos; fonte de luz para a realização do teste de vazamento, antes do processo de desinfecção; vaso sanitário exclusivo, para desprezar as secreções do frasco de aspiração utilizado no procedimento endoscópico e local para estocagem.[24]
- O inox e o granito, materiais da maioria das bancadas, em razão de suas características de durabilidade e alta resistência ao desgaste por abrasão, permitem a limpeza e a desinfecção como recomendadas, segundo Ministério da Saúde Processamento de Artigos e Superfícies em Estabelecimento de Saúde, 1994.[10]
- O controle da temperatura ambiente das unidades de endoscopia é imprescindível à manutenção preventiva dos equipamentos endoscópicos, sendo o ideal entre 20-24ºC.[6]
- A RDC nº 50 recomenda que as instalações de ar condicionado em unidades médico-assistenciais devem proporcionar controle de temperatura, umidade relativa, fluxo unidirecional, grau de pureza do ar, porcentagem e volume de renovação do ar.[8]
- Consumo de oxigênio na sala de exame endoscópicos – um ponto para cada sala. Caso não haja ar comprimido disponível no EAS (Estabelecimento assistencial de saúde), deve haver 2 pontos de O_2 por leito.
- Ar comprimido medicinal, um para cada leito.[8]
- Pia de lavagem – destinada, preferencialmente, à lavagem de utensílios, podendo ser também usada para a lavagem das mãos.
- Posto de enfermagem - área destinada à enfermagem e/ou médicos, para a execução de atividades técnicas específicas e administrativas.
- Rouparia – sala, área para carros rouperios ou armário destinado à guarda de roupa proveniente da lavanderia.
- Detalhes: os endoscópios e acessórios contaminados devem ser transportados para a área de limpeza em um contêiner/caixa fechada ou em um carrinho de transporte fechado à prova de vazamentos, resistente a perfurações e grande o suficiente para conter todo o conteúdo. O recipiente deve ter tamanho suficiente para acomodar o endoscópio e evitar ficar muito dobrado.[25,26]
- O carrinho de transporte ou recipiente deve ser rotulado com uma etiqueta laranja fluorescente ou laranja-avermelhada contendo uma legenda de risco biológico/contaminado.
- O processo de limpeza dos endoscópios e acessórios deve começar o mais cedo possível após o transporte para a sala de processamento.
- O teste de vazamento deve ser realizado antes da limpeza manual e antes de o endoscópio ser colocado em soluções de detergente enzimático; deve-se realizar o teste de vazamento após cada uso do aparelho.
- Peças reutilizáveis (p. ex., válvulas, tubulações, garrafas de água), acessórios e instrumentos de limpeza (p. ex., escovas, limpeza de adaptadores) devem ser limpos, escovados, enxaguados e desinfetados por desinfecção de alto nível ou esterilizado.[27]

- Garrafas de água e irrigação devem ser desinfetadas por desinfecção de alto nível ou esterilizadas pelo menos diariamente. Não deve haver água residual ou umidade remanescente no conjunto da garrafa de água.
- Endoscópios flexíveis devem ser armazenados em gabinete que devem ser projetados e planejados pelo fabricante para ficarem na posição horizontal com altura, largura e profundidade suficientes para permitir que os endoscópios flexíveis fiquem sem enrolar e sem tocar na parte inferior do gabinete.
- Endoscópios flexíveis devem ser armazenados com todas as válvulas abertas e removidas, as válvulas devem ser retiradas, mas armazenadas com o endoscópio.[28]
- Descarte os detergentes enzimáticos após cada utilização, porque estes produtos não são microbicidas e não retardam crescimento microbiano.[29-32]

Mergulhe completamente o endoscópio e seus componentes na solução desinfetante e assegure-se de que todos os canais são perfundidos.[33,34]

AORN recomenda que uma equipe multidisciplinar em cada instituição de saúde deve realizar avaliação de risco e determinar o tempo máximo de armazenamento sem nova desinfecção de alto nível antes do próximo uso. Alguns artigos sugerem de 3 a 21 dias de armazenamento máximo, mesmo seguindo todas as etapas da desinfecção de alto nível, antes da guarda do equipamento.[30]

REFERÊNCIAS BIBLIOGRÁFICAS

1. Institute for Healthcare Improvement: Forming the team. (Accessed Mar. 15, 2004). Available at: www.qualityhealthcare.org/IHI/Topics/Flow/PatientFlow/HowToImprove/flowformingtheteam.htm
2. Brewster LR, Felland LE. Emergency department diversions: Hospital and community strategies alleviate the crisis. (Accessed Mar. 8, 2004). Issue Brief Nº. 78. Mar 2004. Available at: www.hschange.com/CONTENT/651/651.pdf.
3. Almeida R, Paterson WG, Craig N, Hookey L. A patient flow analysis: identification of process inefficiencies and workflow metrics at an ambulatory endoscopy unit. Gastrointestinal Diseases Research Unit, Queen's University, Kingston, ON, Canada K7L 2V7 Correspondence should be addressed to Lawrence Hookey; hookeyl@hdh.kari.net Received 18 July 2015; Accepted 7 September 2015.
4. Harewood GC, Ryan H, Murray F, Patchett S. "Potential impact of enhanced practice efficiency on endoscopy waiting times." *Irish Journal of Medical Science* 2009;178(2):187-92.
5. Harewood GC, Chrysostomou K, Himy N, Leong WL. "A "time-and-motion" study of endoscopic practice: strategies to enhance efficiency," *Gastrointestinal Endoscopy* 2008;68(6):1043-50.
6. Muller S, Lagemann RC. *Enfermagem em Endoscopia Digestiva.* São Paulo: MEDSI; 2002.
7. Ministério da Saúde. Agência Nacional de Vigilância Sanitária. Portaria nº 593 de 25 de agosto de 2000. Aprova o Regulamento Técnico para Serviço de Endoscopia Digestiva e Respiratória. Brasília (Brasil): Ministério da Saúde; 2002.
8. Ministério da Saúde. Agência Nacional de Vigilância Sanitária. Resolução – RDC nº 50 de 21 de fevereiro de 2002. Regulamento técnico para planejamento, programação, elaboração de projetos físicos de estabelecimentos assistenciais de saúde. Brasília (Brasil): Ministério da Saúde; 2002.
9. COREN Conselho Regional de Enfermagem SP, Dimensão Hospitalar Edição 2008-2011. Prêmio COREN-SP, Gestão com Qualidade – Dimensão Hospitalar, edição 2011, realizada em 26.10.2010.
10. Ministério da Saúde; Resolução de Diretoria Colegiada - RDC Nº 63, de 25 de novembro de 2011. Dispõe sobre os Requisitos de Boas Práticas de Funcionamento para os Serviços de Saúde - Ministério da Saúde; Processamento de Artigos e Superfícies em Estabelecimento de Saúde. Brasília (Brasil): Ministério da Saúde;1994.

11. ASGE, American Society for Gastrointestinal Endoscopy Guidelines for safety in the gastrointestinal endoscopy unit; Volume 79, No. 3:2014 GASTROINTESTINAL ENDOSCOPY Copyright [a] 2014 by the American Society for Gastrointestinal Endoscopy 0016-5107/
12. Resolução - RDC Nº 6, De 1º de março de 2013. Dispõe sobre os requisitos de Boas Práticas de Funcionamento para os serviços de endoscopia com via de acesso ao organismo por orifícios exclusivamente naturais,
13. Sociedade Brasileira de Enfermagem em Endoscopia Gastrointestinal (SOBEEG). Manual de limpeza e desinfecção de aparelhos endoscópicos. Porto Alegre: SOBEEG; 2006.
14. Muller S, Graziano KU, Hoefel HHK. Manual de reprocessamento de limpeza e desinfecção de aparelhos e acessórios endoscópicos. Brasília (Brasil): SOBEEG e ANVISA; 2006.
15. Hookey L, Armstrong D, Enns R et al. Summary of guidelines for infection prevention and control for flexible gastrointestinal endoscopy. Can J Gastroenterol 2013;27:347-50.
16. British Society of Gastroenterology Endoscopy Committee. Guidelines for decontamination of equipment for gastrointestinal endoscopy. 2014. Available at: http://www.bsg.org.uk/clinical-guidance/general/guidelines-for-decontamination-of-equipment-for-gastrointestinalendoscopy.
17. AORN Evidence appraisal, Brock AS, Steed LL et al. Endoscope storage time: assessment of microbial colonization up to 21 days after reprocessing. Gastrointest Endosc. 2015;81(5):1150-1154. Available at: http://dx.doi.org/10.1016/j.aorn.2015.06.014 AORN, Inc, 2015.
18. Ministério da Saúde; Agência Nacional de Vigilância Sanitária. Resolução – RDC ANVISA Nº15, de 15 de março de 2012. Dispõe sobre requisitos de boas práticas para o processamento de produtos para saúde e dá outras providências.
19. Resolução SS-27, de 28.2.2007. Aprova Norma Técnica que institui medidas de controle sobre o uso do Glutaraldeído nos Estabelecimentos Assistenciais de Saúde.
20. Resolução N° 156, de 11 de agosto de 2006 e RE nº 2.606, de 11 de agosto de 2006. Dispõe sobre o registro, rotulagem e reprocessamento de produtos médicos, diretrizes para elaboração, validação e implantação de protocolos de reprocessamento de produtos médicos.
21. Resolução – RE nº 2.606, de 11 de agosto de 2006 D.O.U. de 14/8/2006. Dispõe sobre as diretrizes para elaboração, validação e implantação de protocolos de reprocessamento de produtos médicos e dá outras providências.
22. Sociedade Brasileira de Enfermeiros de Centro Cirúrgico, Recuperação Anestésica e Centro de Material e Esterilização (SOBECC). Práticas Recomendadas da SOBECC, 5.ed. São Paulo: SOBECC; 2009.
23. Munhóz MM, Soares F. Arquitetura hospitalar. In: Fernandes AT. Infecção Hospitalar e suas Interfaces na Área da Saúde. São Paulo: Atheneu; 2000. p. 290-2.
24. Beilenhoff U et al. Reprocessing in GI endoscopy: ESGE–ESGENA Position Statement – Update 2018... Endoscopy 2018;50.
25. Beilenhoff U, Biering H, Blum R et al. Reprocessing of flexible endoscopes and endoscopic accessories used in gastrointestinal endoscopy: Position Statement of the European Society of Gastrointestinal Endoscopy (ESGE) and European Society of Gastroenterology Nurses and Associates (ESGENA). Endoscopy 2017;49(11):1098-106.
26. Petersen BT, Cohen J, Hambrick RD, Navtej B, David A, Greenwald DA, et al. Multisociety guideline on reprocessing flexible GI endoscopes: 2016 update Gastrointest Edoscop 2017;85(2):282-294.
27. Rutala WA, Weber DJ. Healthcare Infection Control Practices Advisory Committee. Guideline for disinfection and sterilization in healthcare facilities, 2008. (Accessed February 5, 2015.) Atlanta, GA: Centers for Disease Control and Prevention. Available at: http://www.cdc.gov/hicpac/pdf/guidelines/disinfection_nov_2008.pdf.
28. No PURPOSE To provide guidance to perioperative, endoscopy, and sterile-processing personnel for processing all types of reusable flexible endoscopes and accessories Guideline Summary: Processing Flexible Endoscopes. AORN, Inc. 2016 Sep. 2016;104. Available at: http://dx.doi.org/10.1016/j.aorn.2016.06.004 [a]

29. SGNA Standards of infection prevention in reprocessing flexible gastrointestinal endoscopes. 2015. Available at: https://www.sgna.org/Portals/0/ Standards%20for%20reprocessing%20endoscopes_FINAL_2.22.pdf.
30. Van Wicklin SA, Connor R, Spry C. Guideline for processing flexible endoscopes. In: Guidelines for perioperative practice. Denver, CO: AORN Inc., 2016.
31. SGNA Practice Committee. Reprocessing of endoscopic accessories and valves. *SGNA J* 2007;29:394-5.
32. Alfa MJ, Jackson M. A new hydrogen peroxide-based medical-device detergent with germicidal properties: comparison with enzymatic cleaners. *Am J Infect Control* 2001;29:168-77.
33. ASGE Quality Assurance in Endoscopy Committee, Calderwood AH, Day LW, Muthusamy VR *et al.* ASGE guideline for infection control during GI endoscopy. *Gastrointest Endosc.* 2018;87(5):1167-79.
34. Alvarado CJ, Reichelderfer M. APIC guidelines for infection prevention and control in flexible endoscopy. *Am J Infect Control* 2000;28:138-55.

LEITURAS SUGERIDAS

Agência Nacional de Vigilância Sanitária. www.anvisa.gov.br
Ministério da Saúde. www.saude.gov.br

SERVIÇO DE HIGIENE E LIMPEZA HOSPITALAR

Gizelma de Azevedo Simões Rodrigues

INTRODUÇÃO

O setor de higiene e limpeza é um prestador especializado de serviços que contribui para o controle de infecções oriundas do ambiente e conservação do patrimônio físico da Instituição, além de promover bem-estar aos pacientes, acompanhantes, visitantes e funcionários.

Pode ser um serviço próprio ou de uma empresa externa. Em ambas as situações, há benefícios e desvantagens. Em geral, os serviços próprios permitem atendimento mais personalizado, enquanto as negociações dos contratos podem ser mais vantajosas em relação ao outro modelo.

Neste texto buscaremos apresentar breve discussão sobre dimensionamento e capacitação de recursos e operacionalização do serviço, temas pertinentes à rotina cotidiana deste setor.

DIMENSIONAMENTO DO QUADRO DE PESSOAL

Com muita frequência verifica-se a tendência de dimensionar o quadro de pessoal do Serviço de Higiene e Limpeza com base na proporção do número de pacientes ou de leitos por limpadores, porém, este critério não se aplica adequadamente.

A forma mais tradicional é a utilização da metragem da área física construída, considerando-se uma série de fatores que interferem no desempenho dos limpadores. Segundo padrões brasileiros, um funcionário limpa 400 m² em áreas livres e 300 m² em áreas fechadas por jornada de 8 horas.[1]

Já os critérios a serem analisados como coadjuvantes do processo de dimensionamento segundo a prática vivenciada são:

- Classificação das áreas hospitalares sob o aspecto criticidade.
- Região onde o hospital se localiza: zona rural ou urbana.
- Planta física e idade da construção: estrutura pavilhonar ou única, existência de rampas de acesso ou somente elevadores, pé-direito e acabamento das paredes, tipo de piso e vários acessos externos.
- Condições internas de trabalho: existência de depósito de material de limpeza, torneiras e tanques de uso exclusivo do Serviço de Higiene, interruptores nos corredores, ralos para escoamento em grandes áreas livres, área para diluição de produtos e guarda de equipamentos, disponibilidade de estocagem de materiais no almoxarifado central, estrutura ágil de distribuição.

- Especialidade do hospital: ramo de atividade.
- Grau de exigência dos clientes internos e externos.
- Política administrativa do serviço: autogestão ou serviço terceirizado.
- Taxa de ocupação hospitalar e fluxo diário da população flutuante: consultas, visitantes, acompanhantes, alunos e estagiários.
- Dinâmica de liberação de vagas: existência de sistema de agilização de altas, política de reservas seguindo mapa cirúrgico, existência ou não do sistema hospital-dia.
- Proporção entre quartos e enfermarias.
- Jornada de trabalho adotada pela Instituição: 6, 8, 12/36 horas.
- Disponibilidade e tipo de equipamentos de trabalho.
- Qualificação da mão de obra disponível, considerando grau de escolaridade, idade e portadores de obesidade e doenças.

A distribuição da equipe pelos turnos de trabalho deve ser orientada pela demanda do hospital. Pode-se sugerir que 50% do contingente de higiene seja alocado no turno da manhã, 30% à tarde e 20% à noite, lembrando-se que o período noturno concentra o maior número de limpezas terminais dos setores fechados e áreas administrativas.

O serviço de higiene tende a montar uma organização de trabalho que opera de forma sequencial, ou conforme a demanda, dependendo do tipo de atividade. Poderia exemplificar situações das limpezas concorrentes que costumam ocorrer com planejamento prévio de locais e ordenação semelhante diariamente. Já nas situações terminais (em razão das altas), a ocorrência se dá sob demanda.

Na verdade, a discussão é se poderíamos empregar outra lógica neste tipo de organização. Em se pensando que os pacientes têm diferentes necessidades, cuidados, é fácil isentar que planos mais personalizados de higienização seriam mais eficientes. Entretanto, baixos requisitos dos cargos (dos colaboradores), volume de trabalho e pouca supervisão, geralmente disposta na operação, fica justificada a ocorrência de um modelo sintético de ordem sequencial e praticamente invariável no cotidiano, já planejado, em geral, de forma anual, pouco sensível às mudanças ocorrentes e às necessidades das áreas e dos pacientes.

Entendemos que o emprego de novos métodos de organização do trabalho parte da necessidade dos pacientes e priorizações em detrimento de ações que podem ser reduzidas em frequência ou colocado em termos de maior ociosidade, resultarão em redução de custos pela otimização das ações. Isto projeta outras formas de dimensionamento e alocação dos recursos a serem pensados e empregados.

CAPACITAÇÃO

Os programas de capacitação são importantes na obtenção e manutenção da qualidade do serviço prestado. Devem acontecer em formato o mais atrativo possível, uma vez que se trata de um trabalho técnico e de um público, em geral, com pouco conhecimento.

O grande desafio consiste, na verdade, na mudança de hábitos e atitudes destes trabalhadores, tarefa não tão simples. Um exemplo clássico é a lavagem das mãos. Para internalizarem essa necessidade é importante chamar atenção, como na demonstração de lâminas com bactérias em um microscópio, demonstrando que a olho nu não enxergamos os agentes causadores de doenças. Fica assim demonstrada a importância da higienização adequada, bem como suas repercussões na infecção hospitalar.

Os programas de capacitação devem constar de conceitos sobre higiene e limpeza, nomenclaturas utilizadas, técnicas, manuseio de equipamentos, atendimento ao cliente e principais rotinas. Também acreditamos que temas relacionados com a gestão ambiental são relevantes à prática mais sustentável, incluindo-se temas sobre o uso racional de água, gás e eletricidade, além da reciclagem.

OPERACIONALIZAÇÃO DO SERVIÇO

O cotidiano do serviço de limpeza, entre outras atividades, tem, fundamentalmente, as rotinas de higienização, concorrente e terminal, e a gestão dos resíduos.[2]

A higiene e limpeza hospitalar de superfícies proporciona ambiente com a menor carga de contaminação possível, contribuindo para a redução da possibilidade de transmissão de patógenos oriundos de fontes inanimadas.[2]

A limpeza concorrente pode ser definida como a limpeza e/ou desinfecção realizada diariamente no ambiente, por meio da higienização das superfícies horizontais (pisos, mobiliários, pias etc.), removendo a sujidade aparente do ambiente.

Merece maior atenção a limpeza das superfícies horizontais que tenham maior contato com as mãos dos pacientes e dos profissionais de saúde, como maçanetas, interruptores de luz, criado-mudo, mesas de refeição, telefones, grades da cama, suporte de soro, campainhas e outros.[3]

A limpeza terminal é a limpeza e/ou desinfecção realizada no ambiente por meio da higienização de superfícies horizontais e verticais, com acessórios adequados a cada tipo de superfície para melhor ação mecânica. Acontece em alta, transferência, óbito, longa permanência do paciente em um mesmo apartamento ou quando solicitada.

A limpeza, além destes dois tipos, mantém diferenças, dependendo do local a que se aplica, no caso, áreas críticas, semicríticas e não críticas.

As áreas dos serviços de saúde são classificadas em relação ao risco de transmissão de infecções com base nas atividades realizadas em cada local. Essa classificação orienta as complexidades, o cuidado e o detalhamento dos serviços a serem executados nesses setores, de modo que o processo de limpeza e desinfecção esteja adequado ao risco.[4]

Estas áreas são definidas como:[4]

- *Áreas críticas:* são áreas que oferecem maior risco de transmissão de infecções, ou seja, áreas que realizam grande número de procedimentos invasivos e/ou que possuem paciente de alto risco com o sistema imunológico comprometido. Exemplos: Unidade de terapia intensiva, unidade de transplante, centros cirúrgico e obstétrico, unidade de quimioterapia, berçário de alto risco, isolamento, unidade de diálise, banco de sangue, laboratório, central de material, lactário, hematologia, unidade de emergência e necrotério.
- *Áreas semicríticas:* são áreas onde o risco de transmissão de infecções é menor, pois, embora existam pacientes, estes não requerem cuidado de alta complexidade ou isolamento. Exemplos: Unidade de internação e ambulatórios.
- *Áreas não críticas:* são áreas não ocupadas por pacientes. Exemplos: Áreas administrativas.

A limpeza concorrente representa a maior parcela do serviço prestado, inclusive com predominância de tempo despendido nas áreas críticas e semicríticas.

A Agência Nacional de Vigilância Sanitária (ANVISA) recomenda que as áreas críticas sejam higienizadas 3 vezes por dia para melhor controle do ambiente, as semicríticas, 2 vezes por dia, enquanto as não críticas, 1 vez por dia.[4]

O uso de equipamentos que disponham de mecanismos para redução de consumo de água como os *mops*, luvas (cabeleiras) fabricadas com fio de algodão/microfibra, adaptadas à armação articulada, permitindo várias manobras, são de grande valia não somente para economia de água, como também para maior produtividade na limpeza.

Outro equipamento para agilização do serviço são as máquinas lavadoras extratoras que lavam e secam simultaneamente.

O desafio é a melhor qualidade da limpeza em menor tempo possível. Para tal, a utilização de maquinário e equipamentos modernos, sistemas de informatização para agilização da informação de altas, transferências e outras, bem como a integração com o Serviço de Enfermagem e Recepções pode facilitar a agilização das atividades.[5]

Soluções tecnologicamente mais modernas estão surgindo. Os Estados Unidos, a União Europeia e o Japão têm investido amplamente na nanotecnologia. Ela apresenta potencial para nos assessorar na área de higiene com a introdução de determinadas nanopartículas em materiais construtivos, com o objetivo de os dotarem da capacidade de autolimpeza, bem como interromperem alguns dos mecanismos responsáveis por esse fenômeno, que é o grande diferencial desta tecnologia. Também produtos contendo nanopartículas que podem ser aplicadas sobre as superfícies revestindo o material ou superfície que se pretende dotar das propriedades autolimpantes. Com certeza essas soluções ajudar-nos-ão nos melhores resultados durante a operacionalização destes serviços.[5]

Talvez a integração mencionada com os Serviços de Enfermagem e Recepções seja a grande oportunidade de benefícios. A Enfermagem mantém controle das movimentações do paciente e da assistência a ser prestada, podendo antecipar informações ao Serviço de Higiene, favorecendo o planejamento das atividades dos limpadores, resultando em agilizações e evitando retrabalho. A mesma vantagem se aplica à manutenção de um trabalho integrado às Recepções.

GERENCIAMENTO DE RESÍDUOS

A cada ano, cresce o interesse das instituições na preservação do meio ambiente e na manutenção da saúde pública. Esta constatação é sentida na ampla preocupação com o manuseio dos resíduos hospitalares, nas várias etapas do processo de segregação, coleta, armazenamento e destino final do lixo.

Plano de Gerenciamento de Resíduos de Serviço de Saúde (PGRSS)

Um plano eficiente de gerenciamento do resíduo hospitalar reduz os riscos potenciais de infecção e propicia melhoria das condições e aspecto do ambiente.

O Plano de Gerenciamento de Resíduos de Serviços de Saúde (PGRSS) deve priorizar a minimização da geração de resíduos, especialmente dos infectantes, tóxicos e radioativos, a redução de incidência de acidentes ocupacionais e redução dos índices de infecção, e estímulo à reciclagem entre funcionários e pacientes.

Desde o início da década de 1990, a Anvisa (Agência Nacional de Vigilância Sanitária) e o Conama (Conselho Nacional do Meio Ambiente) vêm se empenhando junto às instituições de saúde na implantação do PGRSS. Pela harmonização destes dois órgãos, foi publicada a RDC nº 306,[6] pela Anvisa, em dezembro de 2004, e a Resolução nº 358,[7] pelo Conama, em maio de 2005, que definiram regras equânimes para o tratamento dos resíduos sólidos do país, com o desafio de considerar as especialidades locais de cada estado e município.

Um PGRSS aplica-se a todas as áreas do complexo hospitalar, incluindo as instalações adjacentes à Instituição e também a todos os pacientes, colaboradores, familiares e visitantes. Ele deve conter as fases da operacionalização do processo: segregação, coleta, armazenamento, reciclagem, tratamento e destino dos resíduos; controle de geração com identificação das Unidades geradoras de resíduos infectante e especial e avaliação periódica dos fluxos implantados, incluindo acondicionamento e transporte.

Vale ressaltar que, no destino dos resíduos, a Prefeitura Municipal, ou empresa terceirizada, assim que realiza a coleta da unidade geradora, é corresponsável com as instituições de saúde em atender todos os requisitos ambientais e de saúde pública.

Classificação dos Resíduos e Sistema de Acondicionamento

A classificação preconizada atende à RDC 222,[6] de 28 de março de 2018.

Ela utiliza os seguintes agrupamentos e recomendações de acondicionamento:

Grupo A – Resíduos Potencialmente Infectantes

Resíduos com a possível presença de agentes biológicos que, por suas características, podem apresentar risco de infecção.

A.1. Resíduo Biológico

Culturas e estoques de microrganismos; resíduos de fabricação de produtos biológicos; exceto os hemoderivados; descarte de vacinas de microrganismos vivos; atenuados ou inativados; resíduo com contaminação biológica por agentes de classe de risco 4; bolsas transfusionais rejeitadas, contaminadas, vencidas, dentre outras.

Deve ser encaminhado para incineração e acondicionado em saco duplo vermelho, após ser submetido a tratamento, utilizando-se processo físico, ou outros processos, que venha a ser validado para obtenção de redução ou eliminação da carga microbiana. Posteriormente, deve ser depositado em saco branco leitoso.

A.2. Carcaças, Peças Anatômicas, Vísceras e Outros Resíduos de Animais

Após serem submetidos a tratamento, utilizando-se processo físico ou outros processos, que venha a ser validado para obtenção de redução ou eliminação da carga microbiana, devem ser acondicionados em sacos duplos brancos leitosos, que precisam ser substituídos quando atingirem 2/3 de sua capacidade ou, ao menos, uma vez a cada 24 horas, e manter identificado o seguinte: "*peças anatômicas de animais*".

A.3. Peças Anatômicas do Ser Humano

- Realizar tratamento térmico por incineração ou cremação.
- Sepultar em cemitério, desde que haja autorização do órgão competente.
- Armazenar em câmara fria no serviço de anatomia patológica.
- Se encaminhadas para o sistema de tratamento, acondicionar em saco duplo vermelho com a seguinte identificação: "*peças anatômicas*".

A.4. *Kits* de Linhas Arteriais, Endovenosas, Dialisadores, Filtros de Ar; Resíduos de Tecido Adiposo; Órgãos e Tecidos; dentre Outros

Acondicionar em sacos duplos brancos leitosos, que precisam ser substituídos quando atingirem 2/3 de sua capacidade ou, ao menos, uma vez a cada 24 horas, com a seguinte identificação: "*resíduo infectante*".

A.5. Príons

Devem sempre ser encaminhados à incineração.

Acondicionar em saco duplo vermelho após serem submetidos a tratamento, utilizando-se processo físico ou outros processos, que venha a ser validado para obtenção de redução ou eliminação da carga microbiana. Depois, depositados em sacos brancos leitosos.

Grupo B – Resíduos Químicos

Resíduos contendo produtos químicos que apresentam periculosidade à saúde pública ou ao meio ambiente, dependendo de suas características de inflamabilidade, corrosividade, reatividade, toxidade, carcinogenicidade, teratogenicidade, mutagenicidade e quantidade; produtos farmacêuticos; resíduos de desinfetantes, saneantes, resíduos contendo metais pesados, reagentes para laboratório; reveladores e fixadores; efluentes dos equipamentos automatizados utilizados em análise clínica.

Devem ser submetidos a tratamento ou disposição final específicos.

Acondicionar em recipientes constituídos de material compatível com o líquido armazenado, resistentes, rígidos, estanques, com tampa rosqueada e vedante. Devem ser identificados com a discriminação da substância química e frases de risco no local de geração e/ou saco vermelho com a identificação de químico perigoso.

Os químicos fixadores utilizados na revelação de filmes são tratados na própria unidade, onde a recuperação da prata é feita por meio de filtro separador, em equipamento de empresa especializada. Os resíduos líquidos do processo são descartados na rede de esgoto após tratamento.

Grupo C – Rejeitos Radioativos

Os rejeitos radioativos não podem ser considerados resíduos até que seja decorrido o tempo de decaimento necessário ao atingimento do limite de eliminação.

Acondicionar em recipiente compatível com suas características físico-químicas, de forma a não sofrer alterações que comprometam a segurança durante o armazenamento e o transporte. Recipiente identificado de forma visível, com a simbologia internacional de presença de radiação ionizante (trifólio de cor magenta), acrescido da expressão "*rejeito radioativo*", indicando o principal risco que apresenta aquele material e informações sobre o produto.

Grupo D – Resíduo Comum

Acondicionar em saco plástico preto, recipientes plásticos de 20 L com tampa e sistema de pedal e para acondicionar resíduo segregado dividido por cores.

Grupo E – Resíduos Perfurocortantes

Acondicionar em recipientes rígidos, resistentes a punctura, ruptura e vazamento, com tampa, devidamente identificados. As agulhas descartáveis devem ser desprezadas juntamente com as seringas, sendo proibido reencapá-las ou proceder à sua retirada manualmente. Devem ser identificados com símbolo internacional de risco biológico, acrescido da seguinte inscrição: *perfurocortante*.

Reciclados

Os reciclados são compostos por todos os materiais que podem sofrer um processo de transformação, utilizando técnicas de beneficiamento para reprocessamento ou obtenção de matéria-prima para fabricação de novos produtos. Devem ser descartados separadamente, em recipientes identificados, e em local apropriado.

O acondicionamento deve ser em saco preto e *fecho de lixo* colorido para identificar os materiais.

GESTÃO AMBIENTAL E A AGENDA GLOBAL PARA HOSPITAIS VERDES E SAUDÁVEIS (AGHVS)

Um dos maiores problemas do século XXI é o contínuo e desordenado crescimento das cidades, tal fato produz grandes agravantes ambientais, como por exemplo: a produção e a destinação inadequada do lixo e esgoto, destruição da biodiversidade das espécies, destruição da camada de ozônio, o aquecimento global, as poluições, o desmatamento, crescimento da população mundial, disponibilidade de água potável, degradação dos oceanos, mudanças climáticas, entre outros.

Tais problemas ambientais vêm de muito tempo atrás, paralelamente à implantação e modernização de indústrias apoiadas pelo dinamizado sistema capitalista.[8]

Vivemos um momento em que duas crises, da saúde pública e do meio ambiente, estão convergindo, e essa confluência amplia o poder destrutivo de cada uma.[9]

À medida que incidem simultaneamente, os vetores de doença e deterioração ecológica se fortalecem mutuamente, tornando-se forças cada vez mais turbulentas e nocivas que corroem a estrutura das nossas sociedades.

Os efeitos combinados da mudança climática, da contaminação química e do uso não sustentável dos recursos agravam os problemas de saúde em todo o mundo. Esses problemas de saúde ambiental fazem aumentar a pressão sobre os sistemas de saúde comprometendo sua já tão escassa capacidade.[9]

Ao mesmo tempo, e paradoxalmente, o próprio setor de saúde contribui para agravar estes problemas de saúde ambiental, ainda que esteja tentando resolver seus impactos. Por causa dos produtos e tecnologias que emprega, dos recursos que consome, dos resíduos que gera e dos edifícios que constrói e utiliza, o setor de saúde constitui uma fonte significativa de poluição em todo o mundo e, por conseguinte, contribui de forma não intencional para agravar as tendências que ameaçam à saúde pública.

Já o oposto também é verdadeiro. Apesar de existir uma confluência de crises, observa-se também uma crescente convergência de soluções que promovem tanto a saúde pública como a sustentabilidade ambiental, apontando o caminho para um futuro mais verde e mais saudável.

Profissionais da saúde estão empenhados em solucionar, liderar e conduzir a transformação de suas instituições de saúde, defendendo as políticas e práticas que promovam a saúde ambiental pública e, ao mesmo tempo, economizar recursos escassos.

A Agenda Global para Hospitais Verdes e Saudáveis (AGHVS) se constitui a principal referência para se conseguir convergir estes esforços em todo o mundo, dando origem a uma abordagem de sustentabilidade e saúde do planeta, foi criada em 2011 e tem como objetivo promover a saúde pública e ambiental do sistema de saúde.

A rede global Hospitais Verdes e Saudáveis divulga essa agenda através dos 10 objetivos que compõem esta agenda, representada por mais de 3.500 instituições, oferecendo apoio às iniciativas de sustentabilidade à saúde ambiental visando fortalecer o sistema de saúde em todo o mundo.[9]

Os 10 objetivos são interligados e cada um contém uma série de ações que podem ser implementadas tanto por hospitais quanto por sistemas de saúde.

Os 10 Objetivos[9]
1. Liderança
Priorizar a Saúde Ambiental como um imperativo estratégico.

Propósito da agenda: manifestar apoio da liderança aos hospitais verdes e saudáveis a fim de: criar uma mudança de cultura organizacional a longo prazo; alcançar ampla participação dos trabalhadores do setor de saúde e da comunidade; e fomentar políticas públicas que promovam a saúde ambiental.

As quatro áreas principais de liderança são as seguintes: constituir um grupo de trabalho; promover a pesquisa; envolver a comunidade; defender políticas relacionadas com a saúde ambiental.

Ações Concretas
- Elaborar e se comprometer com uma política de hospitais verdes e saudáveis para todo o sistema.
- Criar um grupo de trabalho dentro da organização integrado por representantes dos diversos departamentos e categorias profissionais a fim de orientar e auxiliar na implementação dos esforços.
- Alocar recursos humanos nos níveis operacionais e de direção para lidar com as questões de saúde ambiental em toda a organização ou sistema.
- Investir em pesquisa para eliminar os obstáculos à inovação.
- Assegurar que os planos e orçamentos estratégicos e operacionais reflitam no compromisso com a meta de um hospital verde e saudável.
- Oferecer ao pessoal e à comunidade oportunidades de aprendizado sobre fatores ambientais que contribuem para a carga de morbidade e sobre a relação entre saúde ambiental pública e prevenção de doenças.
- Junto com a comunidade local, participar de diálogos, debates e iniciativas ligadas à prevenção de doenças e saúde ambiental.
- Colaborar com outros *stakeholders* na identificação de riscos em saúde ambiental e na vigilância de doenças associadas ou potencialmente associadas aos fatores ambientais.
- Construir ou participar de redes locais de hospitais e/ou grupos de serviços de saúde comprometidos com a defesa de políticas de saúde ambiental.
- Defender a prevenção de doenças e a saúde ambiental como componentes centrais das estratégias de saúde no futuro.
- Encorajar as agências multilaterais ou bilaterais que financiam o setor saúde e a construção de hospitais para que colaborem com parceiros do setor público e privado, assegurando que esses financiamentos promovam o desenvolvimento e a operação de unidades de saúde ambientalmente sustentáveis e que favoreçam a saúde ambiental da comunidade.
- Instruir os organismos de credenciamento sobre a interseção entre a sustentabilidade ambiental, a saúde humana e os padrões de saúde. Identificar maneiras de incorporar as práticas de sustentabilidade aos padrões de acreditação.

2. Substâncias Químicas
Substituir substâncias perigosas por alternativas mais seguras.

Propósito da agenda: melhorar a saúde e a segurança dos pacientes, do pessoal, das comunidades e do meio ambiente utilizando substâncias químicas, materiais, produtos e processos mais seguros, indo além das exigências de conformidade ambiental.

Ações Concretas
- Elaborar guias e protocolos para substâncias químicas e produtos em toda a instituição, visando resguardar a saúde dos pacientes, dos trabalhadores e da comunidade e proteger o meio ambiente enquanto incentiva toda a sociedade a exigir alternativas.
- Implementar um plano de ação sobre as substâncias químicas específico para cada unidade, incluindo parâmetros de referência e cronogramas.
- Participar da Iniciativa Global de Saúde sem Mercúrio da OMS-SSD (Organização Mundial da Saúde e Saúde sem Dano), substituindo todos os termômetros e medidores de pressão arterial que contenham mercúrio por alternativas seguras, precisas e economicamente acessíveis.
- Enfrentar o problema do uso de substâncias químicas preocupantes, incluindo, por exemplo, glutaraldeído, retardantes de chama halogenados, PVC [policloreto de vinil], DEHP [di(2-etilhexil)ftalato] e BPA [bisfenol A], e buscar alternativas e substitutos mais seguros.
- Adotar políticas que requeiram a divulgação dos componentes químicos que integram os produtos e materiais, e que busquem assegurar que todos os ingredientes tenham sido submetidos, no mínimo, a um teste básico de toxicidade.
- Quando produtos e materiais contiverem substâncias extremamente preocupantes — isto é, identificadas como carcinogênicas, mutagênicas ou tóxicas para a reprodução, ou que sejam persistentes e bioacumulativas, ou que ensejem preocupação similar — os hospitais devem classificá-los como de alta prioridade para substituição por alternativas mais seguras.

3. Resíduos
Reduzir, tratar e dispor de forma segura, os resíduos de serviços de saúde.
   Propósito da agenda: proteger a saúde pública reduzindo o volume e a toxicidade dos resíduos produzidos pelo setor de saúde, implementando, ao mesmo tempo, as opções ambientalmente mais apropriadas de gestão e destinação dos resíduos.

Ações Concretas
- Implementar critérios ambientais, de preferência para compras, e evitar materiais tóxicos como mercúrio, PVC e produtos descartáveis desnecessários.
- Criar uma comissão de gerenciamento e alocar um orçamento específico para a gestão de resíduos.
- Implementar um programa amplo de redução de resíduos que inclua, quando possível, evitar medicação injetável quando os tratamentos por via oral tiverem a mesma eficácia.
- Separar os resíduos na origem e iniciar a reciclagem dos resíduos não perigosos.
- Implementar um programa amplo de treinamento de gerenciamento de resíduos que inclua a segurança das injeções e da manipulação de objetos perfurocortantes, assim como de outras categorias de resíduos.
- Assegurar que as pessoas que manuseiam os resíduos sejam treinadas, vacinadas e usem equipamento de proteção individual.
- Introduzir tecnologia de tratamento de resíduos que não implique em incineração para garantir que os resíduos que não possam ser evitados sejam tratados e destinados de maneira segura, econômica e ambientalmente sustentável.
- Interceder junto às autoridades públicas para que construam e operem aterros sanitários seguros para disposição de resíduos não recicláveis.

- Apoiar e participar na elaboração e implementação de políticas de "lixo zero" visando reduzir, significativamente, a quantidade de resíduos gerados em nível hospitalar, municipal e nacional.

4. Energia
Implementar eficiência energética e geração de energia limpa renovável.

Propósito da agenda: reduzir o uso de energia proveniente de combustíveis fósseis como forma de melhorar e proteger a saúde pública; promover a eficiência energética, bem como o uso de fontes renováveis, visando, a longo prazo, obter 100% das necessidades de energia obtidas de fontes renováveis geradas no hospital ou na comunidade.

Ações Concretas
- Para edifícios existentes, implementar um programa de conservação e eficiência energética que reduza o consumo de energia ao menos em 10% no prazo de um ano, e continue produzindo economia de energia na ordem de 2% ao ano, o que resultará em uma redução de 10% para cada período de 5 anos. No caso de edifícios novos, projetá-los de modo a alcançar metas de desempenho energético de 320 kWh/m^2 ou ainda menores.
- Realizar auditorias periódicas no consumo de energia e aplicar os resultados na elaboração de programas de conscientização e atualização.
- Uma vez implementadas as medidas de eficiência energética, indagar sobre a possibilidade de adquirir energia limpa e renovável e, se esta for disponível, comprar ao menos 5% na primeira oportunidade que surgir. Em unidades existentes, passar a utilizar combustíveis mais limpos para caldeiras.
- Pesquisar sobre as fontes de energias limpas renováveis que possam ser instaladas *in situ*, e incluir sua geração em todos os projetos de novas edificações.
- Identificar os potenciais cobenefícios dos esforços de mitigação da mudança climática que reduzam as emissões de gases de efeito estufa e as ameaças locais à saúde, enquanto economizam recursos financeiros.
- Integrar os programas de educação e conscientização dos ocupantes visando reduzir o consumo de energia relacionado com a ocupação das instalações. Nos espaços climatizados, diminuir os termostatos alguns graus no inverno ou em climas frios, e aumentá-los no verão ou em climas quentes. Mesmo uma leve alteração no termostato pode gerar uma economia significativa de energia.

5. Água
Reduzir o consumo de água e fornecer água potável.

Propósito da agenda: implementar uma série de medidas de conservação, reciclagem e tratamento que reduzam o consumo de água dos hospitais e a poluição por águas residuais. Estabelecer a relação entre a disponibilidade de água potável e a resiliência dos serviços de saúde para suportar problemas físicos, naturais, econômicos e sociais. Promover a saúde ambiental pública fornecendo água potável para a comunidade.

Ações Concretas
- Estabelecer um plano que aspire a um "consumo final de água igual a zero" dentro de um sistema hospitalar.
- Implementar estratégias de conservação de água como: instalar torneiras e vasos sanitários eficientes, verificar, rotineiramente, os encanamentos para prevenir vazamentos,

eliminar o selo d'água e a água de refrigeração nas bombas de vácuo e de compressores de ar medicinal e modernizar os sistemas de refrigeração.
- Substituir os equipamentos radiológicos que utilizam película e consomem grandes quantidades de água, por sistemas digitais que não usam água nem substâncias químicas radiológicas poluentes.
- Planejar o paisagismo usando plantas resistentes às secas a fim de minimizar o consumo de água.
- Considerar a possibilidade de coletar água de chuva e/ou reciclar a água para usos em distintos processos.
- Eliminar a água engarrafada em todo o estabelecimento se puder contar com água potável de boa qualidade.
- Analisar, periodicamente, a qualidade da água.
- Se o estabelecimento de saúde tiver acesso à água potável, mas a comunidade não puder obtê-la facilmente, desenvolver programas que forneçam água potável à comunidade como um serviço de saúde pública.
- Implementar tecnologias de tratamento local de esgoto quando não existir um serviço municipal.
- Desenvolver projetos conjuntos com a comunidade para melhorar e proteger o abastecimento de água; apoiar iniciativas que melhorem a qualidade da água em sistemas públicos de abastecimento, bem como os sistemas de tratamento de esgoto para toda a população.

6. Transporte
Melhorar as estratégias de transporte para pacientes e funcionários.

Propósito da agenda: desenvolver estratégias de prestação de serviços e de transporte que reduzam a pegada de carbono dos hospitais e sua parcela de contribuição para a poluição local.

Ações Concretas
- Oferecer atendimento médico em locais acessíveis a pacientes, equipe hospitalar e visitantes, evitando que percorram distâncias desnecessárias. Avaliar opções de atendimento comunitário básico, atendimento domiciliar e serviços médicos em instalações compartilhadas com os correspondentes serviços sociais ou programas comunitários.
- Desenvolver estratégias de telemedicina, comunicação por *e-mail*, e demais alternativas que não exijam reuniões presenciais entre profissionais da saúde e pacientes.
- Estimular a equipe de saúde, pacientes e visitantes a caminharem ou utilizarem carona solidária, transporte público ou bicicletas sempre que possível. Instalar chuveiros, armários com chave e sistemas de guarda de bicicletas para estimular a equipe do hospital a adotar modos saudáveis de transporte.
- Negociar descontos em transporte público para incentivar o seu uso.
- Otimizar a eficiência energética das frotas veiculares dos hospitais mediante o uso de veículos híbridos, elétricos ou que consumam biocombustíveis adequados.
- Comprar de fornecedores locais e/ou que transportem produtos de forma eficiente.
- Destinar os resíduos para áreas próximas ao local de geração.
- Defender políticas a favor do uso progressivo do transporte público no interesse da saúde ambiental.

7. Alimentos

Comprar e oferecer alimentos saudáveis e cultivados de forma sustentável.

Propósito da agenda: reduzir a pegada ambiental dos hospitais e promover estimulando, ao mesmo tempo, hábitos alimentares saudáveis entre os pacientes e funcionários. Favorecer o acesso a alimentos produzidos localmente.

Ações Concretas

- Modificar cardápios e práticas hospitalares com base em alimentos mais saudáveis, mediante a compra de produtos orgânicos produzidos localmente.
- Transformar o hospital em uma "zona livre de *fast-food*"; eliminar os refrigerantes à base de açúcar das cafeterias e máquinas de vendas dos hospitais.
- Trabalhar com agricultores locais, organizações comunitárias e fornecedores de alimentos para aumentar a oferta de alimentos produzidos localmente e de maneira sustentável.
- Estimular os distribuidores e/ou companhias de alimentos para que forneçam alimentos produzidos sem agrotóxicos sintéticos e hormônios ou antibióticos usados nos animais na ausência de doença diagnosticada, a fim de promover a saúde e o bem-estar dos produtores e dos trabalhadores rurais, como também promover uma agricultura ecologicamente restaurativa e protetiva.
- Implementar um programa passo a passo para identificar e adotar a aquisição de alimentos sustentáveis. Para isso pode-se começar por setores com barreiras mínimas que permitam a adoção imediata de medidas como, por exemplo, a introdução de frutas frescas orgânicas na cafeteria.
- Comunicar e conscientizar dentro do hospital ou do sistema de assistência médica, bem como para os pacientes e a comunidade, sobre as práticas e procedimentos alimentares socialmente justas e ecologicamente sustentáveis.
- Minimizar e reusar, de forma benéfica, os resíduos alimentares. Por exemplo, fazer a compostagem de resíduos alimentares ou usá-los como ração animal. Converter o óleo comestível usado em biocombustível.
- Transformar o hospital em um centro que promova a nutrição e o consumo de alimentos saudáveis, utilizando o terreno do hospital para cultivo de hortas comunitárias e como um mercado de produtores locais para a comunidade e de forma sustentável na comunidade.

8. Produtos Farmacêuticos

Gerenciar e destinar produtos farmacêuticos de forma segura.

Propósito da agenda: reduzir a poluição por produtos farmacêuticos restringindo as prescrições desnecessárias, minimizando a destinação inadequada de resíduos farmacêuticos, promovendo sua devolução aos fabricantes e pondo fim ao descarte de medicamentos na forma de ajuda a catástrofes.

Ações Concretas

- Prescrever quantidades iniciais pequenas para novas receitas.
- Não oferecer amostras de medicamentos aos pacientes, já que estas acabam virando resíduos (outra opção é desenvolver um programa que reduza o resíduo proveniente de amostras grátis).
- Informar os consumidores sobre os métodos de disposição segura de medicamentos vencidos ou não utilizados.

- Estimular as companhias farmacêuticas a desenvolverem sistemas mais eficazes de administração de fármacos, de maneira que estes sejam absorvidos pelo organismo de forma mais eficiente e que a excreção de substâncias químicas seja minimizada.
- Desenvolver programas de treinamento para médicos com o fim de otimizar suas práticas de prescrição de medicamentos.
- Adotar um plano de aquisição e distribuição centralizada de medicamentos que permita controlar as quantidades que os pacientes recebem e limitar a quantidade de resíduos que são gerados.
- Na medida do possível, celebrar contratos que garantam a devolução dos excedentes de fármacos ao fabricante.
- Assegurar que os resíduos farmacêuticos sejam tratados e dispostos conforme as orientações do país e/ou da OMS que forem apropriados. Assegurar que os fármacos sejam doados somente quando forem solicitados e que todas as doações estejam de acordo com as orientações da OMS e do país de destino.
- Iniciar ou tornar público os programas de devolução ao fabricante de medicamentos não utilizados, para oferecer aos pacientes uma alternativa adequada de destinação de remédios não usados.

9. Edifícios
Apoiar projetos e construções de hospitais verdes e saudáveis.

Propósito da agenda: reduzir a pegada ambiental do setor de saúde e transformar os hospitais em um local mais saudável para funcionários, pacientes e visitantes mediante a incorporação de práticas e princípios de edifícios ecológicos no projeto e na construção de unidades de saúde.

Ações Concretas
- Buscar operações prediais neutras em emissão de carbono.
- Proteger e restaurar o *habitat* natural; minimizar a pegada combinada de edifícios, estacionamentos, vias e calçadas.
- Utilizar telhados e pavimentos de alta refletância, ou sistemas de "telhados verdes" e pavimentos permeáveis com o objetivo de reduzir o efeito de ilha urbana de calor, aproveitar a água de chuva e promover o *habitat*.
- Estabelecer projetos em consonância com o contexto social e natural do lugar, visando atingir melhor integração do edifício com a comunidade e o ambiente natural. Implantar as instalações conforme a orientação solar e prevalência do vento.
- Utilizar, sempre que possível, sistemas passivos para proporcionar maior resiliência e redundância.
- Avaliar os impactos na saúde relacionados com a extração, o transporte, o uso e a disposição dos materiais no momento de priorizar sua utilização em unidades de saúde e usar materiais renováveis e que contribuam para a saúde humana e do ecossistema em todas as etapas de seu ciclo de vida.
- Apoiar o uso de materiais locais e regionais (para reduzir o consumo da energia utilizada em seu transporte) e empregar materiais recuperados e reciclados (para reduzir a energia que, de outra forma, seria usada na produção de materiais novos).
- Evitar materiais como tintas e revestimentos contendo chumbo e cádmio, bem como evitar o amianto.

- Substituir materiais que contenham substâncias químicas persistentes bioacumulativas e tóxicas (PBT, na sigla em inglês), inclusive PVC, CPVC (policloreto de vinila clorado) e retardantes de chama halogenados e bromados, preferindo alternativas mais seguras.
- Criar ambientes construídos civilizados que promovam a escolha e o controle pelos usuários e adotem sistemas avançados de qualidade do ar interno (por meio de ventilação natural e sistemas mecânicos), como também ajustes acústicos e de iluminação que reduzam o estresse e favoreçam a saúde e a produtividade.
- Adotar diretrizes publicadas por organizações nacionais ou regionais de edifícios verdes.
- Defender políticas e financiamento público que promovam e apoiem os edifícios verdes e saudáveis.

10. Compras
Comprar produtos e materiais mais seguros e sustentáveis.

Propósito da agenda: comprar materiais produzidos de maneira sustentável por meio de cadeias de suprimentos social e ambientalmente responsáveis.

Ações Concretas
- Rever as práticas de aquisição da unidade e dar preferência a fornecedores locais que ofereçam produtos sustentáveis com certificação independente e sigam as práticas éticas e sustentáveis sempre que possível.
- Implementar um programa de compras sustentáveis que leve em consideração os impactos ao meio ambiente e aos direitos humanos de todos os aspectos do processo de compra, desde a produção até as embalagens e a destinação final do produto.
- Desenvolver uma ação coordenada entre hospitais para aumentar o poder de compra orientado para aquisições ambientalmente adequadas.
- Adotar um programa de compras de equipamentos certificados e sustentáveis para todas as necessidades de eletrônicos e informática.
- Exigir que os fornecedores divulguem informações sobre os ingredientes químicos e os dados de testes de segurança correspondentes aos produtos comprados, e dar preferência aos fornecedores e produtos que cumpram essas especificações. Limitar as compras de hospitais e sistemas de saúde aos produtos que atendam essas especificações.
- Utilizar o poder de compra para obter produtos fabricados de maneira ética e ambientalmente responsável a preços competitivos, e trabalhar com os fabricantes e fornecedores para inovar e expandir a disponibilidade desses produtos.
- Assegurar-se de que todos os contratos cumpram os princípios comerciais socialmente responsáveis: seguir as orientações sobre aquisição ética para o setor de saúde emitidas pela Iniciativa de Comércio Ético (*Ethical Trading Initiative*) e pela Associação Médica Britânica (*British Medical Association*).
- Impulsionar a Responsabilidade Estendida do Produtor (REP), para que os produtos sejam desenhados de maneira a gerar menos desperdícios, durar mais tempo, ser menos descartáveis e utilizar menos matéria-prima perigosa e menos material de embalagem.

Vale mencionar que a AGHVS é promovida aqui no Brasil pela Associação Civil Projeto Hospitais Saudáveis, fundada em 27 de agosto de 2010. Foi formalmente constituída em parceria desde as primeiras iniciativas, com a organização internacional *Health Care Without Harm* – HCWH (Saúde sem Dano – SSD) e compartilham objetivos e trabalham juntos em diversos projetos.

A AGHVS se constitui uma importante referência para se conseguir convergir estes esforços em todo o mundo, dando origem a uma abordagem de sustentabilidade e saúde no planeta.

Daí entendemos se tratar de uma grande oportunidade de explorá-la, com vias a analisar ações já implantadas nas instituições de saúde e compor sugestões e recomendações que possam agregar valor às instituições e difundir casos de sucesso para outras instituições e partilhar dificuldades. Promovendo, com toda a rede de hospitais e sistemas de saúde no mundo, a saúde pública e ambiental tão almejada.

REFERÊNCIAS BIBLIOGRÁFICAS

1. Mezzomo AA. A importância da qualidade dos serviços de higiene e limpeza. *Hosp. Adm. Saúde* 1993;17(1):5-7.
2. Torres S, Lisboa TC. *Gestão dos Serviços de Limpeza, Higiene e Lavanderia em estabelecimentos de Saúde*. 3. ed. São Paulo: Sarvier; 2008.
3. Centers for Disease Control and Prevention. Guidelines for environmental infection control in health-care facilities: recommendations of CDC and the Healthcare Infection Control Practices Advisory Committee (HICPAC). *MMWR* 2003;52 (No.RR-10):1-48.
4. Agência Nacional de Vigilância Sanitária – Anvisa – Segurança do Paciente em Serviços de Saúde: limpeza e desinfecção de superfícies. Brasília; 2010.
5. Fujihima A, Zhang X. "Titanium Dioxide Photocatalysis: Present Situation and Future Approaches". *Comptes Rendus Chimie* 2006;9(5-6):750-60.
6. Agência Nacional de Vigilância Sanitária (Anvisa). RDC 222, de 28 de março de 2018. *Dispõe sobre os requisitos de Boas Práticas de Gerenciamento dos Resíduos de Serviços de Saúde*. Brasília; 2018.
7. Conselho Nacional do Meio Ambiente. Resolução n° 358, de maio de 2005. *Dispõe sobre o tratamento e a disposição final dos resíduos dos serviços de saúde e dá outras providências*. Brasília; 2005.
8. Henrique LT. Efeitos dos problemas ambientais na sociedade e população. 2007. (Acesso em 01 set. 2013). Disponível em:http://www.cenedcursos.com.br/efeitos-dos-problemas-ambientais-na-sociedade-e-populacao.html
9. Karliner J, Guenther R. Agenda global hospitais verdes e saudáveis. 2012. (Acesso em 01 set.). Disponível em: http://greenhospitals.net/wp-content/uploads/2012/03/GGHHA-Portugese.pdf.

DIMENSIONAMENTO DA ENFERMAGEM NO SERVIÇO DE ENDOSCOPIA E SUAS ATRIBUIÇÕES

CAPÍTULO 8

Maria Sônia Batista dos Santos

Esta proposta de dimensionamento para o serviço de endoscopia tem como objetivo colaborar na aplicação dos métodos de Dimensionamento, estabelecidos na Resolução Cofen nº 543/2017, que atualiza e estabelece parâmetros para o Dimensionamento do Quadro de Profissionais de Enfermagem nos serviços de saúde em que são realizadas atividades de enfermagem. Os parâmetros representam normas técnicas mínimas, constituindo-se em referências para orientar os gestores e gerentes das instituições de saúde: no planejamento das ações; na programação das ações e na priorização das ações de saúde a serem desenvolvidas. O dimensionamento de pessoal na saúde interfere na qualidade dos serviços de saúde, na segurança do paciente e no custo da assistência. O quadro de profissionais de enfermagem tem características relativas a cada tipo de serviço. Para estabelecer esse dimensionamento, o enfermeiro deve basear-se nas características descritas pautadas segundo Cofen 543/2017, que diz:

I – Ao serviço de saúde: missão, visão, porte, política de pessoal, recursos materiais e financeiros; estrutura organizacional e física; tipos de serviços e/ou programas; tecnologia e complexidade dos serviços e/ou programas; atribuições e competências, específicas e colaborativas, dos integrantes dos diferentes serviços e programas e requisitos mínimos estabelecidos pelo Ministério da Saúde;

II – Ao serviço de enfermagem: aspectos técnico – científicos e administrativos: dinâmica de funcionamento das unidades nos diferentes turnos; modelo gerencial; modelo assistencial (Processo de Enfermagem – SAE); métodos de trabalho; jornada de trabalho; carga horária semanal; padrões de desempenho dos profissionais; índice de segurança técnica (IST); proporção de profissionais de enfermagem de nível superior e de nível médio e indicadores de qualidade gerencial e assistencial

III – Ao paciente: grau de dependência em relação à equipe de enfermagem (sistema de classificação de pacientes – SCP) e realidade sociocultural.[1]

As características relativas foram locadas para cada tipo de serviço específico, dentre esse serviço, a endoscopia não foi contemplada tanto quanto suas especificidades e apresenta características diferenciadas se for comparada com os serviços citados nesse processo de classificação como: centro cirúrgico, central de material de esterilização e centro de diagnóstico por imagem dentre outros. Por isso fica a cargo do gestor do serviço de endoscopia (enfermeiro), realizar esse dimensionamento conforme seu serviço. A endoscopia possui grande diferença em relação aos serviços incluídos nessa classificação, pois o serviço de endoscopia hoje está inserido em pequenos centros e com pequenas demandas, como também está em grandes centros com grandes demandas, tem sua funcionalidade em serviços lotados em clínicas, consultórios e em hospitais de pequeno e grande portes.

O dimensionamento de pessoal de enfermagem garante produtividade e qualidade nas instituições de saúde, considerando as características de continuidade ininterrupta e diversidade das atividades desenvolvidas.[2]

Não podemos deixar de lado questões importantes nesse processo de dimensionamento de profissionais de enfermagem na endoscopia como: serviços que não possui o profissional enfermeiro, serviços lotados em hospitais com atendimento de emergência, atendimento mínimo, intermediário e de alta complexidade, não menos importantes profissionais da enfermagem que acompanham o endoscopista apenas em hospitais, considerados profissionais autônomos. Assim, para entendermos esse processo temos que levar em conta em que tipo de serviço esse profissional está inserido e como ele está classificado para podermos dimensionar os profissionais de acordo com a demanda de pacientes.

A resolução – RDC N° 6, de 10 de março de 2013, que dispõe sobre os requisitos de boas práticas de funcionamento para os serviços de endoscopia com via de acesso ao organismo por orifícios exclusivamente naturais que classifica os serviços de endoscopia em três tipos distintos são:

I – Serviço de endoscopia tipo I: é aquele que realiza procedimentos endoscópicos sem sedação, com ou sem anestesia tópica;

II – Serviço de endoscopia tipo II: é aquele que, além dos procedimentos descritos no inciso I, realiza, ainda, procedimentos endoscópicos sob sedação consciente, com medicação passível de reversão com uso de antagonistas;

III – serviço de endoscopia tipo III: serviço de endoscopia que, além dos procedimentos descritos nos incisos I e II também realiza procedimentos endoscópicos sob qualquer tipo de sedação ou anestesia.[3]

Quando não especificada a classificação, as determinações desta Resolução aplicam-se aos três tipos de serviços de endoscopia. As atividades realizadas nos serviços de endoscopia autônomos e não autônomos devem estar sob responsabilidade de um profissional legalmente habilitado.

Essa classificação demostra o quanto o serviço de endoscopia tem especificidade complexa e o quanto o enfermeiro é importante nesse processo. No artigo 15 da Lei 7.498 de 25 de junho de 1986 estabelece as atividades do enfermeiro dentro dos serviços de saúde, compreendendo que o técnico e o auxiliar de enfermagem somente podem desempenhar suas atividades de enfermagem sob orientações e supervisão do enfermeiro.[4]

Buscando amenizar essa complexidade que o serviço de endoscopia tem e por isso mesmo demostra o quanto é difícil estabelecer essa classificação de dimensionamento de profissionais de enfermagem, direcionamos comparavelmente com os já classificados pelo Cofen 543/2017, sendo o mais parecido possível com algumas modificações, levando em conta alguns conceitos de tempo de procedimento e carga horária contratada pelo gestor do serviço. A classificação dos profissionais de enfermagem do centro cirúrgico foi o mais próximo da realidade dos profissionais da endoscopia. Essas definições abaixo demostram claramente como o centro cirúrgico é o que chega mais próximo do serviço de endoscopia e como o enfermeiro é peça fundamental nesse processo.

A definição do centro cirúrgico/serviço de endoscopia (considerar a mesma definição com aspectos diferentes)

O centro cirúrgico (CC) é uma unidade hospitalar onde são executados procedimentos anestésico-cirúrgicos, diagnósticos e terapêuticos, tanto em caráter eletivo quanto emergencial. Esse ambiente, marcadamente de intervenções invasivas e de recursos materiais com alta precisão e eficácia, requer profissionais habilitados para atender diferentes necessidades do usuário diante da elevada densidade tecnológica e à variedade de situações que lhe conferem uma dinâmica peculiar de assistência em saúde. O CC é considerado como cenário de alto risco, onde os processos de trabalho constituem-se em práticas complexas, interdisciplinares, com forte dependência da atuação individual e da equipe em condições ambientais dominadas por pressão e estresse.[4]

ENFERMEIRO DO CENTRO CIRÚRGICO/ENFERMEIRO DE ENDOSCOPIA (CONSIDERAR ENFERMEIRO ESPECIALISTA)

Diante desse contexto, os enfermeiros se deparam com desafios ao organizar as diferentes interfaces que compõem o seu processo de trabalho, implicando no gerenciamento do cuidado de enfermagem no período de cada procedimento. Esta condição compreende a articulação entre as dimensões gerencial e assistencial do trabalho do enfermeiro, de tal modo que a gerência se configura como uma atividade meio da atividade fim, que é o cuidado.[5]

Entre as ações realizadas em sua prática profissional destacam-se: dimensionamento da equipe de enfermagem; exercício da liderança no ambiente de trabalho; planejamento da assistência de enfermagem; capacitação da equipe de enfermagem; gerenciamento dos recursos materiais; coordenação do processo de realização do cuidado; realização de cuidado e/ou procedimentos mais complexos e avaliação do resultado das ações de enfermagem.[6]

Diante dessas definições, percebe-se que ambas estão inseridas com mesma complexidade e atribuições com diferenças mínimas na classificação de dimensionamento, mais com diferenças enormes dentro da realidade dos serviços de endoscopia e principalmente para o profissional de enfermagem de endoscopia. O profissional de enfermagem do centro cirúrgico está bem inserido no mercado de trabalho com todos suas insinuantes estabelecidas. Com resoluções específicas com sociedade respeitada. O que não acontece com os profissionais de enfermagem em endoscopia, que busca incessantemente se aperfeiçoar e se qualificar para ter chance nesse mercado. Considerar que não temos cursos para técnicos de enfermagem e os enfermeiros aprimoram-se com pós-graduação localizadas apenas em grandes capitais, dificultando a busca do aperfeiçoamento.

Levando em conta tudo acima citado, classificamos assim o dimensionamento da enfermagem em endoscopia. Considere definições.

1. *Total de horas de enfermagem (THE):* somatório das cargas médias diárias de trabalho necessárias para assistir os pacientes com demanda de cuidados mínimos, intermediários e complexos.
    - Paciente de cuidados mínimos (PCM): paciente estável sob o ponto de vista clínico e de enfermagem e autossuficiente quanto ao atendimento das necessidades humanas básicas;
    - Paciente de cuidados intermediários (PCI): paciente estável sob o ponto de vista clínico e de enfermagem, com parcial dependência dos profissionais de enfermagem para o atendimento a pacientes desorientados (considerar quando estão sedados);
    - Paciente de cuidados de alta complexidade (PCAC): considerar pacientes oncológicos, pacientes adultos e pediátricos imunossuprimidos, pacientes com hemorragia digestiva etc.

Considerar:

- *Cuidado mínimo:* 1 profissional de enfermagem para 6 a 8 pacientes – pacientes de endoscopia digestiva alta ambulatorial.
- *Cuidado intermediário:* 1 profissional de enfermagem para 4 pacientes – pacientes em preparo de colonoscopia no serviço e considerar pacientes em preparo de colonoscopia em sua residência. (Considerar tele-enfermagem.)
- *Alta complexidade:* 1 profissional enfermeiro para paciente em ressecção endoscópica, ultrassom endoscópica, Colangiopancreatografia Retrógada Endoscópica (CPRE) etc. e na recuperação dos mesmos. (Considerar enfermeiro especialista.)

Como proporção profissional/categoria, nas 12 horas:

A) Relação de 1 enfermeiro para cada três salas de exames (eletivas).
B) Enfermeiro exclusivo nas salas de procedimentos de alta complexidade ou paciente de alta complexidade de urgência/emergência.
C) Relação de 1 profissional técnico/auxiliar de enfermagem para cada sala de exames. (Com supervisão do enfermeiro.)
D) Relação de 2 profissionais técnico/auxiliar de enfermagem para sala de reprocessamento em serviços de endoscopia tipo 3. (1 para área suja e 1 para área limpa.)
E) Relação de 1 profissional técnico/auxiliar de enfermagem para sala de reprocessamento em serviços de endoscopia tipo 1 e 2.
F) Relação de 1 técnico/auxiliar para o repouso com supervisão do enfermeiro.

O dimensionamento de pessoal de enfermagem garante produtividade e qualidade nas instituições de saúde, considerando as características de continuidade ininterrupta e no exercício de suas atribuições gerenciais. O enfermeiro é um agente importante na formação e distribuição dos recursos humanos e na avaliação quantitativa e qualitativa de sua equipe, para a realização da assistência com qualidade, aos pacientes nas atividades desenvolvidas. Como líder da equipe de enfermagem, os enfermeiros têm a competência legal para a previsão e provisão do número de trabalhadores, por meio de metodologia sistematizada, para o dimensionamento de pessoal de enfermagem, estabelecendo o quanti-qualitativo de recursos humanos necessário para realizar a assistência ao paciente com segurança e qualidade.[2]

ATRIBUIÇÕES DO ENFERMEIRO DE ENDOSCOPIA

O gerenciamento da assistência de enfermagem abrange o planejamento, a organização e a coordenação dos recursos humanos de enfermagem e do ambiente no qual o cuidado é implementado. No centro endoscópico, o crescimento tecnológico promoveu mudanças no perfil do profissional enfermeiro. Os métodos diagnósticos evoluem rapidamente, forçando a enfermagem a acompanhar esse desenvolvimento. Os pacientes têm recebido cuidados de saúde avançados e inovados, baseados nas mais recentes pesquisas. Para atender à demanda e oferecer qualidade a custos reduzidos, surgiram profissionais especializados em diversas áreas, entre elas a endoscopia digestiva, em que os enfermeiros passaram a atuar de forma essencial nos processos diagnósticos terapêuticos relacionados com as afecções gastrointestinais.

As responsabilidades desse enfermeiro são muitas, exigindo cuidados antes, durante, após e na alta do paciente do serviço de endoscopia. São imperativos conhecimentos tecnológicos pela equipe de enfermagem que irá manipular os aparelhos e acessórios, além de treinamentos regulares. Ensino e pesquisa também fazem parte desse serviço. A atuação direta com a equipe médica permite atualização de conhecimentos específicos de endoscopia, cuidados ao paciente durante o exame, sedação, analgesia e reações adversas: deve dominar os princípios de desinfecção e de esterilização e conhecer os produtos a eles associados. Além disso, o enfermeiro também deve se preocupar com os custos dos materiais a serem adquiridos. O enfermeiro de endoscopia e gastrenterologia assume a responsabilidade de avaliar, planejar, implementar, dirigir, supervisionar e avaliar direta e indiretamente o paciente e a unidade de gastrenterologia/endoscopia. Ele é responsável pelo treinamento e pela atualização da equipe assistente. É capaz de assistir a todas as idades, pois os pacientes podem ser adultos, adolescente, crianças ou idosos.[7]

Na elaboração do protocolo como instrumento prático, adequado à instituição, de linguagem acessível, disponível para o conhecimento de toda a equipe de saúde e que pudesse ser atualizado sempre que houvesse a necessidade, já que o serviço de endoscopia vive em mudanças constantes principalmente em razão da evolução tecnológica. O profissional dessa área precisa está evoluindo constantemente não só no aprendizado como na busca de melhoria para o serviço. O protocolo, construído pelas enfermeiras e validado pelos *experts* da área, descreve sistematicamente as atribuições e competências de cada membro da equipe de enfermagem.

Protocolo do Período que Antecede o Exame de Endoscopia Digestiva Alta

Compreende o acolhimento e os cuidados de enfermagem dispensados ao usuário e seu acompanhante no serviço, a partir do momento da sua inclusão até o seu preparo para o exame.

1. Área de atuação do enfermeiro:
   - O enfermeiro do centro endoscópico chama o usuário e seu acompanhante, seguindo os critérios de atendimento, para o consultório de enfermagem onde será realizada a consulta de enfermagem.
2. Enfermeiro procederá:
   - Conferir presença do acompanhante e se o usuário está 12 horas de jejum. Caso não tiver cumprido o tempo de jejum, será informado ao médico endoscopista que se responsabilizará pela decisão da transferência ou não da data do exame. Caso indicado, será reorientado sobre a necessidade do cuidado e remarcado novo dia para fazer o exame.
   - Investigar a presença de acompanhante com o usuário. Para a falta do acompanhante serão dadas as opções de entrar em contato telefônico com um familiar para vir até a instituição antes de iniciar o exame **ou** fazer o procedimento sem sedação **ou** retornar para sua residência e remarcar o exame.
   - Coletar os dados para preenchimento do Histórico de Enfermagem. O modelo utilizado será o mais adequado para cada instituição. O instrumento permite coletar dados essenciais para, posteriormente, definir o plano de cuidados antes, durante e após o procedimento endoscópico.
3. Área de preparo pré-exame profissional apto para atuar nesta área: técnico ou auxiliar de enfermagem. Supervisão: Enfermeiro
   - Enfermeiro deverá:
     - Orientar o usuário e seu acompanhante sobre o procedimento (a equipe que o assistirá durante o procedimento, os cuidados necessários antes/durante e após o

procedimento, o que é o exame, o que é a sedação, como o usuário deve se comportar durante o procedimento e como é a recuperação pós-exame).
- Entregar o *folder* explicativo, que contempla todas estas informações descritas anteriormente, caso este não tenha sido entregue no momento da marcação exame.
- Proporcionar espaço para questionamentos e esclarecimentos de dúvidas.
- Encaminhar o usuário até a sala de preparo pré-exame.
- Solicitar que o acompanhante permaneça na sala de recepção, com os pertences pessoais do usuário.

4. Nos casos dos usuários internados na instituição previamente à data do exame o enfermeiro deverá:
   - Realizar uma visita pré-exame.
   - Realizar o Histórico de Enfermagem.
   - Entregar o termo de consentimento livre e esclarecido para a autorização da realização do procedimento.
   - Entregar o *folder* explicativo, esclarecer dúvidas e fazer as orientações necessárias de acordo com as necessidades e especificidades de cada usuário.

Todas essas recomendações são para todos os procedimentos de endoscopia, levando em conta a especificidade de cada um com suas características validadas dentro da instituição.

ATRIBUIÇÕES DO TÉCNICO DE ENFERMAGEM NO SERVIÇO DE ENDOSCOPIA

O técnico de enfermagem exerce atividade de nível médio, envolvendo orientação e acompanhamento do trabalho de Enfermagem em grau auxiliar, e participação no planejamento da assistência de Enfermagem, cabendo-lhe especialmente:

- 1º Participar da programação da assistência de Enfermagem.
- 2º Executar ações assistenciais de Enfermagem, exceto as privativas do Enfermeiro, observado o disposto no Parágrafo único do Art. 11 da Lei 7.498 de 25 de junho de 1986.
- 3º Participar da orientação e supervisão do trabalho de Enfermagem em grau auxiliar.
  - Organizar a sala do procedimento.
  - Preparar sedação prescrita; separar todo material.
  - Testar o aparelho.
  - Chamar o paciente.
  - Orientar o paciente na sala de exame.
  - Perguntar: jejum, alergias e se está acompanhado etc.
  - Posicionar o paciente lateral esquerdo.
  - Explicar tudo que será feito.
  - Puncionar veia periférica.
  - Administrar medicamento quando solicitado pelo endoscopista.
  - Monitorar saturação e permanência na posição correta.
  - Entregar pinça de biópsia ao endoscopista, quando solicitado.
  - Abrir e fechar a pinça no comando do endoscopista.
  - Término do procedimento, retirar todo material utilizado e desprezar no lixo o que for para ser desprezado e encaminhar a desinfecção o que for para ser limpeza, incluindo o aparelho de endoscopia.
  - Deixar o paciente descansar um pouco, com as grades da maca levantada.
  - Identificar biópsia.

- Depois encaminhar o paciente para o repouso, ficando com seu acompanhante até ser liberado pelo médico.

Segundo Selhorst *et al.*, o técnico de enfermagem atua com supervisão do enfermeiro e sua atuação é de suma importância na área de preparo pré-exame profissional apto para atuar nesta área: técnico ou auxiliar de enfermagem.[8]

1. O técnico de enfermagem receberá o usuário já orientado previamente na consulta de enfermagem.
   O técnico de enfermagem responsável pela área de preparo pré-exame, antes de iniciar suas atividades, deverá:
   - Organizar o ambiente e realizar o *checklist*. O *checklist* da área é um instrumento que auxiliará no sucesso na realização de suas atividades rotineiras ou se alguma intercorrência ocorrer.[8] O técnico de enfermagem recepcionará o usuário e iniciará os cuidados de enfermagem relacionados com o preparo pré-procedimento:
     - Acomodar o usuário em poltrona, verificar se foram retirados óculos, bonés, prótese dentária, aparelho móvel e entregues ao acompanhante. Caso isso não tenha ocorrido, deverá proceder à tarefa de colocar em embalagem identificada e guardar em local próprio.
     - Puncionar acesso venoso periférico, preferencialmente em membro superior direito.
     - Administrar dose de dimeticona via oral conforme prescrito pelo médico endoscopista.
     - Fazer os registros no espaço destinado às observações complementares, que consta do histórico de enfermagem.
     - Aferir os sinais vitais, verificar glicemia capilar e outros procedimentos, conforme necessidade.
     - Encaminhar o usuário para sala de procedimento.

   Período durante o exame de endoscopia digestiva alta:
   - Com o usuário acolhido e preparado pela Enfermagem para ser submetido à Endoscopia, ele é encaminhado para a área de exame. Nesta parte do protocolo estão descritos todos os cuidados dispensados desde o momento que ele é recepcionado, passando pelo procedimento, seu transporte para a área de recuperação até o preparo da sala para o próximo exame.

2. O técnico de enfermagem responsável antes de iniciar as atividades deverá:
   - Organizar a sala e checar todos os equipamentos endoscópicos, instrumentais, materiais e acessórios que poderão ser utilizados nos procedimentos.
   - Preparar na bancada próxima ao local onde o usuário será atendido o *kit* para sedação, as drogas antagonistas, drogas para hemostasia, cateteres para escleroterapia, pinças de biópsia, pinças para retirada de corpo estranho, alça de polipectomia, *kit* de ligadura elástica e dilatadores esofágicos.
   - Realizar o *checklist*, onde deverá testar e verificar a funcionalidade dos equipamentos de videoendoscopia; sistema de fornecimento de oxigênio a 100%; vácuo para aspirar secreções, sangue e coágulos; oximetria de pulso.
   - Colocar próximo à torre endoscópica: *kit* de teste rápido de urease, frascos com formol para biópsia e corantes para cromoscopia.

3. O técnico de enfermagem após ter-se identificado deverá:
   - Conferir novamente a identificação do usuário com sua documentação, quais sejam: autorização do sistema de regulação para realização de exames de usuários externos, pedido médico do exame, termo de consentimento livre e esclarecido assinado, resultados de exames anteriores (quando houver) e histórico de enfermagem.
4. O técnico de enfermagem, considerando o usuário apto a submeter-se ao exame, irá:
   - Posicionar na maca o usuário em decúbito lateral esquerdo, cabeça sob o travesseiro com flexão cervical anterior, toalha próxima à face.
   - Instilar medicação à base de lidocaína 10% em orofaringe e ajustar o bocal em cavidade oral.
   - Conectar o oxímetro em quirodáctilo, de preferência na mão direita.
   - Confirmar com o médico responsável a dose de medicamento analgésico e sedativo e administrará conforme prescrição.
   - Instalar oxigenoterapia conforme prescrição médica.
   - Posicionar-se no lado esquerdo da maca próximo à cabeça do usuário segurando o bocal e restringindo-o mecanicamente, e também auxiliá-lo no manuseio dos acessórios, equipamentos e na realização de procedimentos.
5. Após a realização do procedimento o profissional de enfermagem deverá:
   - Observar frequência cardíaca e oximetria, informando ao médico ou enfermeiro qualquer alteração.
   - Manter o usuário em decúbito lateral esquerdo.
   - Levantar grades da maca.
   - Retirar o oxímetro e o bocal.
   - Encaminhar o usuário até a área de recuperação.
   - Dar os devidos encaminhamentos aos materiais, equipamentos e acessórios utilizados e às amostras que foram coletadas para exames.
6. O funcionário responsável pela área de exame ao entregar o usuário para o profissional que irá recebê-lo na área de recuperação pós-exame deverá:
   - Informar o nome do usuário que foi submetido ao procedimento, tipo de procedimento realizado, tipo de sedativo e dose aplicada, intercorrências durante o exame, informações sobre os sinais vitais, se houve necessidade de oxigenoterapia, sinais de vasoconstricção periférica e outros.
   - Proceder aos registros de enfermagem no impresso histórico de enfermagem.

A validação efetivada por peritos externos que não pertenciam à instituição possibilitou um compartilhar de informações e conhecimentos com outras realidades, uma visão de quem não está envolvido diretamente com o processo de construção. Mostrou que o protocolo permite inclusões e adaptações e que é necessário prever revisões periódicas para acompanhar as atualizações das novas tecnologias de cuidado nessa área. Por fim, espera-se com esse protocolo promover um adequado acolhimento e atendimento mais seguro para o usuário e seu acompanhante e que o mesmo possa servir de subsídio para outros serviços que vivenciam semelhante realidade. A realidade dos serviços de endoscopia é diferencial quando se tem a presença de um enfermeiro, quando construímos um protocolo e nele está valorizando esse profissional aí está o diferencial e considerado marco para os profissionais que atua no serviço de endoscopia.

REFERÊNCIAS BIBLIOGRÁFICAS

1. Conselho Federal de Enfermagem. Resolução COFEN – n°. 543/2017. (Acesso em 07 de abril de 2019). Disponível em: http://www.cofen.gov.br/lei-n-749886-de-25-de-junho-de-1986_4161.html.
2. Machado CR, Poz MR. Sistematização do conhecimento sobre as metodologias empregadas para o dimensionamento da força de trabalho em saúde. *Saúde em Debate* 2015 Jan.-Mar.;39(104):239-54. (Acesso em 07 de abril de 2019.) Disponível em: http://www.scielo.br/pdf/sdeb/v39n104/0103- 1104-sdeb-39-104-00239.pdf.
3. Agência Nacional de Vigilância Sanitária (ANVISA). Resolução RDC n° 06 de 1° de março de 2013. *Dispõe sobre os requisitos de boas práticas de funcionamento para os serviços de endoscopia com via de acesso ao organismo por orifícios exclusivamente naturais.* Brasília DF; Ministério da Saúde, 2013. Disponível em: http://www.saude.mt.gov.br/upload/controle-infeccoes/pasta2/rdc-n-6-2013-serv-endoscopia.pdf.
4. Carvalho PA, Göttems LBD, Pires MRGM, Oliveira LMC. Safety culture in the operating room of a public hospital in the perception of healthcare professionals. *Rev Latino-Am Enfermagem* 2015. [Cited 2016 Feb. 26];23(6):1041-8. Available from: http://www.scielo.br/pdf/rlae/v23n6/pt_0104-1169-rlae-23-06-01041.pdf.
5. Hausmann M, Peduzzi M. Articulação entre as dimensões gerencial e assistencial do processo de trabalho do enfermeiro. [Acesso em 30 de abril de 2020]. *Texto Contexto Enferm* 2009;18(2):258-65. Disponível em: http://www.scielo.br/pdf/tce/v18n2/08.pdf.
6. Santos JLG, Pestana AL, Guerrero P *et al.* Nurses' practices in the nursing and health care management: integrative review. [Cited em 27 feb. 2016]. *Rev Bras Enferm* 2013;66(2):257-63. Available from: http://www. scielo.br/scielo.php?script=sci_arttext&pid=S0034-71672013000200016.
7. Averbach M *et al. Endoscopia Digestiva: Diagnóstico e Tratamento: SOBED.* Rio de Janeiro: Revinter; 2013.
8. Selhorst ISB, Bub MBC, Girondi JBR. Protocolo de acolhimento e atenção para usuários submetidos à endoscopia digestiva alta e seus acompanhantes. *Rev Bras Enferm* 2014 Ago.;67(4):575-80.

Parte III Assistência de Enfermagem nos Exames Endoscópicos

SISTEMATIZAÇÃO DA ASSISTÊNCIA DE ENFERMAGEM

CAPÍTULO 9

Claudia Moraes

Os Serviços de Endoscopia têm como finalidade a realização de exames e intervenções para auxiliar o médico solicitante do exame na identificação do diagnóstico e tratamento das patologias do sistema gastrointestinal e respiratório. A enfermagem tem papel fundamental nestes serviços, exercendo atividades bem definidas com foco na qualidade da assistência, tratamento humanizado e segurança para o cliente. Para isso, a equipe de enfermagem é composta por enfermeiros e técnicos de enfermagem com treinamento específico em virtude dos procedimentos desenvolvidos, conhecimento dos equipamentos utilizados, acessórios endoscópicos que são manuseados durante o exame e no processamento dos endoscópios, além de receber treinamento sobre o uso obrigatório de equipamentos de proteção individual ou coletivo em todos os procedimentos. A equipe de enfermagem conhece todos os exames realizados em sua área de atuação e atua fornecendo as orientações e assistência durante os períodos pré, intra e pós-exame.

A Resolução do Conselho Federal de Enfermagem 358/2009 dispõe sobre a Sistematização da Assistência de Enfermagem e a implementação do Processo de Enfermagem em ambientes públicos ou privados, em que ocorre o cuidado profissional de Enfermagem. Cita que o Processo de Enfermagem deve ser realizado, de modo deliberado e sistemático, além de ser registrado formalmente.[1]

A Agência Nacional de Vigilância Sanitária publicou a Resolução da Diretoria Colegiada (RDC) n° 6 em março de 2013 que estabelece os requisitos de boas práticas de funcionamento para os serviços de endoscopia com via de acesso ao organismo por orifícios exclusivamente naturais.[2] Aborda, dentre outros pontos importantes, o registro diário dos procedimentos endoscópicos realizados, contendo data e horário do exame, nome do paciente, data de nascimento, sexo, procedimento realizado, nome do profissional que executou o procedimento e identificação do equipamento. Tais informações devem estar contidas na ficha de assistência de enfermagem de cada cliente.

A assistência de enfermagem tem início no momento em que o cliente agenda o exame. São enfatizadas, verbal ou textualmente, a importância do tempo de jejum e do preparo adequado para o exame proposto. Como muitas dúvidas do cliente se dão com relação ao preparo para colonoscopia e nos casos que há ostomias, as orientações são fornecidas pelo enfermeiro, de modo claro e, preferencialmente, com a entrega de um folheto explicativo, formulado em conjunto com equipe multidisciplinar.

A Organização Mundial da Saúde em 2004 estabeleceu um programa para garantir a segurança dos pacientes nas cirurgias e esse programa foi adaptado para os exames diagnósticos.[3] Desse modo, a equipe de enfermagem realiza a identificação correta do paciente com o uso de pulseira; a confirmação do procedimento a ser realizado; o posicionamento correto do paciente e a disponibilização de materiais específicos conforme exame proposto.

Os exames endoscópicos são de caráter eletivo, isto é, quando o cliente agenda o exame; urgente, nos casos de ser realizado o mais rápido possível e, finalmente, os casos de caráter emergencial, onde ocorre a necessidade imediata de realização, como por exemplo, nas hemorragias digestivas.

Para exames eletivos, ao chegar à área de atendimento do serviço, o profissional da área administrativa confere toda sua documentação para a realização do exame. O cliente, devidamente acompanhado por um adulto conforme regulamentado nos artigos 12º e 13º da Resolução-RDC nº 6, de 1º de Março de 2013 da ANVISA deve, ao ser recepcionado, ler e aquiescer ao termo de consentimento informado, assinando-o.[1] Ao ser admitido para o exame, o enfermeiro preenche o histórico de enfermagem para o procedimento.

HISTÓRICO DE ENFERMAGEM

Segundo Cianciarullo, Fugulin e Melleiro,[4] o Histórico de Enfermagem é um guia sistematizado para levantamento de dados, com o objetivo de se conhecer os problemas do paciente, para que a assistência seja direcionada ao atendimento se suas necessidades.

Horta (1979) *apud* Cianciarullo, Fugulin e Melleiro enfatiza que,[4]

O histórico de enfermagem é uma atividade específica do enfermeiro, não podendo ser delegada a outros profissionais, tendo como característica ser conciso, claro, preciso, individualizado e sem duplicidade de informações.

Desta forma, o histórico de enfermagem no serviço de endoscopia para clientes com exames eletivos é simplificado, pois considerando a sua breve permanência nesta área deverão ser investigados apenas os problemas que interferem diretamente na assistência durante o exame proposto, como: resultados de exames anteriores, tempo de jejum, história de tabagismo e etilismo, alergias a medicamentos, doenças crônicas e uso de medicamentos diários, cirurgias anteriores. Abrange, assim, entrevista e exame físico específico. O exame físico do cliente é sucinto, focando nos sinais vitais e avaliação de ostomias e distensão abdominal, nos casos de colonoscopias.

Para garantir segurança e fidedignidade no procedimento, o cliente é identificado com a pulseira padronizada onde são apontados, no mínimo, dois identificadores, como, por exemplo: nome completo e data de nascimento ou nome completo e número da matrícula no hospital. Caso seja relatada alergia a algum medicamento, outra pulseira é colocada no cliente com os dados do agente alérgeno indicado. No caso da presença de algum déficit motor que prejudique a deambulação do cliente, outra pulseira é colocada, caracterizando potencial risco de queda. Estas pulseiras são de cores diferentes e são colocadas no mesmo punho do cliente. A cor destas pulseiras é definida na instituição, mas, geralmente, a cor branca é a mais utilizada na identificação do cliente.

Em razão da especificidade da área de atuação, no momento da elaboração do histórico de enfermagem, o enfermeiro está atento às formas de comunicação verbal e não verbal do cliente, compreendendo as queixas, comentários, experiências prévias, relatos de medo e ansiedade pelo desconhecido, aumento da pressão arterial, sudorese. Esta situação exige que o profissional forneça as orientações necessárias sobre o exame com o objetivo de diminuir a ansiedade e o estresse vivido pelo cliente, individualizando, assim, a assistência.

Para o cliente que está internado na instituição, o histórico de enfermagem é elaborado pelo enfermeiro da unidade de internação que transmite todas as informações relevantes à equipe do Serviço de Endoscopia durante a admissão do cliente na área. Neste momento, é confirmado o tempo de jejum e solicitado relato de processos alérgicos, provendo maior segurança ao cliente.

O histórico de enfermagem, mesmo podendo sofrer variações de acordo com a instituição, tem um requisito mínimo de informações a serem coletadas do cliente, como as demonstradas no modelo do Quadro 9-1.

O histórico de enfermagem, nos casos de colonoscopias e retossigmoidoscopias, apresenta mais campos para abranger uma etapa de extrema importância que são as informações sobre o preparo na véspera do exame, que engloba a dieta alimentar sem resíduos e a tomada de laxantes. Estas informações são anotadas neste histórico, além de distensões abdominais e vômitos durante o preparo.

Após o preenchimento do Histórico, são elencados os diagnósticos de enfermagem pertinentes.

Quadro 9-1. Modelo de Histórico de Enfermagem

UNIDADE DE ENDOSCOPIA – FICHA ASSISTENCIAL DE ENFERMAGEM				
Paciente:				
Data de Nascimento:	Sexo:		Matrícula:	
Idade:				
Exame: **ENDOSCOPIA DIGESTIVA ALTA (ADULTO)**				
Em jejum?	☐ Não	☐ Sim	Desde que horas?	
Já fez este exame?	☐ Não	☐ Sim	Resultado?	
É tabagista?	☐ Não	☐ Sim	Tempo?	
É etilista?	☐ Não	☐ Sim	Tempo?	
Deambula	☐ Não	☐ Sim	( ) Cadeira de rodas ( ) Andador/Bengala	
Pulseira de quedas?	☐ Não	☐ Sim	Local? ( ) MSD ( ) MSE	
Alergias?	☐ Não	☐ Sim	Qual?	
Pulseira de alergia?	☐ Não	☐ Sim	Local? ( ) MSD ( ) MSE	
Portador de doença?	☐ Não	☐ Sim	Qual?	
Uso de medicação?	☐ Não	☐ Sim	Qual?	
Cirurgias anteriores?	☐ Não	☐ Sim	Qual?	
Conferido/colocado pulseira de identificação?	☐ Não	☐ Sim	Local? ( ) MSD ( ) MSE	
Controles: P.A.:	P:		Assinatura/COREN:	

Elaborado pela autora, com base em sua experiência de implementação e aplicação em um hospital universitário.

DIAGNÓSTICO DE ENFERMAGEM

O diagnóstico de enfermagem é uma das etapas da Sistematização da Assistência de Enfermagem. Para elencar, ou seja, categorizar e preencher os dados nos campos preestabelecidos, é necessário raciocínio clínico para posteriormente serem determinadas às intervenções de enfermagem. Como definido pela NANDA-I, 2013.[5]

Um diagnóstico de enfermagem é um julgamento clínico sobre uma resposta humana a condições de saúde/processos da vida, ou uma vulnerabilidade a tal resposta, de um indivíduo, uma família, um grupo ou uma comunidade.

Cada diagnóstico de enfermagem tem um título e uma definição clara. É fundamental que o enfermeiro conheça as definições dos diagnósticos normalmente utilizados no Serviço de Endoscopia possibilitando um cuidado direcionado à solução desses problemas ou à redução de sua gravidade (p. ex., Risco para quedas, no caso de diagnósticos de risco). Além disso, conhecer os "indicadores diagnósticos" que incluem características definidoras e fatores relacionados ou de risco, pois são informações usadas para diagnosticar e distinguir um diagnóstico do outro. As características definidoras são indicadores/inferências observáveis que se agrupam como manifestações de um diagnóstico (p. ex., sinais ou sintomas). Uma avaliação que identifique a presença de uma quantidade de características definidoras auxilia na identificação do diagnóstico de enfermagem. Os fatores relacionados são um componente que integra todos os diagnósticos de enfermagem com foco no problema. Incluem etiologias, circunstâncias, fatos ou influências que têm certo tipo de relação com o diagnóstico de enfermagem (p. ex., causa, fator contribuinte).[5]

No Quadro 9-2 estão elencados os diagnósticos de enfermagem mais presentes nos casos das endoscopias digestivas altas (EDA) e colonoscopia, com as características definidoras e fatores de riscos. Nas colonoscopias, são acrescentados mais diagnósticos na ficha assistencial, que estão relacionados com o preparo de cólon e a permanência de tempo maior do cliente no serviço de endoscopia.

Após elencar os diagnósticos de enfermagem, é realizada a evolução de enfermagem, um registro realizado pelo enfermeiro, após a avaliação geral do cliente, com o objetivo de nortear o planejamento da assistência a ser prestada e informar o resultado das condutas de enfermagem implementadas.[4]

Como pode ser observado, no modelo apresentado, ao lado de cada diagnóstico, a evolução de enfermagem é feita por meio de legendas padronizadas, em razão da breve permanência do cliente no serviço. Esta evolução é direcionada aos problemas prioritários para a realização do exame. Posteriormente, é realizada a Prescrição de Enfermagem.

PRESCRIÇÃO DE ENFERMAGEM

A Prescrição de Enfermagem é a fase da Sistematização da Assistência em que o enfermeiro decide sobre as condutas a serem tomadas com o objetivo de dar uma assistência individualizada. A prescrição pode ser elaborada com termos previamente definidos na *Nursing Interventions Classifications** (NIC) onde é relatada que a "Intervenção de cuidado direto é um tratamento realizado por meio da interação direta com o paciente".[6] Também enfoca que "uma intervenção de enfermagem é composta por atividades de enfermagem com o propósito de progredir em direção a um resultado desejado".[6] Na NIC é citada a intervenção: assistência em exame, em que há atividades de enfermagem descritas que podem ser aplicadas aos clientes que farão procedimentos endoscópicos, utilizando, deste

---

* Nursing Interventions Classifications – Classificação das intervenções em enfermagem.

Quadro 9-2. Diagnóstico, Evolução e Prescrição de Enfermagem – Colonoscopia

	Diagnósticos/características definidoras/fatores relacionados/fatores de risco	Evolução de enfermagem			Evolução e alta		Prescrição de enfermagem	Período
		Admissão	Pré-exame	Transexame	Pós-exame	Alta		
1	ANSIEDADE/MEDO: preocupação; nervoso, trêmulo; pressão sanguínea aumentada; esquecimento						Orientar sobre procedimento a ser realizado utilizando termos simples	
2	NÁUSEA: relato de náusea						Observar: distensão abdominal	
3	RISCO PARA ASPIRAÇÃO: nível de consciência reduzido						Confirmar tempo de jejum	
4	RISCO PARA QUEDAS: hipnóticos ou tranquilizantes; hipotensão ortostática						Manter grades elevadas	
5	MOBILIDADE FÍSICA PREJUDICADA: instabilidade postural						Auxiliar o paciente para o posicionamento para o exame	
6	RISCO DE DESEQUILÍBRIO ELETROLÍTICO: diarreia						Monitorar a ocorrência de manifestações de desequilíbrio eletrolítico	
7	RISCO DE GLICEMIA INSTÁVEL: risco de variação dos níveis de glicose no sangue em relação aos parâmetros normais						Monitorar os níveis de glicose sanguínea conforme apropriado	
ASSINATURA/COREN							ASSINATURA/COREN	

Legenda: E: Evolução; P: presente; ME: melhorado; PI: piorado; I: inalterado; R: resolvido; M: manhã; T: tarde.

Elaborado pela autora, com base em sua experiência de implementação e aplicação em um hospital universitário.

modo, uma linguagem padronizada. São utilizadas legendas que se referem ao período de tempo em que será realizada aquela atividade de enfermagem.

ANOTAÇÃO DE ENFERMAGEM
Cabe ressaltar a importância da Anotação de Enfermagem, que é realizada a cada cuidado dado ao cliente a fim de fornecer informações a respeito da assistência prestada, seja no início, durante ou após o procedimento realizado. Nos serviços de endoscopias, esta anotação pode ser feita conforme Quadro 10-3.

Além destas anotações referentes ao exame, outras são realizadas em razão de intercorrências e qualquer medida tomada durante o preparo para o exame e após a realização deste.

No momento em que o cliente está apto para a alta, à anotação é realizada com informações sobre nível de consciência, acesso venoso, orientações pós-alta (alimentação, retorno médico) e entrega do resultado do exame. Além da anotação, o enfermeiro realiza a evolução final do cliente, utilizando legendas, conforme padronização do serviço.

Para os exames de caráter urgente ou emergente, é verificado o tempo de jejum e antecedentes alérgicos no momento em que o cliente chega ao serviço. Ao término do exame, retorna a unidade de origem. São realizadas anotações pertinentes ao exame em impresso semelhante ao paciente ambulatorial, porém, não são elencados diagnósticos de enfermagem em razão da transitoriedade deste no serviço.

CONSIDERAÇÕES FINAIS
É uma preocupação constante e crescente do profissional de enfermagem a qualidade da assistência em todas as fases da SAE, a todos os clientes quando submetidos a procedimentos endoscópicos cada vez mais complexos. É papel de toda a equipe de enfermagem prestar uma assistência que garanta alto padrão de segurança e qualidade, demonstrando conhecimento, competência e humanização. Nestes aspectos, a implantação da SAE passa a ser obrigatória quando se deseja ter um instrumento facilitador do monitoramento da qualidade da assistência prestada.

Quadro 10-3. Anotação de Enfermagem na Sala de Exame

Sala de exame	Não	Sim		Horário
Pertences retirados:				Médico:
O₂ contínuo (L/min):				Endoscópio utilizado:
Monitor cardíaco:				Enfermagem:
Bisturi elétrico:				Exame realizado:
Teste rápido urease:				Terapêutica:
Biópsia para A.P.:			frascos	Início:
Lavado broncoalveolar:				Término:
Citologia oncótica:				Obs.:
Punção venosa:		Local? ( ) MSD ( ) MSE Material utilizado?		
Saturação de O₂:		No início do exame:		No término do exame:

Elaborado pela autora, com base em sua experiência de implementação e aplicação em um hospital universitário

REFERÊNCIAS BIBLIOGRÁFICAS

1. COFEN – Conselho Federal de Enfermagem [*homepage* na internet]. Resolução COFEN-358/2009. [Acesso em 13 abr 2019]. Disponível em: www.cofen.gov.br/resoluo-cofen-3582009_4333384.html
2. ANVISA – Agência Nacional de Vigilância Sanitária. Resolução da Diretoria Colegiada nº 6, de 01 de março de 2013. Requisitos de boas práticas de funcionamento para os serviços de endoscopia com via de acesso ao organismo por orifícios exclusivamente naturais.
3. ANVISA – Agência Nacional de Vigilância Sanitária [*homepage* na internet]. Organização Mundial da Saúde - OMS - Cirurgias Seguras Salvam Vidas. [Acesso em 17 abr 2019]. Disponível em: https://www20.anvisa.gov.br/segurancadopaciente/index.php/noticias/60-cirurgiasseguras-salvam-vidas.
4. Cianciarullo TI, Gualda DMR, Melleiro MM, Anabuki MH. *Sistemas de Assistência de Enfermagem: evolução e tendências*. 3. ed. São Paulo: Ícone; 2001.
5. Herdman TH, Kamitsuru S. *Diagnósticos de enfermagem NANDA-I*. Tradução de: Garcez RM. Porto Alegre: Artmed; 2018.
6. Bulechek GM *et al. Classificação das intervenções em enfermagem (NIC)*. 6. ed. Rio de Janeiro: Elsevier; 2016.

EXAMES ENDOSCÓPICOS NA CRIANÇA

Erika V. Paiva Ortolan
Pedro Luiz Toledo de Arruda Lourenção
Tatiane Santa Rosa Diniz

Os primeiros exames endoscópicos em crianças foram realizados na década de 1970. Desde então, evoluíram de um procedimento infrequente, para rotineiro e ambulatorial. Graças aos avanços tantos da endoscopia quanto da anestesiologia, atualmente até mesmo recém-nascidos prematuros podem ser examinados por endoscopia.[1]

Por se tratar de uma população com diferentes pesos e maturidades psicossociais, inclusive com uma parcela de pacientes que não verbalizam sintomas, medos e dúvidas, a equipe envolvida no atendimento de crianças em uma unidade de endoscopia deve estar familiarizada com suas particularidades. A enfermagem envolvida neste atendimento tem papel fundamental desde a preparação para o exame, o auxílio durante o procedimento e no pós-exame.

PRÉ-PROCEDIMENTO

A preparação para o procedimento deve começar com a maior antecedência possível, e é mais eficiente se for colocado em prática um plano para a educação do paciente e da família. Esta educação é uma ferramenta valiosa para diminuir preocupações da família e pode ser feita ou com uma ligação telefônica ou de forma presencial.[2,3] Eman et al. (2016) implementaram consulta de enfermagem pré-procedimento, com a demonstração dos materiais que seriam encontrados na sala de exame (agulha, seringa, monitores).[3] O procedimento era descrito mostrando fotografias em um livro com um passo a passo até o dia do exame, complementado com um vídeo. Ao final, a criança podia visitar uma sala de exame. Houve significante redução da ansiedade em relação ao grupo que não teve acesso a essa consulta, com maiores níveis de satisfação de familiares e pacientes.

Para diminuir a ansiedade da criança no dia do procedimento, também se estimula que ela traga objeto de estimação como cobertor, bicho de pelúcia ou brinquedo para acompanhá-la na sala.

Como é recomendado que os pais permaneçam na sala no dia do exame até a completa sedação, é importante, nesta etapa de preparação, que eles entendam como sua criança pode responder à medicação. Agressividade, agitação e movimentos involuntários são comuns na fase de indução. Preparar os familiares para esses eventos diminui o estresse deles e da equipe assistente no momento da sedação.[4]

Esta etapa de pré-procedimento, seja de forma presencial ou pelo telefone, também pode identificar pacientes em potencial risco de não comparecimento, estabelecendo ações para diminuir o absenteísmo. Mani et al. (2015)[5] listaram as principais causas de absenteísmo aos exames agendados na literatura e no histórico de seu hospital: problemas com autorização no seguro saúde, problemas com transporte, história prévia de não comparecimento a exame agendado na unidade de endoscopia, entendimento claro do procedimento, alto nível de ansiedade. A cada resposta positiva durante a consulta de enfermagem a um desses itens, era desencadeada uma ação, envolvendo assistente social, médico ou psicóloga conforme o caso. Este trabalho de diagnóstico de absenteísmo durante a consulta de enfermagem diminuiu o mesmo de 7 para 2% dos exames pediátricos, com aumento da satisfação dos responsáveis.

PROCEDIMENTO
Preparação da Sala

A preparação da sala de procedimento segue, em linhas gerais, as mesmas diretrizes utilizadas para a realização de exames endoscópicos em adultos, porém, com algumas especificidades. Todos os equipamentos necessários à ressuscitação cardiopulmonar devem estar prontamente disponíveis em qualquer unidade que realize procedimentos pediátricos.[6] Além dos equipamentos habitualmente disponibilizados para suporte cardiopulmonar em adultos, é necessária a disponibilização de equipamentos de tamanho apropriado para crianças, de diferentes faixas etárias, incluindo manguitos de pressão arterial, laringoscópios, tubos para intubação endotraqueal, dispositivos para obtenção de acessos venosos, máscaras faciais, cateteres de sucção e sondas nasogástricas.[1,6]

As principais diferenças nos aparelhos e dispositivos utilizados para exames endoscópicos na criança estão associadas à necessidade de equipamentos com diâmetros e comprimentos menores, especialmente para crianças mais novas. A Sociedade Americana de Endoscopia Gastrointestinal (ASGE), mesmo considerando a falta de dados publicados suficientes para determinar a escolha dos equipamentos apropriados, estabeleceu, em artigo de revisão publicado em 2012, algumas recomendações, determinadas pelo peso da criança.[7] Assim, em crianças com menos de 2,5 kg devem ser utilizados gastroscópios com diâmetro inferior a 6 mm de diâmetro para endoscopias digestivas altas e baixas. Para endoscopias digestivas altas em crianças com peso entre 2,5 e 10 kg, o uso de gastroscópios com menos de 6 mm de diâmetro é preferível, especialmente nos pacientes com menos de 5 kg. O uso de gastroscópios com diâmetro padrão de adulto pode ser considerado, particularmente se houver necessidade de terapia endoscópica. Nas colonoscopias, gastroscópios com menos de 6 mm de diâmetro ou com diâmetro padrão de adulto podem ser utilizados com segurança em crianças com peso entre 5 e 12 kg. Pacientes com mais de 10 kg podem ser submetidos a endoscopias digestivas altas utilizando gastroscópios com padrão de adulto e, provavelmente, podem tolerar o uso de gastroscópio terapêutico se houver necessidade de endoterapia. Nas colonoscopias em pacientes com mais de 10 kg, podem-se utilizar colonoscópios pediátricos, com diâmetro de 11 a 11,6 mm ou colonoscópios com padrão adulto.[7]

O principal fator limitante para todos os endoscópios pediátricos é o canal de trabalho de 2 mm, que é consideravelmente menor que o canal de trabalho dos aparelhos usados em adultos. Isso faz com que existam poucos acessórios disponíveis no mercado com este diâmetro reduzido. Uma das principais limitações está relacionada com a ausência de clipes endoscópicos ou dispositivos de ligadura de varizes disponíveis para uso em aparelhos

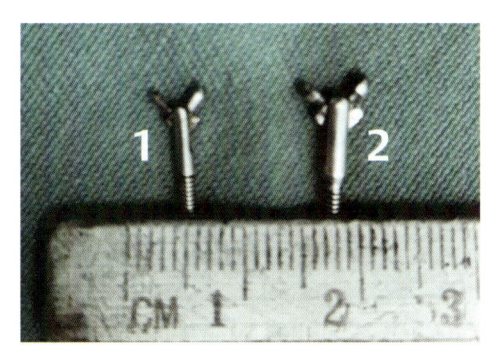

Fig. 10-1. *1*. Pinça para endoscópios com canal de 2 mm; *2*. pinça de biópsia de tamanho padrão.

pediátricos para o tratamento de hemorragias digestivas. Nestas situações pode-se, primeiramente, realizar a avaliação endoscópica com aparelho de calibre adequado e, se houver necessidade de terapia endoscópica, pode ser feita uma tentativa de passagem de aparelho de maior calibre, necessário à realização do procedimento.[7] Assim, pode ser necessário, em situações específicas, o preparo da sala com mais de um tipo de aparelho disponível, com seus respectivos acessórios. Outra particularidade técnica determinada pelo menor diâmetro do canal de trabalho dos aparelhos pediátricos é que as pinças de biópsias utilizadas possuem abertura máxima de 5 mm (Fig. 10-1), permitindo que apenas um fragmento seja obtido por vez.[6]

A realização de procedimentos terapêuticos exige a preparação da sala com os acessórios específicos a serem utilizados. Os procedimentos mais comumente realizados em crianças são as dilatações esofágicas, a terapêutica endoscópica para sangramentos digestivos e a realização de gastrostomias endoscópicas percutâneas.[6]

Antessala do Exame

O objetivo da avaliação do profissional de enfermagem neste momento é determinar as condições físicas e emocionais para o exame. Deve ser registrado o peso (kg) e os sinais vitais (pressão arterial, pulso, temperatura, frequência respiratória, saturação de oxigênio e nível de consciência). O uso de capnografia para pacientes pediátricos que serão submetidos à sedação tem sido considerado um indicador precoce de problemas respiratórios.[8] Atenção especial deve ser dada ao registro de medicações usadas recentemente e em uso atual. É importante incluir suplementos homeopáticos ou dietéticos ou considerados naturais, pois podem interagir com medicações anestésicas.

No exame físico deve-se prestar atenção à presença de dentes moles, *piercings* na cavidade oral e tonsilas hipertrofiadas. A presença de dentes amolecidos deve ser trazida ao conhecimento do endoscopista e anestesista (se presente), pois podem cair durante o procedimento e entrar na via aérea causando obstrução. *Piercings* orais também devem ser removidos pelo mesmo motivo. Pacientes com tonsilas hipertrofiadas podem apresentar apneia obstrutiva e devem ser avaliados pelo endoscopista e/ou anestesiologista antes da sedação.

Momento do Procedimento

Entender, de forma clara, que as fases de desenvolvimento da criança são essenciais para que o profissional de enfermagem possa escolher a melhor aproximação ao paciente. Muitas enfermeiras pediátricas usam o modelo de desenvolvimento de Erikson (1950) para guiar seus cuidados.[9] As orientações a seguir são baseadas neste modelo.[10]

- *Do nascimento até 1 ano de idade:* durante este estágio, são dependentes dos adultos para suas necessidades, portanto, devem continuar a ter suas necessidades atendidas para um plano de cuidado de êxito. De 6 meses a 1 ano a criança manifesta ansiedade com a separação e tem medo de estranhos. Por esta razão, os pais devem estar integrados ao cuidado e segurarem a criança até o início da sedação. A enfermeira deve prestar atenção ao momento da perda de consciência e colocar a criança na maca. Os pais devem sair da sala acompanhado por um profissional de enfermagem até a sala de espera.
- *De 1 a 3 anos:* a ansiedade com a separação permanece um fator importante. Crianças nesta idade frequentemente querem fazer as tarefas sozinhas. Então, devem ser integrados ao cuidado, permitindo que coloquem eletrodos ou adesivos em sua boneca ou bicho de pelúcia. Os pais devem segurar a criança durante o início da sedação e, novamente, a enfermeira deve prestar atenção ao momento de transferir o paciente para a maca.
- *De 3 a 6 anos:* nesta idade possuem a habilidade e a vontade de realizar tarefas, gostam de aprender, e têm a percepção se não conseguirem completar totalmente as tarefas. Isso leva ao medo de falhar e à culpa. Conseguem verbalizar medos e sensações. Nesta fase, é útil permitir à criança algum controle, permitindo algumas escolhas, como "qual braço posso colocar o medidor de pressão?". Evitar perguntas para as quais a criança não pode recusar como: "posso puncionar a sua veia?".[2] Distrações como DVDs, livros, folhas para pintar, bem como recompensas como adesivos por bom comportamento funcionam bem nesta faixa etária.
- *De 6 a 12 anos:* envolvê-las ativamente em seu cuidado aumenta a cooperação e diminui o estresse. Nesta faixa etária, as crianças têm pensamentos concretos e levam o que é dito ao pé da letra, literalmente. Por isso, cuidado deve ser tomado por toda a equipe ao usar termos que podem ser entendidos pela criança. Conseguem verbalizar seus medos e solicitam alívio em situações de dor. Preservar sua privacidade permitindo que o paciente mantenha suas roupas íntimas também é essencial, pois estão desenvolvendo sua autoestima. Ainda necessitam da presença dos pais, mas possuem menor medo da separação (Fig. 10-2). Por isso, devem ter o direito de optar se desejam seus pais na sala até a indução da sedação.
- *De 12 a 18 anos:* a adolescência é uma fase de muitas mudanças físicas e emocionais, com a busca por sua identidade. Promover a privacidade é essencial. Questões no pré--procedimento a respeito de sua vida sexual, tabagismo, uso de drogas devem ser feitas

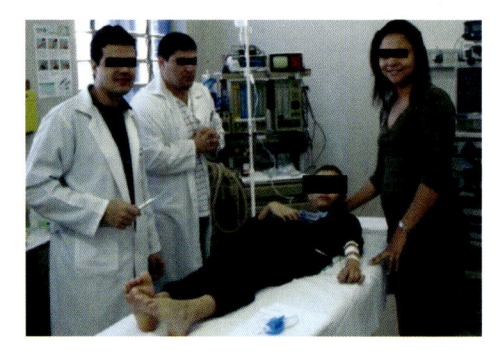

Fig. 10-2. Momento antes do início da sedação em sala de exame endoscópico com a presença da mãe junto à criança.

separadas dos seus pais para garantir resposta confiável. Tratar o adolescente como adultos jovens, dirigindo as perguntas a eles, e dando tempo para perguntarem o que quiserem constrói um elo de segurança com a equipe.

Muitas vezes, o maior medo das crianças, de todos os grupos etários, está na necessidade de obtenção do acesso venoso para realização do exame endoscópico. O medo da punção causa aumento do estresse e preocupação.[10] Algumas estratégias vêm sendo utilizadas com sucesso na faixa etária pediátrica. A utilização de midazolan por via oral (0,5 mg/kg, máximo de 20 mg), como pré-medicação, antes da punção venosa, pode diminuir o grau de ansiedade, aumentar o grau de cooperação do paciente, sem influenciar no tempo de recuperação após procedimento e sem alterar as doses de medicamento utilizadas na sedação.[11] Além disso, a aplicação prévia de anestésicos tópicos sobre a pele (creme com lidocaína e prilocaína), no local da punção venosa, pode reduzir significativamente a dor durante a obtenção do acesso venoso, tornando o procedimento menos desconfortável e evitando lembranças negativas.[10] Atenção especial deve ser dada à escolha do local para a punção venosa. A presença de gordura subcutânea pode dificultar a identificação das veias, especialmente no antebraço e sítios antecubitais de bebês e crianças pequenas. Por esta razão, é importante ter boa compreensão da anatomia das veias, dos marcos anatômicos, e escolher com bastante cautela o local mais adequado à punção. Estes cuidados podem evitar a realização de repetidas tentativas de punção. O cateter utilizado deve ser, preferencialmente, o de menor calibre possível. Habitualmente, cateteres 24 G são utilizados em neonatos e lactentes e cateteres 22 a 24 G são utilizados nas demais faixas etárias pediátricas. Após a punção, o cateter deve ser bem fixado e protegido, evitando a remoção acidental ou intencional.[10]

Durante a realização do exame, os aspectos técnicos da realização da endoscopia digestiva alta são essencialmente os mesmos em crianças e adultos. A principal diferença é o diâmetro menor dos equipamentos e acessórios adaptados à avaliação das estruturas anatômicas menores e mais anguladas de lactentes e crianças jovens.[6] Nas endoscopias digestivas baixas, os aspectos técnicos das colonoscopias realizadas em adultos e crianças também são semelhantes. Além do diâmetro e comprimentos menores dos equipamentos utilizados, outra particularidade dos exames pediátricos é que, na maioria das vezes, há necessidade de intubação ileocecal para rastreamento das doenças de interesse.[6]

PÓS-PROCEDIMENTO ATÉ A ALTA

Após o procedimento endoscópico, a sala de recuperação dos serviços de endoscopia deve oferecer condições de acomodação com segurança e conforto durante o restabelecimento do paciente.[12]

Logo ao fim do procedimento endoscópico, a recuperação deve começar na sala de exame. Quando os sinais vitais estiverem estabilizados, a criança deve ser encaminhada para a sala de recuperação devidamente montada para atender os possíveis efeitos adversos da endoscopia ou sedação.[6]

Uma equipe treinada e capacitada deve realizar monitoramentos em intervalos específicos de 15 a 30 minutos após o procedimento.[1] Além do controle de sinais vitais, outros cuidados de enfermagem são fundamentais para a recuperação da criança, como manter o posicionamento em decúbito lateral esquerdo, com a cabeça elevada, observar sinais de reação alérgica, sangramentos, dor, desconforto abdominal, náusea e vômito, anotando em prontuário e informando ao médico responsável para providências, quando necessário.

Manter a criança aquecida e confortável faz parte do cuidado, além de permitir a presença dos pais assim que for possível.[13]

A avaliação médica do nível de consciência e atividade motora da criança é necessária à programação da alta. A criança deve ser facilmente despertável, os reflexos de proteção e deambulação devem estar normais, apropriadas à idade. Em crianças que necessitaram de uso de medicamentos para reverter a sedação como, por exemplo, flumazenil e naloxona, a observação na sala de recuperação deve ser prolongada em razão de possível depressão respiratória secundária.[6]

Para a alta, todas as instruções e informações específicas sobre o exame realizado devem ser informados ao responsável, incluindo sinais e sintomas de possíveis eventos adversos e caso ocorram, dados do local a procurar.[6]

REFERÊNCIAS BIBLIOGRÁFICAS

1. Friedt M, Welsch S. An update on pediatric endoscopy. *Eur J of Med Res* 2013;18:24.
2. Heard L & Rayhorn N. Pediatric sedation. In: Odom-Forren J & Watson D (Eds). *Practical guide to moderate sedation analgesia*. 2nd ed. Elsevier; 2005.
3. Eman SA, Youssria EY, Faddan NHA *et al*. Effect of Preparation Program on Anxiety Level of Children Undergoing Endoscopy. *J of Nursing and Health Science* 2016;5(4):43-9.
4. Walsh S. "Oh No, The Patient is Six, Not Sixty!" The Pediatric Endoscopy Patient. *Gastroenterol Nursing* 1995;18(2):57-61.
5. Mani J, Franklin L, Pall H. Impact of Pre-Procedure Interventions on No-Show Rate in Pediatric Endoscopy. *Children* 2015;2:89-97.
6. Lightdale JR, Acosta R, Shergill AK *et al*. Modifications in endoscopic practice for pediatric patients. Guideline ASGE e NASPGHAN. *Gastrointestinal Endoscopy* 2014;79(5):699-710.
7. Barth BA, Banerjee S, Bhat YM *et al*. Equipment for pediatric endoscopy. *Gastrointest Endosc* 2012 July;76(1):8-17.
8. Lightdale JR, Goldman DA, Feldman HA *et al*. Microstream capnography improves patient monitoring during moderate sedation: a randomized, controlled trial. *Pediatrics* 2006;117(6):1170-8.
9. Erikson E. *Childhood and Society*. New York: Ed WW Norton & Company; 1950.
10. Heard L. Taking care of the little things. *Gastroeterol Nursing* 2008;31(2):108-12.
11. Liacouris CA, Mascarenhas M, Poon C, Wenner W J. Placebo-controlled trial assessing the use of oral midazolam as a premedication to conscious sedation for pediatric endoscopy. *Gastrointest Endosc* 1998;47:455-60.
12. Ministério da Saúde; Agência Nacional de Vigilância Sanitária. Resolução – RDC nº 6, 10 de março de 2013. Dispõe sobre os requisitos de Boas Práticas de Funcionamento para os serviços de endoscopia com via de acesso ao organismo por orifícios exclusivamente naturais. Ministério da Saúde; 2013.
13. Selhorst ISB, Bub MBC, Girondi JBR. Protocolo de acolhimento e atenção para usuários submetidos à endoscopia digestiva alta e seus acompanhantes. *Rev Bras Enferm* 2014 Ago;67(4):575-80.

SEDAÇÃO/ANESTESIA PARA ENDOSCOPIA

CAPÍTULO 11

Marcelo Sperandio Ramos
Claudia Moraes
Bruna Moraes Cabreira

INTRODUÇÃO

O motivo deste capítulo é que a obtenção de imagens por meio da introdução de aparelhos de endoscopia nos orifícios (naturais ou não) do organismo produz desconforto e é desagradável à imensa maioria dos pacientes. O desconforto tanto pode ser derivado de reflexos gerados pela introdução do endoscópio (na hipofaringe, nas válvulas do sigmoide etc.) quanto pela presença do endoscópio como "corpo estranho per si". A simples aplicação de anestesia tópica falha na imensa maioria dos pacientes como suficiente para realização de exames com conforto e os pacientes demandam não só não sentir desconforto durante o exame, como também ter amnésia do período do exame.

APLICABILIDADE DA SEDAÇÃO/ANESTESIA

Embora a esofagogastroduodenoscopia (EGD) e a colonoscopia possam ser realizadas sem sedação, os procedimentos são mais bem tolerados em termos de satisfação do paciente e disposição para repetir o exame quando a sedação é administrada (em especial na população brasileira que, de maneira geral, tem expectativas de conforto e tolerância a desconforto muito mais exigentes que populações europeias ou orientais).[1-5] Procedimentos mais complexos (p. ex., CPRE, mucosectomias) raramente são realizados sem sedação. Benzodiazepínicos, combinados ou não com opiáceos, têm sido usados há muito tempo (denominação tradicional), mas o propofol (em razão da curta duração) é cada vez mais usado em vários países da Europa,[6] como Grécia[7] e Alemanha para procedimentos endoscópicos em pacientes selecionados.[8] A administração de propofol por enfermeiros ou endoscopistas é comumente referida na literatura como propofol administrado por não anestesiologista (NAAP).

À medida que aumenta a complexidade dos procedimentos endoscópicos, o uso de propofol e o desejo por sedação (profunda) está se tornando mais comum na endoscopia. Este capítulo explora a profundidade da sedação, agentes usados para sedação, monitoramento recomendado e riscos de eventos adversos que ocorrem durante a sedação.

O "provedor" (pessoa que é responsável pela) de sedação para endoscopia varia de acordo com o país e com os requisitos regulatórios. No Brasil a sedação é um ato médico e de acordo com a profundidade pode demandar um médico responsável apenas e tão somente por ela (pela sedação e monitoramento) independente do médico que executa o exame. Como níveis cada vez mais profundos de sedação são demandados pelos pacientes e usados neste cenário, a necessidade de todos os provedores terem capacidade de resgatar pacientes nos quais os efeitos colaterais relacionados com a sedação os colocam em perigo é fundamental. O propofol tem um papel importante para intervenções endoscópicas prolongadas e desconfortáveis e um sólido histórico de segurança na endoscopia. Recomenda-se o monitoramento dos sinais vitais durante toda a sedação endoscópica, e há interesse emergente em monitoramento avançado (p. ex., capnografia, eletroencefalograma processado – BIS, monitoramento respiratório). A taxa relatada de eventos adversos durante a sedação endoscópica varia amplamente. Contudo, idade avançada e aumento da pontuação do *status* físico da American Society of Anesthesiologists (ASA) – estado físico superior a 3 – são consistentemente associados ao aumento do risco. Se a sedação administrada por anestesiologistas é mais segura do que a sedação administrada permanece controversa, em especial nos pacientes saudáveis de baixo risco para endoscopias não avançadas.

Recente artigo de revisão sobre o tema (2017) destaca os seguintes pontos:[9]

"A profundidade de sedação existe em um espectro e transições entre a profundidade prevista e real pode ocorrer rapidamente e imprevisivelmente.

À medida que a complexidade dos procedimentos endoscópicos aumenta, o mesmo acontecerá com a exigência de níveis mais profundos de sedação. Prevê-se que o uso de sedação baseada em propofol aumentará para atender a essa necessidade.

Pacientes idosos e aqueles com classificação do estado físico mais alta (de acordo com a sociedade americana dos anestesiologistas - ASA) apresentam risco de eventos adversos relacionados à sedação.

Sedação profunda para endoscopia é uma fronteira desafiadora na prática da anestesia, exigindo provedores altamente treinados e com habilidades de gerenciamento de vias aéreas."

A sedação para procedimentos endoscópicos varia de país para país, de acordo com a legislação de cada um, e as normatizações aplicadas a cada ambiente. De forma geral, as complicações são raras nas publicações estrangeiras e mais frequentes nas nacionais.

Nos Estados Unidos, a ASA publicou guia de prática abordando sedação profunda administrada por não anestesistas.[10] As recomendações incluem um provedor dedicado apenas à sedação, diferente do que realiza o procedimento, treinamento formal em monitoramento, sedação e técnicas de resgate de via aérea e suporte circulatório, e conhecimento das diretrizes da ASA relevantes para a sedação profunda.

O estudo *ProSed 2 Study* analisou a segurança da sedação em procedimentos endoscópicos.[11] A grande maioria das mais de 300.000 endoscopias deste estudo foram realizadas sob sedação com propofol administrada pela equipe endoscópica e apenas 0,2% foram apoiadas por um anestesista. Na Alemanha e em muitos outros países europeus, o propofol é rotineiramente administrado pelo endoscopista ou enfermeiro endoscópico treinado de acordo com padrões claramente definidos, conforme estabelecido nas diretrizes europeias ou alemãs. A sedação com propofol administrada por não anestesistas é ainda amplamente praticada por médicos em instalações de endoscopia (essa não é a realidade compatível com a legislação brasileira).

Nesse estudo *ProSed 2 Study*, de um total de 368.206 endoscopias, 11% foram realizadas sem sedação. O propofol foi o medicamento dominante utilizado (62% isolado, 22,5% em combinação com midazolam). Dos pacientes sedados, 38 (0,01%) sofreram uma complicação maior e a mortalidade geral foi de 0,005% (n = 15); complicações menores ocorreram em 0,3%. A análise multivariada mostrou os seguintes fatores de risco independentes para todas as complicações: classe da ASA > 2 (OR 2,29) e tipo e duração da endoscopia. Dos regimes de sedação, o uso isolado de propofol teve a menor taxa de complicações (OR 0,75) em comparação com midazolam (referência) e combinações (OR 1-1,5). Em comparação com os hospitais de cuidados primários, os centros de referência terciária tiveram maiores taxas de complicações (OR 1,61). Notavelmente (e paradoxalmente), comparado com sedação por uma equipe de duas pessoas (endoscopista/assistente; 53,5% de todos os procedimentos), a adição de uma outra pessoa para sedação (enfermeira, médico) foi associada a maiores taxas de complicação 1,40-4,46 (ORs), provavelmente por conta da maior complexidade de procedimentos não evidenciados na análise multivariada.

Vamos comparar esse estudo de enorme amostragem de pacientes com estudo nacional de 2010.[12] No estudo nacional que analisou 105 pacientes, a sedação foi administrada com os fármacos midazolam e/ou meperidina. Observou-se incidência de hipóxia de 41,9%; em 53,3% dos casos, houve hipotensão arterial e taquicardia em 25,6%.

Apenas a título de comparação citamos estudo australiano sobre a prática dos anestesiologistas em endoscopias e salientamos que entre os australianos (395 anestesiologistas):[13] o propofol foi rotineiramente administrado por 99% dos entrevistados para gastroscopia e 100% dos entrevistados para CPRE e colonoscopia. Uma profundidade máxima de sedação em que os pacientes não respondiam à estimulação dolorosa foi alvo da maioria dos entrevistados para todos os procedimentos, exceto para gastroscopia eletiva. Estes resultados podem ser usados para comparar a prática na Austrália e no resto do mundo.

O *guideline* da American Society for Gastrointestinal Endoscopy também ressalta que a presença de anestesiologista se relaciona com maior incidência de complicações em pacientes de baixo risco (ASA 1 a 3 em endoscopias não avançadas) quando comparada à sedação feita pelos endoscopistas que realizam os exames. No *guideline* americano existe um critério definido para solicitação de anestesiologista para o procedimento e a presença do anestesiologista é ressaltada como positiva nas endoscopias de pacientes com massas pancreáticas e enteroscopias, bem como para colangiopancreatografias retrógradas endoscópicas (CPRE). De maneira similar, o *guideline* europeu de 2010 ressalta a necessidade de monitoramento e destaca o crescente papel do propofol na sedação para endoscopia digestiva.[14]

A American Society for Gastrointestinal Endoscopy publicou, em 2018, suas novas diretrizes com recomendações para sedação/anestesia para endoscopia gastrointestinal:[15] salientamos que os parágrafos a seguir são a simples tradução dos pontos-chaves publicados pela American Society for Gastrointestinal Endoscopy e não coincidem com a opinião dos autores, citamos estes pontos-chaves apenas como ponto de partida pra desenvolver o capítulo:

1. Em pacientes sem fatores de risco para eventos adversos relacionados com a sedação, a combinação de opioide e benzodiazepínico é um regime seguro e eficaz para alcançar sedação mínima a moderada para endoscopia digestiva alta e colonoscopia.
2. Recomenda-se o monitoramento rotineiro da pressão arterial, saturação de oxigênio e frequência cardíaca durante todos os procedimentos endoscópicos usando sedação. Suplementação de oxigênio deve ser considerada para sedação moderada e deve ser administrada durante a sedação profunda. Oxigênio suplementar deve ser administrado em casos de hipoxemia.
3. O monitoramento da capnografia pode ser considerado em pacientes submetidos à endoscopia visando à sedação profunda.

4. Recomenda-se que os profissionais usem sedação à base de propofol (administrada por endoscopista ou anestesia) para melhorar a segurança e o conforto do paciente e/ou a conclusão bem-sucedida do procedimento.

Neste *guideline* americano recomenda-se a presença do anestesiologista nas seguintes situações: procedimentos endoscópicos prolongados ou terapêuticos que requerem sedação profunda; intolerância antecipada a sedativos de uso corriqueiro (pacientes com dor crônica ou sob polifarmácia); aumento do risco de evento adverso em decorrência de comorbidade grave (classe ASA IV ou V); aumento do risco de obstrução das vias aéreas em razão da variante anatômica.

Os autores desse capítulo claramente recomendam suplementação de oxigênio para **qualquer** tipo de sedação ou intervenção que envolva administração de qualquer fármaco com potencial para deprimir a respiração, como é o caso de **todos** os fármacos usados em sedação/anestesia para endoscopia. Os autores recomendam monitoramento da oximetria e intervenção precoce (com ou sem interrupção do exame) frente a quedas de oximetria abaixo de 90%. A capnografia em pacientes não intubados é de difícil obtenção na imensa maioria dos serviços, uma vez que cateteres nasais de capnografia não estão difundidos (em 2019) na maioria dos serviços de endoscopia.

Existem pontos coincidentes entre os *guidelines* americano e europeu: ambos ressaltam a importância da adequada seleção dos pacientes e recomendam a presença de anestesiologista para casos com dificuldade de manuseio de via aérea prevista, alto grau de classificação de estado físico (ASA > 3) ou procedimentos prolongados e/ou em posição desfavorável (prona).

Em comparação com a sedação tradicional (benzodiazepínico + opiáceo), a sedação à base de propofol apresenta taxas similares de efeitos adversos,[16] proporcionando maior satisfação dos pacientes, diminuindo o tempo de sedação e diminuindo o tempo de recuperação (podendo diminuir o tempo de alta comparado com a sedação tradicional). A sedação à base de propofol também pode aumentar a qualidade do exame endoscópico. Não há dados de custo-efetividade comparando diretamente NAAP com sedação tradicional ou com sedação administrada por anestesiologista para endoscopia gastrointestinal. (Nível de evidência 1+ segundo o *guideline* europeu.) Foi obtida maior satisfação do paciente após o procedimento com propofol *versus* sedação tradicional para colonoscopia,[17] exame endoscópico associado a ultrassom (EUS), CPRE, mas não para EGD.[18-21] A qualidade do exame também pode ser mais alta com o propofol em comparação com a sedação tradicional, pelo menos para EGD e CPRE.[10,12] O tempo para sedação (latência) e tempo de recuperação são mais curtos com propofol *vs.* sedação tradicional.[22] Com relação aos efeitos adversos, o propofol pode causar hipoventilação, hipotensão e bradicardia com relativa frequência, mas efeitos adversos graves são extremamente raros.[23] Com relação aos efeitos adversos, o propofol pode causar hipoventilação, hipotensão e bradicardia com relativa frequência, mas efeitos adversos graves são extremamente raros.[24] Portanto, os parâmetros "hipoxemia" e "hipotensão" foram usados como marcadores de complicações clínicas para comparar propofol com sedação tradicional em estudos clínicos randomizados que foram revisados em três metanálises.[23-25] A sedação foi realizada por um gastroenterologista na maioria dos estudos e por uma enfermeira ou um anestesista. Não houve diferenças significativas entre a sedação com base em propofol e a sedação tradicional em relação à hipoxemia ou hipotensão nessas metanálises, exceto por menos complicações cardiopulmonares com sedação com propofol durante a colonoscopia *versus* sedação tradicional.[26]

tornar a normatização ainda mais nebulosa, o agente mais usado em todas as endoscopias (o propofol) não possui antagonista, o que "em tese" o excluiria das sedações moderadas, que pela normatização exigem a possibilidade de antagonismo. Esse ambiente de normatizações dúbias, baseados em interpretação de profundidade de sedação extremamente subjetivo torna impossível qualquer serviço de endoscopia que não esteja completamente habilitado para nível 3 atuar sem a possibilidade de violar as normas.

Explicando o parágrafo anterior seguem trechos das RESOLUÇÃO-RDC nº 6, de 1º de março de 2013 - e RESOLUÇÃO-RDC nº 6, de 10- de março de 2013:

"Art. 4º Para cumprimento desta Resolução os serviços de endoscopia passam a ser classificados da seguinte forma:

I - serviço de endoscopia tipo I: é aquele que realiza procedimentos endoscópicos sem sedação, com ou sem anestesia tópica;

II - serviço de endoscopia tipo II: é aquele que, além dos procedimentos descritos no inciso I do Art. 4º, realiza ainda procedimentos endoscópicos sob sedação consciente, com medicação passível de reversão com uso de antagonistas;

III - serviço de endoscopia tipo III: serviço de endoscopia que, além dos procedimentos descritos nos incisos I e II do Art. 4º, realiza procedimentos endoscópicos sob qualquer tipo de sedação ou anestesia.

Parágrafo único. Quando não especificada a classificação, as determinações desta Resolução aplicam-se aos três tipos de serviços de endoscopia"

Chamando a atenção para a confusão gerada pelas normatizações de órgãos variados segue (parte) do parecer do CRM SP:

Parecer emitido pelo CRM – SP

"Consulta nº 156.809/16 Assunto: Sobre procedimentos que envolvem sedação profunda e anestesia não tópica.

1. Nos exames de endoscopia digestiva realizados sob sedação moderada em ambiente ambulatorial, o médico que realizará o procedimento pode encarregar-se simultaneamente da administração da sedação?

2. Caso o médico, por razões técnicas e éticas, entenda pela necessidade de um médico auxiliar ou anestesiologista neste tipo de procedimento, sua conduta pode, de algum modo, ser censurada ou questionada por seus superiores ou colegas de trabalho?".

PARECER: Respondendo aos quesitos, temos a esclarecer que: - 1. Nos exames de endoscopia digestiva realizados sob sedação moderada em ambiente ambulatorial, o médico que realizará o procedimento pode encarregar-se simultaneamente da administração da sedação?

Resposta: Considerando tratar-se de um procedimento endoscópico realizado com sedação consciente, não há a obrigatoriedade da presença do segundo médico. A Resolução CFM 1.670/03, que conceitua os níveis de sedação, só recomenda a necessidade de um segundo médico em casos de sedação profunda/analgesia.

É, entretanto, recomendável, independentemente do nível de sedação, que sejam observadas as condições mínimas de segurança para a realização do exame, incluindo além dos monitores cardíacos, um aspirador de secreção, oxigênio, oxímetro, equipamentos para manutenção da permeabilidade das vias aéreas e um ambiente para recuperação após o término da sedação, além de medicamentos antagonistas. Vale ressaltar que determinadas drogas, que não dispõe de antagonistas, não podem ser utilizadas em ambiente ambulatorial... APROVADO NA REUNIÃO DA CÂMARA TÉCNICA DE ENDOSCOPIA DIGESTIVA, REALIZADA EM 09.11.2016.

APROVADO NA REUNIÃO DA CÂMARA DE CONSULTAS, REALIZADA EM 03.02.2017. HOMO-LOGADO NA 4.762ª REUNIÃO PLENÁRIA, REALIZADA EM 07.02.2017."

Se a diferença entre sedação moderada (consciente) e profunda é a resposta a estimulação forte, o critério absolutamente subjetivo do que é estimulação forte vai definir se uma unidade de endoscopia tipo 2 é adequada ou se uma tipo 3 é necessária, assim como se um segundo médico dedicado apenas o monitoramento da sedação é necessário ou não. Vale lembrar que no mundo real, muito distante das mesas dos burocratas que geraram as normas, o nível de sedação é variável ao longo do tempo, e de acordo com condições de sensibilidade individual de cada paciente (relacionadas ou não a comorbidades).

Interessante notar que no *guideline* americano citado, o propofol é citado como agente de preferência, tanto pelo perfil de segurança quanto pelo perfil farmacocinético que permite mais rápida recuperação e rotação dos pacientes.

SEDAÇÃO CONTROLADA PELO PACIENTE

Na sedação controlada pelo paciente, uma bomba computadorizada é programada para administrar por via intravenosa uma quantidade predeterminada de sedativo e/ou opioide quando o paciente aperta um botão. Esta técnica tem sido usada, principalmente, para colonoscopia. Uma metanálise Cochrane de estudos randomizados comparando propofol com sedação tradicional para colonoscopia mostrou que, com sedação controlada pelo paciente, as taxas de complicações foram semelhantes, o controle da dor foi inferior (mesmo em estudos que utilizaram propofol combinado com um analgésico), mas a satisfação do paciente foi maior do que com a tradicional.[27] Esta discordância entre dor e satisfação do paciente provavelmente reflete o fato de que os pacientes apreciam o controle sobre o seu nível de sedação.

Três estudos clínicos randomizados envolvendo pacientes agendados para colonoscopia para a administração de propofol (isoladamente ou em regime combinado) por sedação controlada pelo paciente *versus* por infusão contínua ou administração repetida de *bolus* de propofol por uma enfermeira treinada. Destaca-se que 34% dos 453 pacientes elegíveis para randomização nestes ensaios recusou a inclusão. Em termos de segurança do paciente, não foi detectada diferença clinicamente significativa entre a administração pelas duas técnicas. As doses de propofol foram semelhantes entre os grupos de randomização em dois estudos e menor no grupo sedação controlada pelo paciente em um estudo.[28] A satisfação do paciente foi significativamente maior com sedação controlada pelo paciente em um dos três ensaios.[29] Em relação à aceitação de repetir o exame (com a mesma técnica), foi avaliada em dois ensaios e foi significativamente maior com a sedação controlada pelo paciente em um deles.[30]

SEDAÇÃO ADMINISTRADA AUTOMATICAMENTE

Finalmente a sedação administrada automaticamente (em alça fechada), em contraponto à sedação administrada por humanos (seja anestesiologista, enfermeira ou o próprio paciente), ainda é campo aberto a futuras pesquisas.[31] Poucos estudos foram publicados em que a sedação foi administrada por máquina que dispara *bolus* ou aumenta ritmo de infusão em resposta à elevação do nível de BIS (eletroencefalografia processada).[32]

SEDAÇÃO E RISCO DE ASPIRAÇÃO

Quando pacientes com risco de aspiração presente por presença de conteúdo gástrico necessitam exame endoscópico, este deverá ser realizado com proteção de via aérea por

NÍVEIS DE SEDAÇÃO/ANESTESIA

Da análise das recomendações podemos iniciar a discussão do que é (qual a diferença) entre sedação leve superficial ou profunda e anestesia geral superficial. A colocação artificial de fronteiras (com interesse de aplicação e/ou defesa legal) no contínuo do espectro de ação dos fármacos impõe três fronteiras arbitrárias e subjetivas. A primeira é entre sedação superficial e moderada; a segunda entre moderada e profunda; e a terceira (essa absolutamente subjetiva e tênue) entre sedação profunda e anestesia geral superficial.

A sedação é uma depressão induzida por drogas no nível de consciência. Os objetivos clínicos de administrar sedação para endoscopia gastrointestinal são para aliviar a ansiedade do paciente e desconforto, melhorar o resultado do exame, e diminuir a memória do paciente sobre o evento. Um número de diferentes sedativos e analgésicos pode ser usado para níveis adequados de sedação para procedimentos endoscópicos gastrointestinais.

O nível desejado de sedação pode variar dependendo de variáveis relativas com os pacientes e/ou com os procedimentos. As doses de sedativos devem ser titulados apropriadamente para obter um ambiente seguro, confortável, e procedimento endoscópico tecnicamente bem-sucedido.

Conhecimento dos perfis farmacológicos dos agentes de sedação é necessário para maximizar a probabilidade de que o nível desejado de sedação seja obtido.

No Quadro 11-1 citaremos a "tabela de classificação" de sedação, chamando à atenção que ela é subjetiva e sujeita à interpretação pessoal do operador.

- *Anestesia Geral:* é um estado de depressão do nível de consciência durante o qual o paciente não é despertado, mesmo por estímulos dolorosos. A habilidade de manter a ventilação é frequentemente comprometida, necessitando de assistência respiratória para manutenção da permeabilidade da via aérea, e uso de ventilação com pressão positiva em decorrência de depressão da ventilação espontânea por drogas e/ou relaxantes musculares.
- *Analgesia:* consiste na diminuição ou supressão da sensação dolorosa, sem perda de consciência.

Quadro 11-1. Níveis de Sedação e Anestesia

	Sedação mínima (ansiolise)	Sedação moderada (sedação consciente)	Sedação profunda	Anestesia geral
Responsividade	Resposta normal à estimulação verbal ou tátil	Resposta proposital à estimulação verbal ou tátil	Resposta proposital à estimulação verbal ou tátil forte repetida ou dolorosa	Resposta ausente mesmo ao estímulo doloroso – Não acordável
Via aérea	Não afetada	Nenhuma intervenção é necessária	Intervenção pode ser necessária	Intervenção frequentemente necessária
Ventilação espontânea	Não afetada	Adequada	Pode ser inadequada	Frequentemente inadequada
Função cardiovascular	Não afetada	Geralmente mantida	Geralmente mantida	Pode estar comprometido

- *Sedação:* é um estado de depressão do nível de consciência induzida por drogas, em diferentes níveis de intensidade. De acordo com doses administradas e respostas individuais do paciente, o resultado pode variar desde a consciência com leve tranquilidade até a inconsciência. É classificada em três níveis:
  - Ansiólise (sedação mínima): é o estado de tranquilidade e calma induzido por drogas, durante a qual o paciente responde normalmente aos comandos verbais. Embora as funções cognitivas e de coordenação possam estar comprometidas, as funções cardiovascular e ventilatória estão preservadas.
  - Sedação moderada ("sedação consciente"): é uma depressão da consciência induzida por drogas, durante a qual o paciente desperta intencionalmente a um comando verbal e/ou um leve estímulo tátil. Nenhuma intervenção é necessária para manter a via aérea permeável e a ventilação espontânea está adequada. A função cardiovascular está preservada. Os reflexos de retirada aos estímulos dolorosos não são válidos como resposta esperada nesse nível de sedação.
  - Sedação profunda: é uma depressão da consciência induzida por drogas, durante a qual o paciente não acorda facilmente, porém, responde aos estímulos dolorosos repetidos. A habilidade de manter a função ventilatória espontânea pode estar comprometida. Paciente pode requerer assistência para a manutenção da permeabilidade de vias aéreas e/ou suporte ventilatório. A função cardiovascular está frequentemente preservada. Os reflexos de retirada aos estímulos dolorosos não são válidos como resposta esperada nesse nível de sedação.

Um *continuum* de sedação variando de sedação mínima ou ansiólise à anestesia geral foi descrito. Durante procedimentos endoscópicos realizados com sedação moderada (anteriormente denominada sedação consciente), o paciente mantém ventilação e função cardiovascular e é capaz de dar respostas propositais à estimulação tátil verbal ou luminosa.

Em contraste, um paciente em sedação profunda não pode ser facilmente despertado, mas pode responder, propositadamente, a estímulos repetidos ou à estimulação dolorosa. Manobras de apoio das vias aéreas, como a elevação (extensão) do queixo ou levantamento de mandíbula *(chinlift & jawthrust)*, bem como a inserção de vias aéreas orais ou nasais (cânula de Guedel ou nasofaríngea), podem ser necessárias durante sedação. No que tange à anestesia geral, o paciente não responde a estímulos dolorosos, e a função cardiovascular pode (ou não, a depender do estado físico) ser prejudicada. Existe grande variação individual à sedação e diferentes indivíduos podem exigir diferentes níveis de sedação para o mesmo procedimento. Além disso, pacientes podem atingir níveis variáveis de sedação durante um único procedimento. Portanto, os profissionais devem possuir as habilidades necessárias para intervir ou resgatar um paciente cujo nível de sedação é mais profundo do que inicialmente pretendido, ou cujo monitoramento indique transposição dos limites de segurança fisiológica. Deve-se levar em consideração que o limite de segurança fisiológica varia de acordo com o estado físico e comorbidades apresentadas pelo paciente. Apesar de intuitivos, os conceitos acima se tornam terreno fértil para interpretações diversas e possíveis questionamentos (inclusive de ordem jurídica) porque a tênue fronteira entre sedação moderada e profunda é justamente o que determina a aplicação de diferentes normativas tanto do CFM quanto da ANVISA. A confusão torna-se maior quando é necessária a presença de um (segundo) médico dedicado exclusivamente para o acompanhamento de vigilância de sinais vitais e monitoramento, bem com a exigência de materiais e pessoal (que caracterizem uma unidade tipo 3) quando a sedação é profunda e o mesmo não ocorre quando a sedação é classificada como moderada. Para

intubação traqueal com vedação (balonete) na traqueia. Quais são os pacientes em risco de aspiração:

1. Pacientes sem comorbidade que não cumpriram o protocolo de jejum pré-anestésico:
   - 2 horas para líquidos claros (manitol = líquido claro).
   - 6 horas para refeição leve sem gorduras.
   - 8 horas para refeição completa.
2. Pacientes que, por algum motivo relacionado com o sistema digestório (divertículo esofágico, sangramento esofágico, retardo do esvaziamento gástrico ou refluxo gastroesofágico), apresentem risco de aspiração.

Endoscopias de urgência/emergência (varizes de esôfago, retirada de corpo estranho, etc.) são sempre consideradas em risco de aspiração e, preferencialmente, a via aérea deve estar protegida com tubo traqueal, o que implica a presença de anestesiologista/anestesia geral.

MANUTENÇÃO DA OXIGENAÇÃO DURANTE O EXAME ENDOSCÓPICO

Como a hipoxemia é a complicação mais temida e de consequência mais nefasta relacionada com a sedação, a suplementação de oxigênio é fundamental (na realidade a única arma) no sentido de reduzir o risco inerente à sedação. O método mais tradicional de aumento da fração inalada do oxigênio dos 21% ambiente para níveis mais altos é o cateter nasal. O aumento da fração inalada aumenta linearmente com o aumento do fluxo. Ressalte-se que qualquer preocupação com ressecamento e/ou lesão de mucosa nasal pelo fluxo de oxigênio seco e frio é absolutamente descabida na administração a curto prazo que ocorre num exame endoscópico e nunca deve servir de motivação para redução dos fluxos. No contexto da administração de oxigênio suplementar para exames endoscópicos sob sedação, para evitar confusão do leitor, ressaltamos que devem ser ignoradas quaisquer considerações sobre toxidade do oxigênio e problemas relacionados com os dispositivos de administração que são citados na oxigenoterapia de longa duração, porque a administração de oxigênio na sedação e recuperação do exame endoscópico é de curta duração.

O sistema de administração nasal de oxigênio pode ser por "*prong*" nasal simples (bilateral tipo óculos) ou sonda nasal unilateral introduzida na cavidade nasal e com a ponta próxima à coana.

- *Sistemas de baixo fluxo:* fornecem oxigênio suplementar às vias aéreas diretamente com fluxos de 8 L/min ou menos. Como o fluxo inspiratório de um indivíduo adulto é superior a este valor, o oxigênio fornecido por este dispositivo de baixo fluxo será diluído com o ar, resultando numa FiO_2 baixa e variável. Estes sistemas incluem a cânula nasal, o cateter nasal e o cateter transtraqueal.
- *Cânula nasal ou óculos:* geralmente utilizam-se fluxos superiores a 8 L/min, mas podem causar desconforto e ressecamento nasal (a serem ignorados pela curta permanência no período da endoscopia), mesmo com dispositivos de umidificação acoplados. Uma maneira de estimar a fração inalada de oxigênio com cateter nasal tipo óculos é: FiO_2 Estimada = $20 + 4 \times O_2$ ofertado em litros/minuto.
- *Cateter nasal:* este dispositivo deveria atingir a úvula; no entanto, sua inserção geralmente se faz às cegas até uma profundidade igual à distância entre o nariz e o lóbulo da orelha. Como este cateter afeta a produção de secreção (maior eficiência se precedidos de vasoconstrição nasal por gotas de vasoconstritor nasal corriqueiro – tipo oximetazalina), deverá ser removido e substituído por um novo pelo menos a cada 8 horas e,

preferencialmente, na narina oposta. A concentração de oxigênio por meio deste dispositivo varia conforme a quantidade de fluxo de oxigênio fornecido por minuto, o tamanho dos seios da face e a frequência e volume respiratório do paciente, tendo valores aproximados de:
- 1 L = 24%.
- 2 L = 28%.
- 3 L = 32%.
- 4 L = 36%.
- 5 L = 40%.

Atualmente (mais modernamente), métodos de administração de altos fluxos (35 a 70 L/min) em aparelhos especiais que umidificam e aquecem o oxigênio, podem, inclusive, garantir prolongados períodos seguros de apneia (até 45 minutos ou mais) sem hipoxemia e com discreta hipercarbia. Estes métodos que chamaremos genericamente de – *Transnasal Humidified Rapid-Insufflation Ventilatory Exchange* (THRIVE) são muito promissores e acreditamos ser o futuro (em curto espaço de tempo) para uma série de situações clínicas, entre elas a endoscopia.[33] Outra solução para melhorar a oxigenação em pacientes sedados é a pressurização nasal com fluxo de oxigênio em máscaras nasais bem adaptadas, que pressurizam a cavidade nasal e abrem a velofaringe e desobstruem a via aérea relaxada por ação de sedativos (máscara SuperNO2VA©).[34]

A oximetria de pulso é um indicador confiável de oxigenação, mas apresenta limitações em razão da ventilação do paciente. Portanto, a ventilação é mais bem monitorada usando CO_2 término expiratório em onda contínua. Geralmente a depressão respiratória induzida por sedação é detectada pela capnografia antes da dessaturação na oximetria de pulso.[35] Assim, pode-se argumentar que o CO_2 expirado ($ETCO_2$) é de maior importância no contexto de sedação moderada e profunda. Embora muitos dispositivos passivos de oxigenação estejam equipados com monitoramento de CO_2, ensaios clínicos randomizados prospectivos recentes não mostraram melhora na incidência de hipoxemia grave, apesar do monitoramento contínuo $ETCO_2$.[36] Ressaltamos que ainda não é a realidade da maioria dos serviços de endoscopia usar o monitoramento do CO_2 expirado e os cateteres nasais de capnografia raramente estão disponíveis. Estudo recente relata o uso de cânula nasal de alto fluxo (HFNC) durante a sedação moderada e profunda para melhorar a oxigenação, no entanto, a $ETCO_2$ não pode ser monitorada com dispositivos de alto fluxo de O_2 em decorrência da diluição.[37] A SuperNO2VA© (Vyaire Medical, Mettawa, IL, EUA) atende ao critério de fornecer oxigênio suplementar e, quando conectado a um circuito de anestesia ou a uma bolsa de hiperinflação gera pressão positiva enquanto permite a amostragem de $ETCO_2$. O dispositivo mantém a patência das vias aéreas superiores e o suporte ventilatório enquanto fornece uma FiO_2 alta a pressões positivas tituláveis. Sua capacidade de gerar pressões positivas para superar a obstrução e o colapso das vias aéreas pode reduzir a necessidade de intubação endotraqueal e suas complicações associadas. Além disso, a capacidade de monitorar o $ETCO_2$ fornece uma detecção oportuna de apneia, mesmo em altas taxas de fluxo, em razão de ser um sistema quase fechado.

Enquanto esses métodos mais modernos e efetivos não se popularizarem, resta ao provedor de sedação de endoscopia na imensa maioria dos exames a alternativa de fluxos moderados (até 15 litros de oxigênio) por cânula nasal (*prong*) corriqueiro, e a interrupção do exame e ventilação por máscara facial quando a oximetria cair a nível perigoso (SpO_2 inferior a 90%), nesse aspecto a colonoscopia, por liberar o aceso à via aérea, torna a ventilação mais precoce do que a endoscopia alta.

FÁRMACOS E DOSES

Com variações a cada serviço e a depender de condições físicas de cada paciente, o mais comum é a combinação de pequenas doses de opiáceo de curta duração (fentanil) na faixa de 1 a 3 microgramas por quilo associados ou não à pequena dose de benzodiazepínico de curta duração (midazolam) entre 30 e 100 microgramas por quilo e completados com doses intermitentes (*bolus*) de propofol de 1 a 2 miligramas por quilo até obtenção de sedação e relaxamento adequando para endoscopia. Destaca-se que em alguns serviços a dose de propofol é aumentada e feita em uso único, não associado a outros fármacos; enquanto em outros serviços a dose de benzodiazepínico é aumentada e a de propofol diminuída e a maioria dos pacientes recebe dose de antagonista benzodiazepínico (flumazenil) no final.

CONSIDERAÇÕES FINAIS

Não queremos, neste capítulo, discutir doses ou esquemas de administração de fármacos, mas salientar que qualquer que seja a combinação de fármacos ela só será segura se acompanhada de adequado monitoramento.

REFERÊNCIAS BIBLIOGRÁFICAS

1. Rex DK, Imperiale TF, Portish V. Patients willing to try colonoscopy without sedation: associated clinical factors and results of a randomized controlled trial. *Gastrointest Endosc* 1999;49:554-9.
2. McQuaid KR, Laine L. A systematic review and meta-analysis of randomized, controlled trials of moderate sedation for routine endoscopic procedures. *Gastrointest Endosc* 2008;67:910-23.
3. Yörük G, Aksöz K, Unsal B *et al*. Colonoscopy without sedation. *Turk J Gastroenterol* 2003;14:59-63.
4. McQuaid KR, Laine L. A systematic review and meta-analysis of randomized, controlled trials of moderate sedation for routine endoscopic procedures. *Gastrointest Endosc* 2008;67:910-23.
5. Heuss LT, Froehlich F, Beglinger C. Changing patterns of sedation and monitoring practice during endoscopy: results of a nationwide surveyinSwitzerland. *Endoscopy* 2005;37:161-6.
6. Rex D, Deenadayalu V, Eid E *et al*. Endoscopist-directed administration of propofol: a world wide safety experience. *Gastroenterology* 2009;137:1229-37.
7. Paspatis G, Manolaraki M, Tribonias G *et al*. Endoscopic sedation in Greece: results from a Nation wide survey for the Hellenic Foundation of gastroenterology and nutrition. *Dig Liv Dis* 2009;41:807-11.
8. Riphaus A, Rabofski M, Wehrmann T. Endoscopic sedation and monitoring practice in Germany: results from the first nation widesurvey. *Zeitschriftfür Gastroenterologie* 2010;48:392-7.
9. Megan L. Allen – Current Opinion in Anesthesiology. Volume 30 Number 00 Month 2017
10. American Society of Anaesthesiologists. Advisory on granting privileges fordeep sedation to non anesthesiologist sedation practitioners. Schaumburg, IL, USA: American Society of Anaesthesiologists; 2010.
11. Behrens A, Kreuzmayr A, Manner H *et al*. Acute sedation-associated complications in GI endoscopy (ProSed 2 Study): results from the prospective multicentre electronic registry of sedation-associated complications. *Gut* 2019;68:445-52.
12. Kauling ALC, Locks G F, Brunharo GM *et al*. Sedação consciente para endoscopia digestiva alta realizada por médicos endoscopistas. *Rev Bras Anestesiol* [Internet] 2010 Dec.;60(6):580-3.
13. Leslie K, Allen ML, Hessian E, Lee AYS. Survey of Anaesthetists' Practice of Sedation for Gastrointestinal Endoscopy. *Anaesth Intensive Care* 2016;44(4):491-7.
14. Dumonceau JM, Riphaus A, Aparicio JR *et al*. European Society of Gastrointestinal Endoscopy, European Society of Gastroenterology and Endoscopy Nurses and Associates, and the European Society of Anaesthesiology Guideline: Non-anesthesiologist Administration of propofol for GI endoscopy. *Endoscopy* 2010;42(11):960-74.

15. ASGE Standards of Practice Committee, Early DS, Lightdale JR, Vargo JJ 2nd. Guidelines for sedation and anesthesia in GI endoscopy. *Gastrointestinal Endoscopy* 2018;87(2):327-37.
16. Early DS, Lightdale JR, Vargo JJ, et al. Guidelines for sedation and anesthesia in GI endoscopy *Gastrointest Endosc* 2018 Feb;87(2):327-337.
17. McQuaid KR, Laine L. A systematic review and meta-analysis of randomized, controlled trials of moderate sedation for routine endoscopic procedures. *Gastrointest Endosc* 2008;67:910-23.
18. Dewitt J, McGreevy K, Sherman S, Imperiale TF. Nurse-administered propofol sedation compared with midazolam and meperidine for EUS: a prospective, randomized trial. *Gastrointest Endosc* 2008;68:499-509.
19. Jung M, Hofmann C, Kiesslich R, Brackertz A. Improved sedation in diagnostic and thera-peutic ERCP: propofol is an alternative to midazolam. *Endoscopy* 2000;32:233-8.
20. Riphaus A, Stergiou N, Wehrmann T. Sedation with propofol for routine ERCP in high-risk octogenarians: a randomized, controlled study. *Am J Gastroenterol* 2005;100:1957-63.
21. McQuaid KR, Laine L. A systematic review and meta-analysis of randomized, controlled trials of moderate sedation for routine endoscopic procedures. *Gastrointest Endosc* 2008;67:910-23.
22. Singh H, Poluha W, Cheung M *et al.* Propofol for sedation during colonoscopy. Cochrane Database of Systematic Reviews 2008 Oct. 8;(4):CD006268.
23. McQuaid KR, Laine L. A systematic review and meta-analysis of randomized, controlled trials of moderate sedation for routine endoscopic procedures. *Gastrointest Endosc* 2008;67:910-23.
24. Rex D, Deenadayalu V, Eid E *et al.* Endoscopist-directed administration of propofol: a worldwide safety experience. *Gastroenterology* 2009;137:1229-37.
25. Qadeer MA, Vargo JJ, Khandwala F *et al.* Propofol versus traditional sedative agents for gastrointestinal endoscopy: a meta-analysis. *Clin Gastroenterol Hepatol* 2005;3:1049-56.
26. Qadeer MA, Vargo JJ, Khandwala F *et al.* Propofol versus traditional sedative agents for gastrointestinal endoscopy: a meta-analysis. *Clin Gastroenterol Hepatol* 2005;3:1049-56.
27. Singh H, Poluha W, Cheung M *et al.* Propofol for sedation during colonoscopy. Cochrane Database of Systematic Reviews 2008; CD006268.
28. Leslie K, Clavisi O, Hargrove J. Target-controlled infusion versus manually-controlled infusion of propofol for general anaesthesia or sedationin adults. Cochrane Database of Systematic Reviews 2008;CD006059.
29. Külling D, Fantin AC, Biro P *et al.* Safer colonoscopy with patient-controlledanalgesia and sedation with propofol and alfentanil. *Gastrointest Endosc* 2001;54:1-7.
30. Crepeau T, Poincloux L, Bonny C *et al.* Significance of patient-controlledsedation during colonoscopy. Results from a prospective randomizedcontrolled study. *Gastroenterol Clin Biol* 2005;29:1090-6.
31. Heuss LT, Drewe J, Schnieper P *et al.* Patient-controlled versus nurse administered sedation with propofol during colonoscopy. A prospectiverandomized trial. *Am J Gastroenterol* 2004;99:511-18.
32. Leslie K, Absalom A, Kenny GNC. Closed loop control of sedation for colonoscopy using the bispectral index. *Anaesthesia* 2002;57:693-7.
33. Patel A, Nouraei SA. Transnasal Humidified Rapid-Insufflation Ventilatory Exchange (THRIVE): a physiological method of increasing apnoea time in patients with difficult airways. *Anaesthesia* 2015;70:323-9.
34. Kozinn R, Foley L, Feinleib J. Super NOVA nasal mask ventilation maintains oxygenation during deep sedation in high-risk patients: a case series. *Anesthesiol Open J* 2018;3(1):15-9.
35. Friedrich-Rust M, Welte M, Welte C *et al.* Capnographic monitoring of propofol-based sedation during colonoscopy. *Endoscopy* 2014;46(3):236-44.
36. Barnett S, Hung A, Tsao R *et al.* Capnographic monitoring of moderate sedation during low-risk screening colonoscopy does not improve safety or patient satisfaction: a prospective cohort study. *Am J Gastroenterol,* 2016;111(3):388-94.
37. Klare P *et al.* Capnographic monitoring of midazolam and propofol sedation during ERCP: a randomized controlled study (EndoBreath Study). *Endoscopy* 2016;48(1):42-50.

CORANTES, CROMOSCOPIA DIGITAL E MAGNIFICAÇÃO DE IMAGEM

CAPÍTULO 12

Angelo Paulo Ferrari
Maris Celia Batista de Souza
Monica Lucia de Campos Contini

INTRODUÇÃO

Com o avanço e o desenvolvimento dos aparelhos endoscópicos, examinar a mucosa do trato digestório tornou-se mais acurado. Quase todas as lesões mucosas podem ser diagnosticadas pela endoscopia. Uma das questões em destaque atualmente é a observação de lesões diminutas e alterações precoces da mucosa, para aumentar a acurácia diagnóstica e, com isto, fornecer possibilidades terapêuticas com menores custos e melhores resultados.

A cromoscopia é o nome dado à técnica endoscópica que usa corante para melhorar a observação da mucosa e aumentar a possibilidade de evidenciar lesões pequenas, que podem passar despercebidas no exame rotineiro. O uso de corantes em endoscopia foi inicialmente descrito em 1966, por Yamakama et al.,[1] que utilizaram um corante azul para realçar áreas gástricas.

A cromoscopia consiste na aplicação de agentes que realçam a superfície da mucosa gastrointestinal, permitindo sua melhor avaliação durante a endoscopia. Esta técnica é simples, segura e barata, permitindo realçar a mucosa de diferentes órgãos como o esôfago, estômago, duodeno, intestino delgado e grosso.[2]

Podem ser usados diferentes agentes de cromoscopia de acordo com o objetivo do exame e o órgão em questão. Entre os agentes mais usados destacam-se o lugol, azul de metileno, índigo-carmim e o ácido acético (principal constituinte do vinagre).

A cromoscopia tem sido cada vez mais usada no rastreio de neoplasias gastrointestinais, principalmente em populações de risco como pacientes com colite ulcerativa e aqueles com risco acrescido de neoplasias do estômago. Estudos têm provado a sua eficácia nestas populações.[3] A cromoscopia também pode ser usada nas endoscopias de controle em pacientes nos quais foi removida neoplasia.[4,5]

CORANTES

Os corantes podem ser utilizados em todo o trato gastrointestinal e têm características específicas para cada tecido ou lesão. Sua utilização na colonoscopia remonta a 1976,[6] com o uso do índigo-carmim e o azul de metileno no estudo da mucosa normal e em casos de retocolite ulcerativa.

Atualmente, com o desenvolvimento de novas técnicas de ressecção, como a mucosectomia (EMR – *endoscopic mucosal resection*) e a dissecção submucosa endoscópica (ESD – *endoscopic sub mucosal dissection*), torna-se fundamental o diagnóstico preciso para melhor indicação terapêutica. A cromoscopia associada aos novos equipamentos endoscópicos com magnificação de imagem é importante ferramenta neste aspecto, possibilitando avaliação precisa das lesões para a escolha da melhor opção terapêutica.[7,8]

Classificação dos Corantes

Os corantes, de acordo com sua ação, podem ser classificados em:

1. Corantes de absorção ou vitais (azul de metileno, violeta de genciana e lugol).
2. Corantes de contraste (índigo-carmim).
3. Corantes químicos ou reativos (vermelho congo, ácido acético).
4. Corantes permanentes (tatuagem com nanquim).

Com exceção da tatuagem, todos os demais corantes visam realçar o relevo e as depressões das lesões, melhorar o estudo da citoarquitetura das lesões e direcionar os locais mais precisos para biópsia em casos suspeitos da presença de câncer.

Os corantes mais usados são o lugol a 2-3%, azul de metileno a 0,5-1%, ácido acético a 1,5% e o índigo-carmim a 0,2-0,5%. Passamos a descrever as principais ações de cada um deles.

Lugol

É um composto de iodo e iodeto de potássio. A reação do iodo com o glicogênio do epitélio escamoso (presente na mucosa do esôfago) leva à coloração castanho-escura, sendo que as áreas com mucosa alterada não se coram, ou ficam fracamente coradas. É utilizado em concentrações de 2-3%. A principal indicação para seu uso é o rastreamento de tumores de esôfago em pacientes com tumor de cabeça e pescoço, megaesôfago, estenose cáustica, além de alcoólatras e tabagistas.[9]

O lugol deve ser aplicado com seringas de 20 mL, com auxílio de cateter do tipo chuveirinho (embora qualquer cateter possa ser utilizado) posicionado a aproximadamente 2 cm da extremidade distal do aparelho, mantendo a insuflação para que haja contato do corante em toda a circunferência do órgão. O procedimento pode ser doloroso, e recomenda-se sedação. A instilação deve começar pela parte distal, junto à transição esofagogástrica, em direção proximal. O excesso do corante deve ser aspirado após instilação de água destilada. Após a avaliação, deve-se instilar 20 mL de hipossulfito de sódio para neutralizar o efeito do lugol, e diminuir o risco de complicações.

O exame detalhado pode, então, revelar áreas não coradas, que devem ser biopsiadas, já que podem corresponder a áreas com carcinoma ou displasia severa de esôfago (Fig. 12-1), embora não possam ser excluídas etiologias benignas como epitélio colunar do esôfago de Barrett, erosões pépticas, ectopias gástricas ou acentuado processo inflamatório ou atrófico.

Possíveis complicações do uso do lugol são dor retroesternal, tosse, espasmo de laringe e reação alérgica. Deve-se lembrar que o uso lugol está contraindicado em pacientes com alergia a iodo.

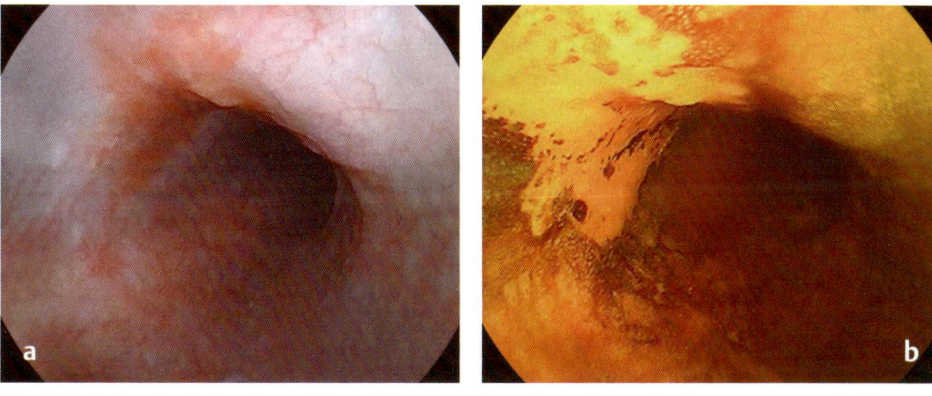

Fig. 12-1. Aplicação de lugol no esôfago: (**a**) aspecto da endoscopia com luz branca mostrando discreta lesão avermelhada; (**b**) após aplicação do lugol, a mucosa normal tem coloração marrom e a área avermelhada não se cora (neoplasia precoce de esôfago). (Fotografias gentilmente cedidas pelo Dr. Luis Maruta.)

Azul de Metileno

O azul de metileno é absorvido pelas células epiteliais do intestino delgado e cólon, e usado em concentrações de 0,5 a 1%. Está indicado para auxiliar o diagnóstico de metaplasia em esôfago de Barrett, presença de metaplasia intestinal gástrica e metaplasia gástrica no duodeno (área que não se cora) – (Fig. 12-2).

Deve-se instilar, aproximadamente, 20 mL do corante, e aguardar um minuto para sua absorção. Após este tempo, deve-se lavar com água até que o padrão da coloração não mude mais. As áreas com metaplasia são coradas em azul, e a displasia não é corada.

Os pacientes podem apresentar coloração azulada ou esverdeada na urina e fezes.

Ácido Acético

O ácido acético (AA) produz degeneração reversível das proteínas intracelulares, por meio de interação com a camada externa de glicoproteínas que recobre a superfície mucosa do epitélio colunar, eliminando-a e conferindo uma coloração esbranquiçada.[10] Esta reação

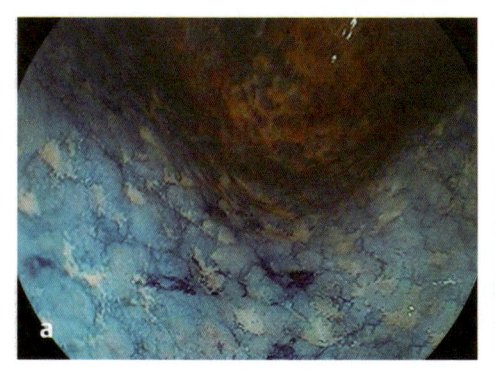

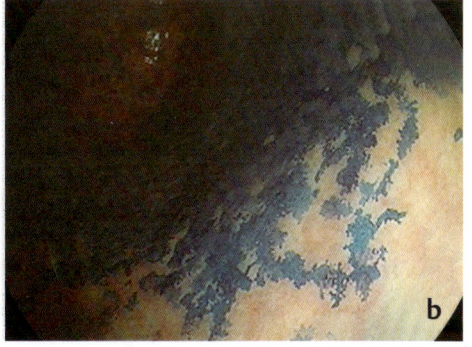

Fig. 12-2. (**a**) Aplicação de azul de metileno no antro gástrico; (**b**) após lavagem do excesso, as áreas de metaplasia intestinal ficam coradas em azul. (Fotografias gentilmente cedidas pelo Dr. Luis Maruta.)

não ocorre no epitélio escamoso, pois o AA é neutralizado pela rede vascular e pelo estroma subjacente. Deve ser utilizado na concentração de 1,5%, num volume médio de 10 mL.

Após a aplicação do corante deve ser feita lavagem com água e nova aplicação de 20 mL. Após aproximadamente 2 minutos pode-se observar o realce da mucosa a ser estudada. Sua principal aplicação clínica é o estudo detalhado do esôfago de Barrett, na busca por displasia (Fig. 12-3).

Índigo-Carmim

O índigo-carmim é composto por um corante vegetal azul (índigo) e um agente vermelho (carmim). É um corante de realce, isto é, ele não é absorvido e apenas se deposita nas depressões, realçando o contorno e o contraste da área de mucosa a ser estudada (Fig. 12-4). É usado em concentração que varia de 0,1 a 0,5%. As indicações mais comuns são as avaliações de lesões mucosas no estômago, duodeno e cólon, principalmente para o diagnóstico de câncer precoce e avaliação da doença celíaca.

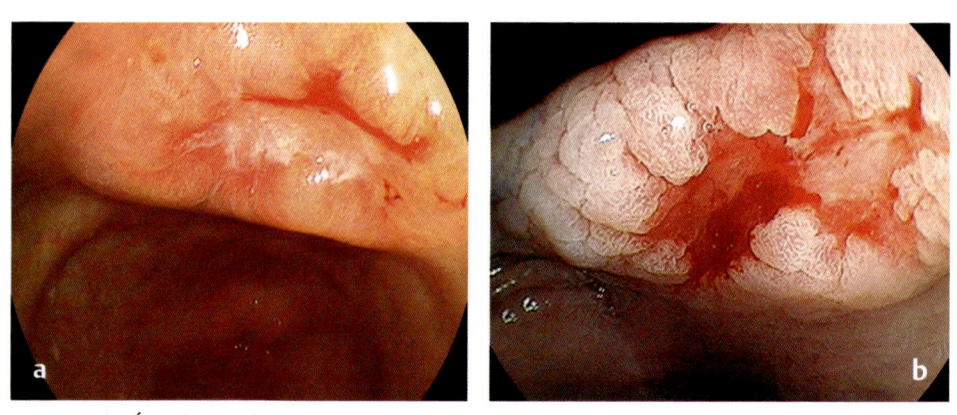

Fig. 12-3. (a) Área deprimida em esôfago de Barrett, vista com endoscopia com luz branca; (b) a mesma área, após aplicação de AA, que permite definir a lesão deprimida e o realce da mucosa displásica. (Fotografias gentilmente cedidas pelo Dr. Luis Maruta.)

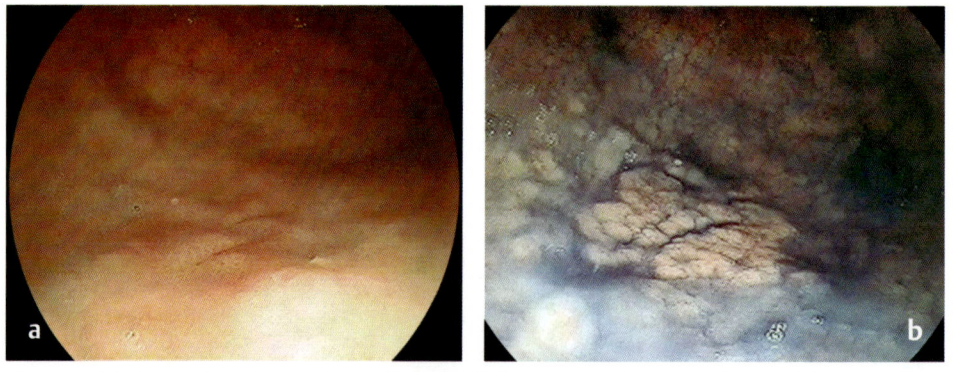

Fig. 12-4. (a) Discreta área deprimida no cólon, de difícil caracterização com luz branca; (b) tem seu contorno e seu padrão realçado após instilação de índigo-carmim. (Fotografias gentilmente cedidas pelo Dr. Luis Maruta.)

Os efeitos colaterais do uso do índigo-carmim são muito raros, mas podem incluir hipotensão leve e reações anafiláticas.

Violeta Cristal 0,05% ou Violeta Genciana e Violeta Cresyl 0,1%

Ambos os corantes são utilizados para estudo histoquímico, mas podem, também, ser utilizados para tingir a superfície mucosa, interagindo com os constituintes celulares. A cromoscopia com estes corantes proporciona melhor definição do padrão de criptas à magnificação (Fig. 12-5). Comparativamente, o violeta cristal mostra melhor caracterização das criptas em relação ao violeta cresyl. A quantidade necessária é pequena, 1 a 2 mL, instilada com cateter apenas sobre a lesão. O excesso deve ser lavado com água e removido com aspiração. Aguardam-se 30 a 60 segundos para que a lesão esteja tingida e pronta para a leitura com a magnificação de imagem.

Tatuagem

A tatuagem difere da cromoscopia, pois o objetivo é marcar o local de uma lesão para posterior ressecção cirúrgica ou revisão endoscópica. Esta marcação é importante, pois a localização relatada pode estar errada em até 13,6% dos casos, quando comparada com o local da lesão, observado à cirurgia. Quando a cirurgia é por via laparoscópica e a lesão é pequena, a localização da lesão torna-se quase impossível já que não há palpação pelo cirurgião.

A tatuagem é realizada com injeção de tinta nanquim estéril na submucosa, com cateter para injeção (como da escleroterapia). A tinta nanquim tem durabilidade de vários anos no tecido, em função das partículas de carbono que são injetadas na submucosa (Fig. 12-6).

Outro corante que pode ser usado para tatuagem é o verde indocianina. A serosa cora com facilidade, porém, sua durabilidade é de apenas uma semana, o que torna menos eficiente do que o nanquim.

CROMOSCOPIA DIGITAL

Recentemente, cada vez mais são usadas técnicas endoscópicas conhecidas como "cromoscopia digital". Tem tecnologias diferentes, de acordo com cada fabricante, mas entre elas, utilizam, por exemplo, filtros de luz (no caso da *Narrow Band Imaging* – NBI – Olympus). As

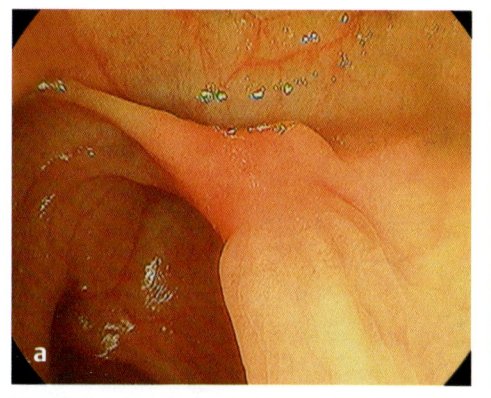

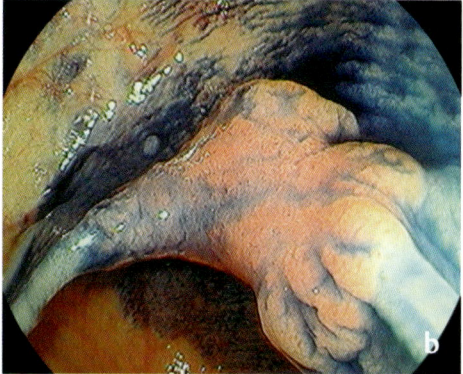

Fig. 12-5. (a) Lesão deprimida no cólon vista com luz branca; (b) após instilação de violeta cristal. (Fotografias gentilmente cedidas pelo Dr. Luis Maruta.)

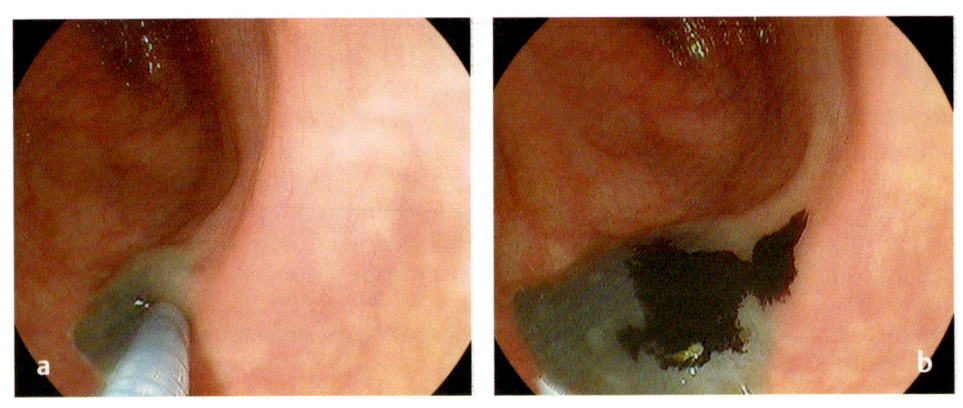

Fig. 12-6. (a) Cateter de injeção sendo utilizado para tatuagem com tinta nanquim; (b) aspecto logo após a aplicação e retirada da agulha. (Fotografias gentilmente cedidas pelo Dr. Luis Maruta.)

imagens geradas pelas técnicas de cromoscopia digital permitem observação semelhante à cromoscopia convencional sem necessidade de administração física de corantes. Estas técnicas digitais determinam, também, maior realce dos vasos na superfície da mucosa e submucosa, e têm ganhado cada vez mais popularidade (Fig. 12-7).

Além do NBI, podemos também citar o FICE (Fujinom), que é outro sistema de cromoendoscopia virtual computadorizado. O FICE não depende de filtros ópticos. Ele transforma a luz branca do processador de imagens por meio de algoritmo aritmético em bandas de luzes refletidas e faz a reconstrução virtual das imagens, intensificando o feixe estreitado da luz azul ao máximo e diminuindo os feixes vermelho e verde. Além disso, realça a microvascularização dos tecidos mediante os diferentes graus de absorção de luz pela hemoglobina (Fig. 12-8).

Vale citar outros sistemas de cromoscopia virtual, sempre lembrando que, independente do mecanismo utilizado por eles, o objetivo é principalmente o realce das lesões suspeitas, na tentativa de aprimorar o diagnóstico histológico e também de predizer o grau

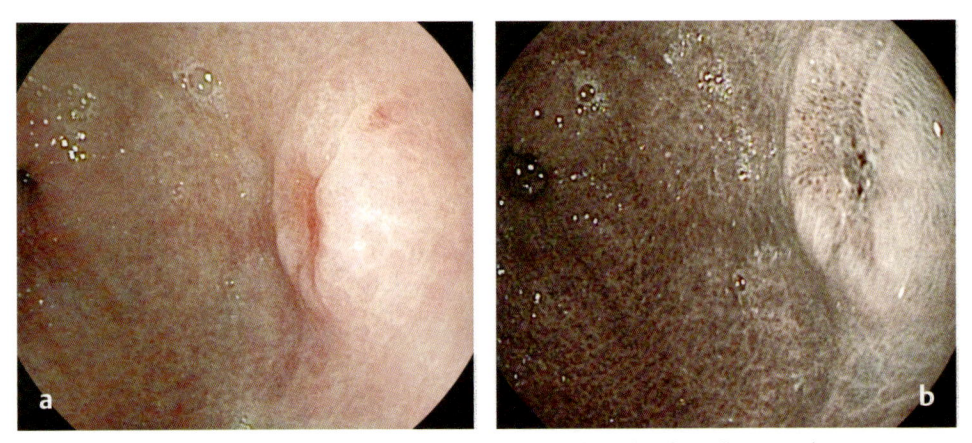

Fig. 12-7. (a) Erosão em antro gástrico vista com luz branca e, (b) realce do padrão vascular com NBI.

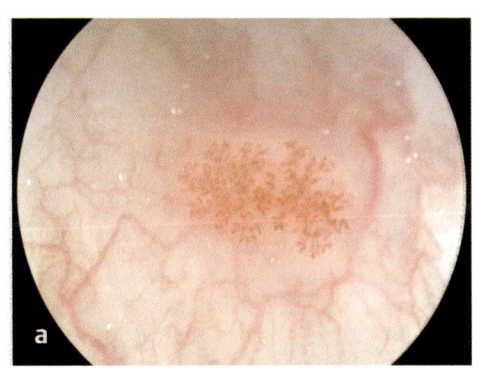

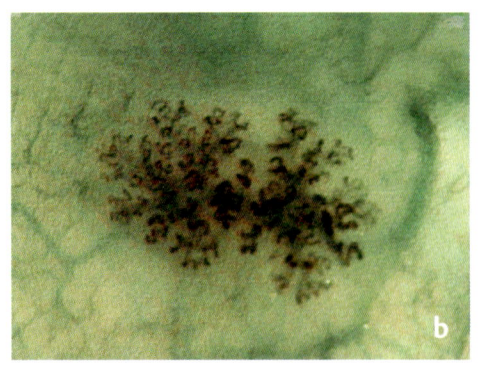

Fig. 12-8. (**a**) Discreta lesão do cólon vista com luz branca e, (**b**) mesma lesão com detalhamento do padrão vascular vista com FICE. (Fotografias gentilmente cedidas pelo Dr. Luis Maruta.)

de invasão quando do diagnóstico de lesões malignas. Os outros sistemas disponíveis em nosso meio são o I-*Scan* (Pentax) e o Lasero (Fujinon).

MAGNIFICAÇÃO DE IMAGEM

A endoscopia com magnificação de imagem consiste na realização do exame endoscópico com aparelho que possui recurso para aumentar a região examinada em até 100 vezes, o que permite a observação pormenorizada da mucosa (Fig. 12-9). A princípio utilizada para a colonoscopia,[11] tornou-se popular no Japão, pois possibilita acesso instantâneo e acurado das características microscópicas que distinguem os tumores colorretais malignos dos benignos. Já em 1994, Stevens *et al.* avaliaram pacientes com esôfago de Barrett utilizando endoscópio com magnificação e cromoendoscopia (soluções de lugol e índigo--carmim) e concluíram que a técnica permitiu exame detalhado do esôfago distal,[12] demonstrando claramente padrão distinto sugestivo de mucosa do tipo intestinal. Guelrud *et al.* analisaram 129 áreas de 49 pacientes com diagnóstico prévio de segmento curto de esôfago de Barrett (menor do que 3 cm).[13] O objetivo era melhorar a detecção das áreas de metaplasia intestinal especializada (MIE), que não são vistas na endoscopia convencional. Utilizaram endoscópio com magnificação após instilação de ácido acético a 1,5%. Com a técnica identificaram quatro padrões de mucosa: tipo I (pintas arredondadas); II (reticular);

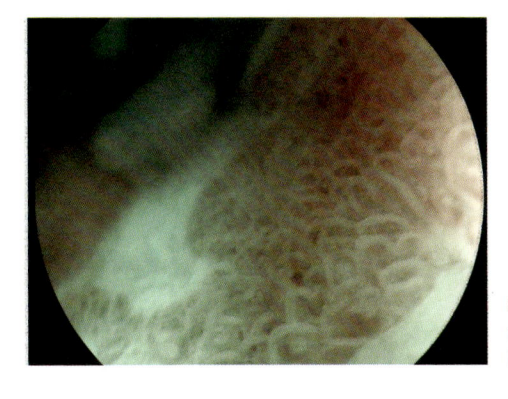

Fig. 12-9. Detalhes da estrutura mucosa vista com magnificação. (Fotografia gentilmente cedida pelo Dr. Luis Maruta.)

III (viloso) e IV (estriado). O exame histopatológico mostrou que o tipo I não se associa à MIE, enquanto os tipos III e IV estão fortemente relacionados com ela (87 e 100%). Yagi *et al.*,[14] em 2002, detectaram adenocarcinoma em segmento curto de esôfago de Barrett. Com o aumento de 40 vezes viram duas áreas de aparência amorfa nesse segmento, e o aumento de 80 vezes mostrou capilares anormais. As biópsias confirmaram a suspeita diagnóstica.

CONSIDERAÇÕES FINAIS

A cromoscopia aumenta de modo significativo a resolutividade da endoscopia digestiva. Pelo baixo custo aliado à sua eficácia, seu uso deve fazer parte da rotina de todo Serviço de Endoscopia. A cromoscopia digital em associação à magnificação de imagem já faz parte da rotina de muitos serviços e será de uso rotineiro no futuro, principalmente para o diagnóstico de câncer em fase precoce e sua delimitação. Entretanto, além destas tecnologias é fundamental que a equipe médica e de enfermagem estejam bem treinadas para que o exame seja realizado com qualidade e sem gerar danos ao paciente.

REFERÊNCIAS BIBLIOGRÁFICAS

1. Yamakawa K, Naito S, Kanai J. *Superficial staining of gastric lesions by fiberscopy*. Proceedings of the First Congress of the International Society of Endoscopy. Tokyo; 1966.
2. Bruno MJ. Magnification endoscopy, high resolution endoscopy, and chromoscopy; towards a better optical diagnosis. *Gut* 2003;52 Suppl 4:iv7-11.
3. Jenkins WE, Lanspa SJ. Colonoscopy and chromoscopy in hereditary colorectal cancer syndromes. *Fam Cancer* 2016;15:453-5.
4. Hurlstone DP, Fujii T. Practical uses of chromoendoscopy and magnification at colonoscopy. *Gastrointest Endosc Clin N Am* 2005;15:687-702.
5. Lambert R. Endoscopy in screening for digestive cancer. *World J Gastrointest Endosc* 2012;4:518-25.
6. Tada M, Katoh S, Kohli Y, Kawai K. On the dye spraying method in colonofiberscopy. *Endoscopy* 1977;8:70-4.
7. Kahi CJ, Anderson JC, Waxman I *et al.* High-definition chromocolonoscopy vs. high-definition white light colonoscopy for average-risk colorectal cancer screening. *Am J Gastroenterol.* 2010;105:1301-7.
8. Libânio D, Azevedo LF. [Analysis of the Cochrane Review: Chromoscopy Versus Conventional Endoscopy for the Detection of Polyps in the Colon and Rectum. Cochrane Database Syst Rev. 2016;4:CD006439]. *Acta Med Port* 2016;29:583-6.
9. Pennachi CMPS, Moura DTH, Amorim RBP *et al.* Lugol's iodine chromoendoscopy versus narrow band image enhanced endoscopy for the detection of esophageal cancer in patients with stenosis secondary to caustic/corrosive agent ingestion. *Arq Gastroenterol* 2017;54:250-4.
10. Lambert R, Rey JF, Sankaranarayanan R. Magnification and chromoscopy with the acetic acid test. *Endoscopy* 2003;35:437-45.
11. Lambert R. [Colonoscopy: maximizing detection and characterization]. *Gastroenterol Clin Biol* 2009;33:737-46.
12. Stevens PD, Lightdale CJ, Green PH *et al.* Combined magnification endoscopy with chromoendoscopy for the evaluation of Barrett's esophagus. *Gastrointest Endosc* 1994;40:747-9.
13. Guelrud M, Herrera I, Essenfeld H, Castro J. Enhanced magnification endoscopy: a new technique to identify specialized intestinal metaplasia in Barrett's esophagus. *Gastrointest Endosc* 2001;53:559-65.
14. Yagi K, Nakamura A, Sekine A *et al.* Magnified view of adenocarcinoma in short segment Barrett's esophagus treated by endoscopic mucosal resection. *Gastrointest Endosc* 2002;55:278-81.

HEMORRAGIA DIGESTIVA ALTA VARICOSA

CAPÍTULO 13

Jairo Silva Alves
Barbara de Oliveira Moreira
Renato Gomes Campanati

INTRODUÇÃO

A hipertensão portal (HP) é caracterizada pelo aumento patológico do gradiente de pressão venosa hepática, definido como a diferença entre as pressões da veia porta e da veia cava inferior. O sistema porta é uma rede venosa de baixa pressão com níveis geralmente inferiores a 5 mmHg. A HP assume importância clínica quando atinge níveis acima de 10 mmHg em decorrência do risco de aparecimento de varizes esofagogástricas; o risco de rompimento destas varizes ocorre quando os valores da pressão são superiores a 12 mmHg.[1,2] O sangramento por ruptura de varizes esofagogástricas constitui uma emergência médica, sendo responsável por cerca de 30% dos casos de hemorragia digestiva alta.

O fator fisiopatológico mais comum é o aumento da resistência ao fluxo sanguíneo. Esta resistência é classificada, de acordo com o local de obstrução ao fluxo, em pré-hepática, intra-hepática e pós-hepática. A HP intra-hepática corresponde à maioria dos casos e pode ser subdividida de acordo com o local de acometimento estrutural do parênquima hepático em: pré-sinusoidal (p. ex., esquistossomose hepatoesplênica e fibrose hepática congênita), sinusoidal (p. ex., cirrose hepática) e pós-sinusoidal (p. ex., doença veno-oclusiva).[1] O aumento do fluxo como fator desencadeante da hipertensão portal é raro (p. ex., fístulas arterioportais congênitas).

A hemorragia consequente à ruptura das varizes esofagogástricas é a complicação mais temida da síndrome da hipertensão portal. É uma complicação grave e frequente da HP, ocorrendo em 30 a 40% dos cirróticos.[3,4] Varizes esofagogástricas estão presentes em 50% dos cirróticos e sua presença relaciona-se com a gravidade da doença hepática, sendo observadas em 40% dos pacientes Child-Pugh A e em 85% dos C.[5] Apresentam alta taxa de morbimortalidade, devendo, sempre que possível, ser manejadas em unidade de terapia intensiva. Os pacientes com hemorragia digestiva alta varicosa (HDAV) apresentam taxas maiores de ressangramento, complicações e mortalidade quando comparados àqueles com hemorragia digestiva alta não varicosa.[6]

Nos últimos 20 anos ocorreu redução significativa na mortalidade associada à HDAV (de 43 para 14%), atribuída à abordagem sistematizada e multidisciplinar desses pacientes.[7,8] A introdução e a combinação de novas tecnologias cirúrgicas, radiológicas, à terapia farmacológica – drogas vasoativas e antibióticos e à terapia endoscópica tem contribuído para a melhora na sobrevida.[7,9]

A participação da enfermagem cresceu juntamente com o papel definitivo da endoscopia digestiva no tratamento da HDAV. O conhecimento da doença e das diferentes técnicas empregadas para interrupção do sangramento é importante, pois é necessária uma equipe que trabalhe rápido e de forma eficiente para obtermos os melhores resultados. À enfermagem compete a viabilização das necessidades operacionais com foco na segurança do paciente, da equipe e no resultado final. O enfermeiro conhecedor do problema a ser enfrentado antecipa necessidades e identifica, mais precocemente, sinais de piora clínica, contribuindo de forma efetiva com a equipe.

CLASSIFICAÇÃO DAS VARIZES ESOFAGOGÁSTRICAS

A classificação da Sociedade Japonesa para pesquisa da HP para as varizes no esôfago é baseado em seis critérios: localização, forma, cor fundamental, sinais de cor vermelha, sinais de sangramento e achados na mucosa. Dentre esses, os sinais de sangramento são divididos em sinais encontrados durante o sangramento e aqueles encontrados após a hemostasia. A hemorragia varicosa é classificada de acordo com a apresentação do sangramento: (1) jorrando sangue ou em "jato"; (2) esguichando, mas sem jato e, (3) em "babação" (Fig. 13-1). Os achados na variz rota que parou de sangrar são classificados como: tampão vermelho ou tampão branco.

Os achados das varizes gástricas são classificados separadamente.[10] Quanto à localização são classificadas de acordo com sua relação com o orifício cárdico, adicionalmente, e em relação à sua localização no corpo e antro gástrico (varizes adjacentes ao orifício cárdico, varizes que se estendem do orifício cárdico para o fundo gástrico, varizes isoladas no fundo gástrico, varizes localizadas no corpo e/ou antro gástrico) (Fig. 13-2). Todos os outros códigos usados para descrever varizes esofagianas também são usados para varizes gástricas. Outra classificação endoscópica de varizes gástricas comumente utilizada é a Classificação de Sarin, publicada em 1989, na qual as varizes gástricas são classificadas

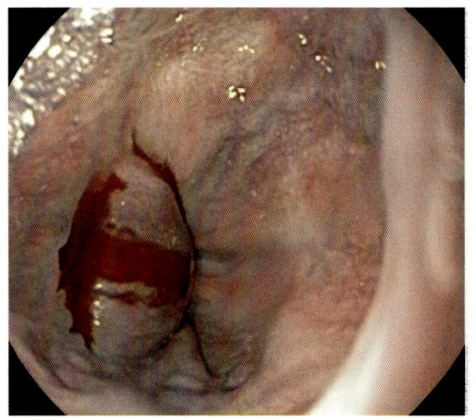

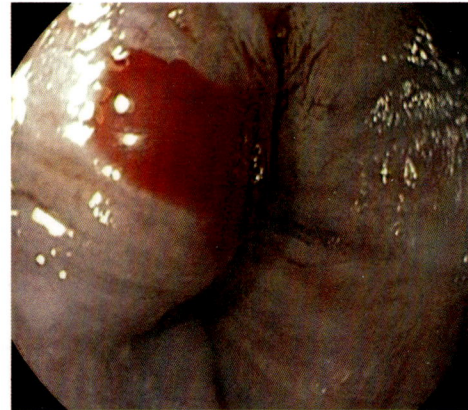

Fig. 13-1. Variz esofágica em terço distal com sangramento ativo em "babação".

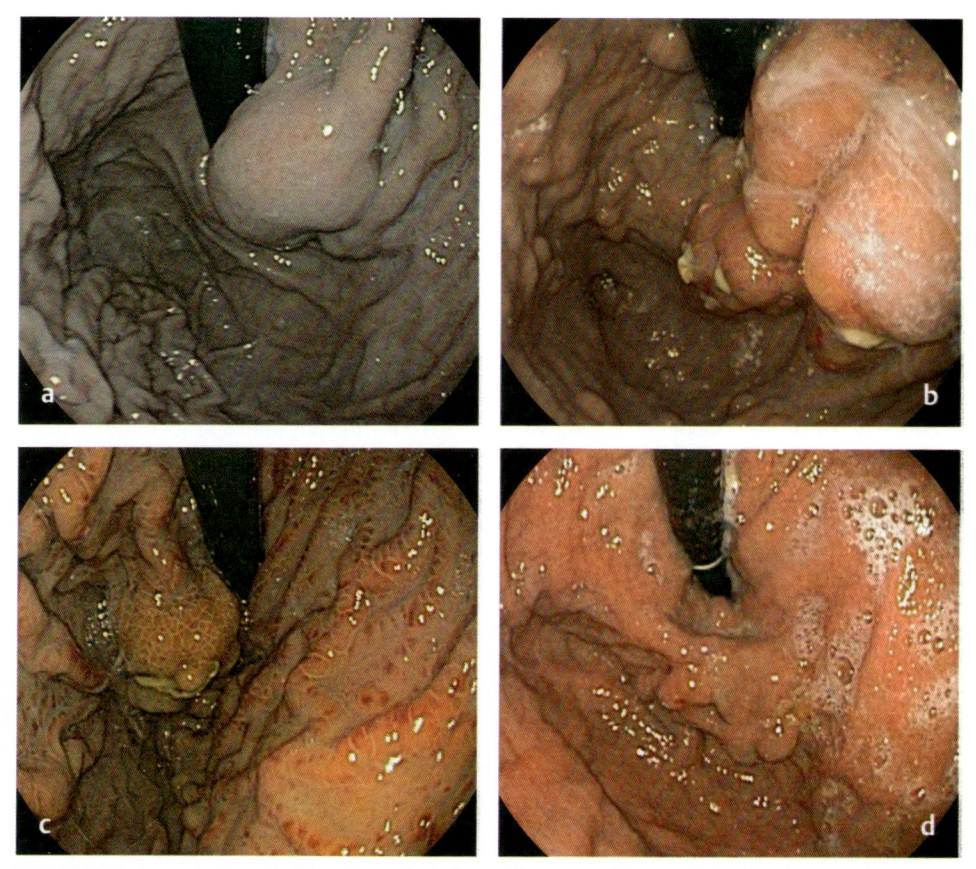

Fig. 13-2. Varizes gástricas: (**a**, **b**) varizes subcárdicas GOV tipo 1; (**c**) variz de fundo gástrico GOV tipo 2; nota-se a evidente gastropatia da hipertensão portal com hemorragias subepiteliais; (**d**) variz isolada de fundo gástrico IGV tipo 1.

de acordo com sua localização e relação com varizes esofágicas.[11] As varizes gástricas associadas às varizes esofágicas são subdivididas em dois grupos:

- *GOV tipo 1 (GOV 1):* são continuação de varizes esofágicas e se estendem por 2 a 5 cm abaixo da transição esofagogástrica pela pequena curvatura do estômago.
- *GOV tipo 2 (GOV 2):* são continuação de varizes esofágicas e se estendem para o fundo gástrico.

As varizes gástricas isoladas, que estão presentes na ausência de varizes esofágicas, são subdivididas em:

- *Tipo 1 (IGV 1):* varizes gástricas isoladas localizadas no fundo gástrico a poucos centímetros da cárdia.
- *Tipo 2 (IGV 2):* varizes gástricas isoladas presentes em qualquer local do estômago.[12]

GASTROPATIA DA HIPERTENSÃO PORTAL

Em pacientes com HP, o sangramento pode ser secundário às lesões da mucosa gástrica como gastrite hemorrágica ou erosões gástricas agudas. Recentemente, as lesões mucosas relacionadas com a hipertensão portal foram referidas como gastropatia da hipertensão portal (GHP). Os achados associados à GHP são classificados em três categorias:

- *Grau 1:* manchas eritematosas ou máculas.
- *Grau 2:* pontos vermelhos e/ou vermelhidão difusa.
- *Grau 3:* hemorragia intramucosa ou luminal.

O padrão em mosaico ("pele de cobra") pode ser associado a três graus de GHP (Fig. 13-3).[10]

TRATAMENTO

Os principais pontos no manejo da HDAV são: reposição volêmica, controle do sangramento com terapêutica farmacológica e endoscópica, e o controle das infecções. A enfermagem

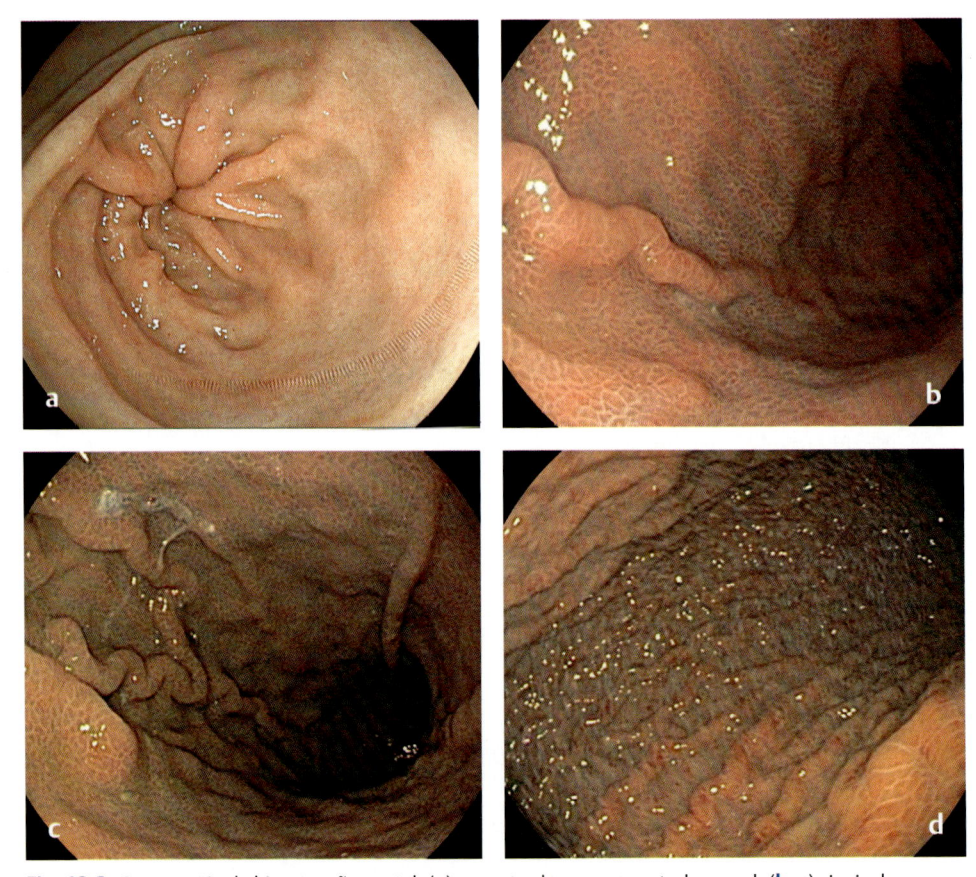

Fig. 13-3. Gastropatia da hipertensão portal: (**a**) aspecto da mucosa antral normal; (**b, c**) sinais de gastropatia da hipertensão portal no corpo gástrico com o clássico aspecto em mosaico; (**d**) sinais de gastropatia da hipertensão portal, com o aspecto em mosaico da mucosa e múltiplos pontos de hemorragia intramucosa.

assume papel de destaque na implementação rápida e correta das medidas prescritas. Monitoramento, acesso venoso, preparo da medicação, escolha de material específico pra abordagem endoscópica, adequado posicionamento junto ao paciente e equipe são medidas muito relevantes e relacionadas com a participação da enfermagem na equipe. Esta participação se inicia com a chegada do paciente na unidade de endoscopia (ou da equipe na UTI), se estende durante o procedimento endoscópico e continua após o procedimento, até a alta da unidade endoscópica ou encerramento do procedimento na unidade de cuidados intensivos.

Ressuscitação Volêmica, Antiobioticoprofilaxia e Terapêutica Farmacológica

A ressuscitação volêmica deve ser cuidadosa a fim de evitar aumento da pressão portal e do risco de ressangramento pelas varizes. São utilizados, preferencialmente, cristaloides (soro fisiológico 0,9% ou Ringer Lactato).[13] O objetivo é manter a pressão arterial sistólica entre 90 e 100 mmHg, associada à frequência cardíaca < 100 bpm e hemoglobina entre 7-8 mg/dL.[1] Em pacientes com coagulopatia significativa ou trombocitopenia, a transfusão de plasma e plaquetas deve ser considerada, porém, não há evidências que comprovem seu real benefício.[13,14]

Antibióticos profiláticos estão indicados em pacientes cirróticos com hemorragia digestiva alta e devem ser administrados por 7 dias para reduzir risco de infecções bacterianas e aumentar a sobrevida.[1]

A terapêutica farmacológica com drogas que reduzem fluxo sanguíneo esplâncnico associada à terapêutica endoscópica é eficaz em mais de 90% dos casos de HDAV. Devem ser iniciadas assim que houver suspeita de HDAV. Das drogas utilizadas (octreotide, somatostatina e terlipressina), somente a terlipressina está associada à redução da mortalidade (redução de 34%), porém, seu uso deve ser desaconselhado em pacientes com insuficiência coronariana, insuficiência vascular periférica e hipertensão arterial não controlada. O octreotide deve ser utilizado administrando-se um *bolus* de 50 mcg endovenoso seguido de infusão contínua de 50 mcg/h, devendo ser mantido por 3 a 5 dias. A somatostatina é recomendada na dose de 250 mcg administrados inicialmente em *bolus*, seguida por infusão contínua de 250 mcg/kg/h por 2 a 5 dias. A terlipressina deve ser administrada de forma intermitente, iniciando-se com 2 mg em *bolus* seguido de 1-2 mg de 4/4 h, a depender do peso corpóreo, por 2 a 5 dias.[1,13]

Tratamento Endoscópico

O sangramento por varizes no paciente com cirrose tem taxa de mortalidade de 50% nas primeiras 6 semanas, e 30% no primeiro episódio de sangramento. Se não tratados, 60% irão ressangrar. Verificou-se que 84% dos óbitos, nas primeiras 6 semanas pós-tratamento, ocorriam em cirróticos Child C e não foi observado nenhum óbito nos pacientes cirróticos Child A.[15]

Pacientes com HDAV devem ser estabilizados clinicamente, antes da realização da endoscopia. Como vimos, a ressuscitação volêmica deve ser cuidadosa e tem como objetivo manter a concentração de hemoglobina entre 7 e 8 mg/dL.[16]

A endoscopia digestiva alta (EDA) em pacientes com suspeita de HDAV deve ser realizada, preferencialmente, nas primeiras 12 horas da admissão. Um atraso na realização de EDA por mais de 15 horas mostrou ser fator de risco independente para mortalidade intra-hospitalar em pacientes cirróticos com HDAV.[17] Recomenda-se proteção de via aérea na presença de sangramento acentuado, encefalopatias graus III e IV e na impossibilidade de manter saturação de oxigênio superior a 90%. Os agentes farmacológicos empregados na endoscopia, como xilocaína *spray* a 10%, midazolam, flumazenil e propofol, em sua maioria, apresentam meia-vida aumentada no paciente cirrótico. Dessa forma, a dose dessas medicações deve ser reduzida no paciente portador de hepatopatia. O midazolam pode induzir encefalopatia hepática em cirróticos, mas sua eficácia e segurança é semelhante à do propofol em pacientes Child A e B. No entanto, o propofol apresenta vantagem de apresentar rápido início de ação (40 segundos) e rápido despertar, porém, pode induzir bradicardia, particularmente, por interação medicamentosa com terlipressina.[6]

Recomenda-se tratamento endoscópico das varizes esofágicas no momento da EDA, mesmo na ausência de sangramento ativo no exame, após exclusão de outros sítios de sangramento, visto que somente 1/3 dos pacientes com varizes apresentam sangramento ativo durante a EDA.[13] Há duas modalidades de terapêutica endoscópica: escleroterapia (EE) e ligadura elástica de varizes esofagianas (LEVE), sendo a LEVE o tratamento de escolha. A taxa de ressangramento e de complicações é menor em pacientes submetidos à LEVE quando comparada à escleroterapia, não havendo diferença em relação à mortalidade entre os dois métodos.[6] Portanto, a escleroterapia deve ser realizada somente nos casos de indisponibilidade ou impossibilidade técnica de realização de LEVE.

Escleroterapia na Hipertensão Porta

A escleroterapia das varizes esofagianas é utilizada, com diferentes soluções esclerosantes, em diferentes países. No Brasil a técnica foi difundida e incorporada ao arsenal terapêutico dos principais centros a partir da década de 1990 e, desde esta época, a solução esclerosante utilizada é o oleato de etanolamina, em diferentes concentrações e técnicas de injeção (Fig. 13-4). Em 1992, apresentamos no Seminário Brasileiro de Endoscopia Digestiva as conclusões de um estudo prospectivo comparando três concentrações (2, 2,5 e 3%) de oleato de monoetamolamina na escleroterapia de varizes do esôfago para profilaxia do sangramento varicoso, em pacientes portadores de hipertensão portal por esquistossomose e cirrose hepática. Foram incluídos 170 pacientes e o número de sessões para erradicação das varizes foi significativamente menor nos pacientes submetidos à esclerose com a solução a 3%, sem aumento significativo na incidência de complicações relacionadas com o procedimento.

Também observou-se que a quantidade do esclerosante deveria ser individualizada, de acordo com o calibre da variz e da resposta pontual à injeção. Desta maneira, passamos a utilizar volume suficiente de esclerosante, com agulha intravasal, objetivando a formação de um ponto elevado no local da injeção, de coloração brancacenta.[18]

Embora esteja comprovada a superioridade da ligadura elástica sobre a esclerose endoscópica na profilaxia secundária da hemorragia varicosa, ainda há discussão se esta vantagem também ocorre no tratamento da fase aguda do sangramento. Resultados obtidos em estudos comparativos limitados, entre as duas abordagens endoscópicas, sugerem que EE e a LEVE são igualmente eficazes no controle da hemorragia varicosa aguda, sem diferença estatística na mortalidade, mas com menos taxa de complicações.[15,19]

A escleroterapia das varizes pode ser eficaz no controle do sangramento varicoso em até 90% dos pacientes e se torna bastante útil na abordagem do sangramento agudo, no momento do exame endoscópico, quando a LEVE é tecnicamente mais difícil, uma vez que o cilindro acoplado à extremidade do aparelho na LEVE e o sangue em seu interior diminuem acentuadamente o campo visual do endoscopista. A escleroterapia também tem sua importância na abordagem das varizes da junção esofagogástrica, em continuidade com as varizes esofagianas.

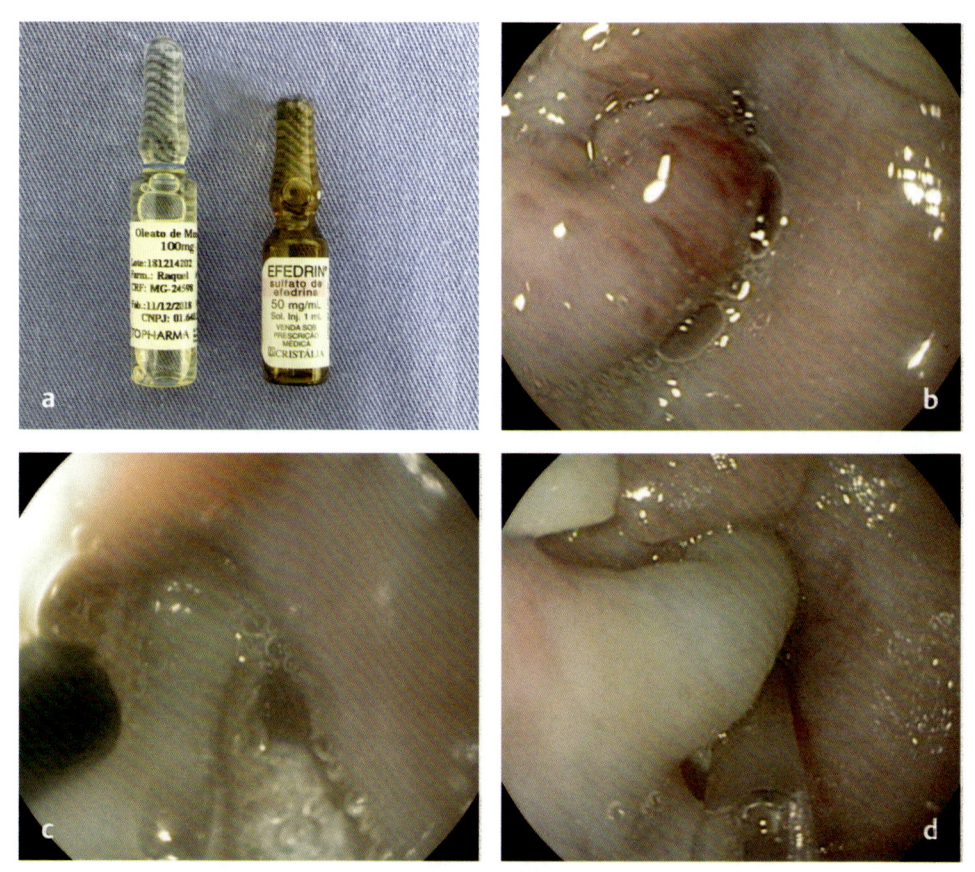

Fig. 13-4. (a) Ampolas de oleato de etanolamina e adrenalina. A apresentação comercial mais comum da etanolamina é de 5% e a injeção mais frequentemente é realizada com a substância na concentração de 3%. O diluente deve ser a água bidestilada ou glicose hipertônica, uma vez que soluções cristaloides favorecem a precipitação da substância. **(b-d)** Escleroterapia de variz esofágica com solução de oleato de etanolamina a 3%.

A injeção do esclerosante pode ser realizada diretamente dentro do vaso ou adjacente ao mesmo. Em nosso meio, o oleato de etanolamina é a solução utilizada, comercializado na concentração de 5%, podendo ser usado nessa concentração ou, preferencialmente, diluído a 2 ou 3%, em água destilada ou solução de glicose hipertônica. As injeções devem ser realizadas a partir da junção esofagogástrica, em sentido cranial, aplicando-se volumes variáveis de acordo com o número e o calibre das varizes de cada paciente, geralmente de 2 a 5 mL em cada sítio, podendo se atingir até 30 mL da solução esclerosante por sessão. A sessões devem ser repetidas em intervalos de 2 a 4 semanas até a erradicação das varizes.

A dor retroesternal e a febre são os efeitos adversos mais frequentes após a escleroterapia, e ocorrem nas primeiras 24 a 48 horas e, habitualmente, não requerem intervenção. As ulcerações nos sítios das injeções podem levar a sangramentos. Disfagia por estenose do esôfago, perfuração do esôfago, mediastinite, derrame pleural e outras complicações sépticas podem ocorrer com menor frequência.[20]

Ligadura Elástica das Varizes (Leve)

Em 1989, Stiegmann, Goff e Sun publicaram os resultados iniciais utilizando a técnica de ligadura elástica das varizes (LEVE) que revolucionou a abordagem das varizes esofagianas.[21] A LEVE é o tratamento endoscópico de escolha, pois, quando comparada à escleroterapia, associa-se a menor mortalidade, risco de ressangramento, efeitos adversos e erradicação mais rápida das varizes.[22,23] A LEVE deve ser realizada acoplando-se um cilindro com anéis elásticos à ponta do endoscópio, disparados por manopla que realiza a tração do fio introduzido no canal de trabalho do aparelho, levando ao estrangulamento do vaso. As ligaduras são efetuadas por sucção do vaso para dentro do cilindro na ponta do endoscópio, a partir da porção distal do esôfago, próximo à junção, de forma helicoidal, evitando-se a colocação de anéis no mesmo nível, para prevenção de obstrução da luz esofágica (Fig. 13-5). A queda da banda elástica, habitualmente, ocorre em 7 a 10 dias, com formação de úlcera. A repetição do procedimento deve ser realizada em intervalos de 2 a 4 semanas, até a erradicação das varizes. Diferentes fabricantes confeccionam *kits* para a realização das ligaduras das varizes, com múltiplos anéis.

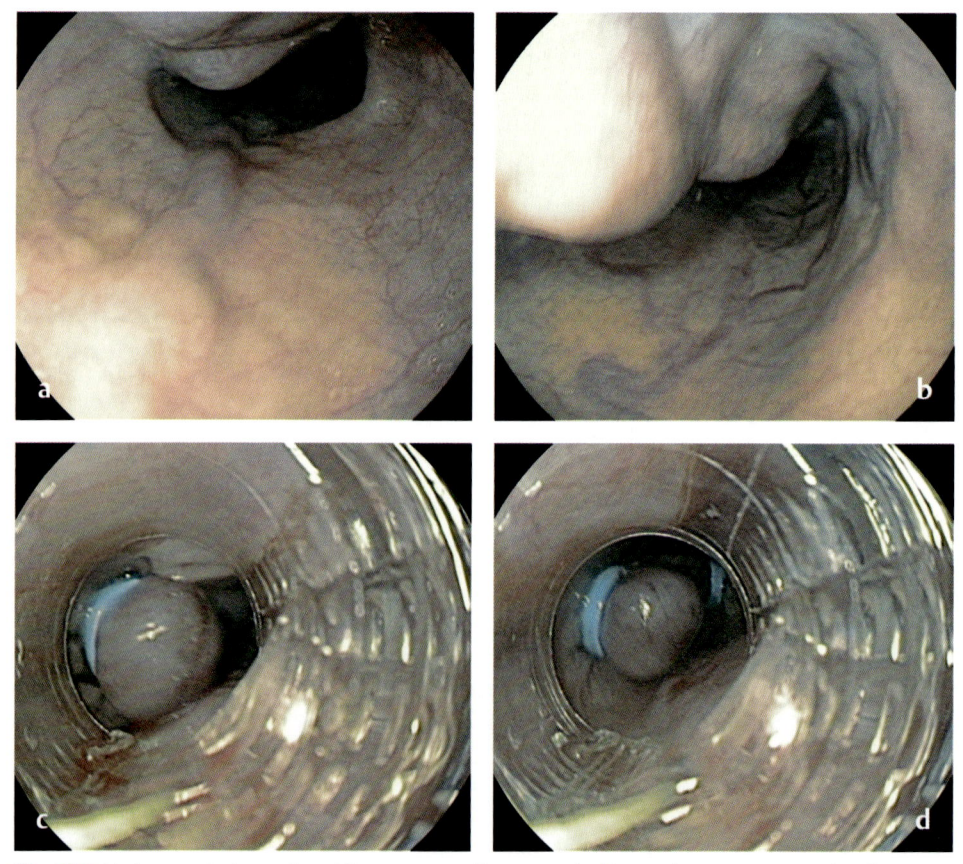

Fig. 13-5. Varizes esofagianas de médio e grosso calibre antes (**a, b**) e, após tratamento endoscópico com ligadura elástica (**c, d**).

Complicações associadas a LEVE geralmente são locais, sendo a recidiva hemorrágica, a mais frequente, em decorrência da queda da banda elástica. Outras complicações incluem dor torácica, disfagia e odinofagia, que podem ser transitórias, logo após o procedimento ou, mais raramente, secundárias a estenoses do esôfago.

Varizes Gástricas

Varizes gástricas são observadas em 20% dos pacientes cirróticos e o sangramento decorrente da ruptura destas varizes é, geralmente, volumoso e associado à maior mortalidade do que aquele de varizes esofágicas.[24] A injeção do adesivo tecidual cianoacrilato (adesivo tecidual que se solidifica instantaneamente quando em contato com o sangue) é o tratamento endoscópico de escolha para controle e prevenção do ressangramento de varizes gástricas.[25,26] O cianoacrilato está disponível em nosso meio e para injeção deve ser diluído em Lipiodol®, na proporção de 1:1 ou 1:0,8 mL, respectivamente, com o objetivo de retardar a solidificação do adesivo quando em contato com o sangue, facilitando sua injeção, além de permitir o controle radiológico, uma vez que o lipiodol® é radiopaco (Fig. 13-6). O volume preconizado por Soehendra et al. é de, no máximo, 2 mL por injeção.[25,26] O cateter para injeção deve ter a agulha mais calibrosa, idealmente de 19 G, por exemplo, que deve ter seu volume medido previamente. Após a identificação do vaso a ser tratado, realiza-se a punção do mesmo com agulha do cateter e injeção da solução de cianoacrilato e lipiodol®, com imediata lavagem do cateter com solução salina, em volume suficiente para garantir que toda solução foi injetada dentro do vaso, até a exteriorização da agulha do mesmo. Ainda com agulha e cateter expostos na ponta do endoscópio, o conjunto todo é retirado do paciente, com secção da ponta do cateter antes de sua remoção do canal do endoscópio, evitando-se que possam ocorrer danos ao equipamento pelo adesivo.

Profilaxia Secundária

O objetivo da profilaxia secundária de varizes é prevenir o ressangramento que pode ocorrer em até 60% no primeiro ano, associado à mortalidade superior a 30%.[5] É essencial que todos os pacientes sejam submetidos à profilaxia secundária após o episódio-índice de sangramento. Aqueles pacientes submetidos ao TIPS ou *shunts* cirúrgicos no primeiro

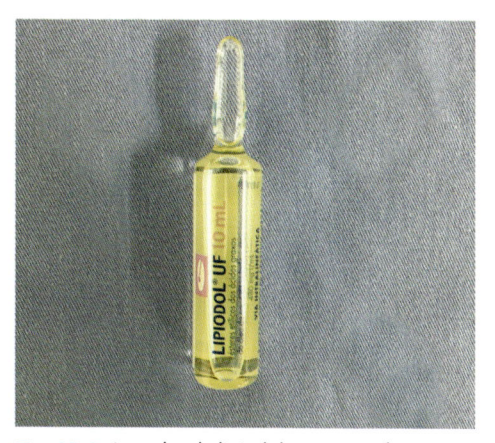

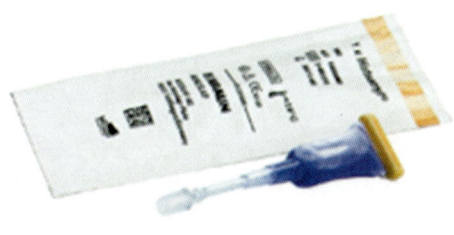

Fig. 13-6. Ampolas de lipiodol e cianoacrilato.

episódio, não necessitam de medidas imediatas. De acordo com Baveno VI, a profilaxia secundária deve começar o mais rapidamente possível em todos os pacientes com hemorragia varicosa prévia, e a combinação de betabloqueadores e LEVE deve ser a terapia da escolha, por resultar em menores riscos de ressangramento que qualquer terapia isolada com alto grau de evidência (Fig. 13-7).[27]

HEMORRAGIA DIGESTIVA ALTA NA VISÃO DA EQUIPE DE ENFERMAGEM

Conforme anteriormente descrito, antes de iniciarmos a realização de qualquer terapêutica endoscópica, devemos efetuar as medidas para a estabilização hemodinâmica do paciente, de maneira colaborativa e interdisciplinar.[28] A comunicação efetiva entre profissionais de saúde em todos os estágios da abordagem do paciente com sangramento no trato GI superior é essencial para garantir cuidados de alta qualidade e, consequentemente, os melhores resultados.[29]

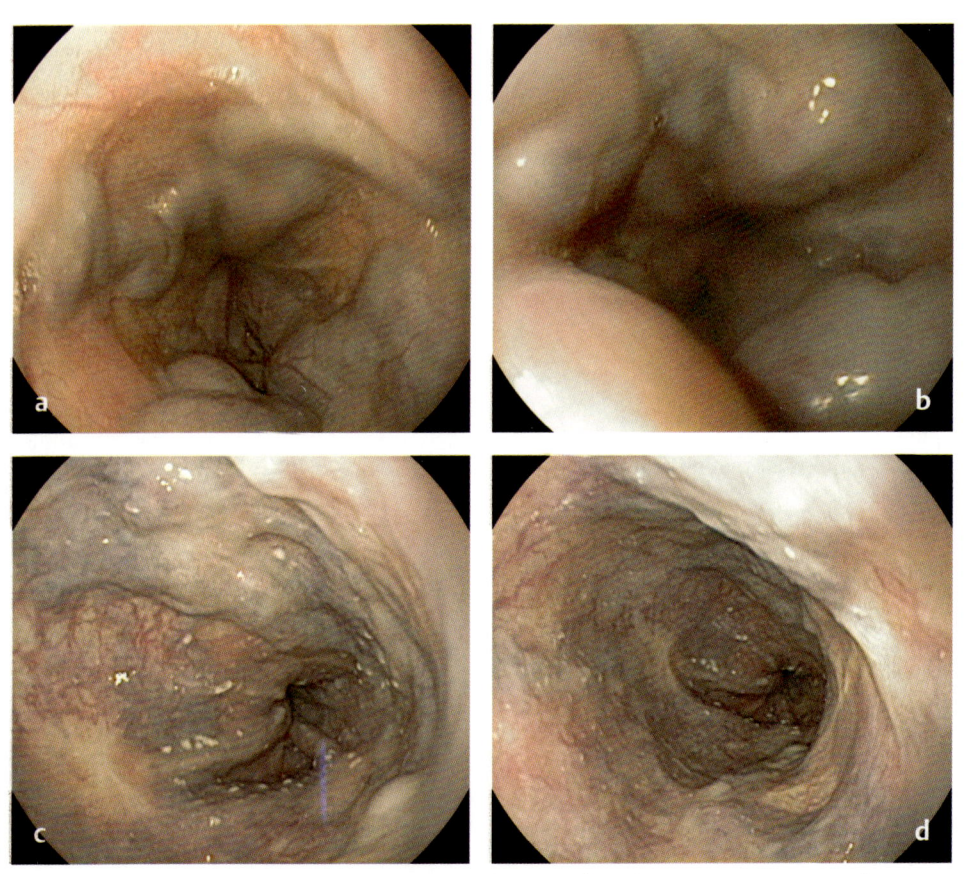

Fig. 13-7. Varizes esofágicas de médio (**a**) e grosso calibres (**b**). Áreas brancacentas sugestivas de retrações cicatriciais secundárias a tratamento endoscópicos prévios (**c, d**).

Atuação da Enfermagem nas Medidas Iniciais do Atendimento ao Paciente com Hemorragia Digestiva Alta

A equipe de enfermagem deve assegurar monitoramento contínuo para poder detectar sinais de gravidade que possam modificar a atuação do profissional para o atendimento eficaz. A verificação dos parâmetros hemodinâmicos, como hipotensão (pressão arterial sistólica < 100 mmHg), pulso, oximetria, observação do tipo de sangramento inicial (hematêmese, hematoquezia, melena e enterorragia), observação de recorrência do sangramento e administração de medicamentos determinam atividade de grande importância na abordagem conjunta.[30]

O jejum deve ser mantido não somente até o exame endoscópio, mas até certificar-se de ter cessado o sangramento. A saturação de oxigênio maior que 90% antes do procedimento endoscópico deve ser mantida com o uso de oxigênio umidificado. A quantificação do débito urinário com a passagem de cateter vesical de demora é parâmetro importante na avaliação da perfusão capilar e da volemia, permitindo monitorar o balanço hídrico do paciente. Além disso, constitui medida de grande relevância o monitoramento do nível de consciência, principalmente no contexto de pacientes com doença hepática avançada e risco de encefalopatia hepática. Além do monitoramento, deve-se garantir um acesso venoso de grande calibre e encaminhamento rápido das solicitações para coleta de sangue objetivando mensurar a perda volêmica, alterações no sistema de coagulação, facilitando assim a reposição de elementos para recomposição do equilíbrio.[30]

A estabilização do paciente com hemorragia digestiva alta deve ser realizada, preferencialmente, em unidade de terapia intensiva, e o contato prolongado do profissional da enfermagem com o paciente aumenta a importância das medidas para controle de infecção hospitalar, que incluem lavar as mãos antes e depois de prestar assistência, trocar as extensões do soro intravenoso a cada 72 horas, observar continuamente o local de inserção do cateter, estar atento a qualquer sinal de hiperemia, dor, edema ou extravasamento de líquidos e providenciar a retirada do cateter, com inserção em novo local, providenciar medidas de higiene corporal, dando atenção especial aos cuidados higiênicos após ocorrências de sangramento, ou sempre que necessário, garantindo também medidas para se evitar a hipotermia.[30]

Materiais para possível intubação orotraqueal e ventilação mecânica devem estar acessíveis e prontos para uso pela equipe assistente (médica e enfermagem) além de material necessário para a realização do procedimento de resgate, como o balão de Sengstaken-Blackmore, se necessário (Fig. 13-8).[30]

O diagnóstico de hemorragia digestiva alta é confirmado por endoscopia digestiva. As pontuações de Blatchford e Rockall são sistemas de pontuação validados que podem ser usados para triagem para endoscopia. Uma avaliação pré-endoscópica pode ser feita usando as três primeiras categorias como: idade, choque e comorbidade, que constitui o escore de Rockall simplificado (Quadro 13-1). O escore de Rockall pode ser usado para prever o prognóstico do paciente (Quadro 13-2). Os sistemas de pontuação Blatchford e Rockall dependem de avaliação clínica e comorbidade com ou sem resultados sanguíneos, estes podem ser avaliados por enfermeiros (Quadro 13-3).[28]

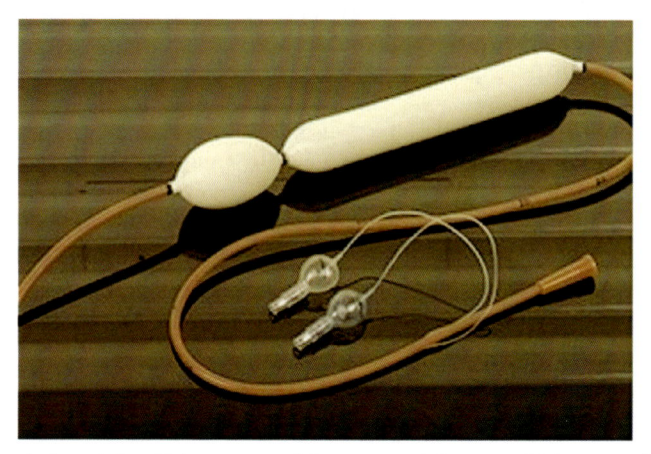

Fig. 13-8. O tubo de Sengstaken-Blakemore consiste em um cateter nasogástrico normalmente com diâmetro de 20 Fr e com a disposição de dois balões: o gástrico (mais distal) e o esofágico (alongado e mais proximal). Deve-se atentar para as especificações de cada fabricante, porém o balão gástrico sempre deve ser insuflado primeiramente com ar ou água entre 50 e 200 mL, posteriormente tracionado e, por fim, insuflado com ar ambiente e mantido a uma pressão entre 30 e 45 mmHg o balão esofágico. O cateter deve ser mantido em drenagem aberta contínua, pode ainda ser aplicada tração ao mesmo em caso de sangramento de varizes gástricas e, o balão esofágico não deve ser mantido insuflado por um período maior do que 24 h, em função do risco de perfuração do órgão.

Quadro 13-1. Critérios do Escore de Rockall

Critérios/pontos	0	1	2	3
Idade (anos)	< 60	60-80	> 80	-
Pulso (bpm)	< 100	> 100	-	-
PA sistólica (mmHg)	> 100	-	< 100	-
Comorbidades	Nenhuma	-	DAC; IC	DRC; hepatopatia; metástases hepáticas
Endoscopia	Nenhum ou pontos escuros	-	Coágulo aderido ou vaso visível	-

bpm: batimentos por minutos; PA: pressão arterial; DAC: doença arterial coronariana; IC: insuficiência cardíaca; DRC: doença renal crônica.

Quadro 13-2. Risco de Ressangramento de Acordo com o Escore de Rockall

Risco	Pontuação	Ressangramento	Mortalidade
Baixo	< 2	4,3%	0,1%
Intermediário	3-4	14%	4,6%
Alto	5-11	37%	22%

Quadro 13-3. Critérios do Escore de Glasgow-Blatchford

Critérios		Pontos
Ureia	< 35	0
	35-45	2
	45-60	3
	60-150	4
	> 150	6
Hemoglobina – homens (g/dL)	12-13	1
	10-12	3
	< 10	6
Hemoglobina – mulheres (g/dL)	10-12	1
	< 10	6
PA sistólica (mmHg)	100-109	1
	90-99	2
	< 90	3
Outros	FC > 100 bpm	1
	Melena	1
	Síncope	2
	Hepatopatia	2
	Insuficiência cardíaca	2

PA: pressão arterial; FC: frequência cardíaca; bpm: batimentos por minuto.

Atuação da Enfermagem na EDA do Paciente com HDAV

O profissional da enfermagem, na maioria das vezes, tem o primeiro contato com o paciente e com o pedido do exame e prontuário. Neste primeiro contato é de grande importância a verificação da concordância do paciente na realização dos procedimentos propostos. Isso envolverá a explicação do procedimento, os cuidados posteriores, as opções de sedação, como *spray* anestésico local, os benefícios, os riscos e as limitações da endoscopia, bem como as alternativas.[3]

Além disso, antes de qualquer procedimento endoscópico, é importante a realização da anamnese pelo médico assistente e também pela enfermagem. O conhecimento do histórico médico anterior, incluindo implante prévio de marca-passo, do uso de medicamentos, asseguraram ainda mais o benefício do procedimento para o paciente.

Após estas medidas iniciais, sua participação durante o procedimento é essencial e o enfermeiro deve ter domínio completo do material a ser utilizado, além da técnica endoscópica a ser utilizada buscando antecipar os movimentos da equipe, com segurança para atuação em emergências, sempre seguindo os protocolos estabelecidos pelo serviço, oferecendo uma assistência de enfermagem individualizada e humanizada. A organização da sala para o procedimento, provendo todo material e acessórios de endoscopia necessários para tratamento de um paciente com hemorragia digestiva alta varicosa, demonstram o envolvimento do enfermeiro na busca do sucesso na abordagem do paciente.[2]

Como já descrevemos anteriormente, a HDAV pode ser controlada endoscopicamente por ligadura elástica, que é, atualmente, a primeira escolha no tratamento da hemorragia digestiva alta. Para realização do procedimento é necessário o *kit* composto por um *cap* envolto por bandas elásticas e ligados a um sistema de disparo junto ao controle do endoscópio. Após aspiração do cordão varicoso para dentro do *cap*, a banda é disparada, obliterando o fluxo sanguíneo dentro da variz.[4]

Apesar de ter seu uso bastante reduzido com a disseminação da ligadura elástica, a escleroterapia endoscópica tem eficácia em até 90% no controle do sangramento varicoso agudo. A técnica consiste em injeção direta, por uma agulha introduzida pelo canal de biópsia, de uma substância esclerosante dentro do vaso (intravasal) ou ao lado do mesmo (paravasal). Entre as principais substâncias esclerosantes utilizadas, temos o oleato de etanolamina, álcool absoluto, tetradecilsilfato de sódio e morruato de sódio, todos com eficácia semelhante.[31] A cola tecidual é outra opção de tratamento no sangramento digestivo varicoso, sendo uma técnica mais importante para controle de sangramento de varizes gástricas. Consiste em injeção de n-butil-2-cianoacrilato ou 2-octil-cianoacrilato com agulha igual à escleroterapia dentro da variz com intuito de obliteração do vaso. O uso de cianoacrilato deve ser realizado por equipe com experiência nessa técnica, pois a manipulação inadequada pode causar danos ao aparelho.[4]

Os enfermeiros de endoscopia devem documentar as observações registradas durante o procedimento, os medicamentos administrados, equipamento utilizado e quaisquer eventos significativos. Além disso, a documentação de enfermagem deve incluir a necessidade de terapias imediatas (como infusão de PPI de 72 horas para alto risco úlceras pépticas ou terlipressina), para planejar cuidados adicionais, bem como instruções sobre a alimentação após o procedimento.[3]

A assistência correta da enfermagem ao paciente com hemorragia digestiva é tão importante quanto o conhecimento e a técnica endoscópica. O papel do enfermeiro na urgência endoscópica é essencial para o manejo correto do paciente, que no contexto da hemorragia digestiva alta estará em estado crítico, sendo necessário, além da experiência de urgência e emergência, o conhecimento dos procedimentos endoscópicos disponíveis, o protocolo do serviço que atua e experiência em manipular acessórios para os procedimentos propostos.

REFERÊNCIAS BIBLIOGRÁFICAS

1. Coelho FF, Perini MV, Kruger JA et al. Management of variceal hemorrhage: current concepts. *Arq Bras Cir Dig* 2014;27(2):138-44.
2. Libera Junior ED, Tolentino LHL, Franco MC. Hemorragia digestiva alta varicosa. In: Averbach M et al. *Endoscopia Digestiva: Diagnóstico e Tratamento*. Rio de Janeiro: Revinter; 2013. p. 567.
3. Thabut D, Bernard-Chabert B. Management of acute bleeding from portal hypertension. *Best Pract Res Clin Gastroenterol* 2008;22:261-78.
4. Triantos CK, Goulis J, Patch D et al. An evaluation of emergency sclerotherapy of varices in randomized trials: looking the needle in the eye. *Endoscopy* 2006;38:797-808.
5. Garcia-Tsao G, Sanyal AJ, Grace ND, Carey W. The Practice Guidelines Committee of the American Association for the Study of Liver Diseases, the Practice Parameters Committee of the American College of Gastroenterology. Prevention and management of gastroesophageal. Varices and variceal hemorrhage in cirrhosis. *Hepatology* 2007;46:922-38.
6. Dai C, Liu WX, Jiang M, Sun MJ. Endoscopic variceal ligation compared with endoscopic injection sclerotherapy for treatment of esophageal variceal hemorrhage: a meta-analysis. *World J Gastroenterol* 2015;21(8):2534-41.
7. Carbonell N, Pauwels A, Serfaty L et al. Improved survival after variceal bleeding in patients with cirrhosis over the past two decades. *Hepatology* 2004;40:652-9.
8. Craaford C, Freckner P. New surgical treatment of varicose veins of the esophagus. *Acta Otolaryngol* 1939;27:422-9.
9. D'Amico G, de Franchis R. Upper digestive bleeding in cirrhosis. Post-therapeutic outcome and prognostic indicators. *Hepatology* 2003;38:599-612.

10. Tajiri T, Yoshida H, Obara K et al. General rules for recording endoscopic findings of esophagogastric varices (2nd edition). *Dig Endosc* 2010;22(1):1-9.
11. Sakai P. Esclerose endoscópica das varizes esofágicas após tratamento cirúrgico da hipertensão portal em pacientes com esquistossomose hepatoesplênica. *Arq Gastroenterol* 2001;38(2):81-3.
12. Sarin SK, Kumar A. Gastric varices: profile, classification and management. *Am J Gastroenterol* 1989;84:1244-9.
13. Bittencourt PL, Farias AQ, Strauss E, Mattos AA. Pannel of the 1st Brazilian Consensus of Variceal Bleeding BSoH. Variceal bleeding: consensus meeting report from the Brazilian Society of Hepatology. *Arq Gastroenterol* 2010;47(2):202-16.
14. Hwang JH, Shergill AK, Acosta RD et al. The role of endoscopy in the management of variceal hemorrhage. *Gastrointest Endosc* 2014;80(2):221-7.
15. Luz GO. Comparação da esclerose endoscópica com a ligadura elástica para o tratamento da fase aguda da hemorragia por ruptura de varizes de esôfago. 2008. Dissertação (Mestrado em Cirurgia do Aparelho Digestivo) - Faculdade de Medicina, Universidade de São Paulo, 2008.
16. D'Amico G, Pagliaro L, Bosch J. Pharmacological treatment of portal hypertension: an evidence based approach. *Seminar Liver Disease* 1999;19:475-505.
17. Hsu YC, Chung CS, Tseng CH et al. Delayed endoscopy as a risk factor for in-hospital mortality in cirrhotic patients with acute variceal hemorrhage. *J Gastroenterol Hepatol.* 2009;24(7):1294-9.
18. Bittencourt MFM, Alves JS. Resultado da Escleroterapia de Varizes Esofageanas em pacientes esquistosomóticos e cirróticos. Seminário Brasileiro de Endoscopia Digestiva, 1992, Natal-RN
19. Dai C, Liu WX, Jiang M, Sun MJ. Endoscopic variceal ligation compared with endoscopic injection sclerotherapy for treatment of esophageal variceal hemorrhage: a meta-analysis. *World J Gastroenterol* 2015 Feb 28;21(8):2534-41.
20. Truesdale RA Jr, Wong RK. Complications of esophageal variceal sclerotherapy. *Gastroenterol Clin North Am* 1991;20:859-70.
21. Stiegmann GV, Goff JS, Sun JH. Technical and early clinical results of endoscopic variceal ligation. *Surg Endosc* 1989;50;129-33.
22. Baroncini D, Milandri GL, Borioni D et al. A prospective randomized trial of sclerotherapy versus ligation in the elective treatment of bleeding esophageal varices. *Endoscopy* 1997;29:235-40.
23. Lo GH, Lai KH, Cheng JS et al. A prospective, randomized trial of sclerotherapy versus ligation in the management of bleeding esophageal varices. *Hepatology* 1995;22:466-71.
24. Ryan BM, Stockbrugger RW, Ryan JM. A pathophysiologic, gastroenterologic, and radiologic approach to the management of gastric varices. *Gastroenterology* 2004;126:1175-89.
25. Soehendra N, Heer K, Kempeneers I, Runge M. Sclerotherapy of esophageal varices: Acute arrest of gastrointestinal hemorrhageof long-term therapy? *Endoscopy* 1983;15:136-40.
26. Tan PC, Hou MC, Lin HC et al. A randomized trial of endoscopic treatment of acute gastric variceal hemorrhage: N-butyl2-cyanoacrylate injection versus band ligation. *Hepatology* 2006;43:690-7. [Erratum, *Hepatology* 2006;43:1410.]
27. D'Amico G, Luca A. Natural history clinical-haemodynamic correlations. Prediction of the risk of bleeding. *Baillieres Clin Gastroenterol* 1997;11:243–56.
28. Netina SM et al. *Prática de Enfermagem.* Rio de Janeiro: Guanabara Koogan; 2011.
29. Chapman W, Siau K, Thomas F et al. Acute upper gastrointestinal bleeding: a guide for nurses. *Brit J Nurs* 2019;28(1).
30. Farias MGBO. Assistência de Enfermagem ao paciente acometido com hemorragia digestiva; Originalmente apresentado como trabalho de conclusão de curso de Mestrado em Terapia Intensiva do autor (Mestranda – Sociedade Brasileira de Terapia Intensiva); Maceió-AL, 2015.
31. Cardoso DMM, Sousa DES. *Tratado de Endoscopia Digestiva.* Rio de Janeiro: Editora Revinter; 2017. Cap. Arsenal terapêutico em Hemorragia Digestiva.

HEMORRAGIA DIGESTIVA BAIXA

CAPÍTULO 14

Maria Cristina Sartor
Ana Júlia Souza

INTRODUÇÃO

O sangramento ativo no trato gastrointestinal (GI) é emergência médica. Requer intervenção imediata para o diagnóstico da fonte de sangramento e a tomada de decisão terapêutica mais adequada e efetiva. Um serviço de endoscopia deve estar sempre pronto a atuar frente a esse tipo de situação aguda, seja fazendo o diagnóstico para tomada de conduta clínica ou cirúrgica, seja lançando mão de recursos terapêuticos endoscópicos eficazes ou mesmo protelando a ação do endoscopista, aguardando o momento mais seguro para abordar o paciente, após avaliação clínica adequada e estabilização do estado geral. Nem sempre a atuação precoce da endoscopia é a melhor escolha.

A hemorragia digestiva baixa (HDB) é causa relativamente comum de internação hospitalar, sendo responsável por índices consideráveis de morbidade e mortalidade. Estima-se que 80% dos pacientes com hemorragia digestiva, alta ou baixa terão alguma manifestação do evento traduzida pela passagem de sangue pelo reto.[1] Dos que apresentam HDA grave, 10 a 20% apresentar-se-ão com sintomas de HDB, provavelmente em decorrência do efeito catártico do grande volume de sangue no intestino.[2]

Os índices muito variados de mortalidade por HDB descritos na literatura podem ser reflexo da multiplicidade de causas e comorbidades, diagnóstico complexo e variedade de métodos terapêuticos dirigidos a cada caso. A mortalidade geral parece ser baixa e associada a casos mais graves, que necessitam de cirurgias de emergência e/ou com comorbidades importantes.

Ela pode-se apresentar sob a forma de hematoquezia e melena. Será considerada hematoquezia a passagem de qualquer quantidade de sangue pelo reto, exteriorizada pelo ânus, ainda vermelho, com ou sem coágulos, facilmente reconhecido pelo paciente. A melena exterioriza-se como fezes negras, cuja cor é resultante da oxigenação da hematina, geralmente muito fétidas.

Como o sangue que se exterioriza pelo reto ou canal anal pode ter origem em qualquer parte do trato GI, o diagnóstico diferencial de HDB pode ser mais complexo e variado, geralmente com custos maiores e tempo mais prolongado para se estabelecer a causa e definir o tratamento.

A intensidade do sangramento pode ter poucas repercussões clínicas ou ser de grande volume, com desequilíbrio hemodinâmico, requerendo intervenções imediatas.

Apesar das dificuldades diagnósticas que possam se apresentar, 80% das HDB agudas terão parada espontânea. Em 10% das vezes não se identifica a origem e o ressangramento pode ocorrer em 25% das vezes.[3] São pacientes que precisam ser reavaliados com frequência, especialmente os casos de apresentação aguda e grave.

O segmento abaixo do ângulo de Treitz, classicamente referido como fonte de HDB, é muito extenso, sujeito a doenças variadas e com fisiopatologias diversas, o que tem sido confirmado pela endoscopia por cápsula e enteroscopia com balão. Sendo assim, para diminuir a complexidade diagnóstica e otimizar a terapêutica, a HDB tende a ser dividida em hemorragia do intestino delgado e hemorragia do cólon.

Pacientes hemodinamicamente estáveis, sem sinais de sangramento ativo ou instabilidade clínica em decorrência de doenças associadas, estão sob baixo risco de complicações graves durante a internação.[4] Pacientes já internados por outras doenças ou cirurgias e que apresentaram HDB durante o internamento têm prognóstico pior que aqueles que foram admitidos no hospital por HDB.[5]

Mesmo que, aparentemente, a incidência de eventos hemorrágicos GI graves venha diminuindo, o sangramento gastrointestinal é uma das emergências mais importantes em gastroenterologia.[5,6] Apesar disso, as publicações e apresentações em eventos científicos têm sido escassas. Essa escassez, muito provavelmente, tem sido influenciada pelo grande desenvolvimento da farmacoterapia nas últimas décadas e a atuação cada vez mais eficiente da endoscopia e dos métodos radiológicos, ratificando as diretrizes existentes.[7,8]

O momento ideal para abordagem endoscópica frente a um evento importante de sangramento pode ser fonte de conflitos entre os profissionais que prestam a assistência inicial e aqueles dos serviços de endoscopia, justamente por terem experiências e saberes diferentes e muitas vezes não seguirem protocolos e diretrizes estabelecidos. Há vários estudos na literatura discutindo esses aspectos.[9,10] O consenso geral é de que, frente a um evento agudo, o exame endoscópico deva ser feito dentro das primeiras 24 horas, especialmente se houver continuidade do sangramento ou ressangramento. Obviamente as decisões são tomadas de forma individualizada para cada caso, podendo carregar um grau elevado de subjetividade, mas que buscam o melhor resultado para cada paciente. Por isso mesmo, devem ser tomadas por equipe multiprofissional, considerando o estado geral, riscos e benefícios relacionados com o procedimento endoscópico, especialmente na hemorragia digestiva baixa, que requer colonoscopia e que, por sua vez, envolve o preparo do cólon, também com possibilidade de complicações.

CONCEITO DE HEMORRAGIA DIGESTIVA BAIXA

O conceito clássico de hemorragia digestiva baixa é de sangramento distal ao ângulo de Treitz. Com o desenvolvimento de novas tecnologias, especialmente cápsula endoscópica e enteroscopia com balão, conseguiu-se maior compreensão sobre etiologia e fisiopatologia da HDB, propondo-se uma nova definição: a hemorragia digestiva proveniente do intestino delgado passaria a ser chamada de hemorragia do intestino médio e a originária de foco distal à válvula ileocecal, de HDB.[11,12] No entanto, ainda é muito comum a referência ao sangramento distal ao ângulo de Treitz. Será dada ênfase, neste capítulo, à hemorragia do cólon.

A HDB aguda é definida por vários autores e diretrizes como sendo evento com três dias ou menos de início e que pode levar a instabilidade hemodinâmica, anemia e necessidade de transfusão sanguínea.[13,14] A HDB crônica consiste em passagem de sangue pelo reto por tempo mais prolongado, geralmente de forma intermitente ou com pequenas perdas. Tais pacientes apresentam-se para atendimento com testes de sangue oculto positivos, queixas de melena intermitente ou fezes marrom-escuras muito fétidas ou ainda pequena quantidade de sangue fresco, ou "vivo" pelo reto.

ETIOLOGIA

As causas de hemorragia digestiva baixa são variadas (Quadro 14-1).[14] Há doenças diretamente ligadas ao cólon e doenças que proporcionam condições clínicas específicas no cólon para o fenômeno hemorrágico. Dentre estas encontram-se as cardiopatias, que podem ser responsáveis por colite isquêmica; as valvulopatias e insuficiência renal crônica, que podem facilitar o aparecimento de angiomas ou angiectasias como causa do foco hemorrágico.[2] Distúrbios de coagulação, incluindo os secundários a hepatopatias, também podem deflagar hemorragia digestiva baixa, inclusive grandes sangramentos hemorroidários.

Os portadores de doença inflamatória intestinal, doenças pépticas, doença diverticular e efeitos de radioterapia pélvica também têm risco de sangramento. Deve-se atentar para o sangramento após procedimentos terapêuticos no cólon, especialmente as polipectomias e, eventualmente, biópsias. Obviamente, pacientes com idade avançada, choque, insuficiência cardíaca congestiva, isquemia coronariana e estigmas de hemorragia recente indicam aumento do risco de morte ou ressangramento.

Strate *et al.* descreveram sete fatores independentes para prever gravidade na HDB aguda: hipotensão, taquicardia, síncope, abdome sem sinais inflamatórios, sangramento nas últimas 4 horas, uso de aspirina e mais de duas comorbidades.[15]

O diagnóstico da origem do sangramento gastrointestinal baixo muitas vezes se baseia em evidências circunstanciais, como o achado de doença diverticular ou angiectasias associadas à hematoquezia e que nem sempre estão realmente envolvidos na etiologia (Figs. 14-1 e 14-2). Pode ser difícil diferenciar sangramento do intestino delgado daquele originado no cólon.

Quadro 14-1. Causas de Hemorragia Digestiva Baixa

Doença diverticular
Colite isquêmica
Angiectasias
Doença hemorroidária
Neoplasia colorretal
Sangramento após polipectomia
Doença intestinal inflamatória
Colites infecciosas
Colopatia por anti-inflamatórios não hormonais
Proctopatia actínica
Úlceras estercorais
Varizes retais
Lesão de Dieulafoy

Adaptado de ASGE Guideline; 2014.[14]

Fig. 14-1. Diverticulose.

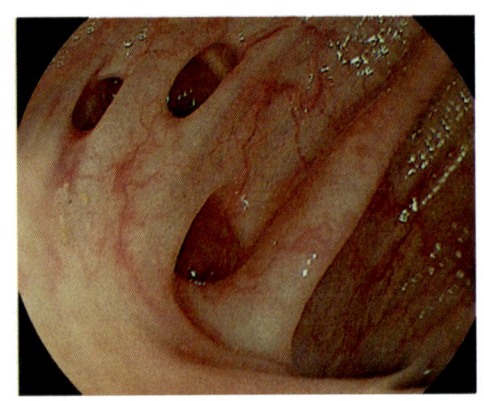

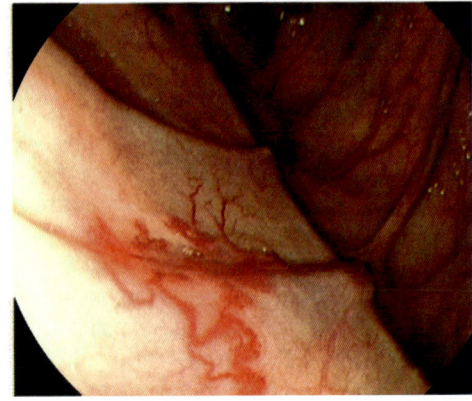

Fig. 14-2. Angiectasia no cólon sem sangramento ativo.

O paciente que se apresenta com HDB grave ou potencialmente grave deve, inicialmente, ser avaliado e estabilizado clinicamente, com atenção a sinais de hipovolemia, como taquicardia e hipotensão, que indicam grande perda de volume.

O acesso venoso adequado é fundamental, muitas vezes sendo um ou mais, para reposição hidreletrolítica imediata e sangue, quando necessário. Hemograma completo com contagem plaquetária, tempo parcial de tromboplastina, provas de função hepática e renal são fundamentais para orientar a terapêutica, principalmente nos portadores de discrasias sanguíneas. A equipe que comanda o atendimento deve determinar o tipo sanguíneo e providenciar reserva de papa de hemácias para possível transfusão nos pacientes mais graves. Especialmente na hemorragia ativa, deve-se ter atenção às alterações de coagulação, relacionadas com o uso de anticoagulantes ou doenças específicas, como algumas hepatopatias, para as quais há necessidade de infusão de plasma fresco. Pacientes com trombocitopenia ou insuficiência renal crônica podem necessitar de transfusão de plaquetas. Na hemorragia volumosa ou pacientes com doenças graves associadas, recomenda-se internamento em unidade de tratamento intensivo ou semi-intensivo para monitoramento adequado, tratamento e estabilização das comorbidades.

As informações sobre medicações em uso são de grande relevância. Não só os anticoagulantes interessam, mas também antiagregantes plaquetários, anti-inflamatórios não hormonais, *ginko-biloba* e *ginseng*.

Mesmo que o uso de drogas que influenciam a coagulação possa não ter impacto na incidência e no desfecho fatal da HDB, elas contribuem para a gravidade do sangramento.[16]

ABORDAGEM ENDOSCÓPICA

A colonoscopia é a melhor opção para a abordagem diagnóstica e terapêutica inicial do paciente com HDB. Quando feita precocemente, parece diminuir o tempo de internação, apesar da gravidade do sangramento e comorbidades existentes. Na dependência das condições clínicas do paciente e nos critérios de estratificação de risco, pode ser realizada em regime de urgência ou eletivamente. Considera-se colonoscopia de emergência a que é realizada entre 12 e 24 horas da admissão hospitalar.[17] Quanto mais precoce, maior a chance de se estabelecer diagnóstico e terapêutica. Se houver risco de transporte da unidade de terapia intensiva para a unidade de endoscopia, o exame pode e deve ser feito no leito do paciente, concomitante às medidas de controle clínico necessárias.

Apesar da manifestação ser de HDB, deve-se sempre excluir hemorragia digestiva alta nos sangramentos agudos volumosos por meio de endoscopia digestiva alta ou passagem de sonda nasogástrica, para que se possa observar o conteúdo.

É fundamental, também, que se proceda o exame proctológico, buscando sangramento com origem no canal anal e mamilos hemorroidários, o que pode passar despercebido durante a colonoscopia de emergência. A anuscopia ou retoscopia rígida são exames que podem ser feitos com equipamentos simples, sem necessidade de preparo e que já excluem causas distais que, menos frequentemente, podem ser motivo de sinais clínicos de anemia e hipovolemia (Fig. 14-3).

O cólon deve estar limpo para que se possa fazer exame completo e eficaz. Apesar do efeito catártico do sangue na luz do cólon, deve-se promover a limpeza do cólon sempre que possível. A solução de preparo pode ser administrada via oral, na maioria das vezes, mas também por meio de sonda nasogástrica, nos pacientes menos colaborativos: cerca de 1 litro de solução a cada meia ou uma hora, junto às medidas finais de estabilização hemodinâmica. É importante monitorar o efluente intestinal para que se garanta boa limpeza. Pode-se usar a solução aplicada como rotina do serviço para o preparo colônico (manitol a 10%, polietilenoglicol etc.), com atenção às soluções que podem aumentar o risco renal, como picossulfato e, especialmente, o fosfato de sódio. Os pacientes com sinais de falência cardíaca ou renal merecem maior atenção no preparo do cólon a fim de não aumentar o terceiro espaço e piorar as condições clínicas, tanto metabólicas quanto respiratórias. Outra possibilidade de se preparar o cólon em pacientes graves é a aplicação de enemas evacuadores. Geralmente compostos de solução de glicerina a 10%, aplicada via retal com gotejamento contínuo, com o paciente em decúbito lateral esquerdo e quadril um pouco elevado, quando possível, num volume que pode variar de 1.000 a 4.000 mL de solução, até o efluxo sair transparente e com poucos resíduos sólidos. A desvantagem do preparo retrógrado seria causar confusão quando a fonte do sangramento é mais distal e a solução levar sangue às porções mais proximais do cólon, impedindo a exclusão de sangramento de origem proximal. De qualquer forma, o preparo

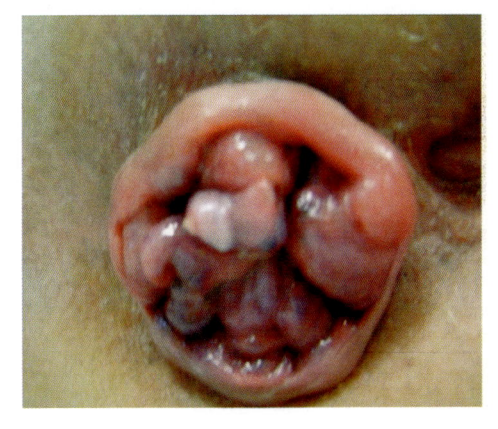

Fig. 14-3. Hemorroida prolabada como causa de hemorragia digestiva baixa.

retrógrado geralmente se limita a pacientes de risco clínico, mas estáveis, independentemente do volume sanguíneo perdido.

O exame com cólon limpo aumenta a probabilidade do diagnóstico da fonte de sangramento e diminui o tempo do procedimento. Quando não houver preparo prévio adequado, deve-se utilizar métodos de limpeza durante o procedimento, infundindo água ou solução fisiológica por meio de seringas de 50 mL, frascos com soro acoplados diretamente ao aparelho ou de irrigadores, pelo canal acessório ou mesmo pelo canal de trabalho até que a luz intestinal esteja suficientemente livre de resíduos para o exame adequado. Se houver muitas bolhas, pode-se acrescentar dimeticona à água para limpeza da luz.

Não deve haver pressa quando se deseja um bom exame. A definição da fonte de sangramento durante a colonoscopia evita o retardo no tratamento ou a necessidade de exames mais invasivos. Quando o foco de sangramento não é identificado, a chegada ao íleo terminal, observando-se que não há sangue de origem proximal, demonstra grande probabilidade de fonte colônica (Fig. 14-4). Nos pacientes que mantêm sangramento volumoso, sem foco identificado pelos meios propedêuticos disponíveis e que acabam tendo indicação cirúrgica, serão submetidos à colectomia com mais segurança, com a possibilidade de colectomia parcial se o sangue estiver restrito aos segmentos mais distais.

O objetivo da colonoscopia na HDB é a identificação da causa e o controle do sangramento. São necessários equipamentos e acessórios adequados e facilmente disponíveis. Colonoscópio com canal de trabalho maior, para facilitar a aspiração de resíduos, e outra via para irrigação pode otimizar todo o procedimento, embora não seja o equipamento mais comumente disponível.

Pode ser interessante fazer tatuagem com tinta da China ao ser encontrado o local de sangramento, para reabordagem posterior que se faça necessária ou para orientar um provável procedimento cirúrgico, como pode ocorrer nos sangramentos associados à doença diverticular (Fig. 14-5).

A hemostasia pode ser obtida por métodos físicos, com coagulação por agentes térmicos de unidades eletrocirúrgicas; métodos mecânicos e métodos químicos (Quadro 14-2).[18]

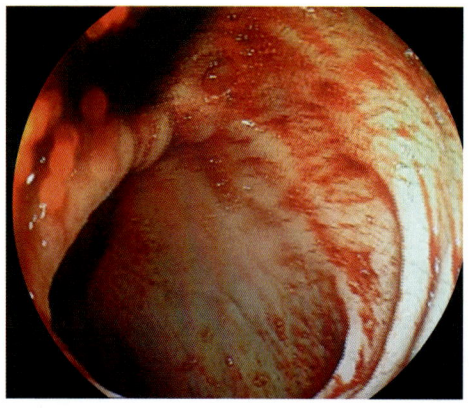

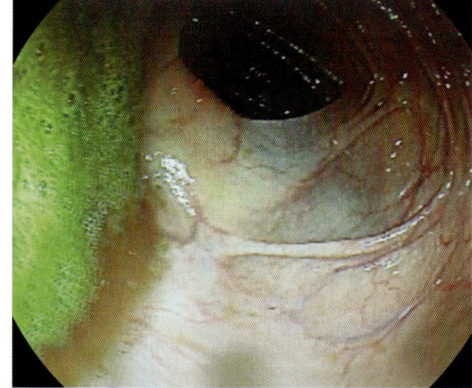

Fig. 14-4. A ausência de sangue no cólon direito confirma a localização mais distal da fonte de sangramento.

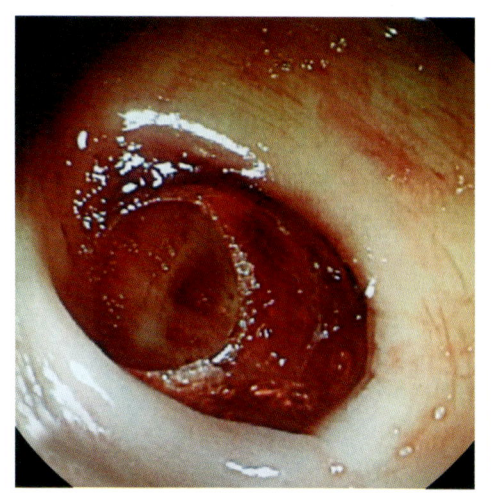

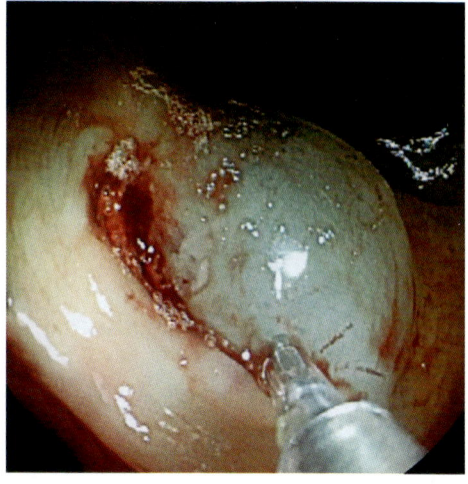

Fig. 14-5. Tatuagem sobre o local de sangramento após ser realizada a terapêutica selecionada, para orientar futuras abordagens endoscópicas ou mesmo cirurgia.

Quadro 14-2. Opções para Terapêutica Endoscópica da HDB

Agentes térmicos	Métodos mecânicos	Métodos químicos
Eletrocoagulação mono ou bipolar	Hemoclipes	Adrenalina
Pinças diatérmicas	Ligaduras com alças	Álcool
Termocoagulação (*heater probe*)	Ligaduras elásticas	Etanolamina
Plasma de argônio		
Laser		

Reproduzido de Sartor MC; 2012.[18]

Agentes Térmicos

Há agentes térmicos que requerem contato direto com o tecido e outros não. Os que necessitam contato transmitem energia diretamente, promovendo retração e coagulação, em temperaturas entre 60 e 80°C. Podem ser mono ou bipolares/multipolares. Dificilmente haverá disponibilidade de todos num momento de emergência. No entanto, é importante conhecer seus princípios técnicos para o uso adequado.

- A corrente monopolar passa do eletrodo em contato com a lesão (ativo) para uma placa em contato com a pele do paciente, longe do foco para hemostasia, voltando ao gerador e fechando o circuito. Atinge temperaturas elevadas e causa dano mais profundo, aumentando o risco de perfuração ou de alargamento da lesão, principalmente se houver adesão do coágulo ao eletrodo que, quando retirado, descola-o, causando novo sangramento.[20] É o modo de corte e coagulação das alças para polipectomia e pinças diatérmicas, tipo *hot biopsy* e argônio.
- A corrente bi ou multipolar produz o circuito elétrico entre dois eletrodos muito próximos, num mesmo dispositivo. A profundidade do efeito térmico é pequena, diminuindo

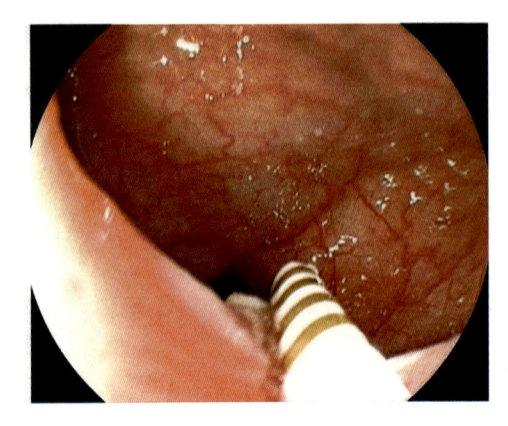

Fig. 14-6. Corrente bipolar para hemostasia: Golden Probe (Boston Scientifics®).

os riscos: os instrumentos só servem para lesões pequenas e superficiais. Podem ter agulhas para injeção e sistemas de irrigação acoplados para limpar os debris e restos de sangue coagulado, facilitando o reconhecimento e a aplicação no local adequado (Fig. 14-6).
- *Heater probe* (Olympus Key Med) tem a ponta de contato constituída por diodo inserido num cilindro de alumínio revestido por teflon, que transmite calor. Não há passagem de corrente elétrica pelo tecido. No cólon, pode-se diminuir em cerca de 50% o fluxo de corrente aplicado no tratamento da HDA. A temperatura que alcança o tecido é ajustável e não ultrapassa 100°C. O dispositivo é aplicado diretamente sobre o vaso sangrante, coaptando-o, mas sem aderir ao coágulo. Os dispositivos mais modernos têm sistema de irrigação controlada. A ponta do cateter é pressionada contra o ponto de sangramento, promovendo a parada do mesmo por compressão e coagulação (Fig. 14-7). Embora a profundidade de efeito seja pequena, há risco de queimadura das camadas mais profundas, sendo mais seguro para o tubo digestório alto.
- A coagulação por plasma de argônio é dada por dispositivo elétrico monopolar que produz hemostasia superficial e ablação tecidual na ausência de contato. A energia, gerada por unidade eletrocirúrgica, é transferida para o tecido-alvo por meio de feixe ionizado de gás argônio, que segue a trajetória de menor resistência elétrica (Fig. 14-8). Esse fenômeno permite que o plasma de argônio seja aplicado de frente e tangencialmente ao tecido-alvo, possibilitando o tratamento em regiões anatômicas de difícil acesso. O gás não ionizado fora do feixe de argônio não conduz energia para o tecido.[21-23] O grau de profundidade do dano à mucosa depende do fluxo do gás, da potência e do tempo de

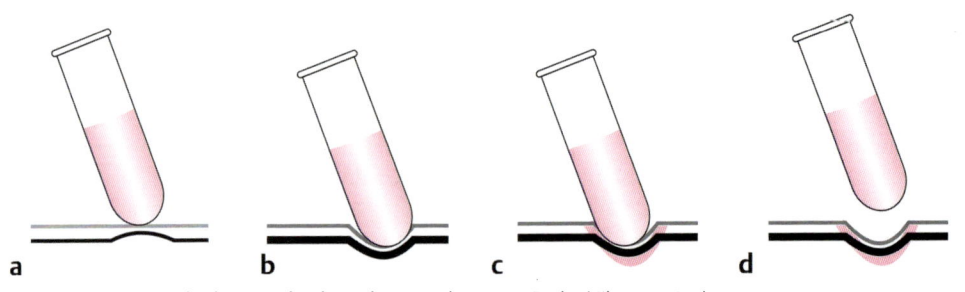

Fig. 14-7. (a-d) Modo de ação do eletrodo ativo do *Heater Probe* (Olympus Inc).

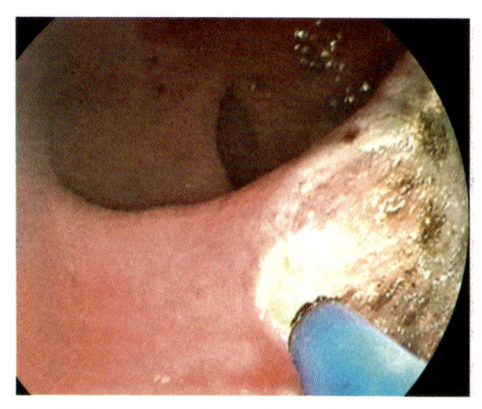

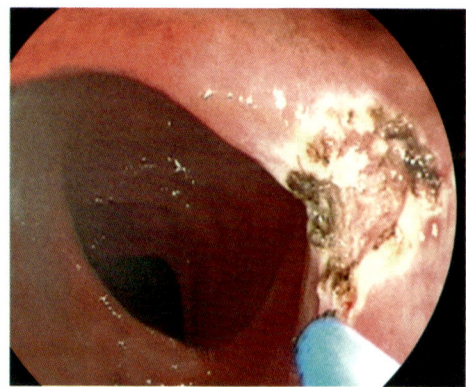

Fig. 14-8. Hemostasia por plasma de argônio. O método não promove contacto direto do eletrodo ativo com o tecido.

aplicação, mas não passa de 3 mm. A necrose de coagulação produzida aumenta a resistência elétrica no local, com perda de condutividade. Isso evita complicações como a perfuração, mas limita o uso a lesões mais superficiais. Para ablação tecidual são comumente usados níveis de potência elevados, entre 60 a 90 W, com fluxo entre 1,5 e 2,5 L/min. As lesões mais superficiais requerem potência menor, entre 40 a 60 W com fluxo de gás abaixo de 2 L/min.[24] A distância mantida entre o *probe* do dispositivo e a lesão a ser tratada deve ser de 1 a 2 mm para que se inicie a ionização. É importante evitar o contato da ponta do eletrodo ativo com a mucosa. Quando necessária ampliação da distância entre o eletrodo ativo e o tecido, deve-se aumentar a potência e não o fluxo de gás.[21]

- O *laser* é usado em procedimentos endoscópicos desde 1975, mas em função do custo elevado e da pouca praticidade, seu uso em endoscopia não se difundiu. A fonte utilizada em endoscopia é o *neodymium yttrium aluminium garnet* (NdYAG). A luz é transformada em calor, o que causa contração térmica do tecido, produzindo hemostasia adequada ou vaporização dos tecidos, na dependência da intensidade e duração do feixe. A capacidade de penetração no tecido é maior do que o argônio, alcançando cerca de 4 mm e, por isso mesmo, usado para tunelizar tumores.

Agentes Mecânicos

- Clipes hemostáticos coíbem hemorragias focais durante a terapêutica endoscópica por meio de compressão mecânica. Há clipes de tamanhos diferentes que se adaptam aos objetivos pretendidos (Fig. 14-9).
- Alças para hemostasia: são alças de *nylon*, descartáveis, montadas sobre sistema de exposição que permite abri-las na área a ser tratada, fechando-as em seguida ao redor do tecido de interesse por meio de trava de silicone, promovendo compressão mecânica (Fig. 14-10) – Endoloop® (Olympus Inc).
- A ligadura elástica é amplamente difundida no tratamento da doença hemorroidária interna (Fig. 14-11). O custo é baixo e não necessita de tecnologia sofisticada. Há aparelhos convencionais reutilizáveis, por sucção ou por tração. Há equipamentos descartáveis específicos para o uso no reto (ShortShot, CookMedical®) ou pode-se usar os conjuntos de ligadura de varizes esofágicas, aplicados no canal anal por meio de gastroscópio,

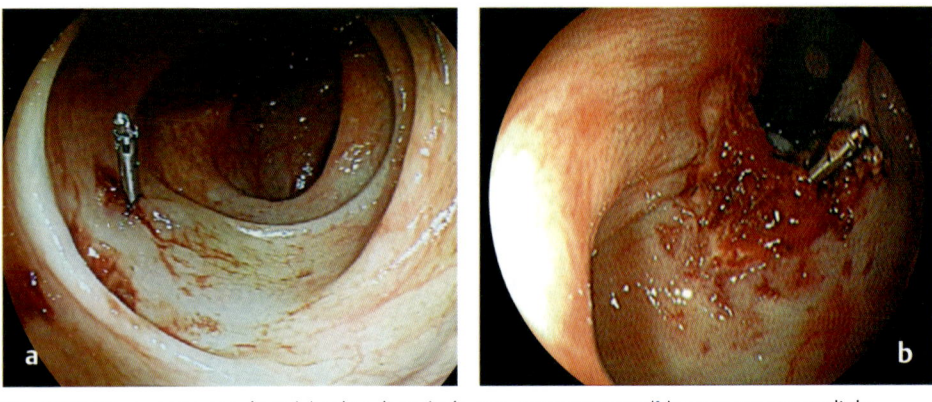

Fig. 14-9. Hemostasia por clipe: (**a**) sobre divertículo com sangramento; (**b**) sangramento em linha anastomótica.

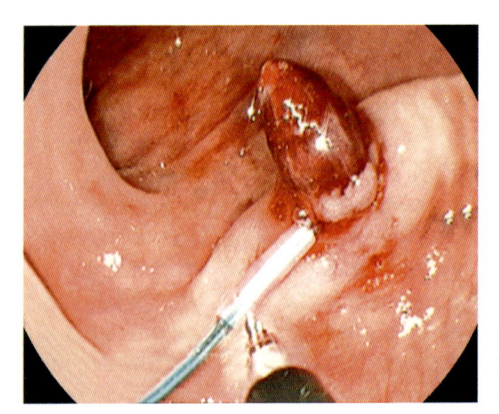

Fig. 14-10. Hemostasia mecânica. Aplicação de Endoloop® num coto de pólipo com sangramento residual.

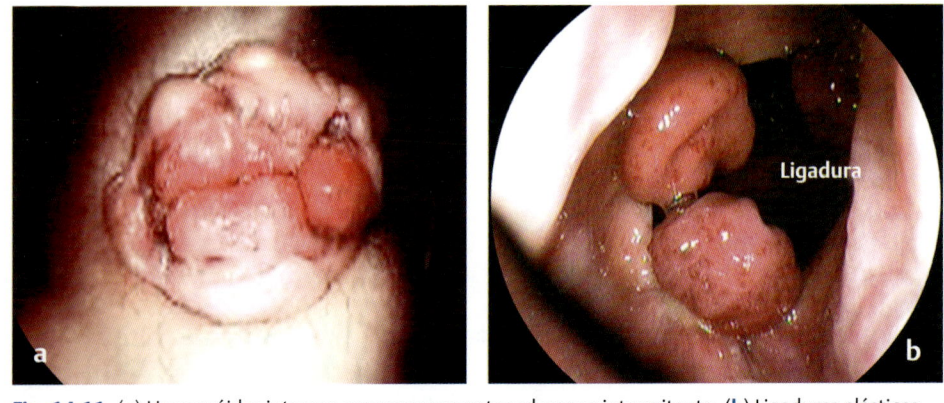

Fig. 14-11. (**a**) Hemorróidas internas com sangramento volumoso intermitente. (**b**) Ligaduras elásticas da mucosa vistas por retroversão do aparelho flexível no reto.

sob retrovisão. Ligaduras elásticas não devem ser usadas fora do reto extraperitoneal em razão do risco de perfuração.

Métodos Químicos
Injeção de substâncias para hemostasia com duas finalidades principais: compressão mecânica pelo volume injetado e ação química de substâncias vasoconstritoras ou esclerosantes.

- A substância mais utilizada na HDB é a adrenalina na concentração de 1:10.000 ou 1:20.000. Pode-se marcar o local de sangramento com tatuagem de tinta da China, facilitando a localização da fonte de sangramento nos casos de tratamento endoscópico de recidiva do sangramento ou necessidade de cirurgia.[25]
- Deve-se tomar cuidado com agentes dessecantes, como o álcool absoluto, e esclerosantes, como a etanolamina, ao serem aplicados no cólon. Podem aumentar o risco de perfuração e, por isso mesmo, são evitados para essas situações.[10]

ARTERIOGRAFIA
A embolização de vasos mesentéricos para o tratamento da HDB, refratária às medidas iniciais de tratamento e à colonoscopia, está bem estabelecida. A investigação de HDB por arteriografia não define o foco em grande parte dos pacientes, provavelmente em virtude das caraterísticas do sangramento requeridas para que possa ser detectado. Um paciente que estava sangrando na colonoscopia ou angiotomografia, sem sítio definido, pode parar de sangrar até conseguir fazer a angiografia. Preferencialmente, a indicação de angiografia é dada para o paciente com hemorragia que se mantém ativa após o exame endoscópico, tem risco elevado para a cirurgia ou não tem acesso à endoscopia.

A angiografia permite terapêutica com infusão de vasopressina ou substâncias embolizantes, desde que seja identificado o foco. O método também comporta possibilidade considerável de ressangramento. Apesar da sensibilidade relativamente baixa e da alta especificidade, a arteriografia com terapêutica associada pode reduzir a necessidade de tratamento cirúrgico ou auxiliar no controle do sangramento até a estabilização do paciente e seu tratamento definitivo.

SISTEMATIZAÇÃO DA ASSISTÊNCIA DE ENFERMAGEM
Admissão do Paciente para o Exame Endoscópico
O paciente com hemorragia digestiva baixa deve ser tratado em ambiente hospitalar, sendo a unidade de terapia intensiva (UTI) o local ideal para o paciente potencialmente grave ou grave, seja pelo volume de sangramento, seja pelas comorbidades associadas.[26] O exame endoscópico e qualquer tipo de abordagem terapêutica devem ser sempre precedidos de medidas para a estabilização hemodinâmica do paciente, de maneira colaborativa e interdisciplinar.[27] Além disso, deve ser realizada anamnese completa, pesquisando comorbidades, doenças prévias, alergias, tempo e duração da queixa principal, sinais e sintomas e uso de medicamentos contínuos, identificando o uso de anticoagulantes, antiagregantes plaquetários e anti-inflamatórios não hormonais.[26]

A equipe de endoscopia deve estar atenta ao exame físico, com avaliação do estado geral, coloração da pele, perfusão periférica, verificação dos sinais vitais, mensuração ou estimativa da perda sanguínea e do débito urinário.[27]

Ao exame físico, o endoscopista deve excluir a possibilidade de hemorragia digestiva alta (HDA) por meio da esofagogastroduodenoscopia. A avaliação anorretal, frequentemente esquecida, tem grande importância no exame físico do paciente com HDB, para excluir sangramento volumoso de origem hemorroidária.[28]

Com base nessas informações iniciais, e com o plano de tratamento estabelecido pelo médico assistente, a equipe de endoscopia é capaz de determinar o melhor método diagnóstico e planejar exame com segurança e com o suporte necessário para o atendimento.

Cuidados durante o Exame

Ao receber um paciente com HDB a ser submetido ao exame endoscópico, deve-se colocar em prática a sistematização da assistência de enfermagem, para tornar possível a operacionalização do processo de enfermagem e garantir atendimento com qualidade.[29]

O exame do paciente com HDB exige atenção extra da equipe de endoscopia pois, na maioria das vezes, encontra-se em situação emergencial, com condições debilitadas e, muitas vezes, necessitando medidas terapêuticas imediatas para controle de sangramento em atividade.[26]

Para que o exame seja realizado com segurança, a equipe de enfermagem deve estar preparada para qualquer tipo de atendimento. Para isso, deve ter cronograma ativo de treinamentos, bom conhecimento teórico e prático para atendimento de emergências e intercorrências com agilidade e segurança, ter domínio sobre os materiais e as técnicas de endoscopia, saber utilizar os equipamentos e os métodos apresentados, manter sincronicidade com a equipe médica durante o atendimento, oferecendo sempre atendimento humanizado e de qualidade para os pacientes e familiares.[26]

Além disso, para que tudo aconteça de forma organizada e padronizada, a equipe de enfermagem deve seguir os protocolos estabelecidos pelo serviço, incluindo neles a avaliação do paciente, o preparo da sala e a conferência dos equipamentos, materiais e medicamentos necessários para o atendimento.

Avaliação Inicial e Cuidados ao Paciente

A equipe de enfermagem deve ficar atenta e estar capacitada para os seguintes diagnósticos:

- Comprometimento do débito cardíaco com perfusão tecidual periférica ineficaz: desidratação e choque hipovolêmico.
- Risco de broncoaspiração.
- Risco de desequilíbrio eletrolítico.
- Ansiedade, potencialmente piorando e prejudicando outros diagnósticos e a abordagem segura.

Será também necessária a capacitação da enfermagem para providenciar meios para:

- Manutenção da perfusão tecidual adequada.
- Prevenção de broncoaspiração.
- Manejo da ansiedade e do medo.
- Monitoramento e análise de resultados laboratoriais.
- Determinação do nível de consciência.
- Investigação do histórico de doenças e cirurgias prévias, além das comorbidades.
- Orientar o paciente sobre o procedimento, quando possível, bem como seu acompanhante, se as condições assim o permitirem.
- Verificar os sinais vitais.
- Verificar o débito urinário.

- Verificar a perfusão periférica e coloração cutânea.
- Garantir acesso venoso calibroso e pérvio.
- Instalar oxigenoterapia.
- Posicionar corretamente o paciente, a fim de prevenir broncoaspiração.

Preparo da Sala de Exame

O ambiente deve estar preparado para o exame e para possíveis intercorrências. Para isso, antes de colocar o paciente na sala, a equipe de enfermagem deve rever disponibilidade de equipamentos, materiais e medicamentos, além das condições locais de segurança. Espera-se que a sala de procedimento esteja equipada com:

- Sistema de fornecimento de oxigênio a 100%.
- Sistema para aspirações com potência adequada.
- Oxímetro de pulso ou monitor multiparamétrico.
- Esfignomanômetro.
- Equipamento para reanimação cardíaca.
- Monitor cardíaco.
- Fontes de energia para eletrocoagulação mono e bipolar.
- Coagulação com plasma de argônio.
- Bomba d'água.
- Bomba de CO_2.

Todos os equipamentos disponíveis para atenção e monitoramento dos pacientes devem obedecer a programa de manutenção preventiva periódica para garantir seu perfeito funcionamento. Além disso, devem ser testados diariamente, logo no início da jornada e, se possível, antes da aplicação.

Materiais e medicamentos com possibilidade de uso devem ser previamente conferidos quanto à sua quantidade e validade, bem como a disponibilidade. São necessários:

- Medicamentos e antagonistas para sedação.
- Medicamentos para hemostasia: glicose 50%, adrenalina, oleato de monoetanolamina 0,05 g/mL.
- Medicamentos para ressuscitação cardiopulmonar e demais emergências.
- Materiais para manutenção de vias aéreas e intubação naso e orotraqueal.
- Acessórios endoscópicos para terapêutica: agulhas injetoras e para esclerose, alças diatérmicas de diferentes tamanhos, hemoclipes, cateter de argônio, pinças diatérmicas (*hot byopsy*), cateter bipolar, especialmente para pacientes com dispositivos eletrônicos cardiológicos e neurológicos, *heater probe*. Minimamente, deve haver agulhas injetoras, pinças diatérmicas, hemoclipes e alças diatérmicas.
- Outros materiais utilizados em procedimentos endoscópicos e que seja prevista sua necessidade.

A assistência de enfermagem em endoscopia estende-se além do auxílio ao endoscopista durante o exame. Envolve todo o planejamento do processo, desde a previsão e provisão dos materiais até o cuidado direto com o paciente, no pré, intra e pós-procedimento.[27] Assim, inicia-se o atendimento ao paciente com segurança, de forma individualizada, com todos os recursos disponíveis, equipe sincronizada e treinada, buscando o melhor tratamento para aquele momento.

TRATAMENTO ENDOSCÓPICO

O tratamento endoscópio da hemorragia digestiva baixa pode ser realizado por termocoagulação (com ou sem contato tecidual): *heater probe, laser,* coagulação com plasma de argônio, eletrocoagulação (bipolar, monopolar com ou sem dispositivo de irrigação – EHT); terapia com infiltração: solução salina, adrenalina, etanolamina, álcool absoluto, poliodocanol ou cola de cianoacrilato, corantes e tinta da China; e métodos mecânicos: endoclipes metálicos, alças tipo Endoloop®, injeção de soluções para formação de bolhas para compressão.[30]

Existem vários fabricantes e fornecedores de materiais e acessórios endoscópicos no mercado. Por isso, é de extrema importância que a enfermagem conheça o material que tem disponível e saiba o que cada produto oferece como recurso e a forma correta de utilizá-lo.

Terapia com Infiltração – Escleroterapia

- Preparar o cateter injetor com agulha: retirar da embalagem estéril e conferir integridade do cateter.
- Preparar o produto a ser injetado conforme protocolo do serviço em seringa adaptável a *luer-lock*; usar seringas individuais para cada tipo de substância e identificá-las.
- Testar o cateter, verificar o comprimento do acessório para que se adapte ao comprimento do tubo de endoscopia, verificar e conferir a adequação do comprimento da agulha, certificar que a agulha esteja em sua posição completamente retraída e fazer movimentos para testar a exposição da mesma.
- Conectar uma seringa à agulha por meio do conector *luer-lock* na parte superior da manopla e retirar todo ar do canal interno, preenchendo o canal do tubo introdutor com o agente líquido. Verificar visualmente se o agente líquido saiu pela ponta distal da agulha e se todo o ar foi retirado do canal interno.
- Em seguida, deve-se introduzir o cateter no canal de trabalho, mantendo a agulha recolhida durante a passagem pelo mesmo.
- Expor a agulha conforme orientação médica.
- Administrar a medicação informando a quantidade, resistência ou facilidade à injeção durante todo o procedimento.
- Recolher a agulha no cateter, retirando-o do canal de trabalho.
- Repetir o procedimento quantas vezes for solicitado pelo médico.

Terapia com Aplicação de Clipes

- Abrir a embalagem estéril, retirar o material e conferir a integridade do produto.
- O dispositivo deve ser inserido cuidadosamente pelo canal de trabalho do endoscópio, fazendo-o avançar lentamente com movimentos curtos e firmes. Deve-se ter cuidado especial com clipes não encapados: são mais facilmente posicionados ao serem girados no canal de trabalho, mas podem ser mais frágeis ou causar danos ao canal de trabalho.
- Assim que for observada a saída pela ponta do endoscópio sob visibilização direta, deve-se expor as mandíbulas do clipe.
- Quando o clipe estiver no local pretendido, abrir as mandíbulas e fechá-las, quando solicitado pelo médico, ao ser atingido o posicionamento adequado; nesse momento poderá ser necessário girar todo o cabo do clipe para que a mandíbula seja adequadamente alocada no tecido.

- Se estiver no local correto, conforme solicitação médica, disparar o clipe, o qual ficará de forma permanente no local, desconectando-se do cabo introdutor.
- Recolher o dispositivo de aplicação do clipe fechado, que deve ser retirado pelo canal de trabalho.

Terapia com Uso de Coagulação

Para hemostasia com a modalidade térmica, é importante e necessário que a equipe esteja familiarizada com a montagem do aparelho e acessórios, incluindo cabos conectores adequados, a fim de evitar perda de tempo e possíveis erros e danos ao paciente.[26]

Os equipamentos devem estar ligados na fonte de energia correta. Os acessórios devem ser abertos no momento do procedimento e, ao retirá-los das embalagens estéreis, devem ser inspecionados para verificar possíveis desvios de qualidade. A rede de gás (argônio e CO_2) deve ser verificada com antecedência para garantir que tenha quantidade suficiente para conclusão do procedimento e que tenha reposição fácil, se necessário.

A placa do eletrodo da unidade eletrocirúrgica monopolar (eletrodo de retorno) pode ser descartável ou permanente, mono ou bipartida, conforme escolha da instituição (Fig. 14-12). A localização ideal da placa é comum às diversas modalidades de coagulação monopolar e deve ser posicionada numa área com músculos, bem vascularizada, próxima à área cirúrgica, de preferência no lado anterior do segmento ao qual será acoplada. Deve-se evitar lesões cutâneas, cicatrizes, proeminências ósseas e áreas de pilificação densa.[26] Evitar que o trajeto da corrente entre o eletrodo ativo (alça, pinça diatérmica, cateter) e o eletrodo de retorno (placa) passe por implantes metálicos e eletrodos de monitores cardíacos. Importante lembrar que não há necessidade de gel para melhorar a condução das placas. Ao contrário, deve-se evitar o uso, especialmente os que contém álcool.

Quanto ao ajuste de potência, cada aparelho apresenta suas próprias peculiaridades, mas, em termos gerais, os seguintes ajustes podem ser utilizados:[26]

- *Plasma de argônio:* fluxo de gás 1,5-2 L/min; potência de 25 a 50 W.
- Heater probe: pulsos de 30 J.
- *Bipolar (BICAP, golden probe):* 12 a 14 W.

AVALIAÇÃO E CUIDADO DO PACIENTE APÓS EXAME

Após a realização do procedimento endoscópico, a enfermagem deve auxiliar o médico no cuidado com o paciente durante a recuperação. Deve manter o paciente corretamente posicionado, acompanhar a recuperação anestésica, avaliando o nível de orientação. Os

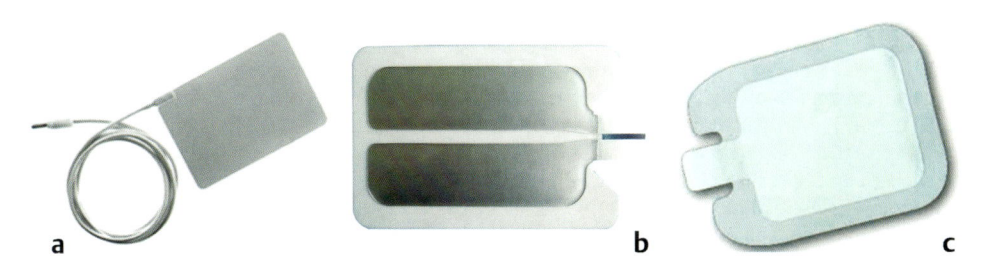

Fig. 14-12. Placas (eletrodos) de retorno. (**a**) Permanente, de metal; (**b**) descartável bipartida e (**c**) descartável placa única.

sinais vitais devem ser verificados com frequência, de preferência por aparelhos multiparamétricos, com atenção ao monitoramento do paciente. A punção venosa deve sempre ser conferida. Atenção especial deve ser dada às queixas e sinais indicativos de dor, sinais de má perfusão periférica e distensão abdominal.

Ao final do procedimento, conforme orientação da equipe médica e estabilidade do paciente, a equipe de enfermagem auxilia no retorno do mesmo ao setor de origem, dando-se sequência ao atendimento, até a melhora do quadro clínico apresentado.

Importante deixar o ambiente organizado após a liberação do paciente, repor os materiais e medicamentos utilizados, orientar a limpeza correta do local e registrar, de forma objetiva e completa, todo o procedimento.

A boa prática em endoscopia exige trabalho em equipe. Todos os seus componentes têm que estar ciosos de seus deveres e competências para que se alcance o objetivo final: a execução do procedimento com sucesso e pouca ou nenhuma morbidade. Na hemorragia digestiva, a interação entre a equipe torna-se fundamental, pois a concorrência do elemento surpresa é frequente, ligado às dificuldades da abordagem e às comorbidades comuns nesses pacientes.

REFERÊNCIAS BIBLIOGRÁFICAS

1. Kollef MH, O'Brien JD, Zuckerman GR, Shannon W. BLEED: a classification tool to predict outcomes in patients with acute upper and lower gastrointestinal hemorrhage. *Crit Care Med* 1997;25:1125-32.
2. Jensen DA, Machicado GA. Colonoscopy and severe hematochezia. In: Waye JD, Rex DK, Williams CB. *Colonoscopy: principles and practice*. 2nd ed. Ed. Wiley-Blackwell; 2009. p. 631-45.
3. Imdahl A. Genesis and pathophysiology of lower gastrointestinal bleeding. *Langenbecks Arch Surg* 2001;386(1):1-7.
4. Das A, Wong RC. Prediction of outcome in acute lower gastrointestinal hemorrhage: role of artificial neural network. *Eur J Gastroenterol Hepatol* 2007;19(12):1064-9.
5. Longstreth GF. Epidemiology and outcome of patients hospitalized with acute lower gastrointestinal hemorrhage: a population based study. *Am J Gastroenterol* 1997;92:419-24.
6. Laine L, Smith R, Min K et al. Systematic review: the lower gastrointestinal adverse effects of non-steroidal anti-inflammatory drugs. *Aliment Pharmacol Therapeut* 2006;24:751-67.
7. Marek TA. Gastrointestinal bleeding. *Endoscopy* 2011;43:971-7.
8. Sonnenberg A. Timing of endoscopy in gastrointestinal bleeding. *United European Gastroenterol J* 2014;2(1):5-9.
9. Rehman A, Iscimen R, Yilmaz M et al. Prophylactic endotracheal intubation in critically ill patients undergoing endoscopy for upper GI hemorrhage. *Gastrointestinal Endoscopy* 2009;69(7):55-9.
10. Song LMWK, Baron T. Endoscopic management of acute lower gastrointestinal bleeding. *Am J Gastroenterol* 2008;103:1881-7.
11. Raju GS, Gerson L, Das A, Lewis B. American Gastroenterological Association (AGA) Institute Technical Review on obscure gastrointestinal bleeding. *Gastroenterology* 2007;133:1697-717.
12. Ell C, May A. Mid-gastrointestinal bleeding: capsule endoscopy and push-and-pull enteroscopy give rise to a new medical term. *Endoscopy* 2006;38(1):73-5.
13. Zuckerman GR, Prakash C. Acute lower intestinal bleeding Part I: Clinical presentation and diagnosis. *Gastrointest Endosc* 1998;48(6):606-16.
14. ASGE Guideline. The role of endoscopy in the patient with lower GI bleeding. *Gastrointest Endosc* 2014;79(6):875-85.
15. Strate LL, Ayanian JZ, Kotler G, Syngal S. Risk factors for mortality in lower intestinal bleeding. *Clinic Gastroenterol Hepatol* 2008;6:1004-10.

16. Ashberg K, Höglund P, Kim WH, Holstein CS. Impact of aspirin, NSAIDs, warfarin, corticosteroids and SSRIs on the site and outcome of non-variceal upper and lower gastrointestinal bleeding. *Scand J Gastroenterol* 2010;45:1404-15.
17. Jensen DM, Machicado GA, Jutabha R, Kovacs TO. Urgent colonoscopy for the diagnosis and treatment of severe diverticular hemorrhage. *N Engl J Med* 2000;342:78-82.
18. Sartor MC. Tratamento não cirúrgico da hemorragia digestiva baixa. *In*: Campos FGCM, Regadas FSP, Pinho MSL. *Tratado de coloproctologia*. São Paulo: Ed Atheneu; 2012. p. 1125-38.
19. ASGE Guideline. Technology Status Evaluation Report - Endoscopic hemostatic devices. *Gastrointest Endosc* 2009;69(6):987-96.
20. Capellanes CA, Cavalcante RTM. Eletrocoagulação e termocoagulação. In: Averbach M, Safatle-Ribeiro A, Ferrari Júnior AP *et al. Atlas de Endoscopia Digestiva da Sobed*. Rio de Janeiro: Revinter; 2011. p. 502-10.
21. Morris ML, Tucker RD, Baron TH, Song LMWK. Electrosurgery in Gastrointestinal Endoscopy: Principles to Practice. *Am J Gastroenterol* 2009;104:1563-74.
22. Manner H. Argon plasma coagulation therapy. *Current Opin Gastroenterol* 2008;24:612-16.
23. Manner H, Plum N, Pech O *et al*. Colon explosion during argon plasma coagulation. *Gastrointest Endosc* 2008;67(7):1123-7.
24. Ginsberg GG, Barkun AN, Bosco JJ. The argon plasma coagulator. *Gastrointest Endosc* 2002;55:07-10.
25. Dib RA, Scarparo JIB, Secchi TF *et al*. Hemostasias. In: Averbach M, Safatle-Ribeiro A, Ferrari Júnior AP *et al. Atlas de Endoscopia Digestiva da SOBED*. Rio de Janeiro: Revinter; 2011. p. 493-501.
26. Silva MG. *Enfermagem em endoscopia digestiva e respiratória*. São Paulo: Editora Atheneu; 2010.
27. Santos MSB. *Hemorragia digestiva alta sob a ótica do enfermeiro do serviço de endoscopia*. 2017. (Acesso em 12 de março de 2019.). Disponível em: <http://www.enfermeiroaprendiz.com.br/hemorragia-digestiva-alta-sob-otica-do-enfermeiro-do-servico-de-endoscopia/.
28. Lenhardt LA et al. *Hemorragia digestiva baixa*. 2016. (Acesso em 12 de março de 2019). Disponível em: http://docs.bvsalud.org/biblioref/2018/04/883007/26-hemorragia-digestiva-baixa.pdf.
29. Silva NC. *O Processo de Enfermagem (PE) e a Sistematização da Assistência de Enfermagem*. 2016. (Acesso em 12 de março de 2019). Disponível em: http://www.enfermeiroaprendiz.com.br/o-processo-de-enfermagem-pe-e-a-sistematizacao-da-assistencia-de-enfermagem-sae/.
30. Cardoso Filho CAM *et al*. Projeto Diretrizes. Sociedade Brasileira de Endoscopia Digestiva. Hemorragia Digestiva Baixa. Gestão 2009–2010. (Acesso em 10 de março de 2019). Disponível em: http://sobed.pre-ec0643dde3.undercloud.net/wp-content/uploads/2013/10/hemorragia_digestiva_baixa.pdf.

TRATAMENTO ENDOSCÓPICO DA OBSTRUÇÃO NEOPLÁSICA DO CÓLON

Wagner Colaiacovo
Aldenir Fresca

INTRODUÇÃO

O câncer do cólon tem alta incidência no mundo, sendo o terceiro mais frequente nos homens e o segundo nas mulheres.[1]

No Brasil, estimou-se 17.380 novos casos de CCR em homens e 18.980 em mulheres para o ano de 2018.[2] A mortalidade em 2015 foi de 16.291 brasileiros entre homens (8.015) e mulheres (8.275). O câncer mais comum do cólon é o adenocarcinoma, a maioria provenientes de adenomas prévios não diagnosticados, polipoides ou não.[3]

Estima-se que 10 a 30% dos CCR cursem com algum grau de obstrução e que mais de 70% das vezes o acometimento acontece no cólon esquerdo e reto.[4,5]

O quadro clínico da obstrução é claro, com dor abdominal intensa, distensão importante das alças intestinais, vômitos incoercíveis e desidratação. Às vezes também aparece o sangramento baixo como uma das características, assim como o emagrecimento.

A confirmação diagnóstica deve ser feita por tomografia computadorizada e a colonoscopia pode e deve ser realizada, sob cuidados especiais, com a intenção diagnóstica para coleta de material para exame anatomopatológico.

O tratamento endoscópico da obstrução tumoral do cólon deve ser realizado por endoscopista treinado, assim como seu *staff*, para obter sucesso acima de 90% dos casos.

TRATAMENTO ENDOSCÓPICO

O tratamento endoscópico da obstrução maligna do cólon é realizado há décadas, ganhando espaço na última, de acordo com a disponibilização de *stents* adequados, metálicos, autoexpansíveis, de várias empresas fornecedoras, com médicos treinados e materiais que evoluíram com o passar dos anos.[5-7]

A inserção de próteses metálicas autoexpansíveis no tratamento da obstrução aguda por CCR é recomendada no tratamento paliativo e como "ponte para cirurgia eletiva" em pacientes potencialmente curáveis, porém, com alto risco cirúrgico (mais de 70 anos e ASA ≥ 3).[8-10]

A colocação de prótese colônica deve ser realizada ou supervisionada diretamente por um endoscopista experiente que tenha realizado pelo menos 20 procedimentos.[10]

ASSISTÊNCIA DE ENFERMAGEM
Cuidados Pré-Procedimentos
Recepção e Preparo do Paciente
- Exame/procedimento de urgência, sem prévio agendamento.
- *Folders* padronizados/orientações pré-procedimento.
- POP (Protocolo Operacional Padrão) descritivo das atividades a serem realizadas.
- Aplicar o Termo de Consentimento Livre Específico e Esclarecido (TCLE).
- *Checklist*: paciente certo, exame certo, preparo certo, local e horário certos.
- Avaliar as condições clínicas, emocionais e físicas do paciente.
- Solicitar anestesista em sala.
- Acesso venoso calibroso em membro superior, não em dobras.
- Verificar sinais vitais (SSVV) e registrar em formulário padronizado.
- Orientar o paciente passo a passo sobre todas as assistências realizadas.
- Na recepção, sala de acolhimento e sala de exames equipes de enfermagem e médica disponíveis e atentas.
- Questionar o uso de anticoagulantes e medicações de uso contínuo.
- Avaliar resultados de exames e comunicar alterações.
- Administrar antibiótico profilático s/n.
- Certificar-se de história de alergias e doenças pregressas.

Realização do Procedimento
- Confirmar jejum de 8 horas.
- Certificar se existem problemas respiratórios/cardiovasculares.
- Monitoramento contínuo e instalação de O_2.
- Carro de emergência e anestesia.
- Aspirador extra.
- Realizar *checklist* de todos os equipamentos em sala, acessórios e materiais de emergência conforme protocolo do departamento.
- Testar previamente acessórios/bisturi/placa, aspiração e insuflação do aparelho colonoscópio.
- Preparo da mesa auxiliar de trabalho.

Cuidados durante o Procedimento
- Posicionar o paciente adequadamente.
- Acompanhar evolução do paciente e registrar.
- Diluição das drogas: protocolo de anestesista ou departamento.
- Injetar medicações sob orientação do médico e conforme prescrição.
- Equipamentos de proteção individual para exposição a raios X (EPIs).
- Insumos gerais.
- Medicamentos e soluções.

Manuseio e Cuidados Especiais com Acessórios durante o Procedimento
- Confirmar comprimento, diâmetros das extremidades: proximal e distal.
- Confirmar necessidades de outros acessórios para o procedimento como: escleroinjetor, cateteres, fios-guia, pinças e *stents*.
- Confirmar diâmetro do canal de trabalho endoscópio.
- Testar funcionamento dos acessórios antes de introduzir no canal do colonoscópio.

- Retificar/tracionar com delicadeza.
- Retirar acessórios do canal operatório do colonoscópio com gases cirúrgicas.
- Troca de acessórios/lubrificar lúmen.
- Manter mesa de acessórios organizada.
- Retirar ar do lúmen dos cateteres.
- Injetar contraste em pequenos volumes e controle radioscópico.
- Retirar bolhas de ar da seringa de contraste.
- Comunicar resistência ao injetar.
- Movimentos delicados e sincronizados.

Cuidados Pós-Procedimento/Recuperação
- Encaminhar aparelho para sala limpeza/desinfecção em recipiente adequado e identificado.
- Passar informações do estado geral do paciente e do procedimento para Enfermagem responsável pela recuperação.
- Transportar paciente seguro com grades elevadas.
- Observar nível de consciência e sinais vitais (SSVV).
- Ouvir e avaliar queixas do paciente.
- Verificar distensão abdominal/vômitos/febre/sinal de sangramento e dor.
- Orientar mudança de decúbito, se houver desconforto.
- Comunicar alterações ao médico responsável.
- Recuperação com privacidade/monitoramento até nível de consciência dentro dos parâmetros normais.
- Se houver material para anatomopatológico, registrar e enviar conforme protocolo ou rotina do departamento.
- Orientação de dieta pelo médico responsável.
- Instruções para recuperação pós-terapêutica: orientar paciente e família, internação, recuperação, resultado e laudo.
- Anotar evolução do paciente.
- Registrar alta do paciente para enfermaria: hora, destino, com acompanhante, estado geral e nível de consciência.

TÉCNICA DE INSERÇÃO DA PRÓTESE

Excluída a perfuração do cólon com os exames de imagem, o preparo prévio é feito com enemas ou lavagens intestinais, ambos retrógrados, com sonda retal, para limpeza do reto ou cólon distal à obstrução. A aplicação do termo de consentimento livre e esclarecido é obrigatória. Na sala, o paciente é posicionado em decúbito dorsal ou lateral esquerdo, devendo ser sedado por anestesiologista, podendo ou não ser intubado. O preparo da sala para o procedimento é fundamental para o sucesso, com todos os acessórios necessários à disposição do médico e de seu assistente. Fazemos esse ato terapêutico auxiliado por enfermeira treinada.

O material a ser disponibilizado deve contar com aparelhos endoscópicos de diâmetros diferentes, aparelho de radioscopia, *stents* (próteses) de diversos tamanhos e diâmetros, acessórios como cateter *standard*, fios-guia metálicos e hidrofílicos, além de contraste iodado.

Evitamos, sempre, a insuflação de ar, realizando o procedimento sob técnica *under water*, isto é, progredimos o endoscópio injetando-se água pelo canal operatório e não ar.

Se a obstrução puder ser ultrapassada por endoscópio de fino calibre, até 10 mm, pode-se utilizar um escleroinjetor para injeção de contraste iodado, na submucosa do cólon, delimitando-se, dessa forma, a extensão do tumor, acima e abaixo da obstrução, informação importante para a escolha da prótese a ser utilizada. Caso contrário, a introdução de um cateter *standard*, utilizado nos procedimentos de via biliar, se impõe. Esse cateter, passado sob controle radioscópico acima do tumor, permite a injeção de 20 mL de contraste iodado, formando um ótimo guia para estimar o tamanho da prótese, além de permitir a introdução do fio-guia a ser utilizado para guiar o *stent* para o lugar adequado. Lembramos que a prótese deve ser, em média, 4 cm maior que o tumor, 2 cm acima e 2 cm abaixo do mesmo.

O sistema de liberação da prótese é introduzido pelo canal de trabalho do endoscópio, sobre o fio-guia passado anteriormente, sendo a prótese posicionada de forma a ficar centralizada na estenose. A liberação da prótese deve ser lenta, sempre acompanhada por controle rádio/endoscópico e verificando, a todo momento, se o posicionamento está adequado. A dilatação tumoral não é recomendada nem antes da inserção da prótese nem depois da liberação da mesma, em razão do risco aumentado de perfuração colônica (Fig. 15-1).

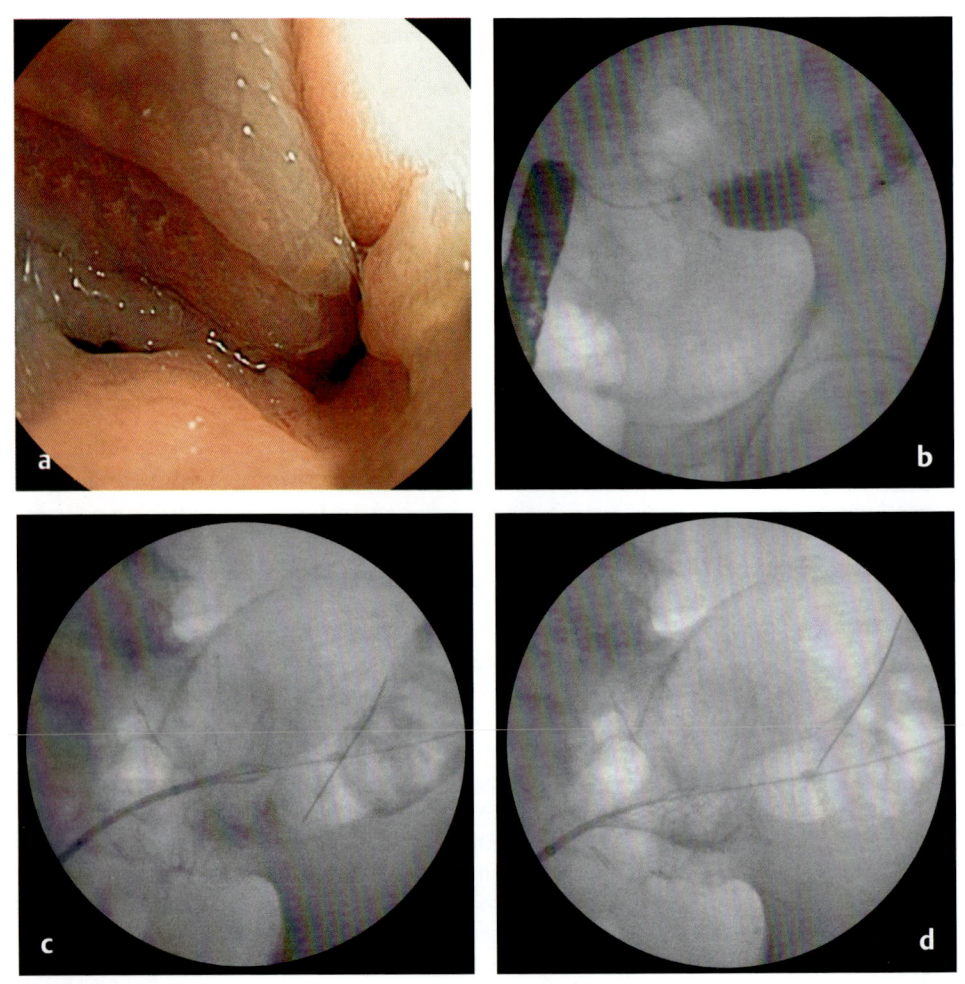

Fig. 15-1. (a) Identificação da neoplasia; **(b)** injeção de contraste iodado acima da obstrução; **(c)** passagem de fio-guia pelo tumor e mensuração do tamanho da estenose; **(d)** passagem da prótese pelo tumor e posicionamento da mesma de forma centralizada. *(Continua.)*

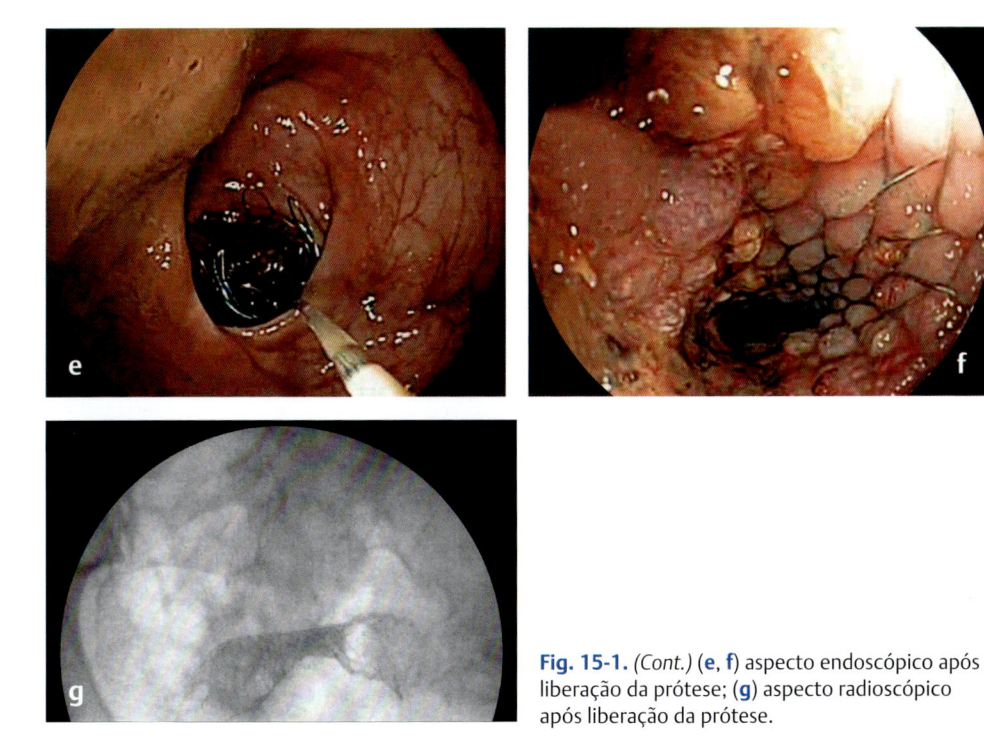

Fig. 15-1. *(Cont.)* (**e**, **f**) aspecto endoscópico após liberação da prótese; (**g**) aspecto radioscópico após liberação da prótese.

CONCLUSÃO

O tratamento endoscópico do câncer obstrutivo do reto e cólon tem *guidelines* aprovados pela ASGE e pela ESGE.[10] O CCR é uma neoplasia muito prevalente no mundo e, infelizmente, diagnosticado, na maioria das vezes, em fases avançadas, com pequenas chances de cura. A escassez de sintomas clínicos contribui sobremaneira com essa realidade, sendo que o abdome agudo obstrutivo, em boa parte dos pacientes, é o momento do diagnóstico da sua doença.

A terapêutica endoscópica com próteses metálicas autoexpansíveis aparece como boa alternativa à cirurgia de emergência para descompressão colônica. Além de apresentarem alta efetividade, em mãos treinadas e seguindo rigorosamente a técnica, podem promover aumento de sobrevida com baixos índices de complicações, sendo, portanto, o tratamento endoscópico de eleição.

A participação da enfermagem tem papel fundamental no preparo do paciente, na organização da sala do procedimento, na disponibilidade dos materiais e no auxílio direto do médico endoscopista.

REFERÊNCIAS BIBLIOGRÁFICAS

1. IARC – International Agency for Reserch on Cancer – GLOBOCAN 2012. Disponível em: http://globocan.iarc.fr;12/02/2017.
2. INCA – Instituto Nacional de Câncer. Disponível em: http://www.inca.gov.br/estimativa/2018/sintese-de-resultados-comentarios.asp; 28/04/2018.
3. INCA – Instituto Nacional de Câncer. Disponível em: https://mortalidade.inca.gov.br/MortalidadeWeb/pages/Modelo03/consultar.xhtml#panelResultado; 28/04/2018.

4. Tan CJ, Dasari BV, Gardiner K. Systematic review and meta-analysis of randomized clinical trials of self-expanding metallic stents as a bridge to surgery versus emergency surgery for malignant left-sided large bowel obstruction. *Br J Surg* 2012;99:469-76.
5. Tekkis PP, Kinsman R, Thompson MR, Stamatakis JD. The Association of Coloproctology of Great Britain and Ireland study of large bowel obstruction caused by colorectal cancer. *Ann Surg* 2004;240.
6. Jung SH, Kim JH. Comparative study of postoperative complications in patients with and without an obstruction who had leftsided colorectal cancer and underwent a single-stage operation after mechanical bowel preparation. *Ann Coloproctol* 2014.
7. Ichise Y, Horiuchi A, Nakayama Y, Tanaka N. Techniques and outcomes of endoscopic decompression using transanal drainage tube placement for acute left-sided colorectal obstruction. *Gastroenterology* 2010;3(5):201-6.
8. Yamada T, Shimura T, Sakamoto E *et al.* Preoperative drainage using a transanal tube enables elective laparoscopic colectomy for obstructive distal colorectal cancer. *Endoscopy* 2013;45:265-71.
9. Xu M, Zhong Y, Yao L *et al.* Endoscopic decompression using a transanal drainage tube for acute obstruction of the rectum and left colon as a bridge to curative surgery. *Colorectal Dis* 2009;11(4):405-9.
10. van Hooft JE, van Halsema EE, Vanbiervliet G *et al.* Self-expandable metal stents for obstructing colonic and extracolonic cancer: European Society of Gastrointestinal Endoscopy (ESGE) Clinical Guideline. *Gastrointestinal Endoscopy* 2014;80(5):747-61.e1-75.

RETIRADA DE CORPO ESTRANHO NO TRATO DIGESTÓRIO

CAPÍTULO 16

Herbeth José Tolêdo Silva
Laercio Tenório Ribeiro
Rafaella Costa da Silva

INTRODUÇÃO

A ingestão de corpos estranhos é responsável por inúmeros atendimentos em serviços de urgência. Ocorre em qualquer faixa etária, sendo mais comum em crianças do que em adultos. As crianças, pela contínua experimentação oral, ou pela utilização de objetos na cavidade oral de forma lúdica, costumam ingerir corpos estranhos verdadeiros, enquanto os adultos ingerem, mais frequentemente, corpos estranhos relacionados com alimentos, principalmente espinhas de peixe. Os serviços de urgência necessitam ter estrutura para atendimento a esses pacientes com brevidade e efetividade, uma vez que a demora na resolução do problema do paciente significa maior possibilidade de complicações. Em muitos lugares, no entanto, não se dispõe, sequer, de serviços de urgência, e onde eles existem, a estrutura é precária, carente dos instrumentos necessários ao seu diagnóstico e tratamento. Ademais, em muitas circunstâncias, o próprio médico nega a devida atenção ao paciente, demorando a fazer o atendimento.

FISIOPATOLOGIA

Os corpos estranhos podem impactar em qualquer porção do sistema digestório. Os que apresentam formato pontiagudo, têm grande chance de impactar na faringe, em razão da irregularidade da sua parede e do estreitamento fisiológico em sua porção distal, o esfíncter superior do esôfago, propiciando que, ao ser propulsionado para o esôfago, uma das extremidades pontiagudas do corpo estranho penetre na parede da hipofaringe. Corpos estranhos impactados nesta porção do sistema digestório têm, geralmente, sua localização sugerida pelo paciente, em razão da extensa inervação da faringe. Devemos lembrar que a queixa da presença de corpo estranho na orofaringe pode representar, apenas, lesão provocada pelo corpo estranho, que progrediu para porções mais distais, deixando a sensação de que esteja impactado na faringe. A demora no diagnóstico e na retirada de determinados corpos estranhos pontiagudos da faringe propicia complicações, como a penetração do mesmo na parede, migrando em direção à pele ou aos órgãos adjacentes, como a tiroide.

No esôfago, corpos estranhos rombos de grande tamanho tendem a impactar nos estreitamentos fisiológicos (esfíncter superior, estreitamento aórtico e esfíncter inferior). Os corpos estranhos pontiagudos podem impactar em qualquer altura, mas são, também, mais prováveis de impactar na região dos estreitamentos fisiológicos. Atenção especial deve ser dada aos corpos estranhos pontiagudos impactados na região do estreitamento aórtico, em razão da possibilidade de ruptura da artéria aorta, com consequências fatais.

As baterias podem causar lesão do esôfago por três mecanismos diferentes:[1] a) geração de uma corrente eletrolítica externa, que hidrolisa líquidos teciduais e produz hidróxido no polo negativo da bateria; b) vazamento de eletrólito alcalino (hidróxido) e; c) pressão física no tecido adjacente (que, isoladamente, não causa lesão significativa). A intensidade das lesões está diretamente associada ao tamanho e à composição da bateria, sendo consideradas mais deletérias as baterias com 2 cm ou mais e as de lítio.[1]

Uma vez que progridam até o estômago, corpos estranhos rombos e não tóxicos poderão ser apenas observados, dependendo das suas dimensões. São considerados passíveis de observação os corpos estranhos rombos com menos de 2,5 cm de diâmetro e com menos de 5 cm de extensão, uma vez que poderão passar pelo piloro e pelo ângulo superior do duodeno. Corpos estranhos pontiagudos deverão ser retirados, uma vez que podem penetrar na parede do estômago e migrar para a cavidade abdominal, com possíveis complicações.[2,3]

Uma vez chegando ao duodeno, apenas os corpos estranhos pontiagudos necessitam de abordagem terapêutica, mais uma vez pela possibilidade de penetração na mucosa,[3] podendo causar peritonite.[4]

Abaixo do alcance do gastroscópio, isto é, no jejuno, íleo, cólons e reto, corpos estranhos ingeridos podem impactar, seja em razão de seu tamanho, do fato de serem pontiagudos, ou por alteração patológica da luz intestinal. No intestino delgado, as principais causas de impactação são a forma (pontiagudos) e as estenoses, ambas as situações passíveis de complicações como peritonite por perfuração ou obstrução intestinal. Não é habitual a impactação de corpos estranhos rombos no intestino, uma vez tenham ultrapassado o piloro. Com o advento do Balão intragástrico para tratamento da obesidade, entretanto, foram descritos casos de esvaziamento acidental do balão, não diagnosticada precocemente, com consequente migração e impactação do mesmo no intestino.[5,6] Outro corpo estranho rombo que pode impactar no intestino delgado é a cápsula endoscópica, quando realizada em pacientes com patologia passível de causar estenose da luz intestinal, como na investigação da doença de Crohn, podendo ser causa de obstrução intestinal e/ou perfuração.[7,8] No cólon, por conta de seu diâmetro, não costuma acontecer impactação de corpos estranhos rombos ingeridos. Há a probabilidade, no entanto, de impactação de corpos estranhos pontiagudos, que poderão ser retirados por colonoscopia (Fig. 16-1).

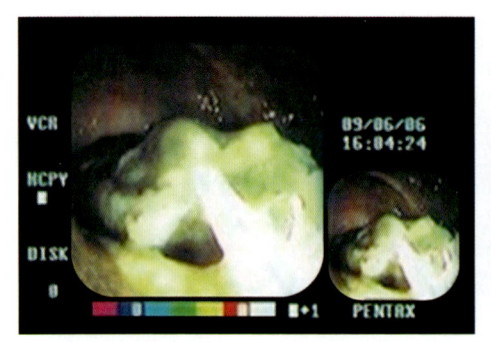

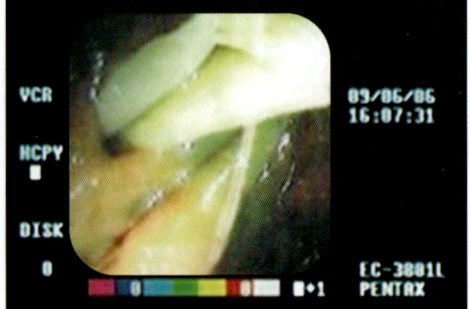

Fig. 16-1. Imagens de corpo estranho (balão gástrico) impactado na região do íleo terminal. (Cortesia do Dr. Hunaldo Menezes.)

CAPÍTULO 16 • RETIRADA DE CORPO ESTRANHO NO TRATO DIGESTÓRIO 159

CLASSIFICAÇÃO DOS CORPOS ESTRANHOS

Os corpos estranhos são classificados de várias maneiras, de acordo com suas características. A diferenciação principal classifica-os em corpos estranhos verdadeiros e os relacionados com os alimentos (Fig. 16-2). As demais características estão relacionadas no Quadro 16-1, como apresentado nas diretrizes da ESGE de 2016.[9]

Existem outras classificações, com pequenas variações.

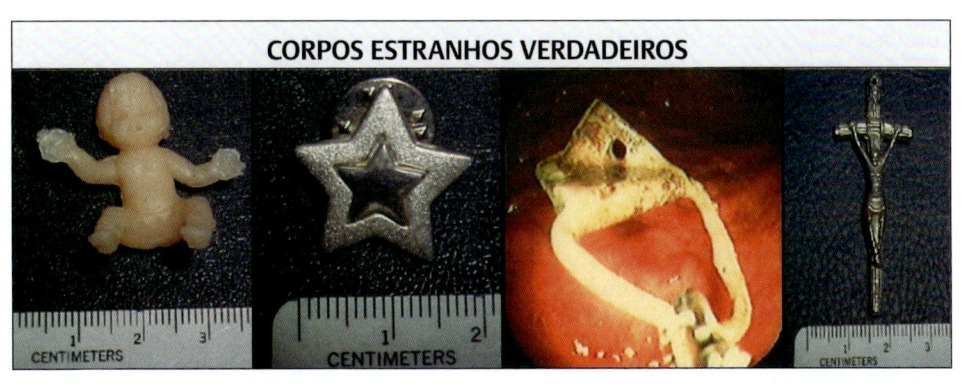

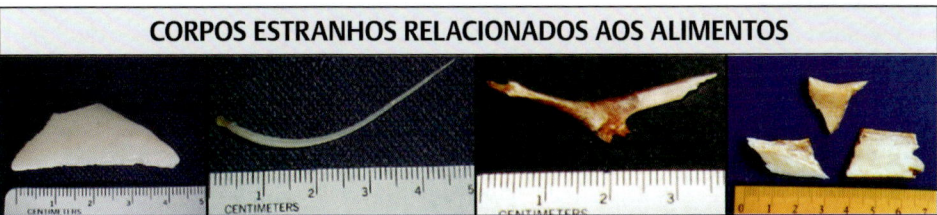

Fig. 16-2. Exemplos de corpos estranhos verdadeiros e relacionados com os alimentos.

Quadro 16-1. Classificação dos Corpos Estranhos Ingeridos[9]

Tipos	Exemplos
Objetos rombos	Objetos redondos, botões, brinquedos Baterias e magnetos
Objetos cortantes e pontiagudos	Objetos finos: agulha, palito de dente, osso, alfinete de segurança, fragmentos de vidro Objetos cortantes irregulares: próteses dentárias, lâmina de barbear
Objetos longos	Objetos flexíveis: corda, cordão Objetos duros: escova de dentes, talheres, chaves de fenda, canetas, lápis
Bolo alimentar	Com e sem osso
Outros	Pacotes de drogas ilegais

EPIDEMIOLOGIA

A ingestão de corpos estranhos é mais frequente em crianças do que em adultos. As crianças ingerem, predominantemente, corpos estranhos verdadeiros, enquanto nos adultos os corpos estranhos são, geralmente, relacionados com os alimentos. Calcula-se que, nos Estados Unidos, a incidência anual de ingestão de corpo estranhos é de 13/100.000 pessoas,[9] e a relação entre os gêneros masculino:feminino é de 1,7:1.[10] Em crianças, 75% das ocorrências ocorrem em menores de 5 anos de idade.[11] A ingestão de corpos estranhos verdadeiros por adultos ocorre, geralmente, em grupos específicos: pacientes com distúrbios mentais, população muito idosa, pacientes que usam prótese dentária, pacientes com distúrbio da motilidade esofágica, pacientes com história de cirurgia digestiva prévia, indivíduos alcoolizados, em prisioneiros,[9] e em traficantes de drogas ilegais.

Segundo o NPDS (*National Poison Data System*) dos Estados Unidos, nos dados publicados em 2017,[12] num total de 999.529 crianças expostas a acidentes com substâncias ofensivas, 8,99% (63.916) apresentaram problemas com corpos estranhos/brinquedos/miscelânea, o que significa uma média de 175 casos por dia.

Os corpos estranhos de maior volume são, geralmente, aqueles encontrados no reto ou cólon distal, quase sempre introduzidos pelo próprio paciente, com finalidades variadas, como vibradores, frascos de desodorante, garrafas etc.

DIAGNÓSTICO

Como tudo em medicina, a abordagem inicial para o diagnóstico de corpos estranhos ingeridos se baseia na história e no exame físico. É indispensável saber do paciente, quando em condições de informar, o tipo de corpo estranho, tempo entre a ingestão e o atendimento, tamanho, e, obviamente, os sintomas que o paciente apresenta. Com estes dados, é possível avaliar a necessidade de exame complementar, além da endoscopia digestiva, a possibilidade de complicações, e instrumentos endoscópicos que possam, ocasionalmente, ser necessários. Além disso, estes dados podem sugerir apenas a observação do paciente, sem a realização de qualquer procedimento. Em adultos, fatores como ingestão de álcool e uso de próteses dentárias podem favorecer a ingestão de corpos estranhos.

São sintomas importantes, sugestivos da presença de corpo estranho na faringe ou esôfago: sialorreia, náuseas, disfagia e odinofagia intensa, cervical ou retroesternal, é necessária atenção especial a sinais de obstrução das vias aéreas, que exigirão avaliação imediata, independentemente do período de jejum. Outro sintoma/sinal sugestivo de complicação é o relato de hematêmese e/ou melena após ingestão do corpo estranho.

Colhidos os dados da história, um breve exame físico poderá acrescentar dados importantes, apesar de sabermos que a maioria dos pacientes não apresentará qualquer alteração detectável. A presença de cianose ou sinais de irritação peritoneal indicam complicações graves. Cornagem, em crianças, pode ser consequência de impactação de corpo estranho volumoso na região do esfíncter superior do esôfago, comprimindo a traqueia, além, obviamente, de chamar a atenção para possível aspiração do corpo estranho. Abaulamento, hiperemia e dor na região cervical sugerem a presença de abscesso por possível penetração do corpo estranho. Elevação "em tenda" na pele da região cervical pode sugerir migração do corpo estranho (Fig. 16-3). Sinais sugestivos de enfisema subcutâneo sugerem perfuração. A presença de anemia intensa pode sugerir sangramento. Febre pode ser sinal de complicações infecciosas como abscessos cervicais, mediastinite ou peritonite.

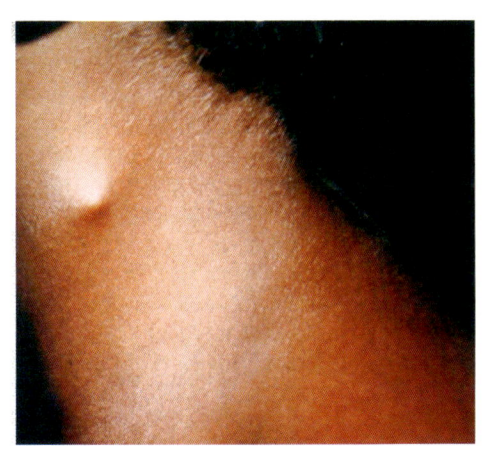

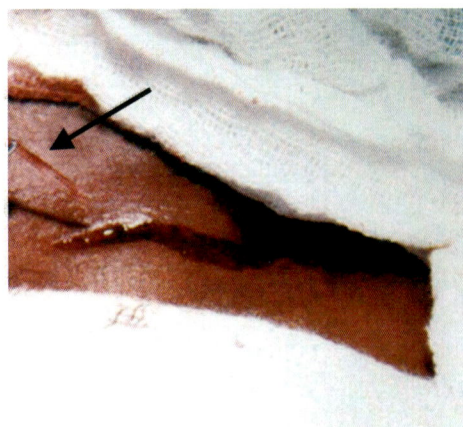

Fig. 16-3. Migração de espinha de peixe para a pele da região cervical.

Colhidos estes dados clínicos, podemos, então, pensar no exame complementar que poderá ser útil na confirmação da presença ou ausência do corpo estranho. O mais frequentemente disponível é o exame radiológico convencional, útil na identificação da maioria dos corpos estranhos verdadeiros, como discriminado por Tseng et al. no Quadro 16-2,[10] onde faz comparação com outros exames complementares como a ultrassonografia e a tomografia computadorizada.

Quadro 16-2. Resumo das Características em Exames de Imagem dos Corpos Estranhos mais Comumente Encontrados[5]

Material	Radiografia	Ultrassonografia	TC
Madeira	Radiotransparente	Estrutura hiperecoica, com sombra posterior Sombra irregular se houver significativa quantidade de ar	*Hounsfield Units* (HU) pode ser negativa (por causa de ar) e pode, gradualmente, aumentar à medida que a madeira absorve mais água (p. ex., HU de pinho seco e pinho fresco: 650 e -24, respectivamente
Plástico	Radiotransparente	Estrutura hiperecoica com sombra posterior	HU de valor intermediário (100 a ≈ 500) e pode variar ligeiramente, dependendo da composição e da densidade
Pedra	Radiopaca	Estrutura hiperecoica com sombra posterior	Objeto hiperdenso sem artefatos em faixa HU elevado, geralmente > 1.000 (p. ex., arenito = 1.600, granito = 2.100, ardósia = 2.200, mármore = 2.300, calcário = 2.800)
Vidro	Radiopaco	Estrutura hiperecoica com artefato subjacente	Estrutura hiperdensa sem artefatos em faixa HU variável, dependendo da densidade (p. ex., vidro de vidraças ≈ 500, vidro de garrafa ≈ 2.100, vidro de janela de carro ≈ 2.700)
Metal	Radiopaco (exceto alumínio fino)	Estrutura hiperecoica com artefato subjacente	Estrutura hiperdensa com artefato em faixas HU > 3.000 (exceto para alumínio, que tem HU ≈ 700-800)

Estudo experimental conduzido por Manickavasagam *et al.*,[13] que avaliaram a densidade radiológica de vários tipos de corpos estranhos inseridos no esôfago de carcaça de carneiro (Quadro 16-3), concluíram que vegetais, espuma, papel, gaze e tampão nasal tipo Merocel não são radiopacos; tampa e folha de alumínio não são visíveis aos raios X; espinhas de peixe finas, dentaduras e alguns plásticos são apenas discretamente radiopacos. Estes resultados enfatizam a importância da informação prévia sobre o tipo de corpo estranho ingerido, o que poderá dispensar a utilização de exame radiológico convencional em seu diagnóstico.

Se for solicitado o exame radiológico, deve-se realizá-lo nas incidências PA e em perfil, uma vez que uma única incidência poderá deixar passar corpos estranhos superpostos, além de poder, por exemplo, diferenciar uma bateria tipo disco de uma moeda, mudando o momento da intervenção terapêutica. Ademais, como enfatiza Litovitz *et al.*,[1] 36% das crianças que ingeriram baterias são, inicialmente, assintomáticas, o que indica a realização de exame radiológico se houver qualquer suspeita. Quando há ausência de informações sobre tipo de corpo estranho e de sintomas, situação frequente em crianças muito pequenas, deve ser realizado exame radiológico das regiões cervical, tórax e abdome.

Não se deve solicitar exame radiológico para pacientes com história de impactação de bolo alimentar não ósseo que não apresentem complicações. Sua solicitação deve ser feita para avaliar presença, número, localização, tamanho e configuração se os objetos ingeridos são radiopacos.[4] Fisher *et al.* sugerem a realização de exame radiológico pós-retirada do corpo estranho quando encontradas lesões durante o procedimento terapêutico,[14] como

Quadro 16-3. Radiopacidade de Vários Objetos Inseridos no Esôfago de Carcaça de Carneiro

Objetos	Grau de radiopacidade
Goma de mascar	2
Amendoim	0
Ervilha verde	0
Plástico duro	0
Plástico mole	1
Borracha	2
Gaze	0
Lacre de alumínio	0
Osso de galinha	2
Espuma	0
Espinha de peixe de 3 mm	2
Espinha de peixe de 1 mm	1
Bateria	3
Dentadura	1
Folha de alumínio	0

Adaptado de Manickavasagam *et al.*[9]

forma de avaliar a possibilidade de complicações, como perfuração. Quando o corpo estranho tem a radiopacidade adequada, é extremamente valioso, uma vez que define com clareza o tamanho, a localização e a forma do corpo estranho, sugerindo o tipo de instrumento que será mais adequado para sua retirada (Fig. 16-4).

Definida a necessidade ou não da realização do exame radiológico, impõe-se, quando definido pela história do paciente, a realização da endoscopia digestiva, que servirá como método diagnóstico e terapêutico. Apenas em circunstância especiais, poderão, ainda, ser utilizadas a tomografia computadorizada e a ultrassonografia.

TRATAMENTO

O tipo de corpo estranho ingerido determinará o momento da intervenção endoscópica e as recomendações de acompanhamento, como sugerido por Tseng *et al.* (Quadro 16-4).[15] Estas sugestões podem ser complementadas pelas diretrizes da *North American Society for Pediatric Gastroenterology, Hepatology and Nutrition* (NASPGHAN),[11] que definem, de forma semelhante, o momento da abordagem endoscópica em crianças, de acordo com o tipo de corpo estranho, como descrito no Quadro 16-5.

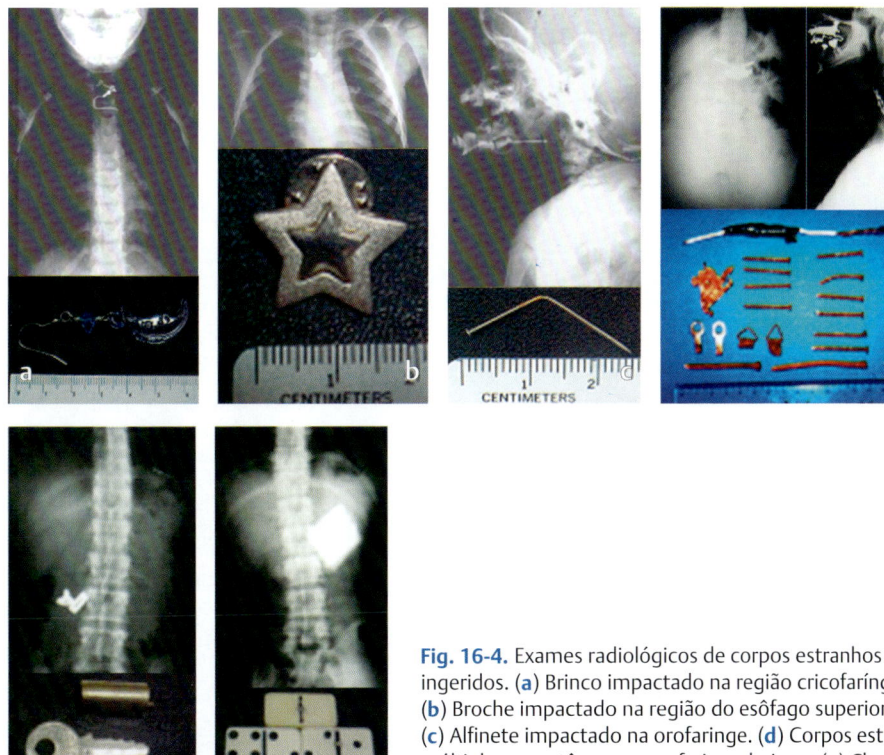

Fig. 16-4. Exames radiológicos de corpos estranhos ingeridos. (**a**) Brinco impactado na região cricofaríngea. (**b**) Broche impactado na região do esôfago superior. (**c**) Alfinete impactado na orofaringe. (**d**) Corpos estranhos múltiplos no estômago e na faringo-laringe. (**e**) Chave e miolo de cadeado no estômago. (**f**) Pedras de dominó no estômago.

Quadro 16-4. Indicações para Intervenção e Recomendações para Acompanhamento com Exames Complementares para Vários Tipos de CE Ingeridos[15]

Tipos de CE	Remoção endoscópica	Remoção cirúrgica	Acompanhamento
Qualquer CE que cause sintomas de obstrução completa do esôfago requer remoção imediata			
CE pontiagudos	Remoção endoscópica imediata, se estiver no esôfago	Se perigosa a remoção endoscópica	Se progridem para além do alcance do endoscópio, fazer radiografias diárias. Se o paciente ficar sintomático ou o CE não progredir por 3 dias, indicar cirurgia
	Remoção urgente, se estiver no estômago	Se sintomático e fora do alcance do endoscópio	
		Se fora do alcance do endoscópio e não progride por mais de 3 dias	
CE rombos	Remoção urgente se estiver no esôfago, ou se for > 6 cm de extensão ou > 2,5 cm de largura (ou diâmetro) e estiver proximal ao duodeno	Se imóvel e distal ao duodeno por mais de 1 semana	
	Se não ultrapassa o piloro após 3-4 semanas	Se sintomático e distal ao duodeno	
Moedas	Se assintomática, observar por 12-24 horas antes de considerar remoção endoscópica	Se imóvel e distal ao duodeno por mais de 1 semana	Radiografias semanais por até 4 semanas
	Se o aspecto radiológico sugerir bateria disco no esôfago, é necessária remoção de emergência		
Baterias	Baterias disco no esôfago = remoção de emergência	Se estão fora do alcance do endoscópio e estão imóveis ou sintomáticas	Uma vez que as baterias ultrapassem a junção esofagogástrica – radiografias a cada 48 h
	Baterias maiores (> 2 cm) no estômago por > 2 dias		Uma vez que ultrapassem o piloro – radiografias a cada 3-4 dias
Magnetos	Remoção urgente de todos os magnetos ao alcance do endoscópio	Se os magnetos parecem imóveis em radiografias seriadas e estão fora do alcance do endoscópio, é recomendada consulta com cirurgião	Radiografias seriadas frequentes para se certificar que estão se movendo
		Se houver sintomas de obstrução ou perfuração	
Cápsulas de drogas ilícitas	Não é recomendada em razão do risco de ruptura das cápsulas	Se sintomático, por ruptura das cápsulas de droga	No caso de radiografias convencionais negativas, TC com contraste IV (sem contraste oral) pode ser útil
		Se não progridem	

Quadro 16-5. Momento da Intervenção Endoscópica na Ingestão de Corpos Estranhos por Crianças[11]

Tipo	Localização	Sintomas	Indicação
Bateria	Esôfago	Sim ou não	Emergência
	Estômago/ID	Sim	Emergência
		Não	Urgência (se idade < 5 anos e bateria ≥ 20 mm)
Magnetos	Esôfago	Sim	Emergência (se não impede ingestão de secreções – urgência)
		Não	
	Estômago/ID	Sim	Urgência
		Não	Emergência
			Urgência
Objetos cortantes	Esôfago	Sim	Emergência (se não impede ingestão de secreções – urgente)
		Não	
	Estômago/ID	Sim	Urgência
		Não	Emergência (se há sinais de perfuração, abordar cirurgicamente)
			Urgente
Impactação alimentar	Esôfago	Sim	Emergência (se não impede ingestão de secreções – urgente)
		Não	Urgente
Moeda	Esôfago	Sim	Emergência (se não impede ingestão de secreções – urgente)
		Não	
	Estômago/ID	Sim	Urgência
		Não	Urgência
			Eletiva
Objetos longos	Esôfago	Sim ou não	Urgência
	Estômago/ID	Sim ou não	Urgência
Objetos absortivos*	Esôfago	Sim	Emergência (se não impede ingestão de secreções – urgente)
		Não	Urgência
	Estômago/ID	Sim ou não	Urgência

ID: Intestino delgado.
*Os objetos absortivos são substâncias utilizadas em brinquedos, com capacidade de absorver 100 vezes seu peso em água, podendo, então, quando ingeridos, causar obstrução do órgão onde impactou, uma vez que podem aumentar seu tamanho em 30 a 60 vezes.[11]

É importante que o serviço de endoscopia que se propõe a tratar pacientes com história de ingestão de corpos estranhos, possua os instrumentos adequados, que são tão variados quanto o formato e tamanho dos corpos estranhos (Fig. 16-5). Alguns são de indicação menos frequente, como o capuz de borracha e o *overtube*, porém, são úteis quando da retirada de corpos estranhos cortantes, como lâmina gilete.

Por que a recomendação de emergência para determinados tipos de corpos estranhos? Devemos enfatizar, inicialmente, que qualquer tipo de corpo estranho causando disfagia total deve ser considerado para abordagem de emergência, uma vez que a impossibilidade de progressão das secreções deglutidas poderá propiciar infecções pulmonares por aspiração, principalmente em crianças pequenas. Podemos, como exemplo, citar a impactação de pequeno peixe na região do cricofaríngeo de crianças de 7 meses de idade que, por residir longe do local de atendimento, só foi submetida ao procedimento endoscópico 2 horas após a ingestão do corpo estranho (Fig. 16-6), evoluindo com pneumonia, resolvida com o tratamento antibiótico. Quando considerado o tipo de corpo estranho, independente da obstrução total do esôfago, deve-se levar em conta os riscos inerentes às características físicas do corpo estranho, que podem facilitar complicações graves. As baterias do tipo disco são causa de complicações graves em um curto espaço de tempo entre a ingestão e a retirada. Progressivamente, tem havido mudança na composição química das baterias, aumentando o número de baterias à base de lítio, e o tamanho das mesmas, sendo cada vez mais frequentes as baterias com diâmetro ≥ 2 cm.[1] Isto é, as duas características das

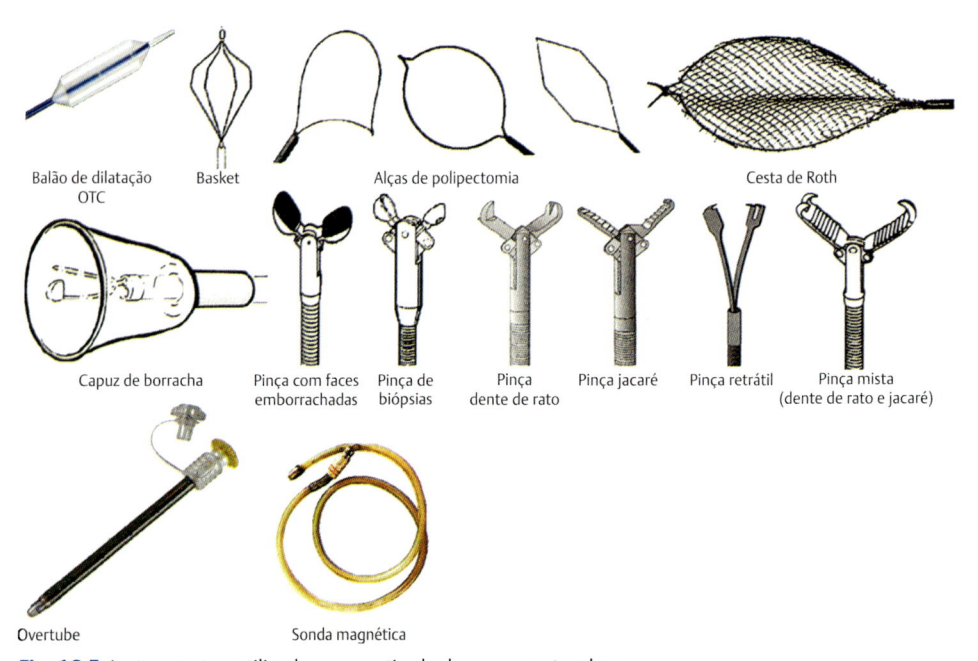

Fig. 16-5. Instrumentos utilizados para retirada de corpos estranhos.

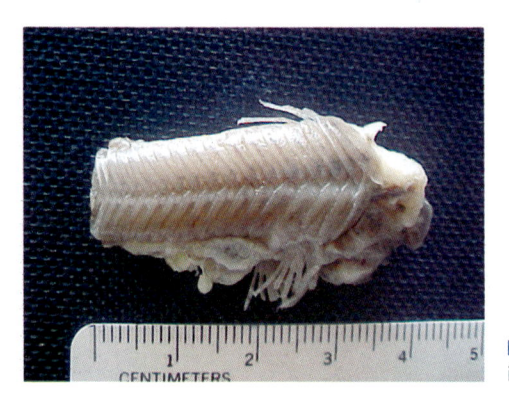

Fig. 16-6. Peixe retirado de criança de 7,5 meses, impactado na região cricofaríngea.

baterias mais associadas a complicações estão cada vez mais presentes nos domicílios, como enfatizado por Litovitz *et al.* na Figura 16-7 e Quadro 16-6.[1] Nesta última, vemos que a ingestão de baterias com diâmetro ≥ 2 cm de diâmetro é responsável por 22,8% de lesões moderadas e graves, além de 0,3% de óbitos.

Estes dados exigem do endoscopista atenção especial à ingestão desse tipo de corpo estranho, com exame o mais rápido possível, sem a necessidade de exigência de jejum antes do procedimento.

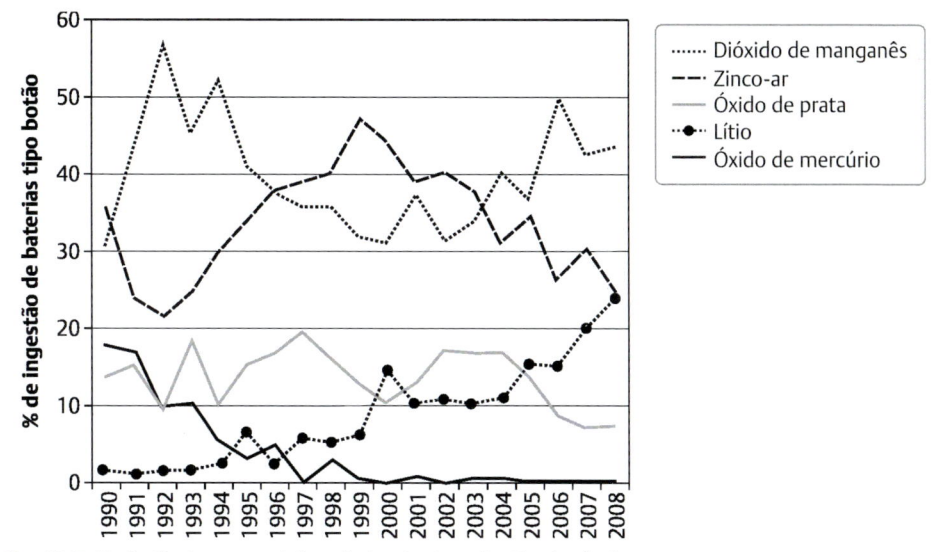

Fig. 16-7. Evolução da composição química das baterias tipo botão.[1]

Quadro 16-6. Evolução Clínica de Acordo com o Diâmetro da Bateria Ingerida[1]

Parâmetro	≤ 7 mm		7,6-7,9 mm		9-14 mm		15-18 mm		20-25 mm	
	n	%	n	%	n	%	n	%	n	%
Sem consequências	177	80,82	1.264	83,43	2.310	82,29	60	81,08	171	51,98
Efeito mínimo	11	5,02	53	3,50	174	6,20	9	12,16	48	14,59
Efeito moderado	2	0,91	7	0,46	54	1,92	0	0	45	13,68
Efeito acentuado	0	0	0	0	2	0,07	0	0	30	9,12
Morte	0	0	0	0	0	0	0	0	1	0,30
Não relacionado	5	2,28	40	2,64	49	1,75	3	4,05	5	1,52
Desconhecido	24	10,96	151	9,97	218	7,77	2	2,70	29	8,81
Total	219	100,00	1.515	100,00	2.807	100,00	74	100,00	329	100,00

Dados do *National Battery Ingestion Hotline*, casos com diâmetro conhecido (julho de 1990-setembro de 2008).

Além da endoscopia, outros instrumentos podem ser utilizados, como a sonda magnética e a sonda de Foley (Figs. 16-8 e 16-9). Ambos só devem ser utilizados para a retirada de corpos estranhos rombos impactados no esôfago. A sonda magnética é útil, exclusivamente, para a retirada de corpos estranhos rombos metálicos (p. ex., moedas). Não deve ser utilizada para a retirada de baterias, uma vez que o exame endoscópico nesta situação é imprescindível, para avaliar a presença e a gravidade de lesões porventura existentes.

O uso da sonda magnética, criada por Volle *et al.*,[16] em 1986, e redesenhada por ele mesmo em 1989,[17] é simples, muitas vezes conta com a colaboração da própria criança e não requer sedação ou anestesia (Fig. 16-9). Ademais, tem uma elevada taxa de sucesso e não apresenta intercorrências. Na impossibilidade de colaboração do paciente, seja em

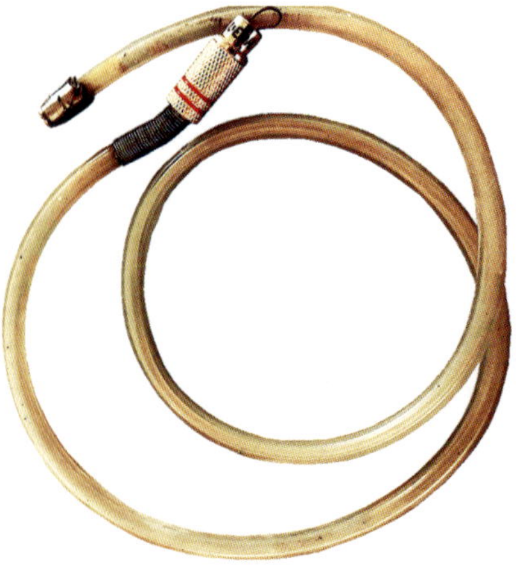

Fig. 16-8. Sonda magnética.

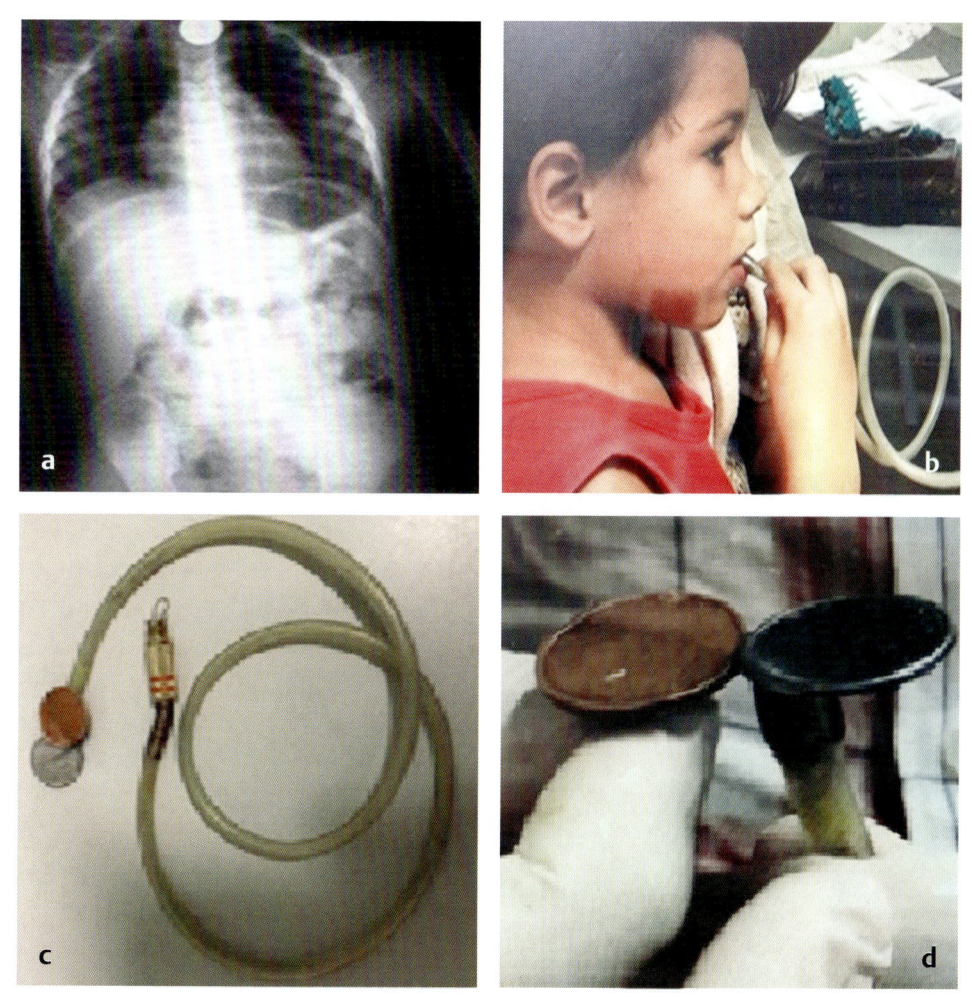

CAPÍTULO 16 • RETIRADA DE CORPO ESTRANHO NO TRATO DIGESTÓRIO 169

Fig. 16-9. (a-d) Retirada de moeda com sonda magnética. (Cortesia do Dr. Herbeth Toledo.)

razão da tenra idade ou de sua sensibilidade à introdução do cateter, pode-se imobilizá-la envolvendo-a com tecidos (p. ex., o lençol da maca) e realizar o procedimento, que não demora mais que 10 segundos.

Os corpos estranhos localizados nos intestinos terão abordagem de acordo com o local, a presença ou ausência de complicações. Quando ingeridos, após ultrapassar o piloro, progridem, geralmente, sem intercorrências. Mas, como já enfatizamos acima, há possibilidade de complicações com os corpos estranhos pontiagudos, passíveis de perfurar, causando peritonite, ou migrar para órgãos adjacentes, como pâncreas, rins etc. O tratamento indicado de qualquer destas situações é cirúrgico. Os corpos estranhos dos cólons ou do íleo distal, acessíveis ao colonoscópio, poderão ser retirados utilizando-se instrumentos semelhantes aos utilizados na endoscopia digestiva alta, apenas mais longos, para se adequar à extensão deste equipamento. A maioria dos corpos estranhos do cólon, no entanto, são introduzidos, acidental ou propositadamente, pelos próprios pacientes, seja para estimulação erótica ou em situações de automutilação (Fig. 16-10).[18] Sua retirada pode exigir instrumentos específicos, com capacidade para envolver objetos volumosos (Fig. 16-11).[19]

A enfermagem, por sua vez, tem papel fundamental dentro da equipe, uma vez ser, geralmente, quem tem o primeiro contato com o paciente, prepara o acesso venoso, faz a administração de medicamentos e monitora o paciente.[20] Ademais, em serviços nos quais o endoscopista trabalha em regime de sobreaviso, a enfermagem deve insistir com o médico plantonista, exigindo atendimento ao paciente com a maior brevidade possível, respeitando as diretrizes quanto a jejum, se indicado. Ribojad *et al.* sugerem, como atribuições da enfermagem:[20] checar a presença e o tipo de instrumentos que poderão ser necessários para acesso às vias aéreas e ventilação mecânica, adequados à idade do paciente e às indicações do anestesiologista; máscara conectada ao oxigênio e aspirador devem estar disponíveis durante todo o procedimento; estar atento ao *display* dos monitores, informando ao médico qualquer alteração; anotar todos os medicamentos de emergência administrados.

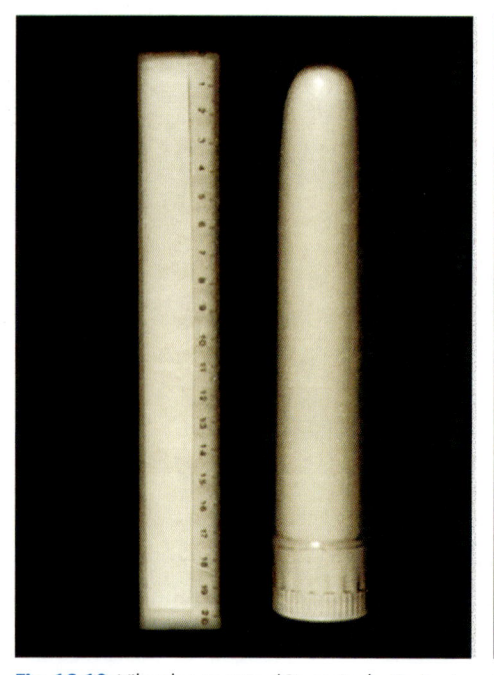

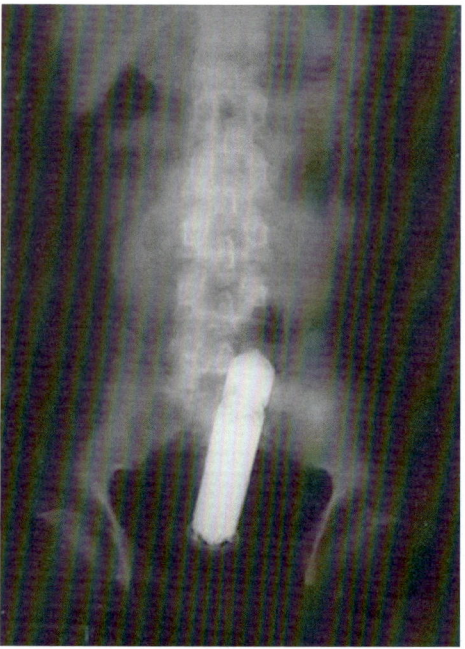

Fig. 16-10. Vibrador no reto. (Cortesia do Dr. Luciano Lessa.)

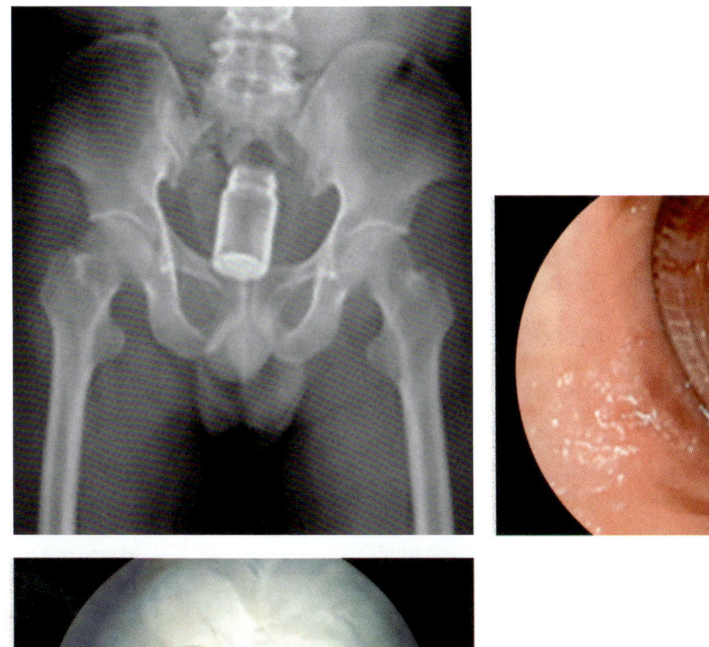

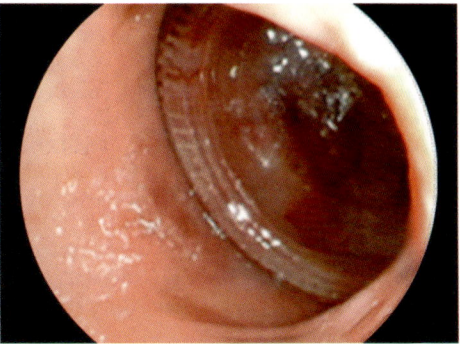

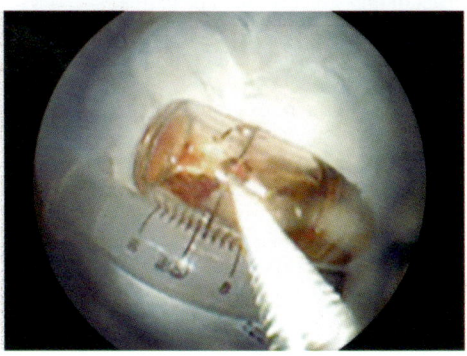

Fig. 16-11. Corpo estranho volumoso no retossigmoide.[19]

REFERÊNCIAS BIBLIOGRÁFICAS
1. Litovitz T, Whitaker N, Clark L et al. Emerging Battery-Ingestion Hazard: Clinical Implications. *Pediatrics* 2010;125:1168-77.
2. Matsubara M, Hirasaki S, Suzuki S. Gastric penetration by an ingested toothpick successfully managed with computed tomography and endoscopy. *Int Med* 2007;46:971-4.
3. Robert B, Bartoli E, Fumery M et al. Duodenal perforation due to toothpick perforation, an uncommon cause of chronic abdominal pain. *Endoscopy* 2012;44:E27-E28.
4. Rasslan S, Moricz A. Abdome agudo perfurativo. In: Lopes AC, Reibscheid S, Szejnfelc J (Eds.). *Abdome agudo, clínica e imagem*. Rio de Janeiro: Atheneu; 2004. p. 80-94.
5. de Menezes HL, Faria E, Madeiro P. Migração de balão intragástrico: relato de caso. In: XXXIII Congresso Brasileiro e Endoscopia Digestiva, 2007, Maceió/Al. XXXIII Congresso Brasileiro de Endoscopia Digestiva – Anais, 2007.
6. Lee SD, Lee BJ, Park JJ et al. Impacted gastric balloon in small bowel. *J Gastroenterol Hepatol* 2015;30:1.
7. Lin OS, Brandabur JJ, Schembre DB et al. Acute symptomatic small bowel obstruction due to capsule impaction. *Gastrointest Endosc* 2007;65:725-8.

8. De Palma GD, Masone S, Persico M et al. Capsule impaction presenting as acute small bowel perforation: a case series. *J Med Case Rep* 2012;6:121.
9. Birk M, Bauerfeind P, Deprez PH et al. Removal of foreign bodies in the upper gastrointestinal tract in adults: European Society of Gastrointestinal Endoscopy (ESGE) clinical guideline. *Endoscopy* 2016;48:489-96.
10. Longstreth GF, Longstreth KJ, Yao JF. Esophageal food impaction: epidemiology and therapy. A retrospective, observational study. *Gastrointest Endosc* 2001;53:193-8.
11. Kramer RE, Lerner DG, Lin T et al. Management of ingested foreign bodies in childres: a clinical report of the NASPGHAN Endoscopy Committee. *J Pediatr Gastroenterol Nutr* 2015;60:562-74.
12. Gummin DD, Mowry JB, Spyker DA et al. 2017 Annual Report of the American Association of Poison Control Centers' National Poison Data System (NPDS): 35th Annual Report. *Clinical Toxicol.* 2018 Dec;56(12):1213-415.
13. Manickavasagam J, Bateman N, Street I et al. Radio opacity of various ENT foreign bodies in sheep's neck preparation. *Eur Arch Otorhinolaryngol* 2009;266:1641-4.
14. Fisher J, Mittal R, Hill S et al. Yield of chest radiography after removal of esophageal foreign bodies. *Periatrics* 2013;131:e1497-e1501.
15. Tseng H-J, Hanna TN, Shuaib W et al. Imaging foreign bodies: Ingested, aspirated, and inserted. *Annals Emerg Med* 2015;66(6):570-82.
16. Volle E, Hanel D, Beyer P, Kaufmann HJ. Ingested foreign bodies: removal by magnet. *Radiology* 1986;160:407-9.
17. Volle E, Beyer P, Kaufmann HJ. Therapeutic approach to ingested button-type batteries: magnetic removal of ingested button-type batteries. *Pediatr Radiol* 1989;9:114-8.
18. Gebresellassie HW. Foreign bodies in the sigmoid colon of a psychiatric patient following self-mutilation: a case report. *J Med Case Report* 2016;10:257.
19. Lin XD, Wu GY, Li SH et al. Removal of a large foreign body in the retosigmoid colon by colonoscopy using gastrolith forceps. *World J Clin Cases* 2016;4(5):135-7.
20. Rybojad B, Aftyka A, Rudnicka-Drozak E. Nursing activities in the prevention and treatment of perioperative complications after airway foreign body removal in pediatric patients. *J Perianesth Nurs* 2016;31(1):49-55.

COLANGIOPANCREATOGRAFIA RETRÓGRADA ENDOSCÓPICA

CAPÍTULO 17

Flavio Hayato Ejima
Keila Pereira Tomaz Costa
Vanderléia dos Santos Alves Dias
Gustavo Werneck Ejima

O desenvolvimento da endoscopia gastrointestinal tem tido grande evolução em decorrência do aperfeiçoamento dos aparelhos e acessórios aliados à maior capacitação técnica dos profissionais envolvidos nos exames.[1-3]

A endoscopia biliopancreática foi desenvolvida por meio dos endoscópios de visão lateral, que permitem a identificação e o acesso à via biliopancreática, que foram iniciados por Mc Cune em 1968.[4] A colangiopancreatografia retrógrada endoscópica (CPRE) é um exame endoscópico muito complexo, indicado, preferencialmente, para tratamento de afecções do trato biliar e pancreático que necessitam de profissionais médicos, equipe de enfermagem, técnicos de radiologia, anestesistas, com trabalho de forma sincrônica para o sucesso do procedimento.[5,6]

O grande impacto técnico que marcou a endoscopia das vias biliares foi em 1974, quando Classen e Kawai, simultaneamente na Alemanha e no Japão, realizaram as primeiras esfincterotomias da papila de Vater por via endoscópica peroral.[7,8]

O progresso nos métodos de diagnóstico, como tomografia computadorizada helicoidal, ecoendoscopia e colangiopancreatografia por ressonância magnética (CPRM), tem reduzido substancialmente as indicações de CPRE com finalidade diagnóstica e tornado o procedimento eminentemente terapêutico.[9-11]

O acesso biliar pela cateterização do óstio papilar é a escolha padrão na obtenção do acesso biliar ou pancreático com canulótomo ou papilótomo (Fig. 17-1), geralmente com auxílio do fio-guia. A cuidadosa canulação seletiva do colédoco pode minimizar a ocorrência da temível pancreatite aguda pós-CPRE.[12-14]

INDICAÇÕES E CONTRAINDICAÇÕES

A CPRE é um procedimento para o tratamento de várias afecções biliopancreáticas de etiologia benigna ou maligna, com ampla possibilidade terapêutica.[15] A principal indicação de CPRE continua sendo na icterícia obstrutiva com exames de imagens não invasivos que demonstram dilatação dos ductos biliares, muitas vezes com a etiologia já determinada,

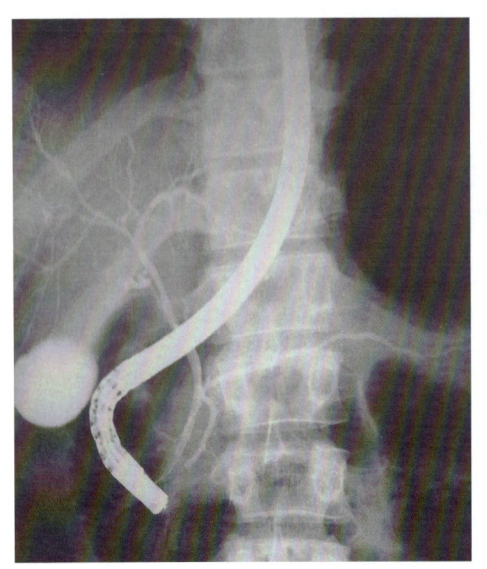

Fig. 17-1. CPRE.

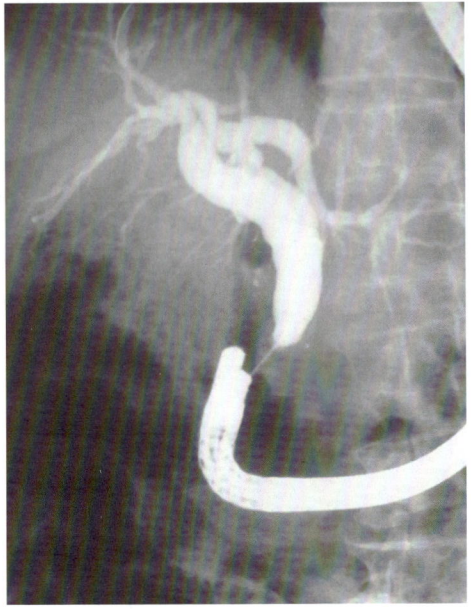

Fig. 17-2. CPRE em BII.

como coledocolitíase, neoplasias, fístulas biliares, colangite esclerosante primária, estenose biliar pós-cicatricial:

1. Icterícia por obstrução de vias biliares.
2. Alterações clínicas, laboratoriais e exames de imagem sugestivas de doenças das vias biliopancreáticas.
3. Sinais e sintomas sugestivos de doença pancreática maligna.
4. Pancreatite de origem indeterminada.
5. Pré-operatório de pancreatite crônica ou com pseudocisto de pâncreas.
6. Manometria do esfíncter de Oddi.
7. Indicações para esfincterotomia.
8. Colocação de próteses plásticas ou metálicas.
9. Dilatação de estenoses ductais.
10. Dilatação da papila duodenal maior (esfincteroplastias com balão).
11. Obtenção de material biológico para citologia ou histopatológico.
12. Papilectomia.
13. Propiciar a realização de coledoscopia ou pancreatoscopia.

As contraindicações absolutas são raras, como recusa do paciente, condições clínicas precárias e problemas técnicos. As alterações anatômicas pós-cirúrgicas, como gastrectomia à BII, gastrectomia com reconstrução em Y de Roux, são contraindicações relativas, uma vez que o acesso à papila tornou-se possível com acessórios específicos ou por meio de acessos diferenciados como a técnica de Rendez-Vous ou em associação a acessos cirúrgicos, ou por meio de enteroscopia (Fig. 17-2).

Nas alterações dos fatores de coagulação, a papilotomia deve ser evitada e a opção é a drenagem biliar com colocação de prótese ou dreno nasobiliar.

EQUIPAMENTOS

- Endoscópios:
  - Duodenoscópios (Fig. 17-3): são endoscópios de visão lateral, com sistema elevador de acessórios, que facilita a canulação da papila e o posicionamento de acessórios, nos ductos biliares ou pancreáticos por canais de trabalho com diâmetros entre 2,8 e 4,2 mm.
  - Gastroscópios e enteroscópios (Fig. 17-4): podem ser usados para CPRE em pacientes, com alterações cirúrgicas. As limitações no uso desses equipamentos estão relacionadas com a ausência de elevador e com a limitação na visão da papila em decorrência da visão frontal.
- Unidade eletrocirúrgica (bisturi elétrico) (Fig. 17-5): equipamento capaz de produzir energia térmica na região dos tecidos a partir de corrente elétrica. As unidades eletrocirúrgicas modernas são capazes de controlar frequência, voltagem e corrente, além de calcular a impedância do tecido em contato com o eletrodo, o que possibilita o corte preciso e seguro em procedimentos como: esfincterotomia, fistulotomia, pré-corte, papilectomia. É fundamental que o médico endoscopista e a enfermagem estejam totalmente familiarizados com as características de funcionamento e programação da unidade eletrocirúrgica que utiliza, a fim de maximizar a segurança e o sucesso do procedimento.[16,17]

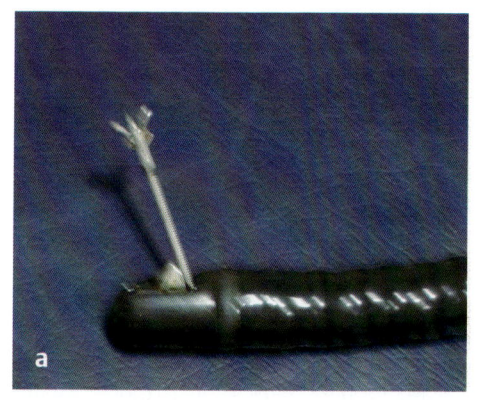

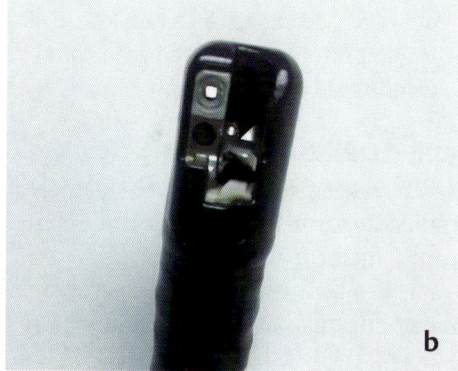

Fig. 17-3. (a, b) Duodenoscópio – visão lateral com elevador.

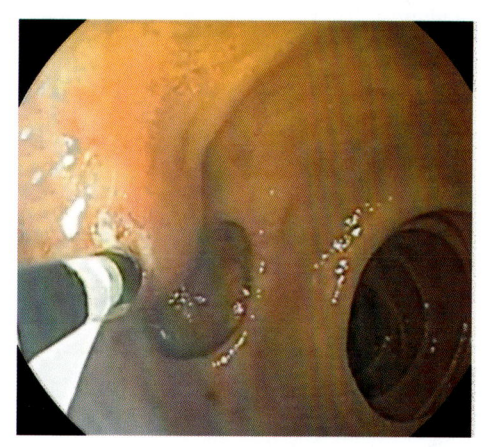

Fig. 17-4. CPRE por enteroscopia.

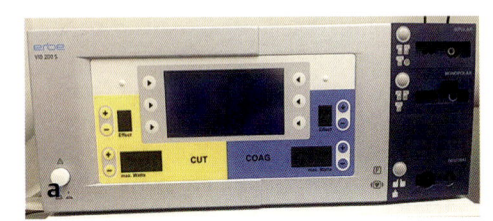

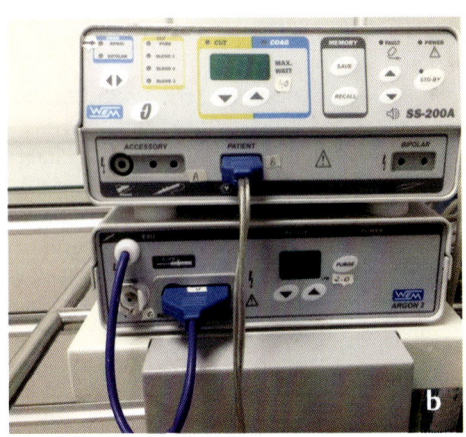

Fig. 17-5. (a, b) Bisturis elétricos.

- Equipamentos de radiologia (Fig. 17-6): as imagens radiológicas são comumente obtidas por fluoroscopia. O tempo de fluoroscopia e o ajuste também são fatores determinantes dos níveis de exposição à radiação. É obrigatório que toda a equipe utilize equipamentos de proteção contra radiação como aventais, capotes, protetores de tireoide óculos de proteção e dosímetros.[18-20]

ACESSÓRIOS

Para a realização de CPRE é de fundamental importância termos disponíveis acessórios de canulação, corte, retirada de cálculos, drenagem da via biliar, acessórios de hemostasia e para colheita de material.

Outro fator essencial é a *expertise* do médico e auxiliares, com sincronia e conhecimentos de todas as técnicas e utilização dos equipamentos e acessórios.

- *Canulótomos (Fig. 17-7):* utilizado para canulação biliopancreática consistindo em cateter tubular, habitualmente, de 5-7 Fr, com extremidades de diferentes formatos (afiladas, arredondadas, com ponta metálica) para facilitar o acesso da via biliar, com menor

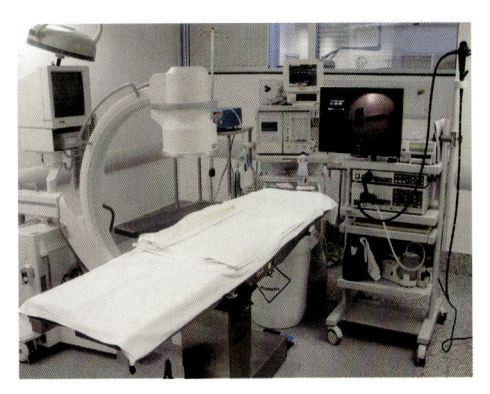

Fig. 17-6. Aparelho de radioscopia em sala montada para CPRE.

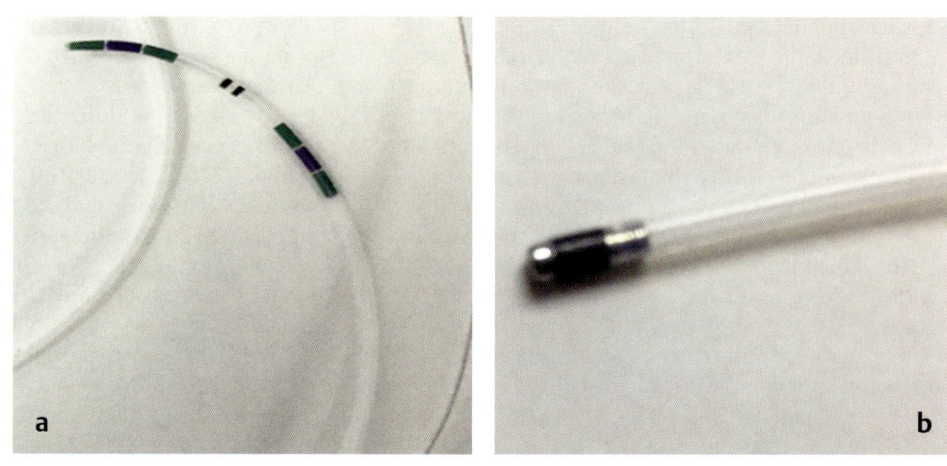

Fig. 17-7. (a, b) Canulótomos de ponta fina e metálica.

trauma possível, com canais no seu interior que possibilitam a passagem de fio-guia e contraste. Os canulótomos têm sido substituídos por papilótomos.
- *Papilótomos ou esfincterótomos (Fig. 17-8):* cateteres tubulares de teflon, que possuem fio metálico diatérmico na extremidade distal com extensão de 2 a 3 cm e pode ser flexionado por meio de comando na extremidade proximal do acessório (manopla), possibilitando arqueamento da ponta do papilótomo, com aumento da taxa de canulação.[21,22] A realização de esfincterotomia é possível pela passagem de corrente elétrica, conectando-se o papilótomo à unidade eletrocirúrgica.

Os esfincterótomos estão disponíveis em distintas configurações, além de esfincterótomos rotatórios que podem facilitar a esfincterotomia ao orientar a posição do fio metálico, que pode ser mono ou multifilamentar. O desenvolvimento de esfincterótomos de triplo lúmen foi um avanço importante, pois tornou possível a utilização de contraste em um lúmen e fio-guia em outro, facilitando e diminuindo o tempo do procedimento.[23]

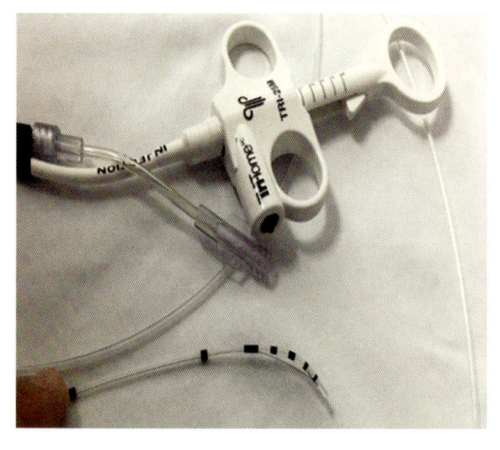

Fig. 17-8. Papilótomo de triplo lúmen.

- *Estilete (papilótomo de ponta, needle knife) (Fig. 17-9):* possui uma extremidade metálica retilínea que é exteriorizada e transmite corrente elétrica para a secção da região do infundíbulo ou óstio papilar. Possui canal para fio-guia e contraste separados.
- *Fio-guia hidrofílico (Fig. 17-10):* acessório fundamental para realização de CPRE diagnóstico e terapêutico, sendo utilizado em praticamente todos os procedimentos: canulação, esfincterotomia, dilatação, coleta de material para citologia, colocações de próteses, coledocoscopia. Possuem estrutura central metálica radiopaca (Nitinol) envolvida por bainha de teflon. O material interno possibilita rigidez associado à flexibilidade, o material externo fornece radiopacidade, mínimo atrito e isolamento térmico. Por ser hidrofílico, deve ser utilizado com água no interior do lúmen do acessório. O diâmetro varia de 0,018 a 0,035 polegadas, com comprimento de 260 a 450 mm.[24]
- *Acessórios para Extração de Cálculos (Varredura da Via Biliar):* cateter balão com duplo ou triplo lúmen para extração de cálculos, cesta extratora e cesta de litotripsia mecânica.
  - *Cateter balão extrator (Fogarty) (Fig. 17-11):* tem diâmetro de 5 a 8,5 Fr e possui um balão na ponta, que é insuflado, alcançando diâmetro entre 8 e 18 mm. Existem Fogarty com balão de diâmetro escalonado, com múltiplos tamanhos, dependendo da quantidade de ar insuflado.
  - *Cestas de Dormia (cestas extratoras, basket) (Fig. 17-12):* as cestas de dormia são constituídas por fios metálicos e podem ser utilizadas para remoção de cálculos da via biliar ou pancreáticas, sendo fabricadas em distintos formatos e tamanhos.

    Existem modelos com bainha metálica e manopla de acionamento (litotritor mecânico). Em caso de impactação da cesta, existe a possibilidade de secção do fio metálico da cesta e montagem de litotritor de urgência (Soehendra) para fragmentação do cálculo, vestindo o fio com uma capa metálica e triturando o cálculo, com o movimento de fechar a cesta com a capa metálica (Fig. 17-13).

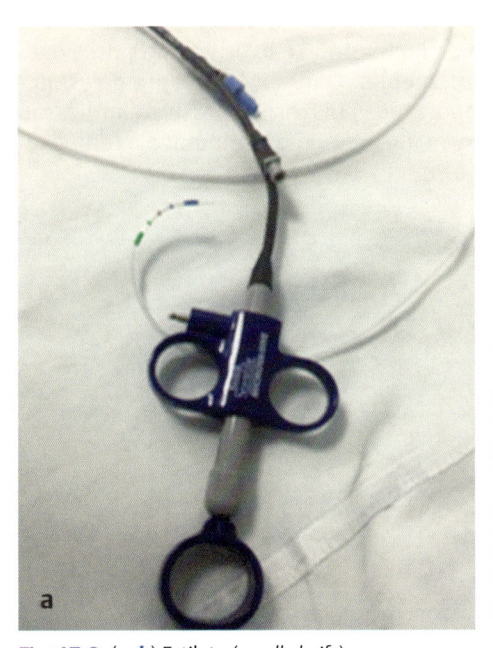

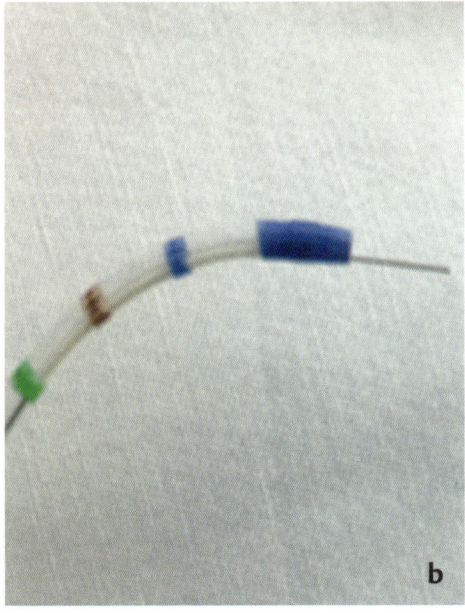

Fig. 17-9. (a, b) Estilete *(needle knife)*.

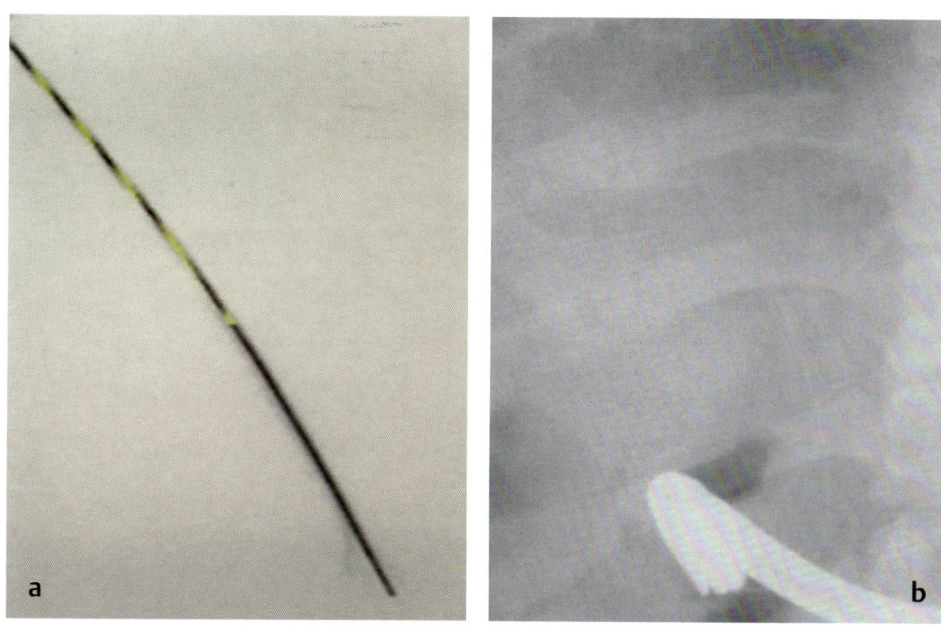

CAPÍTULO 17 • COLANGIOPANCREATOGRAFIA RETRÓGRADA ENDOSCÓPICA 179

Fig. 17-10. (**a**, **b**) Fio-guia.

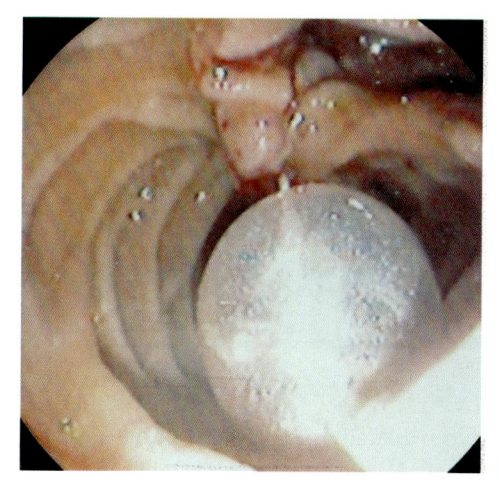

Fig. 17-11. Cateter balão extrator de Fogarty.

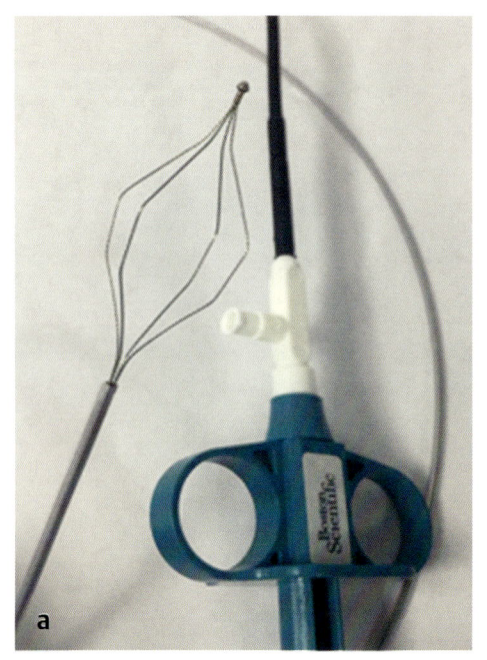

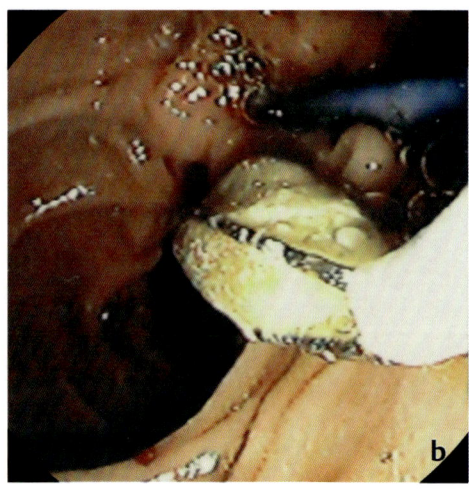

Fig. 17-12. (a, b) Cesta extratora (*basket*).

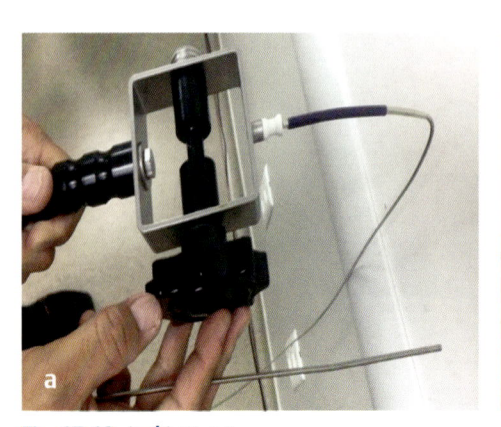

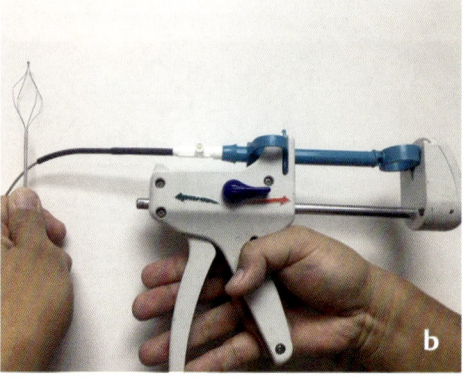

Fig. 17-13. (a, b) Litotritores.

- *Acessórios para dilatação biliar e papila:* os balões dilatadores biliar têm diâmetros de 4, 6, 8 e 10 mm, com comprimento entre 2 e 4 mm, são produzidos com polietileno, não distensível, com mecanismo de insuflação por seringa com manômetro, para controle de pressão, com medidas em ATM e PSI. Os balões são introduzidos por fio-guia, pelo canal do aparelho até a região da estenose, e o posicionamento pode ser verificado por marcas radiopacas, que limitam a região do balão. Além disso, a formação de cintura no balão pode ser verificada utilizando contraste para insuflação (Fig. 17-14).
  - *Cateteres dilatadores (Fig. 17-15):* além dos balões dilatadores existem os cateteres dilatadores de Soehendra, que são velas com ponta afiladas e introdução por fio-guia e estão disponíveis com diâmetros do corpo da vela de 6 a 11,5 Fr.

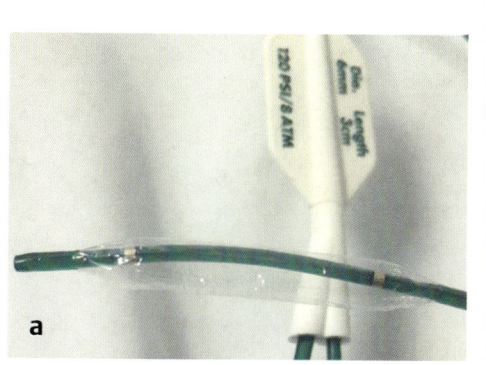

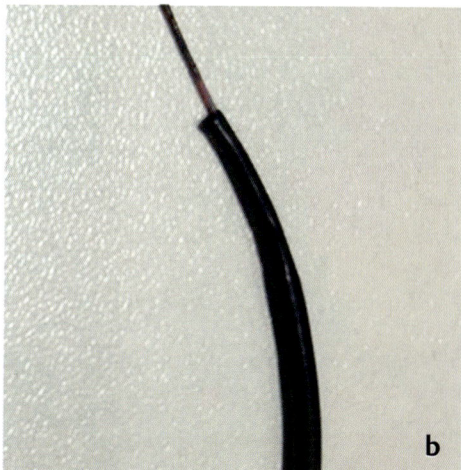

CAPÍTULO 17 ▪ COLANGIOPANCREATOGRAFIA RETRÓGRADA ENDOSCÓPICA   181

Fig. 17-14. Balão dilatador e bugia dilatadora de via biliar.

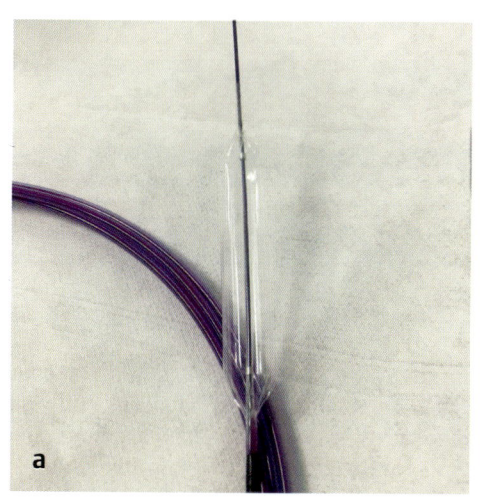

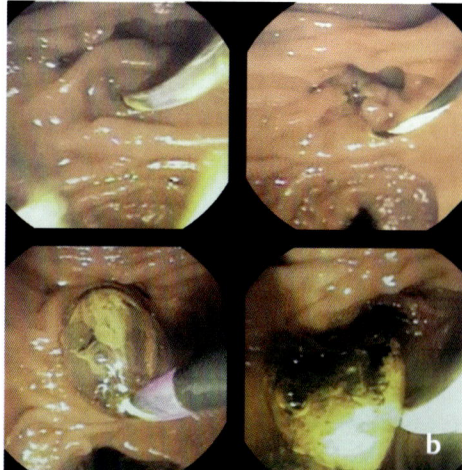

Fig. 17-15. Balão dilatador de papila.

A dilatação papilar para possibilitar a extração de cálculos maiores que 10 mm pode ser realizada com balões dilatadores de 12 a 20 mm e comprimento de 5,5 cm.
- *Acessórios para colheita de citologia (escova de citologia):* cateter de duplo lúmen para passagem pelo fio-guia até a área de interesse, onde é exteriorizada escova com cerdas capaz de coletar material para citologia (Fig. 17-16).
- *Próteses biliares e pancreáticas:* as próteses biliares e pancreáticas se constituem valioso acessório da terapêutica endoscópica na paliação de tumores malignos, bem como nas fístulas biliopancreáticas e estenoses benignas. Foi introduzida em 1979, por Soehendra (biblio). As próteses metálicas foram introduzidas na década de 1980 na intenção

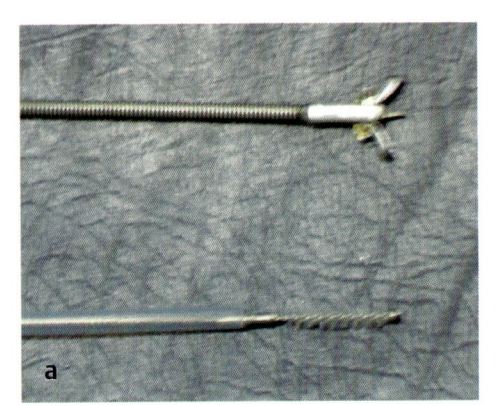

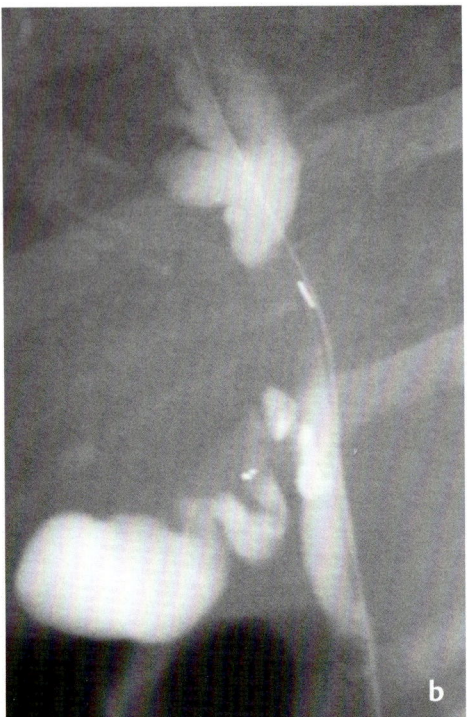

Fig. 17-16. Cateter de citologia e biópsia.

de se ter uma prótese de maior calibre, que pudesse passar pelo canal de trabalho do duodenoscópio.
- *Próteses plásticas:* ainda são as mais usadas na prática endoscópica, tendo em vista o baixo custo. As próteses plásticas para uso biliar têm calibre de 7 a 12 Fr e comprimento entre 5 a 15 cm.[25] As próteses podem ser retas com aletas nas extremidades (Fig. 17-17) para fixação, formato em *pigtail* com curvatura de 360 graus em uma ou ambas as extremidades e têm orifícios laterais além dos distais, com utilização em locais que não têm ponto de fixação, como drenagem de cistos ou abscessos, além de serem úteis no caso das próteses pancreáticas, sendo a extremidade duodenal em *pigtail* e a outra reta. Uma das vantagens das próteses em *pigtail* é o fato de serem atraumáticas em relação à parede duodenal contralateral, prevenindo o risco de perfuração.

Próteses pancreáticas devem ter *design* e calibre específicos, além de materiais mais flexíveis; devem ter orifícios laterais a fim de permitir a drenagem dos orifícios secundários. Técnica de colocação: na maioria dos casos é realizada, inicialmente, a papilotomia, a seguir, através do fio-guia, que deverá direcionar a introdução do cateter condutor sobre o qual será passada a prótese e, posteriormente, o cateter empurrador, que conduzirá a prótese até seu objetivo. O conjunto completo quase sempre já vem montado, o que facilita o procedimento. A coordenação do endoscopista com o auxiliar necessita

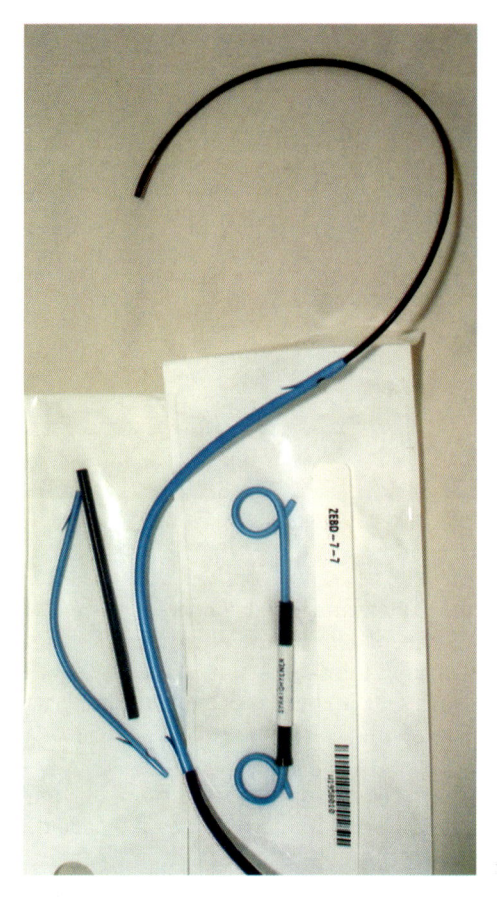

CAPÍTULO 17 • COLANGIOPANCREATOGRAFIA RETRÓGRADA ENDOSCÓPICA

Fig. 17-17. Próteses plásticas.

de uma sincronia perfeita, para que não se retire o fio-guia ou desconecte a prótese precocemente. Ao final da introdução, o conjunto introdutor e o fio-guia são retirados.
♦ Retirada de próteses: as próteses plásticas devem ser retiradas ou trocadas após três meses ou se houver evidências clínicas e laboratoriais de obstrução ou colangite (Fig. 17-18). As próteses podem ser retiradas com acessórios específicos (Soehendra), constituídos de cateter de teflon com rosca metálica na extremidade distal e retirada pelo canal de trabalho. A outra técnica é por apreensão da prótese com cesta de dormia, alça de polipectomia ou pinça de corpo estranho e retirada em conjunto com o endoscópio.
• *Próteses metálicas:* foram desenvolvidas para solucionar o problema de oclusão precoce das próteses plásticas, com 6 a 10 Fr, quando montadas na bainha, passam facilmente pelo canal de trabalho e progridem com mais facilidade pelas estenoses do que as plásticas. O calibre, quando expandido, vai entre 18 a 30 mm e o comprimento entre 4 a 12 cm. Apesar do calibre maior, as próteses metálicas com malha aberta apresentam o inconveniente de invasão tumoral e oclusão, além de não poder retirá-los. Próteses parcialmente cobertas têm a vantagem de melhor fixação e de impedirem o crescimento tumoral.

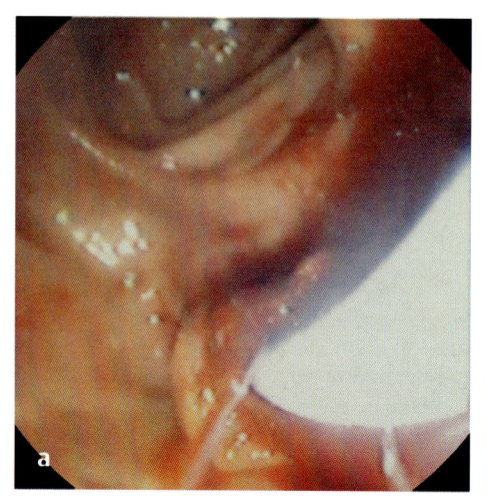

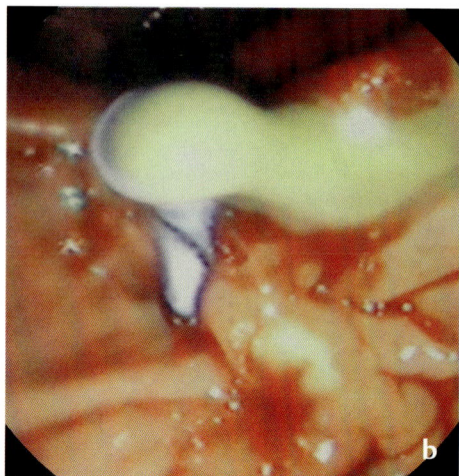

Fig. 17-18. (a, b) Colangite.

As próteses metálicas totalmente cobertas têm a vantagem de poderem ser retiradas, com utilização em estenoses benignas, mas podem levar à obstrução do ducto cístico e ductos biliares secundários nas drenagens intra-hepáticas.

O conjunto compõe-se de um aplicador com 6 a 10 Fr, com a prótese comprimida na extremidade distal em torno do cateter por uma bainha ou fio, que quando tracionada libera a prótese. Permite a passagem de fio-guia e a injeção de contraste

- Técnica de colocação: após a papilotomia, procede-se à passagem do fio-guia por meio de estenoses; a dilatação deve ser realizada se não houver a possibilidade de passagem da prótese. O comprimento deverá ser minimamente suficiente para estender-se do ponto pré-estenótico até alguns milímetros após a papila. Deve-se estar atento porque as próteses podem diminuir até 40% em algumas próteses e outras permanecem do mesmo tamanho. A passagem bilateral exige a passagem prévia de dois fios-guia.

O sistema introdutor é passado pelo fio-guia, posicionando-se a marca radiopaca distal logo acima da estenose, e a proximal pouco abaixo da papila. Inicia-se, então, o processo de liberação, que em alguns modelos pode ser revertido com até 80% da prótese liberada. É importante o acompanhamento fluoroscópico para que se detecte uma possível migração para cima durante a liberação, principalmente quando há grande dilatação a montante e quando houver próteses cobertas. Os sistemas de liberação são diferentes e é preciso ter noção dos disparos das próteses. No sistema de liberação do tipo pistola não é necessário mobilizar o sistema de introdução. Nos outros sistemas de liberação é necessário que se dispare puxando-se o sistema de introdução em vez de empurrar a parte distal do introdutor (Fig. 17-19).

- Retirada de próteses metálicas: as próteses cobertas são de remoção mais fácil e podem ser utilizadas pinças de corpo estranho ou alças de polipectomia, nos casos de tratamento de estenoses biliares benignas, migração distal ou proximal ou impactação na parede duodenal contralateral. A retirada das próteses não cobertas é extremamente difícil.[26]

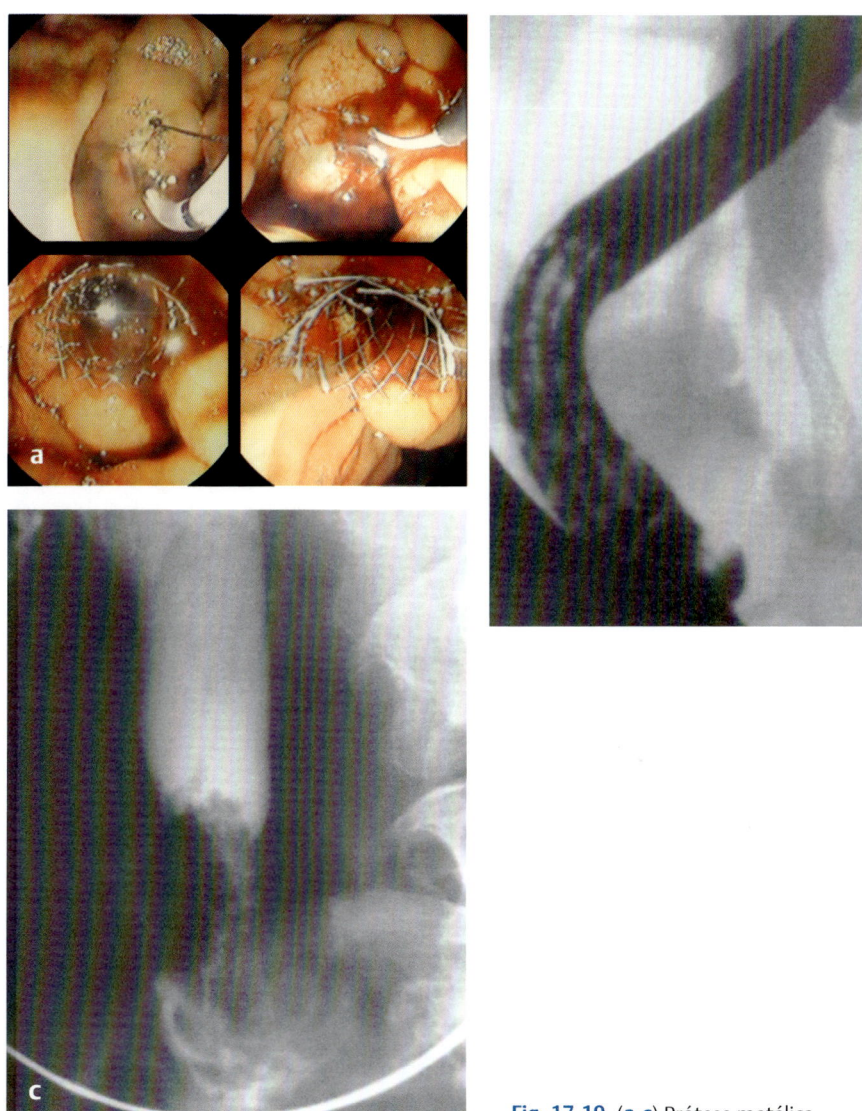

Fig. 17-19. (a-c) Prótese metálica.

TÉCNICA DO EXAME

A primeira e principal etapa da CPRE é a cateterização das vias biliares ou pancreáticas.

O exame pode ser realizado com sedação consciente, porém, por se tratar de exame mais prolongado, envolvendo manobras de retificação e com aparelhos de maior diâmetro, a utilização de sedação profunda ou anestesia geral é recomendada.[27]

A posição do paciente pode variar de decúbito ventral, decúbito dorsal, oblíquo ou lateral,[28,29] dependendo das condições do paciente e do tipo de sedação ou anestesia a que foi submetido, além da *expertise* do endoscopista.

Acesso Transpapilar Convencional (Fig. 17-20).

A cateterização pode ser realizada com canulótomo ou papilótomo, com auxílio de fio-guia. Após a introdução do cateter na ampola de Vater, a canulação seletiva da via biliar deve ser obtida com a progressão do fio-guia por meio de movimentos curtos de introdução e retirada do mesmo até que se obtenha a progressão fácil e a ascensão em direção superior e paralela à coluna vertebral.[30] A ascensão oblíqua do fio-guia, cruzando a coluna vertebral, caracteriza acesso pancreático. Após progressão desse fio para a via biliar, procede-se à colangiografia com contraste iodado, mantendo-se o fio-guia posicionado para a realização de terapêutica específica, seja ela papilotomia, dilatação, remoção de

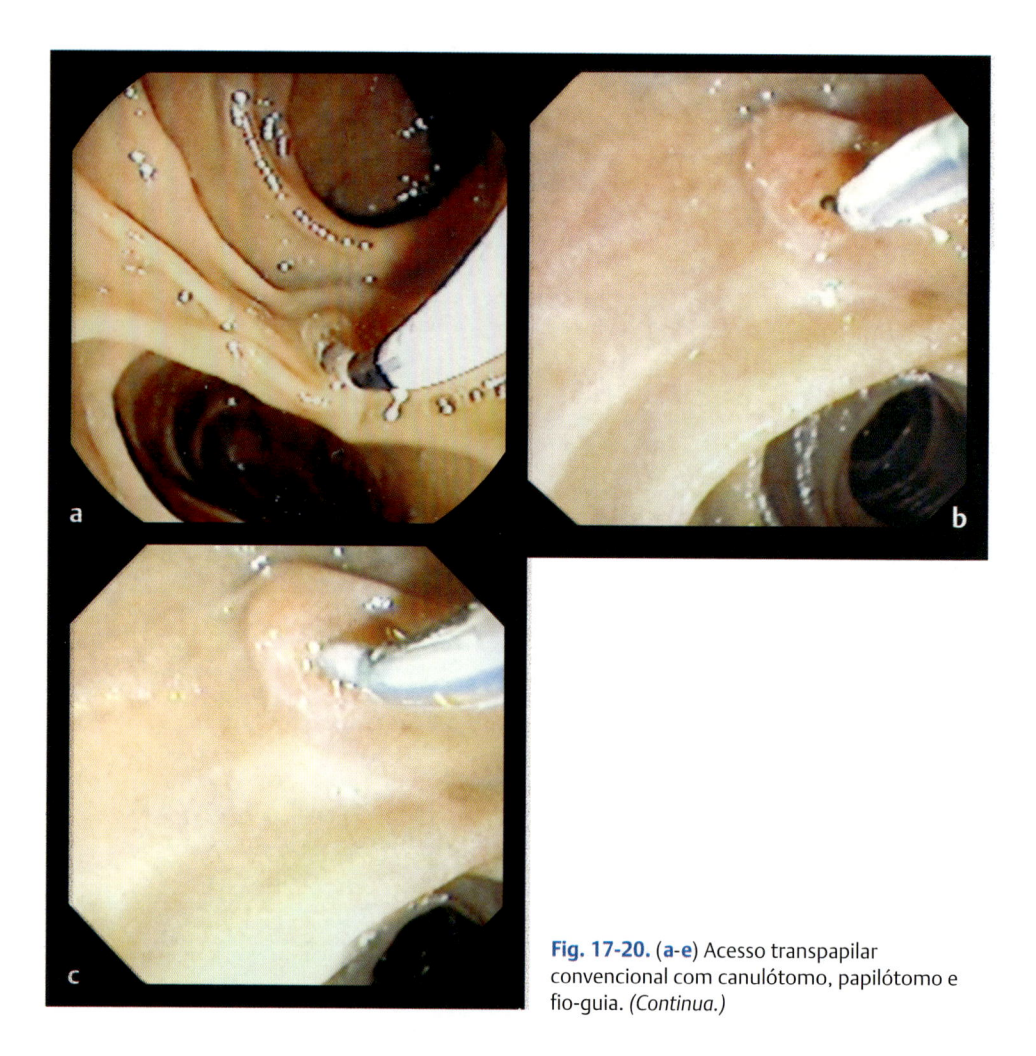

Fig. 17-20. (a-e) Acesso transpapilar convencional com canulótomo, papilótomo e fio-guia. *(Continua.)*

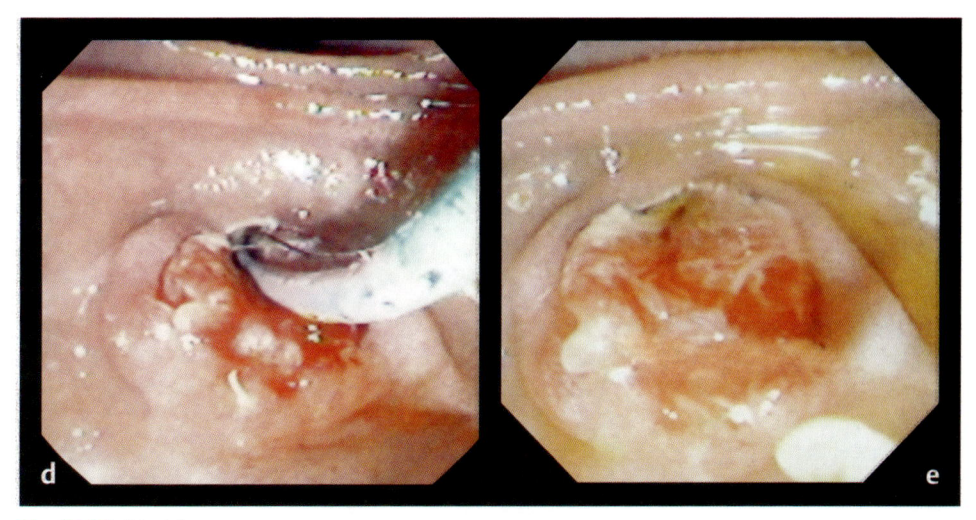

CAPÍTULO 17 • COLANGIOPANCREATOGRAFIA RETRÓGRADA ENDOSCÓPICA

Fig. 17-20. *(Cont.)*

cálculos ou passagem de próteses. Caso ocorra canulação repetida do ducto pancreático sem acesso biliar, pode-se optar pela utilização de técnica de inserção de fio-guia e/ou prótese plástica pancreática no interior do ducto pancreático com o objetivo de preenchimento deste e retificação da via biliar a fim de facilitar a canulação (Fig. 17-21). Se ainda assim a canulação profunda da via biliar não for obtida (5 a 15%), podem ser realizadas técnicas opcionais para acesso.

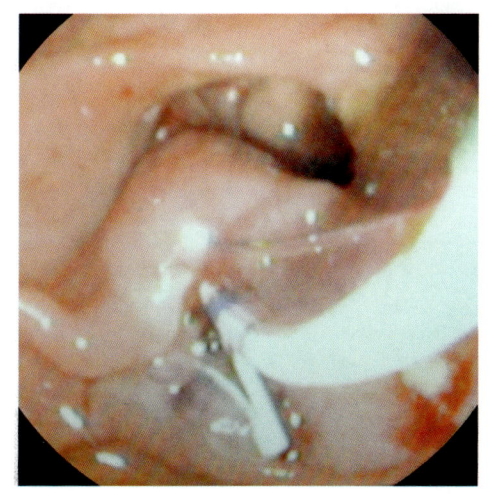

Fig. 17-21. Acesso biliar após passagem de prótese biliar.

Papilotomia de Acesso

- *Pré-corte (Fig. 17-22):* incisão com pequenos cortes da papila a partir do limite superior do óstio em direção ao ducto biliar utilizando estilete e corrente de corte puro. Após abertura da mucosa e submucosa deve-se buscar a canulação da via biliar com a ponta do papilótomo, com estilete retraído e fio-guia.
- *Fistulotomia (infundibulotomia) (Fig. 17-23):* acesso biliar por meio de incisão da mucosa e submucosa, com utilização de estilete e corrente de corte puro no infundíbulo da papila.

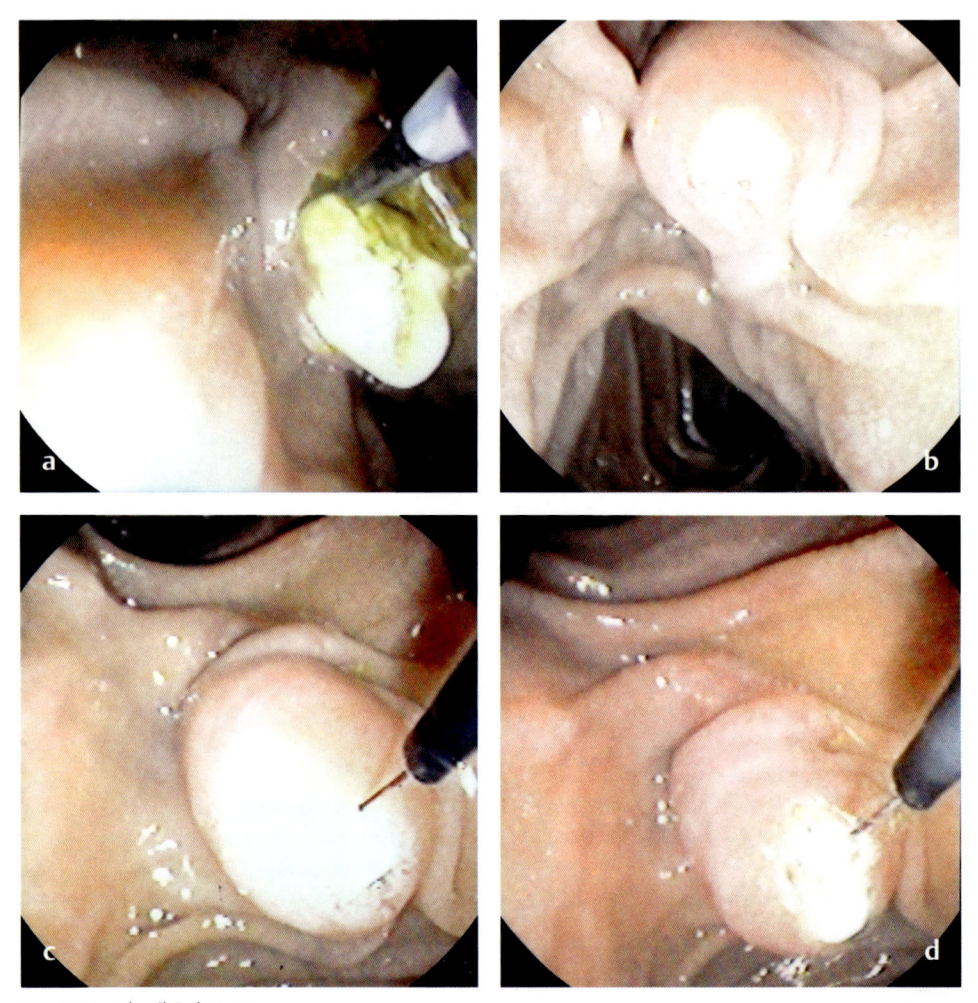

Fig. 17-22. (a-d) Pré-corte.

Fig. 17-23. (a-d) Infundibulotomia.

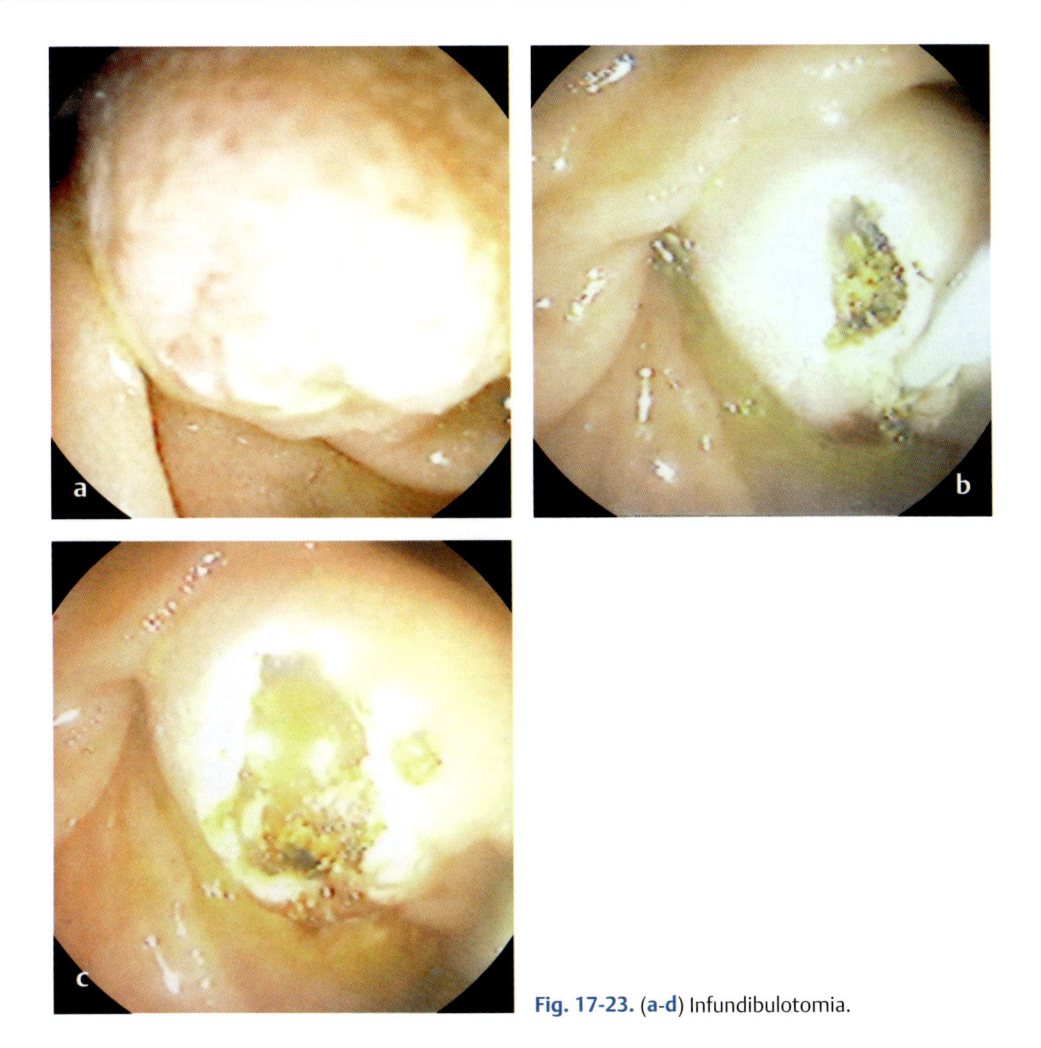

- *Divertículo periampular (Fig. 17-24):* a presença de divertículo periampular pode tornar mais difícil a cateterização e a papilotomia. Muitas vezes não é possível a visibilização do óstio e sua canulação de maneira convencional e a sua incisão da papilotomia não pode ser continuadas até a extremidade do divertículo.
- *Papilotomia endoscópica convencional (Fig. 17-25):* a papilotomia endoscópica foi inicialmente descrita de modo simultâneo, por Classen e Oi, e determinou o início da era terapêutica endoscópica relacionada com a via bilopancreática. A papilotomia consiste em um procedimento cirúrgico endoscópico caracterizado pela secção da papila duodenal maior em posição de 11 a 12 horas e limitada pela prega transversal proximal. O objetivo do procedimento é realizar a secção da papila e de seu esfíncter.

Fig. 17-24. (a-d) Papila intradiverticular.

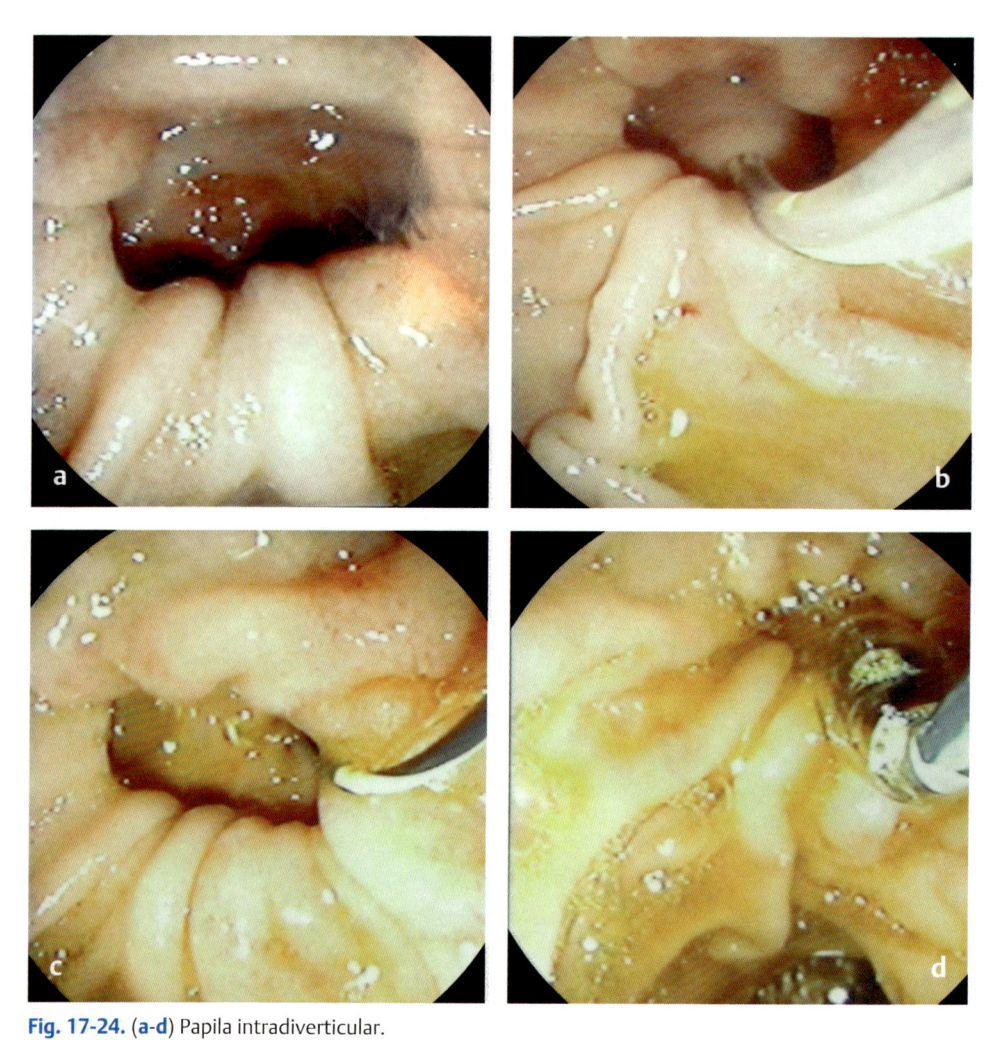

CAPÍTULO 17 • COLANGIOPANCREATOGRAFIA RETRÓGRADA ENDOSCÓPICA   191

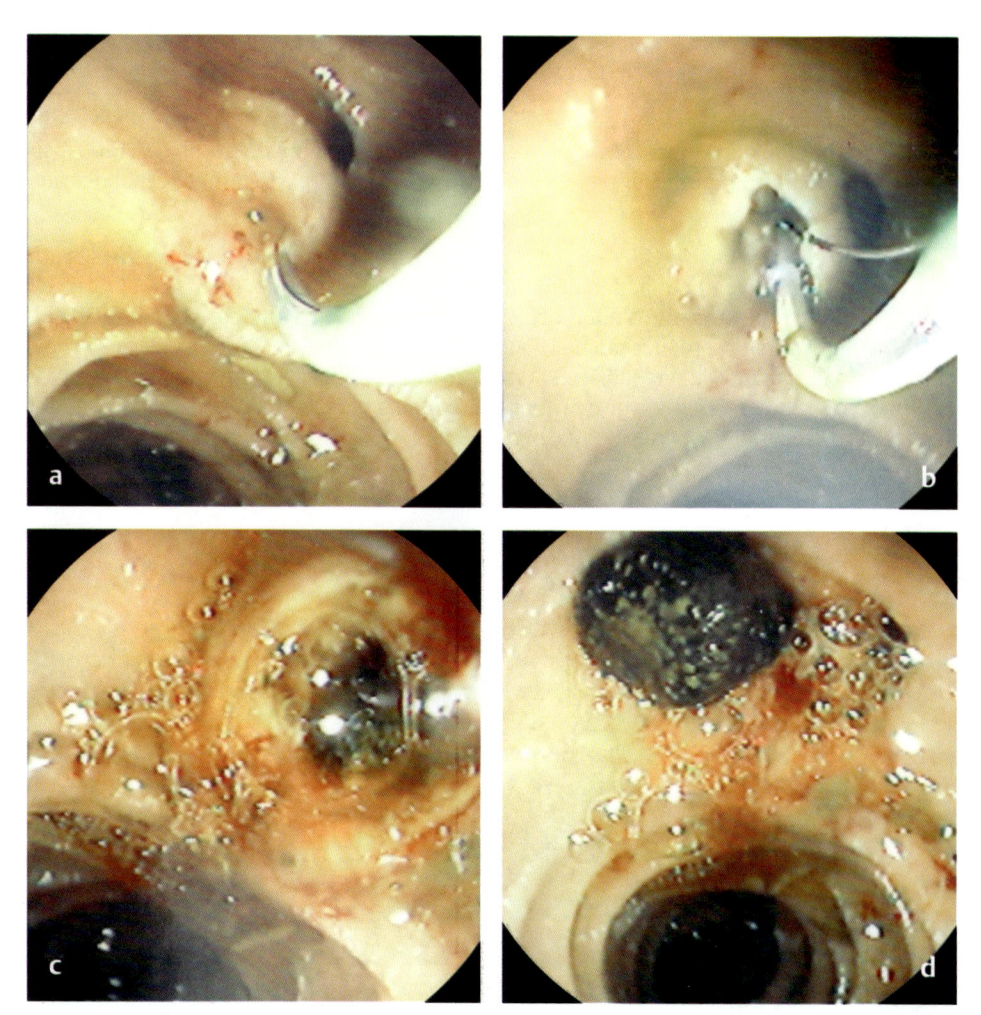

Fig. 17-25. (a-d) Papilotomia endoscópica.

COLANGIOSCOPIA E PANCREATOSCOPIA

Uma das limitações da CPRE é a visão bidimensional das vias biliar e pancreática na fluoroscopia, principalmente nos casos em que a visão direta poderia complementar e confirmar o diagnóstico, como na estenose biliar de causa indeterminada.

A colangiopancreatoscopia foi desenvolvida para suplementar essa deficiência dos métodos de diagnóstico por imagem, possibilitando a visão direta do interior dos ductos. Sua utilização estava limitada até recentemente por conta de dificuldade técnica, fragilidade do equipamento, custo muito elevado e pouca disponibilidade dos equipamentos.

Recentemente a utilização do sistema de colangiopancreatoscopia com um operador (*spyglass*) ampliaram a possibilidade de estudo e terapêutica dos ductos biliopancreáticos.

O *spyscope* possui resolução digital, iluminação com duas lâmpadas de LED, controle automático de intensidade de luminosidade, campo visual de 120 graus e capacidade de deflexão de pelo menos 30 graus em quatro direções. O cateter de 10 Fr possui três lumens, sendo dois canais dedicados à irrigação e um canal de trabalho de 1,2 mm (Fig. 17-26).

- Procedimento: o *spyscope* é fixado ao duodenoscópio e inserido pelo canal de trabalho do aparelho (4,2 mm). Após a esfincterotomia é introduzido no ducto-alvo. A litotripsia eletro-hidráulica ou por *laser* podem ser realizados, com a passagem do canal de cateter específico.

O diâmetro externo de 10 Fr pode limitar a aplicação pancreática, mas pode ser utilizado na avaliação de ducto pancreático acentuadamente dilatado.

A colangioscopia permite a diferenciação de estenoses intraductais e falhas de enchimento indeterminadas, realização de biópsias dirigidas, intervenções terapêuticas como tratamento de cálculos biliares difíceis, avaliação de colangiocarcinoma, rastreamento de tumores em colangite esclerosante primária, auxílio na passagem do fio-guia em estenoses graves. O sucesso técnico chega a cerca de 97%.

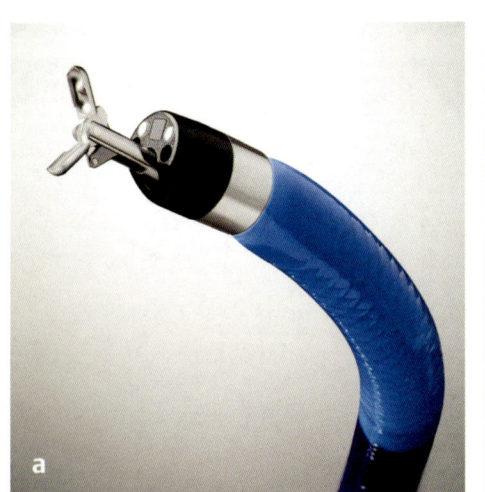

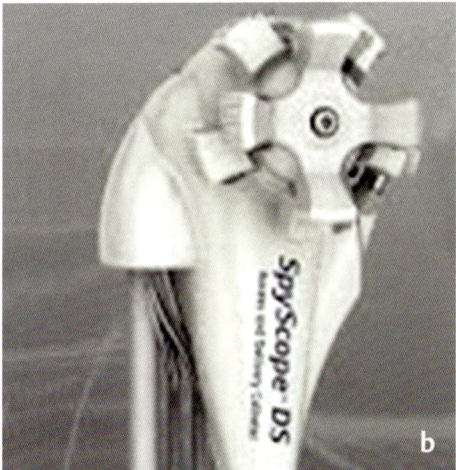

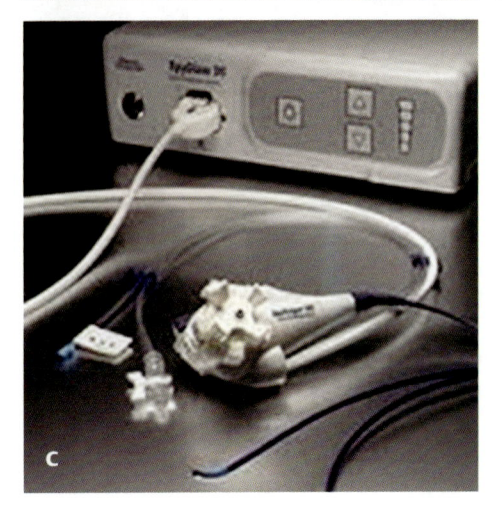

Fig. 17-26. (a-c) Coledoscópio *spyglass*.

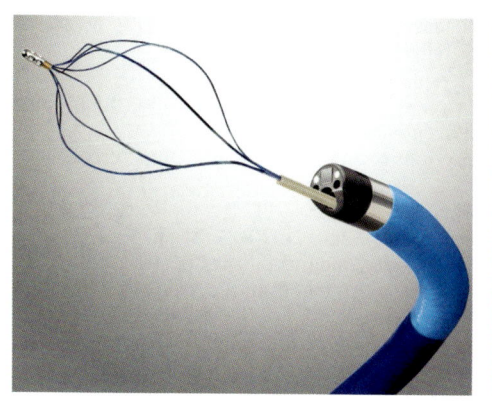

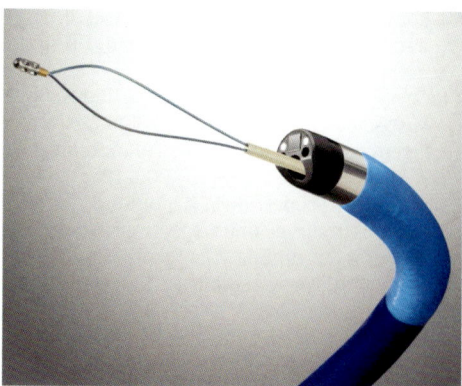

Fig. 17-27. *Basket* e alça para *spyglass*.

O lançamento de dois acessórios novos para o *spyglass* (Fig. 17-27), uma minialça e uma minicesta extratora poderão auxiliar em novos procedimentos.

CONSIDERAÇÕES FINAIS

A CPRE é um procedimento endoscópico cirúrgico complexo, empregado nos dias atuais quase exclusivamente para fins terapêuticos e que devem ser executados por equipes altamente treinadas e capacitadas e em instituições que disponham de todos os recursos necessários à execução do método com segurança.

A equipe necessita ter conhecimento de todas as etapas do processo, além de trabalhar com sincronia. Os pequenos detalhes fazem traçam uma linha tênue entre o sucesso e o fracasso do procedimento.

A CPRE bem indicada e executada é uma intervenção minimamente invasiva e altamente resolutiva e que permite poupar o paciente de métodos mais agressivos e de maior morbimortalidade.

REFERÊNCIAS BIBLIOGRÁFICAS

1. *Endoscopia digestiva diagnóstica e terapêutica*. 2013. c. 21. p. 145-56.
2. *Tratado ilustrado de endoscopia digestiva*. 2018. c. 43. p. 399-501.
3. *Endoscopia gastrointestinal terapêutica*. 2006. c. 32, parte 27. p. 231-41 e 1307-598.
4. Mc CuneWS, Shorb PE, Moscovitz H. Endoscopy cannulation of the ampulla of Vater: a preliminary report. *AM Surg* 1968;167:752-6.
5. Oi I. Fiberduodenoscopy and endoscopy pancreatocholangiography. *Gastrointest Endosc* 1970;17(2):59-62.
6. Cotton PB. Cannulation of the papila of Vater by endoscopy and retrograde cholangiopancreatography (ERCP). *Gut* 1972;13(12):1014-25.
7. Classen M, Demling L. Endoscopy sphincterotomy of the papila of vater and extraction of stones from the coledochal duct (author's transl). *Dtsch Med Wochenschr* 1974 Mar 15;99(11):495-7.
8. Kawai K, Ahasaka Y, Murakamy K. Endoscopy sphincterotomy of the amulla of the Vater. *Gastrointest Endosc* 1974;20:148-51.
9. Zimmon DS, Falkenstein DB, Kessler RE. Endoscopy papillotomy for choledocholitiasis. *N Engl J Med* 1975;293(23):1181-2.

10. Romagnuolo J, Bardou M, Rahme E et al. Magnetic ressonance cholangiopancreatography: a meta- analysis of test performancein suspected biliary disease. *Ann Inter Med* 2003;139(7):547- 57.
11. Garrow D, Miller S, Sinha D et al. Endoscopy ultrasound: a meta analysis of testperformance in suspected biliary obstruction. *Clin Gastroenterol Hepatol* 2007;5(5):616-23.
12. Freeman ML, Nelson DB, Sherman S et al. Complications of endoscopy biliary sphincterotomy. *N Engl J Med* 1996;335(13):909-18.
13. Andriulli A, Loperfido S, Napolitano G et al. Incidence rates of post – ERCP complications: a systematicsurvey of prospective studies. *Am J Gastroenterol* 2007;102(8):1781-8.
14. Kochar B, Akshintala VS, Afghani E et al. Incidence, severity, and mortality of post – ERCP pancreatitis: a systematic review by using randomized, controlled trails. *Gastroint Endosco* 2015;81(1):143-9.
15. Adler DG, Lieb JG, Cohen J et al. Quality indicators for ERCP. *Am J Gastroenterol* 2015;110(4):608.
16. Morris ML, Tucker RD, Baron TH, Song LM. Eletrosurgey in gastrointestinalendoscopy: principles to practice. *American J Gastroenterol* 2009;104(6):1563-74.
17. Rey JF, Beilenhoff U, Neumann CS et al. European Society of Gastrointestinal Endoscopy (ESGE) guideline: the use of electrosurgical units. *Endoscopy* 2010;42(9):764-72.
18. Campbell N, Sparrow K, Fortier M, Ponich T. Practical radiation safaty and protection for the endoscopist during ERCP. *Gastrointest Endoscopy* 2002;97(4);552-7.
19. Johlin FC, Pelsang RE, Greenleaf M. Phanton study to determine radiation exposure to medical personnel involved in ERCP fluoroscopy and its reductionthrough equipment and behavior modifications. *Am J Gastroenterol* 2002;97(4):893-7.
20. Dumonceau JM, Garcia- Fernandez FJ, Verdum FR et al. Radiation protection in digestive endoscopy: European Society of Digestive Endoscopy (ESGE) guideline. *Endoscopy* 2012;44(4):408-21.
21. Rossos PG, Kortan P, Haber G. Selectivecommon bile duct cannulation can be simplified by the use of a stantard papillotome. *Gastroint Endoscop* 1993;39(1):67-9.
22. Cortas GA, Mehta SN, Abrahan NS, Barkun AN. Selective cannulation of the common bile duct: a prospective randomized trial comparing standard catheters with sphincterotomes. *Gastrointest Endoscopy* 1999;50(6):775-9.
23. Committee AT, Krthu SR, Adler DG et al. ERCP cannulation and sphinterotomy devices. *Gastrointest Endosc* 2010;71(3):435-45.
24. Singhvi G, Dea SK. Guidewires in ERCP. *Gastrointest Endosc* 2013;77(6):938-40.
25. Catalano MF, Geenen JE, Lehman GA et al. Tannebaum Teflon stents versus traditional polyethlene stents for treatment of malignant stricture. *Gastrointest Endosc* 2002;55(3):354-8.
26. Hu B, Sun B, Cai Q et al. Asia Pacific consensus guidelines for endoscopy management of benign biliary strictures. *Gastroint Endosc* 2017;86(1):44-58.
27. Standards of practice Commitee of the American Society for Gastrointestinal E, Lichtestein DR, Jaganannath S et al. Sedation and anestesia in GI endoscopy. *Gasytrointest Endosc* 2008;68(5):815-26.
28. Tringali A, Mutignani M, Milano A et al. No difference between supine and prone position for ERCP in conscious sedated patients: a prospective randomized study. *Endoscopy* 2008;40(2):93-7.
29. Ferreira LE, Baron TH. Comparison of safety and efficacy of ERCP performed with the patient in supine and prone positions. *Gastrointest Endosc* 2008;67(7):1037-43.
30. Artifon EL, Sakai P, Cunha JE et al. Guidewire cannulation reduces risk of post – ERCP pancreatitisand facilitates bile duct cannulation. *Am J Gastroenterol* 2007;102(10):2147-53.

ACESSO NUTRICIONAL: SONDA, PEG, PEJ, PEG-J

CAPÍTULO 18

Keila Pereira Tomaz Costa
Flavio Hayto Ejima

Alimentação é uma necessidade humana, e é através dos nutrientes que são fornecidas energia e matérias constituintes para o crescimento e sobrevivência do ser humano, renovando continuamente as células, desenvolvendo nosso corpo e mantendo as atividades vitais.[1]

A ingestão e a absorção desses alimentos se dão através do sistema digestório, composto por boca, faringe, esôfago, estômago e intestino delgado (duodeno, jejuno e íleo), intestino grosso (ceco, cólon ascendente, transverso, descendente, a curva sigmoide e reto) e órgãos anexos (glândulas salivares, dentes, língua, pâncreas, fígado e vesícula biliar).

Pelo trânsito do alimento ao longo do trato gastrointestinal, das secreções e sucos digestivos, digestão de alimentos, absorção de produtos digeridos, água e eletrólitos, circulação sanguínea pelo trato gastrointestinal para transporte de substâncias absorvidas e controle das funções pelo sistema nervoso e hormonal, o tubo digestivo leva um suprimento contínuo de água, eletrólitos e nutrientes ao organismo.

O sistema nervoso entérico (esôfago ao ânus) contém milhões de neurônios que controlam, principalmente os movimentos e as secreções gastrointestinais. Digestão, absorção e excreção eficientes dependem de adequada motilidade (peristalse e segmentação).

Os processos regulatórios fisiológicos, acompanhados por transformações bioquímicas, dão suportes energético e proteico convenientes ao organismo.

Havendo qualquer comprometimento no sistema digestório, dependendo de qual porção foi acometida, a via de nutrição enteral deve ser a primeira via de escolha, por manter a integridade e a motilidade do trato gastrointestinal e diminuir a translocação bacteriana da parede digestiva, atenuar a resposta inflamatória, diminuir riscos de infecções e, ainda, pode diminuir os riscos de falência múltipla de órgãos.

A terapia nutricional enteral, regulamentada pela resolução 63/2000 da Agência Nacional de Vigilância Sanitária (ANVISA), é realizada por meio de sondas nasogástricas ou por ostomias, pelas quais são fornecidos calorias e nutrientes em quantidade e qualidade adequadas às necessidades calóricas do paciente, indicada quando a ingestão oral de alimentos é impossibilitada ou insuficiente para manter o estado nutricional, evitando o processo de desnutrição desse paciente.[2]

A terapia nutricional enteral é um dos métodos para lidar com a desnutrição, que vem como um conjunto de procedimentos terapêuticos cujo objetivo é manter ou recuperar o estado nutricional do paciente de forma artificial, sendo utilizada, principalmente, em pacientes debilitados, com traumas físicos, doenças neurológicas, câncer, síndrome da imunodeficiência adquirida, entre outras, e tem contribuído para aumentar cada vez mais a sobrevida desses pacientes.

O papel do enfermeiro nesse processo é cada vez mais ativo e de crescente responsabilidade, pois, além de fazer parte de suas funções a administração da alimentação entérica, compete-lhes também fazer a vigilância e o despiste de possíveis complicações, e caso estas surjam, é do enfermeiro que partem as primeiras medidas de intervenção.[3]

Considerando a Resolução COFEN 450/2014, que aprova a norma técnica que dispõe sobre a atuação da equipe de enfermagem em TNE, seu parecer cita que é de competência do enfermeiro os cuidados de maior complexidade técnica e que exijam conhecimentos científicos adequados e capacidade de tomar decisões imediatas, cabendo-lhe procedimentos do tipo invasivo, como inserção de sondas orogástrica, nasogástricas, nasoenteral, assim como manutenção de gastrostomias.[4]

VIAS DE ADMINISTRAÇÃO PARA TERAPIA NUTRICIONAL

A seleção da via de administração torna-se relevante, de forma a reduzir a incidência de complicações, e deve ser adaptada à situação clínica do doente.

Sonda Oro/Nasogástrica

É a via de mais fácil acesso e a que mais se aproxima do processo fisiológico, pois fica alocada no estômago, permitindo a atuação das enzimas habituais.

Seu posicionamento se dá através da boca ou narina, sendo posicionada por endoscopia ou técnica às cegas, a qual se deve medir a distância de introdução da sonda, colocando a extremidade da mesma desde o lóbulo da orelha ao ápice da pirâmide nasal, e daí para baixo, até o apêndice xifoide, mais 5 cm (dois dedos); introduzir 3 mL de xilocaína geleia na narina escolhida (antes deve-se avaliar a permeabilidade); aguardar 5 minutos para efeito do anestésico (não usar anestésico em demasia); lubrificar os primeiros 8 cm da extremidade anterior da sonda com a geleia lubrificante; introduzir a sonda perpendicular ao ângulo da face, 90°; é importante deixar uma das saídas abertas para observar o posicionamento pulmonar, mediante a ausculta do ar, à medida que a sonda progride; fletir a cabeça em direção ao tórax; caso sinta resistência, solicitar ao paciente que degluta; interromper a introdução da sonda se o paciente começar a tossir ou engasgar, observar cianose, angústia respiratória e dispneia. Recuar a sonda ligeiramente para trás caso ele continue tossindo; depois que o paciente relaxar, avançar cuidadosamente com a sonda enquanto o paciente engole a seco, até que a distância marcada com esparadrapo atinja a narina do paciente.[3,4]

Pacientes com alteração do nível de consciência poderão não apresentar esses sinais, mesmo com a sonda posicionada no pulmão.

Localização da Sonda
- Examinar a parede posterior da faringe com lanterna.
- Conectar a seringa à sonda e aspirar, verificando se reflui conteúdo. Se não for obtido o conteúdo gástrico, coloque o paciente em decúbito lateral esquerdo (DLE) e aspire novamente.
- Conectar a seringa à extremidade da SNG. Colocar o diafragma do estetoscópio sobre o hipocôndrio e, imediatamente abaixo do rebordo costal, injetar 15 a 20 cm^3 de ar, enquanto auscultar o abdome do paciente.
- Ponto de decisão crítica: a ausculta já não é mais considerada um método confiável para verificar a colocação da sonda, pois uma sonda colocada inadvertidamente nos pulmões, na faringe ou no esôfago pode transmitir um som semelhante ao da entrada de ar no estômago.[5]

Fixação da Sonda

Após a obtenção do acesso é essencial assegurar que a sonda permaneça no local correto, prevenindo deslocamentos inadvertidos. Um teste radiográfico para confirmação do posicionamento da sonda não pode ser obtido de modo rotineiro, sendo assim, é necessária a adoção de estratégias que garantam a fixação da sonda junto à sua saída, seja pelo orifício oral, seja pelo nasal. Então, faz-se necessária a demarcação do local de saída do dispositivo enteral/gástrico no momento da confirmação do posicionamento da sonda, a fim de avaliar a mudança do comprimento externo do dispositivo, sugestivo de deslocamento. Ainda há a necessidade de fixar a sonda nasoentérica/nasogástrica na asa nasal, a troca de ambas as fixações, e a avaliação contínua do local de demarcação da saída do dispositivo.

Sonda Oro/Nasoenteral

As sondas enterais são feitas de silicone, borracha ou poliuretano, possuem fino calibre e grande flexibilidade. Tem como vantagens reduzir a irritação orofaríngea, a necrose pela pressão na parede do esôfago e traqueia, reduzir o risco de lesão da cárdia e irritação esofágica distal e o desconforto ao engolir. Para facilitar a passagem, algumas são carregadas de tungstênio e outras necessitam de um fio metálico (guia ou mandril) para evitar que enrolem na região posterior da garganta, possuem marcas radiopacas e existem em diferentes apresentações numeradas por calibre e comprimento, considerando se criança ou adulto. Seu posicionamento se dá no duodeno ou jejuno e é a via de alimentação entérica preferencial em doentes críticos e/ou cirúrgicos cuja motilidade gástrica está afetada e/ou em doentes cujo risco de aspiração pulmonar seja elevado. Devem ser colocadas com apoio radiológico ou endoscópico. A técnica às cegas segue a mesma linha da sonda nasogástrica, porém, na medição abaixo do processo xifoide, em que se deixa 5 cm a mais, deixar de 20 a 30 cm para que a extensão migre pós-piloro, alcançando assim o duodeno.

Quanto à localização da sonda, é verificada por exame radiológico (RX).

A administração da dieta somente deverá ser iniciada após a confirmação da localização adequada da sonda.

O enfermeiro tem papel fundamental no sucesso dessa terapêutica nutricional, desde a inserção da sonda, manutenção e controle da via escolhida e volume administrado, até as mais variadas reações que o paciente possa apresentar.[6] O planejamento assistencial de enfermagem deve ser individualizado, considerando-se o paciente e analisando-se aspectos físicos, psicossociais e espirituais. Quando bem avaliados, contribuem para prevenção de complicações e para o sucesso do tratamento (Quadro 18-1).[1,2]

Gastrostomia

Diante da necessidade de prolongar a descompressão gástrica ou suporte alimentar, preconiza-se a realização da gastrostomia: uma alternativa necessária à substituição de sondagem nasogástrica/nasoenteral por ser mais confortável, permitir maior mobilidade do paciente, não interferir na respiração e nos mecanismos fisiológicos de limpeza das vias aéreas e com menor incidência de complicações.

A gastrostomia é um procedimento cirúrgico que estabelece o acesso à luz do estômago pela parede abdominal. As vias de acesso habitualmente empregadas são por cirurgia, radiologia e por procedimento endoscópico chamado gastrostomia endoscópica percutânea (GEP).[7,8]

Quadro 18-1. Complicações X Cuidados – Sondas Nasogástrica e Enteral

Complicações	Cuidados de enfermagem
Posicionamento inadequado da sonda	Realizar os testes de posicionamento da sonda com frequência Posicionamento e fixação corretos da sonda com adesivo a fim de obter o mínimo de tração da pele ou do septo nasal Mobilização diária da sonda Alternância de narina nas datas estipuladas para mudança de sonda Opção de sondas de menor calibre e de material flexível, sempre que possível
Tempo > 4 a 6 semanas podem ocasionar erosão de mucosa nasal, sinusite, faringite e/ou irritação nasofaríngea	Registrar tempo de inserção da sonda, monitorando o tempo indicado de permanência da SNE, e as condições do paciente para a permanência desse tipo de terapia, visando à possibilidade da substituição da via escolhida
Obstrução da sonda	Administrar a dieta adequada para o tipo de sonda Macerar muito bem medicações como comprimidos e diluir antes da infusão na sonda Lavar a sonda injetando 50 mL de água filtrada, removendo resíduos
Broncoaspiração	Manter cabeceira elevada a 30-45° durante e dieta 1 hora após o término, evitando refluxo, regurgitação e vômitos Administrar a quantidade de dieta conforme a prescrição médica, no tempo correto, evitando a quantidade excessiva
Complicações gastrointestinais	Ficar atento à evacuação do paciente, em caso de diarreias ou alterações nas fezes, devendo-se comunicar o médico para a devida intervenção

A primeira gastrostomia bem-sucedida foi realizada por Verneuil, em 1876 e, até 1980, a colocação da sonda de gastrostomia era realizada pelo procedimento cirúrgico convencional, sob anestesia geral. A partir de 1980 foi descrita e apresentada a técnica endoscópica por Gauderer e Ponsky, que simplificaram o procedimento de maneira significativa.

Gastrostomia Cirúrgica

Técnicas
- *1864 – Tipo Stamm:* por laparotomia mediana.
- *1891 – Tipo Witzel:* inicialmente semelhante à técnica de Stamm, porém, deita-se a sonda sobre a parede gástrica e faz-se um túnel de 8-10 cm de extensão mediante sutura seromuscular.
- *1900 – Janeway & Beck-Jianu:* tubo permanente. Envolve a preparação de um tubo gástrico a partir de um retalho da parede anterior do estômago de aproximadamente 4 a 5 cm, tendo a curvatura maior como base: a extremidade distal do tubo é exteriorizada por contra--abertura na parede abdominal a 3-5 cm à esquerda da incisão primária e é fixada à pele.
- *1939 – Glassman:* tubo valvulado.

Gastrostomia Endoscópica

A técnica da GEP (gastrostomia endoscópica percutânea), comparada à da gastrostomia cirúrgica, apresenta diversas vantagens, entre elas:

- Rapidez na execução.
- Menor tempo de hospitalização.
- Menor custo.
- Evita a laparotomia.
- Dispensa anestesia geral e utilização de sala no centro cirúrgico para a maioria dos pacientes.
- Realimentação em menor tempo.

Contraindicações para Confecção de Gastrostomia Endoscópica
Absolutas
- Recusa do paciente.
- Doença em fase terminal.
- Coagulopatias não compensadas.
- Impossibilidade de passagem do endoscópio.
- Estômago intratorácico.
- Lesões ulceradas, infiltrativas ou infectadas no local de inserção da sonda.

Relativas
- Hipertensão portal.
- Hepatomegalia.
- Gastrectomia subtotal.
- Obesidade grave.
- Ascite.
- Peritonite difusa.
- Fístula esofágica.

Técnicas Endoscópicas
- *1876* – Verneuil: gastrostomia cirúrgica.
- *1980:* técnica de tração (*pull*) de Gauderer Ponsky.
- *1983:* técnica de introdução sobre fio-guia de Sachs Vine.
- *1984:* técnica de punção (*push*) de Russel.
- *1987:* técnica de fixação com sutura de Hashiba.

A técnica endoscópica mais utilizada atualmente é a de técnica de tração (*pull*) de Gauderer Ponsky (Figs. 18-1 a 18-3).

O preparo do paciente inclui jejum de 8 horas, antibioticoterapia profilática um dia antes do procedimento e checagem de exames laboratoriais básicos (hemograma, eletrólitos e coagulação). O procedimento normalmente dispensa centro cirúrgico, é realizado sob sedação associada à anestesia local, sendo bem tolerado e com duração de cerca de 15 a 20 minutos.

Cuidados Pré-Procedimento
- Consentimento informado do paciente ou familiar.
- Paciente em jejum de 6 a 8 horas.

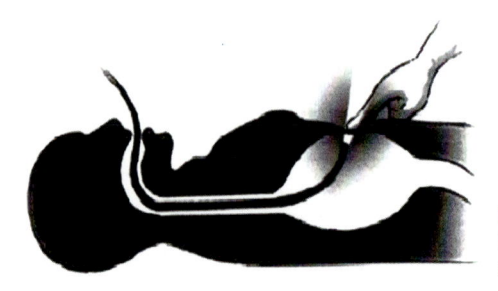

Fig. 18-1. Técnica de tração (*pull*) de Gauderer Ponsky 1980 – transiluminação e compressão digital.

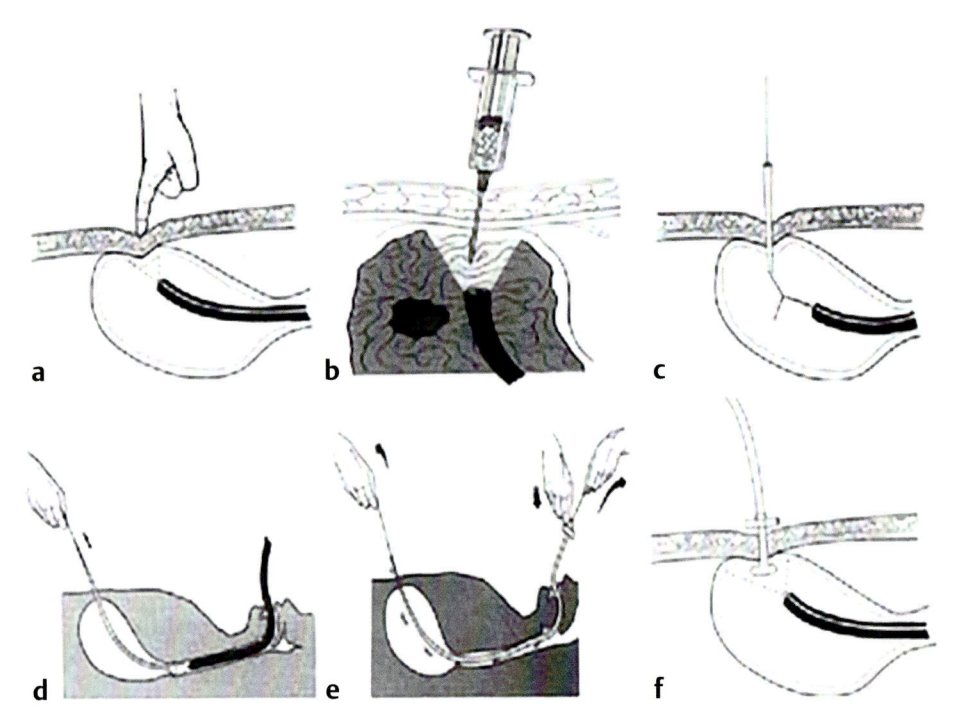

Fig. 18-2. Gastrostomia endoscópica percutânea: (**a**) seleção do local de punção por meio da pressão digital da parede abdominal e do estômago com auxílio da transiluminação; (**b**) manobra de segurança (aspiração para certificar-se de que não há outra víscera oca interposta entre o estômago e a parede abdominal); (**c**) punção e introdução do fio-guia; (**d**) exteriorização do fio-guia pela boca com o auxílio do endoscópio; (**e**) fixação da sonda de gastrostomia ao fio-guia; (**f**) exteriorização de forma retrógrada e fixação da sonda à parede abdominal. (Extraído de Jesseph MJ. 2007.)[10]

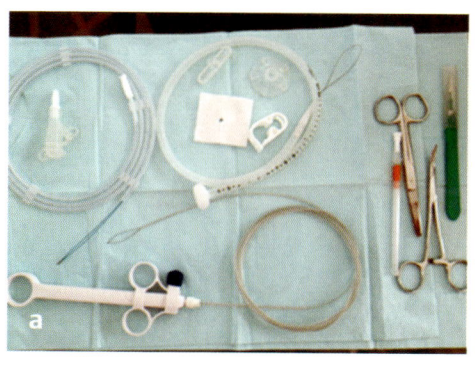

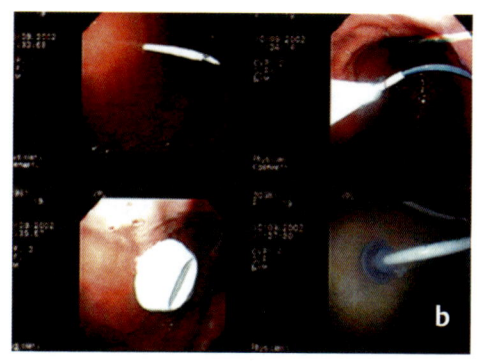

Fig. 18-3. (a) *Kit* de gastrostomia (PEG). (b) Construção de gastrostomia.

- Suspensão de anticoagulantes de acordo com o tempo de ação de cada medicamento.
- Avaliar estabilidade clínica do paciente.

Realizada por dois médicos simultaneamente, um endoscopista e um cirurgião, tendo ainda um profissional de enfermagem com conhecimento técnico para auxiliar o procedimento.

Consiste na realização de endoscopia convencional, com o paciente em decúbito dorsal horizontal para afastar qualquer patologia que possa contraindicar (após checagem da câmara gástrica para exclusão de achados que contraindiquem) o procedimento.[9]

O endoscopista realiza hiperinsuflação da câmara gástrica, forçando sua aproximação à parede abdominal. Pela luz do aparelho é realizada uma transiluminação da câmara gástrica para o exterior do abdome e logo após uma compressão digital da parede gástrica pelo cirurgião, seguindo as diretrizes de localização preferencial, que são em hipocôndrio esquerdo, 3 cm à esquerda da linha média. O local é visualizado pelo endoscopista, que orienta o cirurgião ao local mais adequado para a realização da punção.

São realizadas antissepsia e anestesia do local a ser puncionado na parede abdominal, para que a punção seja realizada com trocarte até que o mesmo seja visualizado penetrando a câmara gástrica.

Passa-se um fio de duplo pelo cateter, que é apreendido pelo endoscopista com uma pinça ou alça de polipectomia, e tracionado até a boca do paciente. A sonda de gastrostomia é fixada ao fio de duplo e este é tracionado pelo cirurgião até a exteriorização da sonda através da parede abdominal, ou seja, passando pela cavidade oral, esôfago e, por fim, pelo estômago. É feita pequena incisão na pele para a passagem da sonda.

A sonda possui, na sua porção final, um anteparo interno (em sua porção intragástrica) que não permite a saída de dentro do estômago, e um dispositivo de fixação externo que juntos mantêm a parede gástrica e a parede abdominal fixadas. Como não existem pontos para realizar a gastropexia nesta técnica, a maturação final ocorre entre o 7º e o 10º dia pós-operatório.

Após o período de 30 dias, onde ocorre a fixação da parede do estômago à parede do abdome, não existindo mais o risco de desabamento do estômago.

Havendo perda, obstrução ou desgaste da sonda de gastrostomia, pode ser realizada a troca por sondas dos tipos Ballonada ou Bolton, atendendo às necessidades do paciente (Figs. 18-4 e 18-5).[5,9]

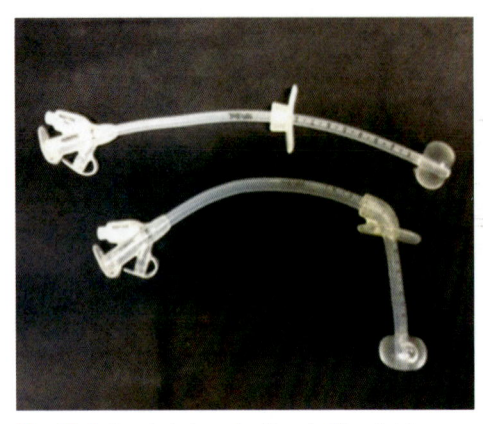

Fig. 18-4. Sonda balonada. Com balão gástrico para retenção interna, conector em Y para reduzir a manipulação da sonda, anteparo redondo para retenção externa. Na segunda imagem, o anteparo externo faz uma curvatura para melhor se adequar anatomicamente à parede abdominal externa, trazendo mais conforto ao paciente.

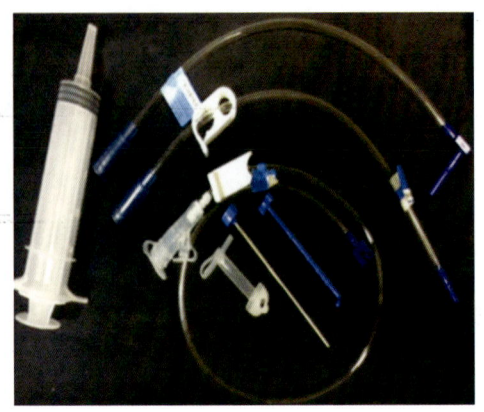

Fig. 18-5. Sonda tipo Botton. Acompanha extrator de sonda, medidor de estomas, sondas de dois tamanhos, sonda para descompressão gástrica e seringa para administração. Estrutura de retenção interna flexível e radiopaca, válvula antirrefluxo, 100% poliuretano macio para maior resistência aos ácidos.

Cuidados Pós-Procedimento

Para que o procedimento seja bem-sucedido é necessário que haja cuidados após a realização do procedimento com os quais a enfermagem está diretamente envolvida na manutenção, administração, cuidados para despistes de possíveis complicações e intervenções imediatas, caso necessário (Quadro 18-2 e Fig. 18-6).

Diariamente, os pacientes em terapia nutricional enteral devem ser avaliados pela equipe multiprofissional quanto à eficácia do tratamento, efeitos adversos e alterações clínicas que possam indicar a necessidade de modificações da TNE. Providências necessárias devem ser tomadas para assegurar a manutenção da via de administração da NE. O controle do paciente em TNE deve contemplar: ingressos de nutrientes, tratamentos farmacológicos concomitantes, sinais de intolerância à NE, alterações antropométricas, bioquímicas, hematológicas e hemodinâmicas, assim como modificações em órgãos, sistemas e suas funções.[11,12]

Qualquer alteração encontrada nas funções dos principais órgãos e as consequentes alterações na formulação ou via de administração da NE devem constar nos registros do paciente.[7,12]

Cabe ao Enfermeiro, utilizando-se do Processo de Enfermagem, prescrever os cuidados de enfermagem para assistência do paciente submetido à TNE.[2,7]

Registros

Para finalizar, o enfermeiro deverá documentar por escrito, de forma precisa e concisa, os aspectos mais relevantes para que possam servir de ponto de referência para se proceder à correta avaliação da eficácia da assistência de enfermagem e despistar de possíveis falsos diagnósticos de intolerância.[12]

Quadro 18-2. Complicações X Cuidados Gastrostomias

Complicações	Cuidados de enfermagem
Pneumoperitônio	
Retirada inadvertida da sonda precocemente, podendo ocorrer desabamento do estômago, perdendo o pertuito para alimentação	Liberar dieta após 6 a 12 horas ao procedimento Ter total cuidado ao manipular o paciente para realização de procedimentos. Em caso de paciente desorientado e/ou agitado, deve-se mantê-lo contido para diminuir o risco de puxar a sonda
Sepultamento de anteparo interno	Avaliar o paciente verificando presença de dor, incômodos no local da gastrostomia, verificar se dieta está fluindo normalmente, sem resistência, realizar giro do anteparo em sentido horário e anti-horário, observando se não há resistência no movimento. Quando o anteparo está sepultado, tais movimentos e infusão da dieta fica prejudicado uma vez que o anteparo está preso entre a parede do estômago e a parede abdominal (peritônio)
Ruptura do anteparo interno do boton	Manusear o dispositivo com cuidado, delicadeza, ao introduzir ou retirar acessórios na extremidade. Deve-se estar atento em manter a base fixa, sem tracionar nem empurrar contra a parede do estômago e abdominal. Assim evita-se a retirada inadequada e/ou ruptura desse anteparo
Hemorragia	Pode ocorrer logo após o procedimento em decorrência da incisão cirúrgica ou durante o manuseio da sonda causado pela tração, podendo lesionar a mucosa do estômago. Deve-se atentar para a exteriorização de sangue por hematêmese ou melena, comunicando o médico para as intervenções necessárias
Infecções	Realizar higienização correta com água e sabão, remover delicadamente sujidades e crostas em torno do dispositivo, manter o local sempre seco É de suma importância que se avalie o paciente após a realização do procedimento de gastrostomia, em busca de sinais flogísticos que indiquem infecções, como edema, irritação, hiperemia, dor e febre, presença de secreções e/ou vazamentos. Evitar colocar coberturas (gaze) no local do estoma, evitando o favorecimento de agentes patógenos (bactérias e fungos) no local
Obstrução da sonda	Administrar dieta conforme prescrição médica, em quantidade adequada. A medicação administrada deve ser macerada e diluída em água antes da infusão. Injetar de 50 a 60 mL de água logo após infusão de dieta e medicações no intuito de limpar o trajeto da sonda, removendo resíduos

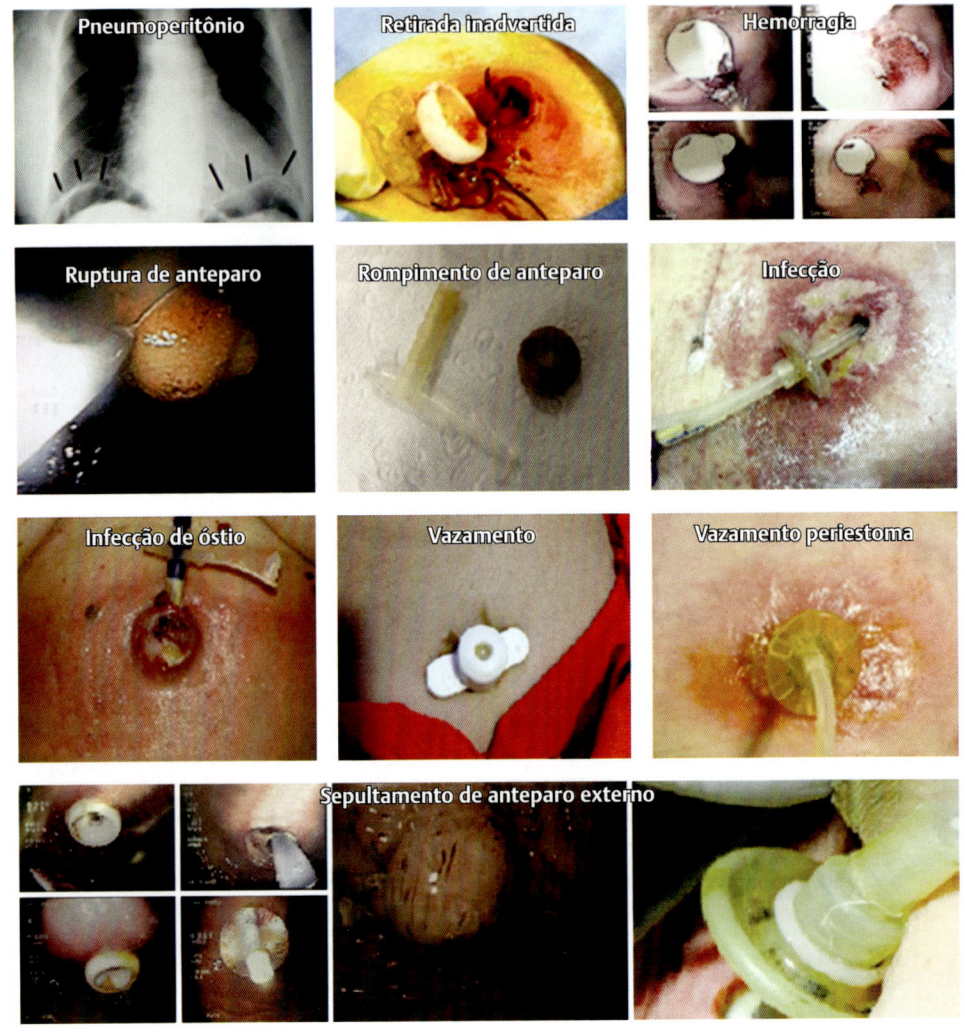

Fig. 18-6. Complicações com gastrostomias.

Nestes registros devem constar:
- Tipo e calibre da sonda.
- Alimentação – tipo e quantidade prescrita.
- Hora de administração da alimentação ou início da perfusão.
- Quantidade administrada.
- Avaliação do conteúdo gástrico: hora da avaliação do conteúdo gástrico, características do conteúdo, quantidade total do conteúdo e quantidade desperdiçada para efeito de balanço hídrico.
- Em caso de intolerância gástrica (náuseas, regurgitação, vômitos etc.), registar os seguintes itens: ângulo da cabeceira da cama, administração de terapêutica e ações/técnicas

executadas que possam induzir o incidente (aspiração de secreções traqueobrônquicas, mobilização).
- Em caso de diarreia: número de dejecções, características das fezes e quantidade.
- Pausas alimentares, justificando: planeada (cirurgia, extubação etc.) ou não planeada (hemorragia digestiva ativa ou outra situação).

Antes da interrupção da TNE, o paciente deve ser avaliado em relação à: capacidade de atender às suas necessidades nutricionais por alimentação por via oral; presença de complicações que ponham o paciente em risco nutricional e ou de vida.[12,13]

Gastrojejunostomia Endoscópica Percutânea

Pacientes com quadros intensos de refluxos gastroesofágicos e gastroparesia podem apresentar graves complicações pulmonares e aspirativas relacionadas com a alimentação enteral; nesse caso utiliza-se uma técnica de gastrojejunostomia que permite a infusão da dieta distalmente no delgado a fim de reduzir as complicações respiratórias.[13]

Trata-se de uma extensão para o jejuno de uma sonda instalada a partir de gastrostomia endoscópica percutânea. As sondas de extensão jejunal podem ter diâmetros de 8,5 a 12 Fr e são introduzidas através de uma sonda de gastrostomia percutânea de 24 a 28 Fr e, por meio de endoscopia ou de um fio-guia, é conduzida até o jejuno. Sua extremidade externa é composta por duas vias: uma permite o acesso ao estômago para a descompressão gástrica, concomitantemente à infusão da dieta pela via jejunal (Fig. 18-7).[14]

Jejunostomia Endoscópica Percutânea

É um procedimento similar à gastrostomia percutânea endoscópica, que estabelece o acesso à luz do jejuno proximal pela parede abdominal. As vias de acesso habitualmente empregadas para realização da jejunostomia são: laparotomia, laparoscopia e endoscopia.

Indicada para pacientes que necessitam de suporte nutricional definitivo e não possuem estômago, não toleram alimentação por gastrostomia, têm pneumonia de repetição ou refluxo alimentar. A jejunostomia endoscópica, por meio de um enteroscópio ou colonoscópio infantil, atinge o jejuno e, por transiluminação, orienta-se a punção percutânea pelo trocarte, onde se introduz um fio-guia que é tracionado pelo endoscópio até a boca.

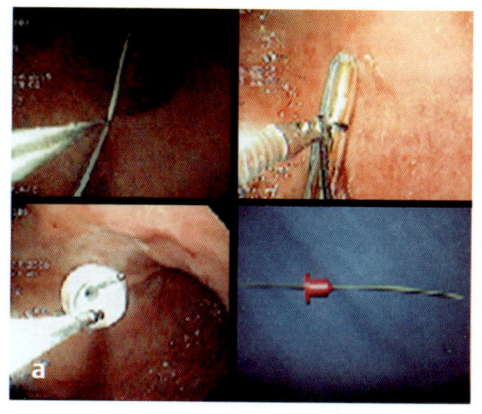

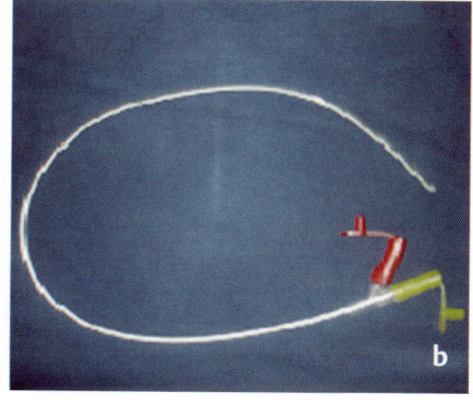

Fig. 18-7. (a) Gastrojejunostomia endoscópica. (b) Sonda de extensão jejunal.

Na sequência, a sonda é fixada ao fio-guia e conduzida até o jejuno. A jejunostomia percutânea endoscópica é um procedimento técnico mais complexo e é bem-sucedido em cerca de 85% dos casos.

Indicações para Jejunostomia

- *Descompressão digestiva:* indicada temporariamente, quando há necessidade de complemento de operações abdominais de grande porte que envolvem ressecção gástrica e se prenuncia "íleo adinâmico" pós-operatório prolongado, bem como a ocorrência de fístulas digestivas. Como exemplo, a jejunostomia pode ser realizada em complemento à gastrectomia total, sobretudo em pacientes idosos, com doença pulmonar obstrutiva crônica, psicóticos e agitados, onde se deseja evitar o desconforto e os riscos do emprego de sonda nasoenteral.
- *Alimentação temporária:* indicada quando o acesso ao trato digestório está prejudicado, para recuperação e manutenção do estado nutricional, até que seja restabelecido o trânsito alimentar: estenose cáustica envolvendo esôfago e estômago e, eventualmente, em pacientes com coma prolongado e passado de gastrectomia.
- *Definitiva:* como terapêutica paliativa em pacientes portadores de neoplasia maligna irressecável do estômago. A jejunostomia definitiva também está indicada em pacientes com a deglutição e o apetite afetados, como nas doenças neurológicas.

Complicações com a Jejunostomia

- Dor e infecção periestomal.
- Migração retrógrada da sonda.
- Diarreia.
- Cólicas abdominais hiperglicemia.
- Pneumoperitônio transitório.
- Extravasamento da dieta.
- Obstrução da sonda.
- Hemorragia, perfuração.
- Fratura da sonda.
- Fístulas colocutâneas ou gastrocólicas.

Cuidados com a Sonda Jejunal

Assim como nos outros procedimentos, é de fundamental importância o cuidado de enfermagem diante do paciente submetido à jejunostomia, o que envolve o preparo e a infusão da dieta e medicações e, ainda, a orientação sobre o funcionamento da sonda para cuidadores e pacientes.

Dentre os cuidados mais importantes, a realização da lavagem das duas vias que deve ser feita com 30 a 50 mL de água a cada 4 a 6 horas, e sempre antes e após a administração de dieta e medicamentos.

Quando possível, os medicamentos devem ser administrados, preferencialmente, por via gástrica; caso não haja essa possibilidade, obrigatoriamente, será por via jejunal. Essas medicações deverão ser líquidas ou muito bem trituradas e diluídas para se evitar obstrução da sonda. Os medicamentos devem ser administrados um a cada vez e com irrigação da sonda entre eles a fim de evitar interações que levem a possíveis formação de grumos.

É indicado que as sondas jejunais sejam trocadas, em média, a cada 6 meses por conta do desgaste do material, podendo ser realizada ambulatoriamente, por passagem de um fio-guia e reposicionamento de uma nova soda.

A equipe de enfermagem deve estar atenta à evolução do paciente, aos sinais que indiquem as possíveis complicações, estando apta aos despistes e intervenções necessários para que a terapêutica seja bem-sucedida, trazendo os resultados esperados ao paciente.[14]

REFERÊNCIAS BIBLIOGRÁFICAS

1. Herman AP, Cruz EDA. Enfermagem em nutrição enteral: Investigação do conhecimento e da prática assistencial em hospital de ensino. Cogitare Enferm 2008;13(4):520-5.
2. Agência Nacional de Vigilância Sanitária. (Brasil). Resolução nº. 63 de 06 de Julho de 2000. Regulamento Técnico para a Terapia de Nutrição Enteral. Diário Oficial da União 07 Jul 2000. Aprova o Regulamento Técnico para fixar os requisitos mínimos exigidos para a Terapia de Nutrição Enteral. Diario Oficial da União 7 de Julho de 2000.
3. Paiva MCMS, Juliani CMCM, Lima SAM. Terapia nutricional enteral: Aspectos da assistência de enfermagem relevantes a auditoria de serviço. *Rev Uningá* 2014;41:72-81.
4. Norma técnica para as atribuições quanto às sondas e cateteres do Conselho Federal de Enfermagem. Parecer nº 450/2014. COFEN 2014.
5. Unamuno RDLU, Marchini JS. Sonda nasogástrica/nasoenteral: Cuidados na instalação, administração da dieta e prevenção das complicações. *Medicina (Ribeirão Preto)* 2002;35(1):95-101.
6. Silva RF, Novaes MRCG, Magalhães MSM *et al*. Conhecimento dos profissionais de saúde sobre procedimentos e interações medicamentosas em terapia nutricional. *Com Ciências Saúde* 2014;24(3):232-3.
7. Anselmo CB, Junior VT, Lopes LR *et al*. Gastrostomia cirúrgica: Indicações atuais e complicações em pacientes de um hospital universitário. *Rev Nutri* 2005 Jul-Ago;4.2013;40(6):458-52.
8. Lino AIM, Jesus CAC. Cuidados ao paciente com gastrostomia – uma revisão de literatura. (Periódico?) 2011.
9. Jesseph MJ. Open gastrostomy. In: Fischer EJ. *Mastery of surgery*. Philadelphia. Lippincott Wiliiams & Williams 2007;69:839-42.
10. Albini RMN, Soares VMN, Wolf AE, Gonçalves CGO. Conhecimento da enfermagem sobre cuidados a pacientes disfagicos internados em unidade de terapia. *Rev CEFAC* 2013;15(6):1512-24.
11. Simão CMF, Pereira E, Santos EMF, Cavassani SD. Elaboração de protocolos de enfermagem para pacientes submetidos a cirurgia oncológica do aparelho digestivo alto. *Arq Ciência Saúde* 2007;14(4):237.
12. Teixeira ACC, Caruso L, Soriano FG. Terapia nutricional enteral em unidade de terapia intensiva: Infusão versus necessidades. *Rev Bras Ter Intensiva* 2006;18(4):331-7.
13. Santos JS, Kemp R, Sankarankutty AK *et al*. Gastrostomia e jejunostomia: aspectos da evolução técnica e da ampliação das indicações. *Medicina* (Ribeirão Preto) 2011;44(1):39-50.

DOENÇAS INFLAMATÓRIAS INTESTINAIS

CAPÍTULO 19

Lúcia Helena Lourenço

ENTENDENDO AS DOENÇAS INFLAMATÓRIAS INTESTINAIS

As doenças inflamatórias intestinais (DII) são afecções imunológicas, representadas, principalmente, pela doença de Crohn (DC) e retocolite ulcerativa inespecífica (RCUI), caracterizadas pela inflamação crônica do intestino. São doenças complexas, caracterizadas por manifestações crônicas e heterogenias, induzidas pela interação de fatores ambientais, genéticos, da microbiota intestinal e imunológicos, que diferem quanto à localização e ao comprometimento das camadas do intestino, mas também pela fisiopatogenia ainda não completamente esclarecida. Apresentam características clínicas e evolutivas particulares, com fases da doença em atividade e remissões. A principal diferença entre elas é que a RCUI compromete somente o reto e cólon, e a DC pode afetar qualquer parte do trato digestório, da boca ao ânus.[1,2]

A RCUI e DC se caracterizam, fundamentalmente, por processos inflamatórios crônicos que evoluem com períodos sintomáticos, podendo-se manifestar em formas graves, na maioria das vezes incapacitantes, e períodos de remissão. A ausência dos sintomas não significa, obrigatoriamente, controle da doença, sendo a cicatrização da mucosa intestinal considerada remissão da doença.

A DC é caracterizada por um dano estrutural cumulativo nas alças intestinais, evoluindo progressivamente com manifestação penetrante e, posteriormente, fibrosante, com complicações como perfurações, fístulas e abcessos.[3]

Podem ser consideradas doenças sistêmicas, uma vez que a reatividade inflamatória aumentada pode ir além do trato gastrointestinal, originando manifestações extraintestinais como artropatia, eritema nodoso, pioderma gangrenoso, úlceras orais, uveíte, colangite esclerosante primária, dentre outras.

As DII são condições contemporâneas das sociedades industrializadas, com prevalência progressivamente aumentada em países ocidentais, em países recém-industrializados com incidência crescente, e pouco frequentes nos países cujas condições sanitárias são precárias. A disseminação global da DII parece associar-se à ocidentalização de dietas e ambientes, que afeta o microbioma intestinal e aumenta o risco de DII em indivíduos geneticamente suscetíveis.[3] O aumento da permeabilidade da mucosa intestinal hiperestimula o sistema autoimune, causando eventos inflamatórios com diversas manifestações clínicas como diarreia com sangue e muco, febre, dor abdominal e tenesmo. Podem ser acompanhadas de manifestações sistêmicas como anemia, anorexia, mal-estar, fatigabilidade, além de artralgia, uveíte, colangite esclerosante, pioderma gangrenoso, entre outros.[4,5] Ao exame físico pode apresentar presença de fissuras, fístulas ou ulcerações na região perineal.[5] Estas manifestações podem alterar a evolução da doença, atribuindo-lhe maior gravidade, acarretando grande impacto, tendo repercussão na qualidade de vida do paciente e podendo comprometer atividades em família, trabalho, lazer e outros.

Por serem doenças crônicas, de evolução imprevisível, o tratamento pode ser considerado desafiador tanto aos pacientes quanto aos profissionais de saúde.

Auxiliam no diagnóstico e evolução da doença exames laboratoriais como hemograma completo, marcadores inflamatórios como PCR, VHS e albumina.[5] A hipoalbuminemia indicaria perda proteica intestinal que, geralmente, se atribui à atividade/gravidade da doença e alteração do estado nutricional.

O exame de calprotectina fecal é superior a qualquer marcador inflamatório de sangue para detecção intestinal, sendo o teste mais sensível para diagnóstico inicial de DII que os marcadores séricos de inflamação como PCR e VHS.[5]

Exames de imagem como radiografia contrastada, ultrassonografia, colonoscopia, enterotomografia, enterorressonância magnética também são úteis no diagnóstico e evolução da doença.

O exame endoscópico é a ferramenta central para avaliação e acompanhamento da DII, sendo importante para identificar a gravidade e a extensão das lesões, acompanhar a evolução, possibilitar coletas de biópsias possibilitando confirmação histológica.[5]

O tratamento clínico tem como objetivo a indução da remissão clínica, laboratorial e endoscópica, manutenção da remissão a longo prazo, possibilitando controle dos sintomas, redução de recidivas, cicatrização da mucosa intestinal, redução intervenções cirúrgicas, restauração e manutenção do estado nutricional, bem como otimizar a qualidade de vida.

Medicamentos como corticoides, aminossalicitados, antibióticos e imunobiológicos auxiliam no bloqueio do processo inflamatório, promovendo incremento da imunidade inata. A cicatrização da mucosa é o objetivo terapêutico, sendo preditor de resposta terapêutica e/ou mudança de tratamento, além de ser importante fator prognóstico.

O tratamento cirúrgico será indicado quando a terapêutica clínica não for efetiva ou surgirem complicações. Estima-se a necessidade de tratamento cirúrgico em 30 a 40% dos pacientes com RCUI e em 80% dos pacientes com DC.[4]

O procedimento cirúrgico com desfecho em ileostomia ou colostomia pode causar impacto altamente negativo na imagem corporal, construída ao longo da existência, afetando sua vida social, principalmente em pacientes de sexo feminino.

O CUIDAR DO PACIENTE COM DOENÇA INFLAMATÓRIA INTESTINAL

Para trabalhar com pacientes de DII é preciso requisitos como motivação e entusiasmo, sensibilidade às necessidades dos pacientes, ser assertivo, acessível, flexível, sociável, reflexivo, aberto a críticas, confiante e resiliente.

É essencial que o Enfermeiro, no cuidado com pacientes de DII, preserve o conceito de saúde da Organização Mundial da Saúde (OMS) que "é o estado de completo bem-estar físico, mental e social e não apenas a ausência da doença ou enfermidades" para exercício da práxis pautada neste conceito. Aliado a este conceito, a empatia torna-se necessária na condução da prática para desenvolvimento dos cuidados.

A capacidade de olhar com olhar do outro, sentir-se como se sentiria caso estivesse na situação e circunstâncias experimentadas por outra pessoa, considerar o outro com seus valores, crenças e desejos, revela a aptidão de ser empático.

Na maioria das vezes o paciente de DII chega fragilizado e desprotegido, com sua autoimagem abalada, em estado de estresse e ansiedade diante de mudanças abruptas na qualidade de vida, tendo repercussão em seu ambiente familiar, trabalho e lazer. Inicialmente o acolhimento faz parte da admissão, onde o Enfermeiro dá ouvidos às angústias, temores e ansiedade relacionados com seu momento atual com o objetivo de aproximação e inclusão do paciente. Quando se trata de paciente infantil e adolescente, faz-se necessária, também, a inclusão do familiar neste acolhimento.

É fundamental o enfermeiro saber acolher o paciente, ouvir com atenção suas angústias e temores, falar olhando nos olhos, acreditando sempre no potencial de sucesso, sendo parceiro em todos os momentos.

O olhar afetuoso possibilita abertura de canal para estabelecimento da relação profissional-paciente.

As posturas de acolhimento, paciência e aceitação propiciam suporte para o paciente encontrar forças para aceitar seu processo e transpor suas dificuldades.

Por meio da empatia e do acolhimento estabelece-se o vínculo que propicia ambiente favorável para enfrentar as muitas adversidades para suportar altos níveis de angústia.

O vínculo fortalece a relação entre profissional e paciente, estimula a autonomia e a cidadania, promove ações relacionadas com a saúde do paciente, amplia a eficácia das ações de saúde e favorece a participação do paciente.

Por meio desta relação, o enfermeiro deve identificar o ambiente social em que o paciente está inserido, seus valores culturais, dinâmica do relacionamento social e afetivo no meio em que vive, podendo auxiliar no gerenciamento das necessidades de saúde, educação de pacientes e familiares para manejo das necessidades de prevenção e promoção da saúde, como também acompanhamento do processo de saúde e doença.

O enfermeiro tem papel fundamental na equipe multidisciplinar, sendo o elo entre paciente e a equipe multiprofissional, quer seja encaminhando aos profissionais da equipe, quer seja também orientando sobre procedimentos relativos ao acompanhamento do tratamento.

A linguagem do enfermeiro com o paciente deve ser clara e objetiva, levantando dados sobre o histórico de saúde, fornecendo suporte educacional, abordando sobre etiologia; sintomas, atividade e remissão da doença; cuidados com a doença, quando em atividade, importância do acompanhamento médico e na equipe multiprofissional como nutricionista e psicólogo, como também informando referências confiáveis para acesso de informes *on-line*, como por exemplo, o *site* do Grupo de Estudos em Doença Inflamatória Intestinal (www.gediib.org.br). É importante ressaltar sobre a importância do acompanhamento médico, psicológico e nutricional; orientação sobre uso da medicação para tratamento, riscos de automedicação e o não uso de anti-inflamatórios.

O enfermeiro pode oferecer abertura para ouvir, sem crítica ou julgamento, relatos do paciente com aspectos relacionados com baixa autoestima, imagem corporal, isolamento social e sexualidade.

Em decorrência do risco que pacientes de DII têm para câncer colorretal, faz-se necessário implantar sistema de vigilância para detecção precoce.

O tratamento das DII, na maioria das vezes, pode ser feito ambulatorialmente. Apenas os pacientes com critérios de gravidade como sepse, desidratação, taquicardia e taquipneia, ocluídos, desnutridos necessitam de internação.

Os corticoides tradicionais como prednisona, prednisolona e hidrocortisona são medicamentos eficazes nos casos moderados a grave, na fase de atividade da doença.

Pacientes em uso de azatioprina devem fazer uso regular de protetor solar em decorrência do risco de câncer de pele associado ao uso do medicamento.

Algumas vacinas são indicadas para pacientes em uso de drogas imunossupressoras:[6]

- Vacinas pneumocócicas conjugadas VPC10 ou VPC13, abaixo dos 5 anos respeitar o calendário de imunização SBIm Criança, para crianças a partir de 6 anos, adolescentes e adultos: uma dose de VPC13.
- Vacina pneumocócica 23V (VPP23), aplicar após 2 meses da VCP13, repetir após 5 anos, se ainda em imunossupressão.
- Vacina de *influenza* (Gripe), dose anual.
- Tríplice bacteriana (DTPa/dTpa), após esquema básico no lactente e reforços aos 15/18 meses e 4/5 anos. Não é necessária dose adicional se o esquema básico de imunização para cada idade tiver sido administrado. Fazer reforço da dTpa a cada 10 anos.
- *Haemophilus influenza* B, para menores de um ano, seguir esquema básico de vacinação SBIm Criança. A partir de 1 ano, adolescentes e adultos devem tomar uma dose; para imunodeprimidos, duas doses com intervalo de dois meses.
- Hepatite A: duas doses: 0-6 meses.
- Hepatite B: quatro doses: 0-1-2-6 meses, com o dobro da dose recomendada para faixa etária. É necessária sorologia para hepatite B um a dois meses após a quarta dose. Considera-se imunizado se anti-HBS ≥ 10 UL/mL. Se sorologia negativa, repetir o esquema vacinal de quatro doses dobradas.
- Meningocócias conjugadas (MenC ou MenACWY) para crianças a partir de 2 meses de idade, adolescentes e adultos, conforme calendário de vacinação SBIm para cada faixa etária. A partir de um ano, não vacinados devem receber duas doses com intervalo de dois meses. Uma dose de reforço a cada cinco anos, se persistir imunossupressão.
- Meningocócica B para crianças entre 12 meses e 10 anos de idade, não vacinadas, duas doses com intervalo de dois meses entre elas. Adolescentes e adultos, duas doses com intervalo de um mês.
- HPV (papilomavírus humano), recomendada para imunossuprimidos, conforme Programa Nacional de Imunizações na faixa etária entre 9 a 27 anos e até 45 anos.

Vacinas de vírus vivo como varicela, herpes-zóster, dengue, febre amarela são contraindicadas para imunossuprimidos.

Pacientes que moram em regiões com doenças onde são disponibilizadas vacinas de vírus vivo para combate de endemias devem receber avaliação médica. Se a doença estiver controlada, o médico pode suspender a medicação imunossupressora por 8 a 10 semanas para que ele receba a vacina para reiniciar o tratamento após um mês da vacinação.

Quando o paciente está em uso de medicação imunossupressora, com calendário vacinal incompleto, é necessária atenção para programar atualização vacinal quando da descontinuidade da imunossupressão, geralmente quando estiver em programação cirúrgica ou de mudança de tratamento terapêutico.

Vacinação de vírus vivo em usuários de anti-TNF é contraindicado, podendo resultar em infecção clínica e infecção disseminada. A recomendação da SBIm para pacientes que se encontram em uso de biológico e intervalo de descontinuidade para utilização de vacinas vivas atenuadas inclui a suspensão por cinco meias-vidas antes de administrar a vacina viva atenuada. A meia-vida do infliximabe é de 9 dias e do adalimumabe é de 14 dias.[7]

Preferencialmente, de 15 a 21 dias antes do início do tratamento com medicações imunossupressoras, deve-se atualizar o calendário vacinal.

Anteriormente ao início de tratamento com imunobiológico, o paciente deve fazer exames de PPD, sorologias para hepatites, HIV e radiografia de tórax com o objetivo de prevenir complicações relacionadas com imunossupressão.

As terapias biológicas, indicadas para casos de moderado a graves, revolucionaram o tratamento das DII, proporcionando êxito na indução e manutenção de resposta clínica e remissão, melhorando a qualidade de vida, a eficácia na cicatrização da mucosa e a prevenção de recidivas pós-cirurgias. São eles os agentes direcionados ao bloqueio do fator de necrose tumoral alfa (TNF-α) e os agentes direcionados ao bloqueio de integrinas específicas (Quadro 19-1).

Atualmente há disponibilidade de diversos imunobiológicos nas formas injetáveis EV e subcutânea, ficando a critério médico a opção de escolha.

Para início de tratamento, o enfermeiro deve programar a indução, acompanhar a manutenção do tratamento, acompanhando e orientando sobre a administração de medicamento, rastreamento dos pacientes faltantes e foco de infecção. Geralmente o primeiro imunobiológico utilizado é o que o apresentará melhor resposta.

Pacientes em uso de imunobiológico necessitam de aporte nutricional para melhor otimização da droga. Quando em atividade da doença, apresentam fator TNF alto, albumina baixa e maior *clearance* da droga utilizada. A albumina é responsável pelo transporte das moléculas, permitindo maior disponibilidade. A hipoalbuminemia está associada à falha na indução e remissão.[6,8-11]

Pacientes de DII devem fazer acompanhamento com nutricionista. De modo geral, a dieta deve ser pobre em gordura saturada e ômega 6; usar azeite em pequena quantidade para cozimento; evitar alimentos industrializados; observar quais alimentos causam desconforto para retirá-los da sua alimentação. Manter dieta pobre em fibras quando estiver em atividade da doença.

Pacientes que recebem terapia imunossupressora devem ter acompanhamento com foco de identificação precoce de doenças infecciosas, bem como canal de comunicação com acesso rápido. Contato telefônico é uma opção para monitoramento do paciente, promovendo, fornecendo e gerenciando orientações individualizadas acerca da promoção da saúde e cuidados específicos.

Gestantes em uso de imunobiológicos como infliximabe e adalimumabe devem ser encaminhadas para acompanhamento em pré-natal de alto risco, com suspensão do uso

Quadro 19-1. Terapias Imunobiológicas Usadas nas DII

Medicamento	Agente	Dose	Via de administração	Protocolo de indução	Protocolo de manutenção
Infliximabe	Anti-TNF	5 mg/kg	Intravenoso	5 mg/kg nas semanas 0, 2 e 6	5 mg/kg a cada 8 semanas
Adalimumabe	Anti-TNF	40 mg	Subcutâneo	160 mg semana 0 80 mg na semana 2 40 mg na semana 4	40 mg a cada 14 dias
Certolizumabe	Anti-TNF	400 mg	Subcutâneo	400 mg nas semanas 0, 2 e 6	400 mg a cada 4 semanas
Vedolizumabe	Anti-integrina	300 mg	Intravenoso	300 mg nas semanas 0, 2 e 6	300 mg a cada 8 semanas

do medicamento no último trimestre, sendo indicado o retorno da medicação após o parto, conforme avaliação médica.

Gestantes em uso de certolizumabe podem receber medicamento durante período gestacional, sendo contraindicado, neste período, o uso de vedolizumabe.

Lactentes, filhos de mães que receberam imunobiológicos durante a gravidez, podem ser amamentados, e devem receber vacinação diferenciada. São contraindicadas vacinas de vírus vivo como rotavírus. A vacina para poliomielite deve ser com vírus inativado (*Salk*) e vacina de BCG somente após o primeiro ano de vida.[12]

Com relação ao paciente com programação cirúrgica de estoma, para o sucesso do processo de reabilitação é fundamental a implementação de uma assistência sistematizada precoce, desde a fase pré-operatória, incluindo orientações relacionadas com o estoma, pele periestoma e dispositivo, trazendo segurança no momento da alta hospitalar.

Pela presença de um estoma no abdome, a higienização, apesar de ser uma atividade simples, pode causar medo, mesmo para limpeza e troca de bolsa. Alguns fatores interferem na limpeza, como adaptação das condições domésticas e situações constrangedoras. Em geral, as maiores dificuldades giram em torno da falta de habilidade em manipular a bolsa, inadequação do dispositivo e problemas de pele como dermatites, que são superadas com o passar do tempo.

A ostomia obriga o paciente a realizar grandes transformações pessoais. O paciente se depara com alterações em seu processo diário, desde as fisiológicas e gastrointestinais até o abalo da autoestima frente às alterações da imagem corporal, relacionamento sexual, trabalho e atividades sociais.

O uso da bolsa pode representar a "mutilação" sofrida bem como a perda da capacidade produtiva. Estar estomizado implica na aquisição de uma imagem corporal a ser reconstruída. O significado de seu corpo ser alterado, afeta a imagem corporal, uma vez que é um dos componentes fundamentais da identificação. A imagem corporal alterada, remete-o à representação do corpo com base em conceitos de beleza, harmonia e saúde, podendo provocar estranheza a si mesmo. Ao ser estimulado a aceitar sua imagem corporal, conseguirá manter um equilíbrio interno enquanto interage com o mundo e sua modificação pode influenciar as habilidades no trabalho e no desempenho social.

A reabilitação do estomizado visa a restituir as atividades do convívio social e melhorar sua qualidade de vida. A primeira etapa deste processo deve ser a aceitação do estoma pelo próprio paciente, entendendo que este foi confeccionado para preservar sua saúde, bem como preservar alimentação regrada, estando atento à ingestão de alimentos *versus* funcionamento do intestino, produção de gases e odores.

Como em toda doença crônica, é essencial a aceitação e a convivência diante das limitações. Naturalmente, as limitações provocam mudanças na vida da pessoa, para além dos condicionamentos do dia a dia, obrigando tomadas de decisões e a exploração de novos caminhos desconhecidos até então. Tudo deve ser encarado como oportunidades e aprendizado para a vida.

Aceitação da doença é fundamental para adesão ao tratamento, autocuidado e vivência com plenitude.

O enfermeiro deve acreditar no potencial do paciente, valorizando, rotineiramente, aspectos positivos, e sinalizando ao paciente, mesmo que pareçam insignificantes, estimulando sempre o autocuidado, autoconfiança e autonomia.

REFERÊNCIAS BIBLIOGRÁFICAS

1. Souza HSP, Fiocchi C, Iliopoulos D. The IBD interactome: na view of aetiology, pathogenesis and therapy. *Nat Ver Gastroenterol Hepatol* 2017;14(12):739-49.
2. Baugmgart DC, Sandborn WJ. Inflammatory bowel disease: cause and immunobiology. *Lancet* 2007;369:1641-57.
3. Kaplan GG, Ng SC. Understanding and preventing the global increase of inflammatory bowel disease. *Gastroenterology* 2017;152(2):313-21.
4. Coy CSR, Maldaun D. Doenças Inflamatórias Intestinais. In: Mauldaun D. *Quem é o Paciente com Doenças Inflamatórias Intestinais (DII)? - Como Minimizar Seu Sofrimento?* São Paulo: Exceção Editorial; 2017.
5. Levine JS, Burakoff R. Extraintestinal manifestations of inflammatory bowel disease. *Gastroenterol Hepatol.* 2011;7(4):235-41.
6. Reich J, Wasan S, Farraye FA. Vaccinating patients with inflammatory bowel disease. *Gastroenterol Hepatol* (NY) 2016;12:540-6.
7. Whitfield EP, Frederich EM, Eder SJ et al. Transition readiness in pediatric patients with inflammatory bowel disease: a patient survey of self management skills. *J Pediatr Gastroenterol Nutr* 2015;60(1):36-41.
8. Lee SH. *Gastroenterol.* 2018;Supplement:585-6.
9. Zampeli E, Gizis M, Siakavellas SI, Bamias G. Predictors of response to anti-tumor necrosis fator therapy in ulcerative colitis. *World J Gastrointest Pathophysiol* 2014 Aug 15;5(3):293-303.
10. Nguyen DL, Flores S, Sassi K et al. Optimizing the use of anti-tumor necrosis factor in the management of patients with Crohn's disease. *Ther Adv Chronic Dis* 2015;6(3):147-54.
11. Kevans D, Murthy S, Mould DR, Silverberg MS. Accelerated Clearance of Infliximab is Associated With Treatment Failure in Patients With Corticosteroid-Refractory Acute Ulcerative Colitis. *J Crohn's Colits* 2018;6(25):662-9.
12. Sociedade Brasileira de Imunizações. Calendário de Vacinação para pacientes especiais, 2015/2016. Site: https://sbim.org.br/images/calendarios/calend-sbim-pacientes-especiais.pdf

POLIPECTOMIA E MUCOSECTOMIA NO CÓLON

CAPÍTULO 20

Marcelo Averbach
Eduardo D'Oliveira Landa
Sarah Rodrigues Pilon Faria

INTRODUÇÃO

A polipectomia endoscópica é fundamental para a prática colonoscópica.[1]

A importância da ressecção de lesões por meio da colonoscopia baseia-se na história natural do câncer colorretal (CCR) e seu impacto na interrupção na sequência adenoma-carcinoma. Por meio da remoção dos precursores do câncer, a polipectomia reduz a incidência e mortalidade do CCR.[1-3]

Um dos mais tradicionais estudos nesta área, o *National Polyp Study,* estimou que a polipectomia foi capaz de prevenir 76 a 90% dos casos de CCR.[2] Posteriormente, uma outra coorte com metodologia similar, calculou uma redução na incidência do CCR em 80%.[3] Contudo, é preciso ter cautela ao afirmar que a colonoscopia exerce efeito protetor para o CCR. Dois trabalhos sugeriram que 27 a 31% dos casos de CCR após colonoscopia resultaram de polipectomias inefetivas, após o que restou tecido adenomatoso residual.[4,5]

A realização de polipectomia endoscópica começou a ser realizada na década de 1970, onde ainda era realizada com fibrocolonoscópios sob auxílio de fluoroscopia.[6,7]

Antes do surgimento dos colonoscópios de alta resolução, todos os pólipos identificados eram removidos, pois, em virtude da baixa qualidade das imagens, não era possível diferenciar os adenomatosos (e, portanto, com risco de malignização) dos não adenomatosos. Mais recentemente, com o avanço nas tecnologias de imagem e no estudo das lesões, pode-se estabelecer o diagnóstico histológico presuntivo das lesões e, com isso, determinar com mais acurácia a melhor conduta a ser adotada.

DIAGNÓSTICO E CLASSIFICAÇÃO ENDOSCÓPICA

Por definição, pólipo é toda estrutura com origem na parede do tubo digestivo que se projeta para a luz do cólon.[8] De acordo com sua morfologia, os pólipos podem ser subdivididos em: sésseis, pediculados ou planos (Fig. 20-1).

A classificação mais utilizada atualmente é a de Paris, que subdivide as lesões com aspecto endoscópico superficial em polipoides e não polipoides (Fig. 20-2).[9]

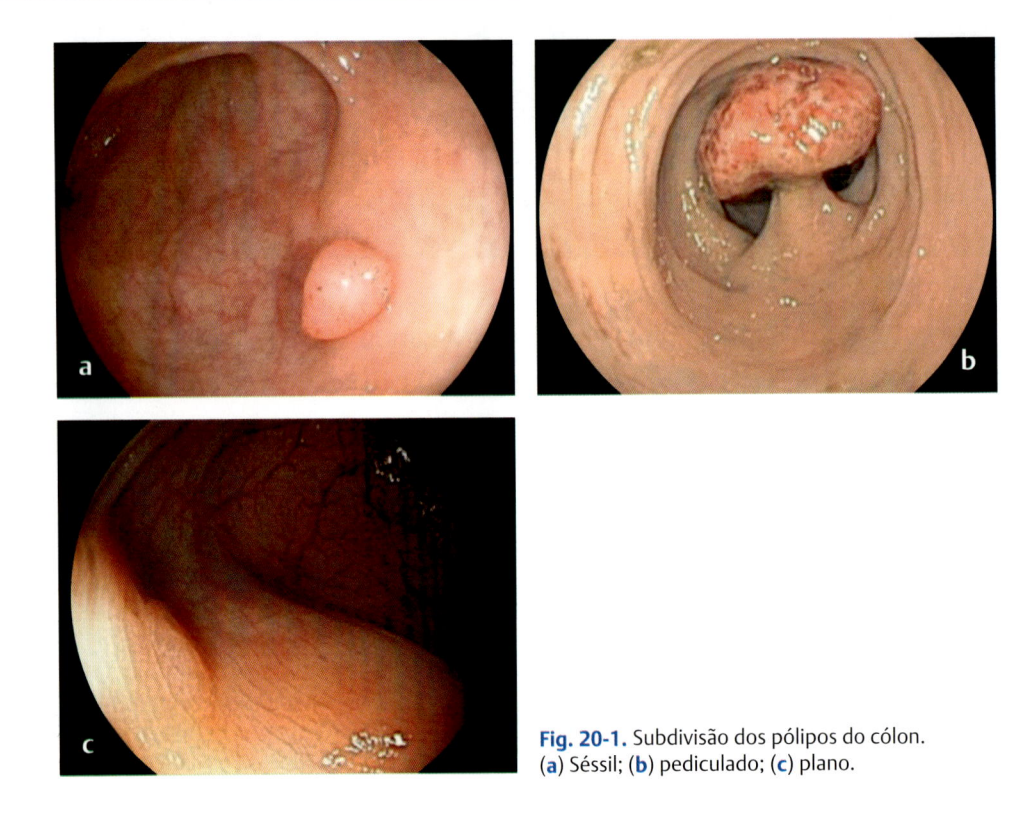

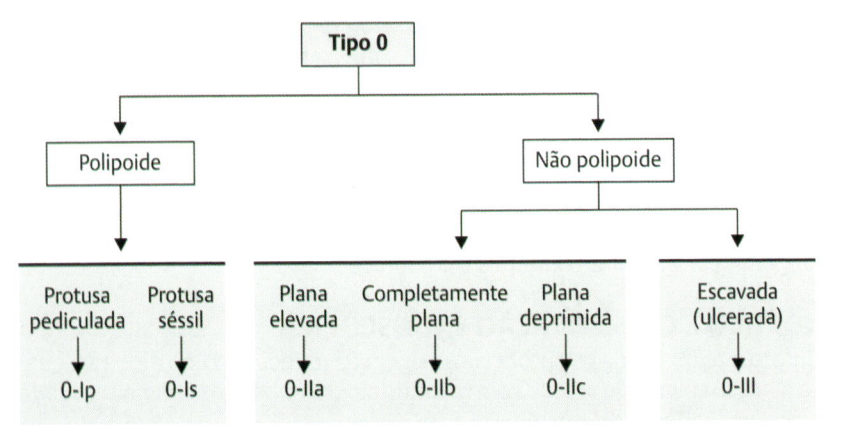

Fig. 20-1. Subdivisão dos pólipos do cólon. (**a**) Séssil; (**b**) pediculado; (**c**) plano.

```
                        Tipo 0
              ┌───────────┴───────────┐
          Polipoide              Não polipoide
         ┌────┴────┐         ┌────────┼────────┬──────────┐
      Protusa   Protusa    Plana  Completamente Plana   Escavada
    pediculada  séssil   elevada     plana    deprimida (ulcerada)
        │         │         │          │          │          │
       0-Ip      0-Is      0-IIa      0-IIb      0-IIc      0-III
```

Fig. 20-2. Classificação de Paris modificada. (Adaptada de: Jannasch O, Chiapponi C, Bruns CJ. 2005.)[9]

A fim de melhor avaliar a superfície mucosa que reveste o pólipo, é utilizada a técnica de cromoscopia, que pode ser realizada de forma convencional (por meio de corantes teciduais, como o índigo-carmim – Fig. 20-3) ou digital (por meio de filtros ópticos ou sistemas computadorizados).

O emprego da tecnologia de alta resolução associada à cromoscopia permite a análise dos padrões de criptas (ou *pits*), que traduzem o tipo de abertura das glândulas intestinais. Em 1993 foi proposta por Kudo uma classificação que é a mais utilizada até hoje e engloba sete padrões de criptas, e as correlacionam com mucosa normal, pólipos hiperplásicos, adenomatosos ou carcinoma (Fig. 20-4).[10,11]

Mais recentemente, um grupo de especialistas japoneses se reuniu a fim de elaborar uma classificação universal de cromoscopia digital (*Narrow Band Imaging* – NBI) com magnificação.[12] Em 2014 foi proposta a classificação JNET (*Japan NBI Expert Team*), que avalia tanto o padrão vascular quanto o padrão de superfície das lesões, classificando-as em tipo 1, 2A, 2B e 3 e que se correlacionam, respectivamente, com os achados histopatológicos de pólipo hiperplásico/pólipo séssil serrilhado, neoplasia intramucosa de baixo grau, neoplasia intramucosa de alto grau/invasão superficial da submucosa e câncer com invasão profunda da submucosa (Quadro 20-1).[12]

Além da importância de uniformização das descrições de lesões endoscópicas, estas classificações também auxiliam o endoscopista determinar a terapêutica a ser instituída, como veremos adiante.

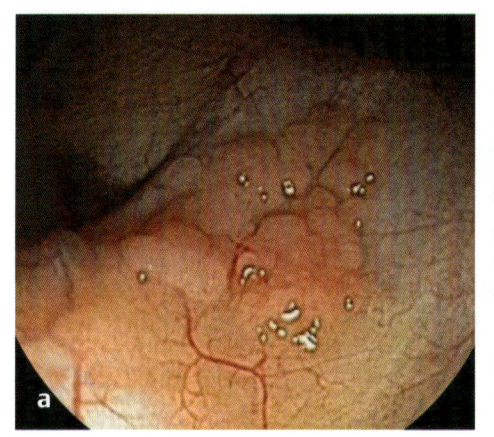

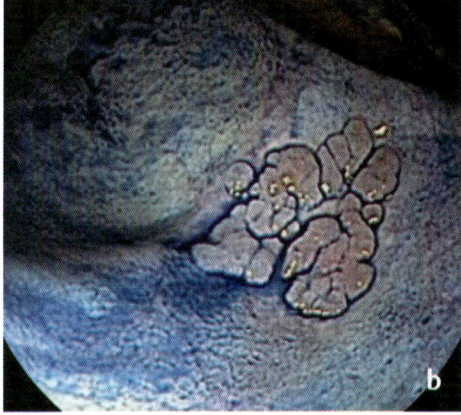

Fig. 20-3. Cromoscopia. (**a**) Lesão visualizada a luz branca; (**b**) lesão após cromoscopia com índigo-carmim 0,5%.

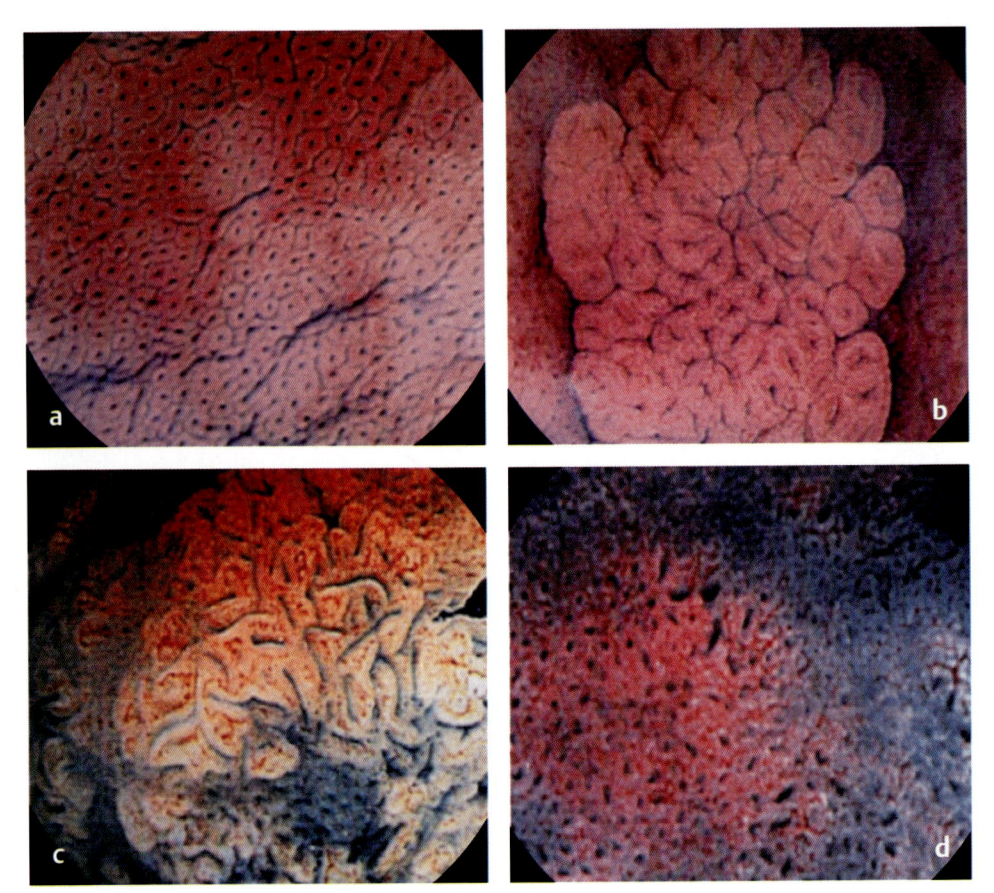

Fig. 20-4. Classificação do padrão de criptas segundo Kudo. (**a**) Tipo I: criptas arredondadas e regulares. Observada na mucosa normal. (**b**) Tipo II: abertura das criptas em formato de estrela e com arranjo uniforme. Observado em pólipos hiperplásicos e lesões serrilhadas. (**c**) Tipo IIIL: criptas com forma tubular e alongada, com arranjo regular. Observado em adenomas tubulares. (**d**) Tipo IIIs: criptas tem menor diâmetro de abertura e arranjo compactado. Observado em adenomas com displasia de alto grau ou câncer intramucoso. *(Continua.)*

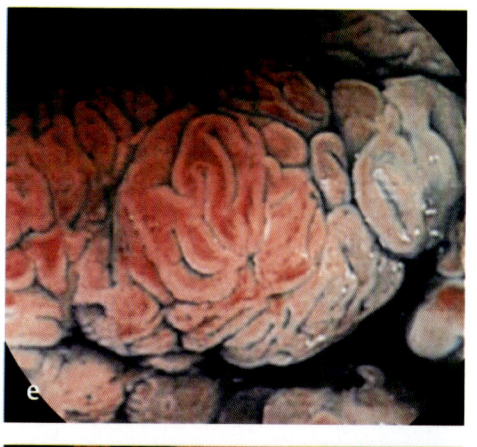

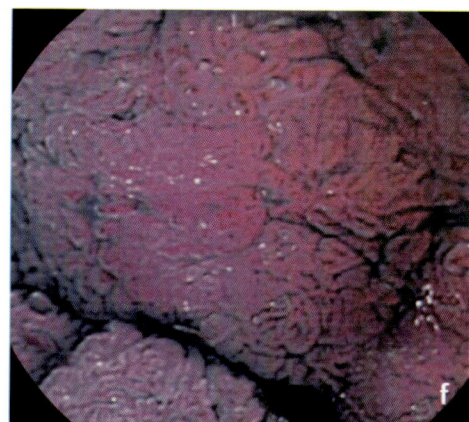

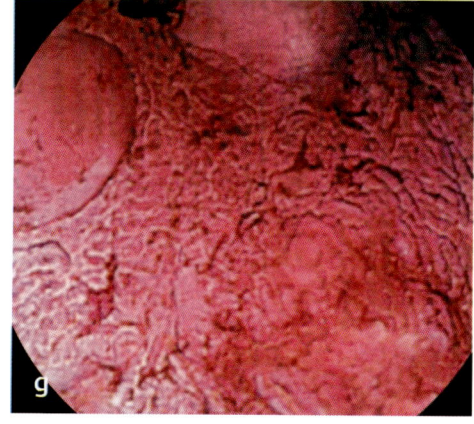

Fig. 20-4. *(Cont.)* (e) Tipo IV: criptas tortuosas, exuberantes e ramificadas. Observado em adenomas com componente viloso. (f) Tipo Vi: criptas de tamanho, forma e arranjo irregulares. Observado em adenomas com displasia de alto grau ou câncer com mínima invasão da submucosa. (g) Tipo Vn: não há um padrão de criptas, que geralmente estão apagadas. Observado em câncer invasivo. (Adaptada de: Kudo S, Rubino C, Teixeira C, Kashida H, Kogure E, 2004.)[11]

Quadro 20-1. Classificação JNET

	Tipo 1	Tipo 2A	Tipo 2B	Tipo 3
Padrão vascular	Invisível ou similar à mucosa normal adjacente	Calibre e distribuição regular (em malha ou espiral)	Distribuição irregular e calibre variável	Áreas com vasos apagados e vasos dilatados interrompidos
Padrão de superfície	Pontos brancos/ escuros ou similares à mucosa normal adjacente	Regular (tubular, ramificado ou papilar)	Irregular ou obscuro	Áreas amorfas
Histologia mais provável	Pólipo hiperplásico ou pólipo séssil serrilhado	Neoplasia intramucosa de baixo grau	Neoplasia intramucosa de alto grau ou câncer com invasão superficial da submucosa	Câncer invasivo com invasão profunda da submucosa
Imagem endoscópica				

Adaptado de: Sano Y, Tanaka S, Kudo SE. 2016.[12]

TIPOS HISTOLÓGICOS

Todo pólipo deve ser minunciosamente analisado e o médico deve utilizar o arsenal que possuir para classificar adequadamente a lesão quanto à sua localização, tamanho, morfologia, padrão de abertura de criptas, vascularização e superfície mucosa. Um estudo bem feito permite estimar, com elevada acurácia, o tipo histológico da lesão encontrada.

Pólipos hiperplásicos e adenomas constituem os tipos histológicos mais comuns no cólon.[13]

Os adenomas são subdivididos em tubulares, vilosos ou mistos (túbulo-vilosos). A importância da detecção e tratamento dos pólipos adenomatosos baseia-se no fato de que estes são responsáveis por até 70% dos casos de câncer colorretal.[14] Esta sequência evolutiva, chamada de adenoma-carcinoma, foi inicialmente descrita por Morson em 1968.[15] Morfologicamente costumam ser sésseis e localizam-se, principalmente, no cólon proximal e reto. Os adenomas sésseis pediculados situam-se, frequentemente, no cólon sigmoide.

Tradicionalmente, os pólipos hiperplásicos vinham sendo negligenciados durante as colonoscopias, considerando-se seu risco zero de malignização. Entretanto, inúmeras publicações vêm relatando uma nova classificação de alguns destes pólipos, especialmente os sésseis e de grandes dimensões do cólon proximal, conhecidos como pólipos sésseis serrilhados.[13] Estudos recentes têm descrito que a via serrilhada é responsável por cerca de 30 a 35% do surgimento do câncer colorretal.[14]

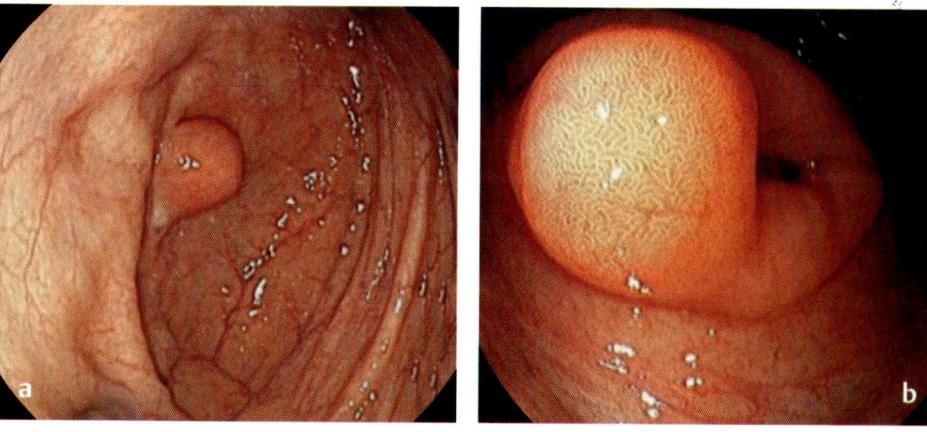

Fig. 20-5. Diagnósticos diferenciais de pólipos. (**a**) Óstio apendicular invertido; (**b**) lipoma na válvula ileocecal.

DECISÃO SOBRE O PROCEDIMENTO TERAPÊUTICO

Um conceito fundamental que devemos ter em mente é de que nem todo pólipo deve ser removido, seja pela benignidade da lesão ou pelo elevado risco de complicações, especialmente perfuração.

De forma geral, todos os adenomas do cólon devem ser removidos endoscopicamente, assim como os grandes pólipos hiperplásicos situados no cólon proximal, pela possibilidade de tratar-se de adenomas serrilhados.[13]

Por outro lado, a polipectomia não está indicada para diminutos pólipos hiperplásicos do cólon distal e reto, pólipos inflamatórios ou prolapsos mucosos.[13]

Deve-se ter especial atenção aos diagnósticos diferenciais que podem ser confundidos com pólipos, como os lipomas e o óstio diverticular ou apendicular invertido (Fig. 20-5).

Isoladamente, o tamanho do pólipo e a extensão da lesão não são contraindicações para o procedimento. Contudo, diante de qualquer suspeita de invasão da camada submucosa, o tratamento passa a ser cirúrgico e não endoscópico.

A decisão final de se realizar a polipectomia é individualizada e deve levar em consideração: o estado clínico do paciente, sua expectativa de vida e possíveis riscos inerentes ao procedimento.

PREPARO DO PACIENTE

O principal fator a ser observado antes de se instituir qualquer procedimento terapêutico é a segurança do paciente.

Preparo do Cólon

O cólon deve apresentar-se adequadamente limpo, isto é, livre de resíduos fecais para garantir visualização completa da mucosa (Fig. 20-6).

Além disso, diante de um preparo inadequado, pode ocorrer produção de metano e hidrogênio em decorrência da fermentação de carboidratos não absorvíveis pelas bactérias do cólon.[16-18] O acúmulo destes gases inflamáveis, em combinação com oxigênio

Fig. 20-6. (a-c) Cólon adequadamente preparado.

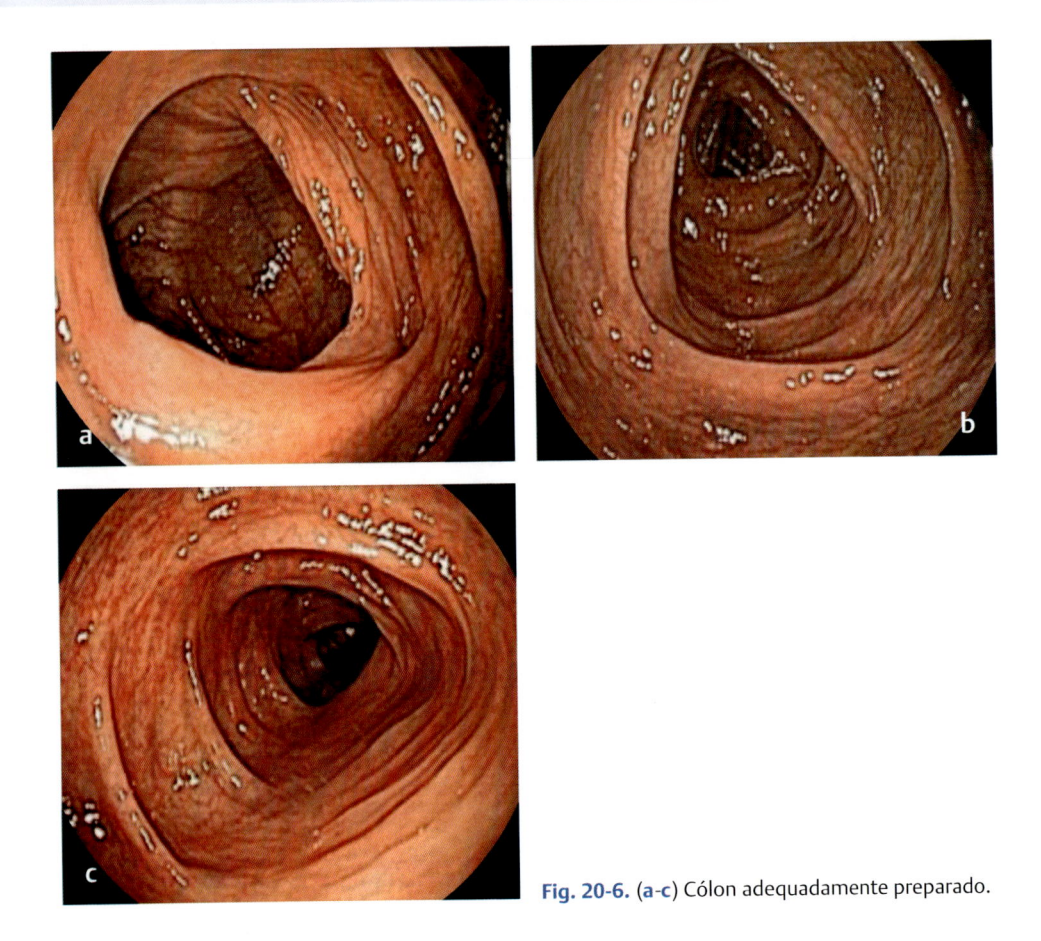

e aplicação de uma fonte de calor (eletrocautério ou coagulador de plasma de argônio) pode culminar em uma rara, porém grave complicação, conhecida como perfuração do cólon por explosão.[16,17]

O preparo intestinal para colonoscopia pode ser realizado em ambiente domiciliar ou hospitalar. Por questões de segurança, recomenda-se que pacientes acima de 60 anos, cardiopatas, nefropatas e/ou com mobilidade reduzida sejam submetidos ao preparo em âmbito hospitalar. Para ambos os tipos de preparo devemos orientar sobre a importância do acompanhante em virtude de algumas intercorrências que possam ocorrer, como: hipotensão, fraqueza, síncope, desidratação, queda, náuseas, cólicas e distensão abdominal. Descreveremos abaixo dois exemplos de preparo intestinal, com base em nossa própria experiência.

Preparo Domiciliar

É recomendado que seja iniciado o preparo domiciliar 6 horas antes do horário agendado para o exame. Deve-se diluir 500 mL de manitol a 20% com 500 mL de água, suco de cor clara sem resíduos ou isotônico de cor clara e ingerir um copo desta solução a cada 10 minutos. É importante orientar o paciente a deambular durante a ingestão do preparo para aumentar a tolerância e o peristaltismo gastrointestinal. Para garantir a sua efetividade, este 1 litro da solução de manitol deve ser ingerido em no máximo 1 hora. O paciente deve saber que, para o intestino ser considerado limpo, as dejeções devem estar com coloração amarelo-clara sem resíduos, sendo possível visualizar o fundo do vaso. Quando o intervalo entre as evacuações for em torno de 40 minutos, o paciente pode-se deslocar para o local do exame. É necessário jejum absoluto de líquidos de 3 a 4 horas para reduzir o risco de broncoaspiração durante a sedação.

Preparo Hospitalar

O paciente deve-se apresentar com acompanhante maior de 18 anos e com disponibilidade para ficar no hospital entre 8 e 10 horas (preparo no cólon, exame e recuperação pós-exame). A admissão é realizada pelo enfermeiro, que faz a entrevista sobre o preparo da véspera, uso contínuo de medicações, comorbidades e cirurgias prévias. Em seguida, é providenciado um acesso venoso periférico, preferencialmente em membro superior direito, e orientado o preparo. São feitas recomendações verbais e por escrito, como os horários em que o paciente deve tomar um copo de manitol, o momento que o enfermeiro ou técnico de enfermagem deverá avaliar o aspecto das evacuações e o lembrete de caminhar bastante. Além disso, também consta o tempo de jejum, que será estipulado pelo médico executor do exame, mas de no mínimo de 3 horas (Fig. 20-7).

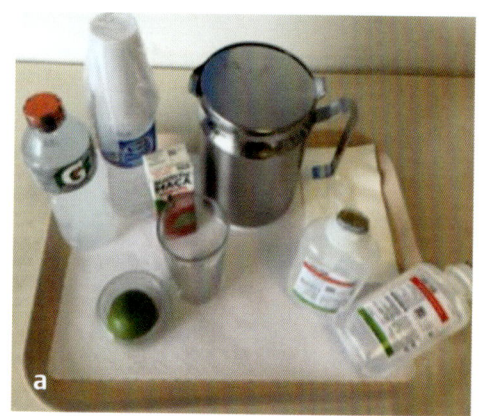

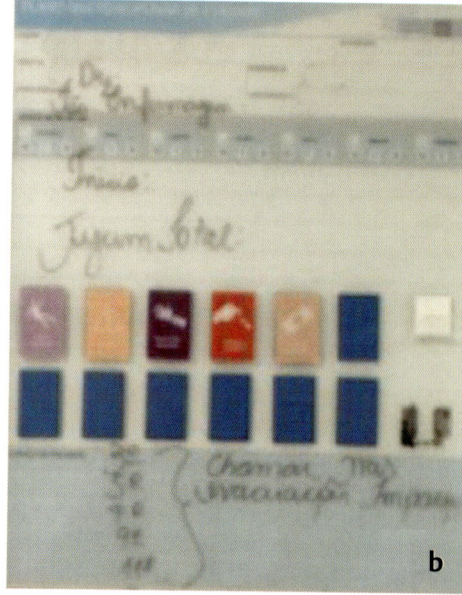

Fig. 20-7. Preparo intestinal. (**a**) Bandeja com todos os itens para o preparo intestinal: solução de manitol, limão (pode melhorar a palatabilidade) e líquidos; (**b**) quadro de avisos para o paciente em preparo hospitalar.

Manejo dos Anticoagulantes

A presença de distúrbios da coagulação não é considerada contraindicação para realização da colonoscopia, mas é para procedimentos terapêuticos, como as polipectomias. Pacientes em uso de anticoagulantes e alguns antiplaquetários devem suspender as medicações antes do procedimento, após autorização do médico responsável pela sua prescrição (Quadro 20-2).[19] Em alguns casos, é recomendada a realização de um coagulograma na véspera.

O retorno da anticoagulação oral poderá ser feito 6 horas após o procedimento, mas o retorno da heparina não fracionada ou enoxaparina deve ser postergado por pelo menos 24 a 48 horas, após consulta ao médico do paciente.

Uso de Marca-Passo Cardíaco Definitivo

Pacientes com marca-passo cardíaco devem informar seu cardiologista sobre a realização do procedimento. Tendo em vista que a utilização do bisturi elétrico pode afetar o funcionamento do marca-passo, a equipe de arritmologia deve estar presente durante o exame para caso seja preciso reprogramar o dispositivo cardíaco.

Termo de Consentimento

Antes da colonoscopia o paciente deve ser informado sobre os riscos e benefícios da polipectomia, bem como ter suas dúvidas devidamente sanadas. Além disso, é obrigatória

Quadro 20-2. Período Mínimo para Suspensão de Antiplaquetários e/ou Anticoagulantes em Pacientes que Serão Submetidos à Polipectomia por Colonoscopia

Classe	Medicamento	Conduta
Antiagregantes plaquetários	Anti-inflamatórios não esteroides	Manter
	Ácido acetilsalicílico (AAS)	Manter, se dose até 300 mg/dia
	Ticagrelor	Suspender por 3 a 5 dias
	Clopidogrel	Suspender por 5 a 7 dias
	Prasugrel	Suspender por 5 a 7 dias
	Ticlopidina	Suspender por 10 a 14 dias
Anticoagulantes	Varfarina	Suspender por 5 dias*
	Dabigatrana	Suspender por 2 a 3 dias
	Rivaroxaban	Suspender por 1 dia
	Apixaban	Suspender por 1 a 2 dias
	Enoxaparina	Suspender por 24 horas
	Heparina não fracionada	Endovenosa: suspender por 2 a 6 horas Subcutânea: suspender por 12 a 24 horas

*Pode ser feita terapia de "ponte" com heparina não fracionada se o paciente apresentar elevado risco de tromboembolismo venoso.
Obs.: Estas orientações referem-se aos pacientes com função renal normal. Para pacientes com disfunção renal, o período mínimo de suspensão da droga poderá ser prolongada.
Adaptada de: Acosta RD, 2016.[19]

a obtenção, antes do exame, do termo de consentimento assinado voluntariamente pelo paciente ou seu responsável legal, autorizando a realização do procedimento e afirmando ciência e compreensão dos seus riscos.[20]

ADMISSÃO DO PACIENTE NA SALA DE EXAME

O paciente é admitido na sala de exame pela equipe de enfermagem, que deve realizar a conferência da pulseira com o prontuário do paciente, checar o pedido médico, acomodar paciente em maca e realizar o *time out* com o médico responsável. Caso não haja acesso venoso, deve-se dar preferência para punção em veias calibrosas do antebraço direito, longe de dobras, em razão da posição que o paciente ficará durante o procedimento. É fundamental o monitoramento com oximetria de pulso, pressão arterial e frequência cardíaca. Em seguida, deve-se instalar o cateter de oxigênio e posicionar o paciente em decúbito lateral esquerdo. Todos esses registros devem ser anotados no prontuário, assim como o horário da admissão em sala, os sinais vitais, local e calibre da punção venosa. Durante o procedimento de polipectomia e mucosectomia a equipe de enfermagem tem um papel muito importante no pré, intra e pós-exame, sendo responsável por deixar todo material separado e conferido com o médico.

EQUIPAMENTOS E ACESSÓRIOS
Colonoscópio

Os colonoscópios mais utilizados atualmente possuem diâmetro de 12,8 mm e comprimento variável: 133 ou 168 cm. Os aparelhos com duplo canal de trabalho costumam ser pouco empregados em virtude de sua menor flexibilidade, o que pode gerar dificuldade adicional no procedimento.

Unidade Eletrocirúrgica

O termo energia eletrocirúrgica descreve a transformação de corrente elétrica alternada produzida pela unidade eletrocirúrgica (UEC, ou cautério) em energia térmica no tecido.[21] Em endoscopia, acessórios como alças de polipectomia e pinças servem como condutores, pelos quais a energia elétrica é dirigida ao sítio desejado.[21]

Atualmente as UEC possuem microprocessadores e *softwares* sofisticados que permitem gerar uma variedade de formas de onda eletrocirúrgicas.[21]

Na técnica monopolar, que é a utilizada para realização de polipectomias, a corrente elétrica que é produzida pela UEC é liberada por meio de um eletrodo ativo, que percorre o corpo do paciente e sai por meio de um eletrodo neutro (que é a placa de dispersão ou dispersiva).[22]

O eletrodo dispersivo deve ser posicionado o mais próximo possível do local onde será aplicada a corrente elétrica, preferencialmente em pele limpa e seca, bem vascularizada e com maior massa muscular, a fim de se obter melhor condutibilidade da eletricidade.[22] Por outro lado, devem ser evitadas áreas com grande quantidade de pelos, cicatrizes e saliências ósseas, tendo em vista que reduzem o contato com a placa e, consequentemente, ocasionam pior condução da eletricidade.[22] Deve-se evitar, também, o posicionamento da placa dispersiva sobre tatuagens, pois podem conter corantes metálicos.[22]

Diante da necessidade de utilização do cautério durante um procedimento terapêutico, deve-se definir o tipo de corrente a ser empregado, sendo as mais frequentes as do tipo corte ou coagulação (Quadro 20-3).

Quadro 20-3. Diferenças entre a Corrente de Corte e de Coagulação

Corte	Coagulação
Aumenta a temperatura intracelular rapidamente	Aumenta lentamente a temperatura intracelular
Causa rompimento celular	Desidrata e encolhe a célula sem romper
Ocorre clivagem do tecido	Ocorre dissecção (contato direto) ou fulguração
Maior risco de sangramento imediato	Maior risco de perfuração no cólon proximal, síndrome pós-polipectomia e sangramento tardio

Adaptado de: Tokar JL, Barth BA, Banerjee S, *et al.* 2013[21] e Averbach M, Marques Júnior OW, Popoutchi P, 2013.[13]

Além da corrente de corte e coagulação pura, também existem as correntes do tipo mista (também conhecidas como *blend*). Por sua vez, as correntes mistas se subdividem em *blend* 1, *blend* 2 e *blend* 3, de acordo com modificações no ciclo de trabalho. Do *blend* 1 para o 3 o ciclo de trabalho é progressivamente reduzido. Como um menor ciclo de trabalho produz menos calor, temos que o *blend* 1 causa vaporização tecidual com mínima hemostasia, ao passo que o *blend* 3 é menos efetivo no corte, mas acarreta máxima hemostasia.

Algumas unidades eletrocirúrgicas também apresentam um módulo adicional para coagulação com plasma de argônio (APC) – (Fig. 20-8). O plasma de argônio é um método térmico de coagulação sem contato, por meio do qual uma corrente monopolar em alta frequência é conduzida até o tecido-alvo por meio de gás argônio ionizado.[23] É útil para realização de hemostasia complementar ou ablação de tecido adenomatoso após polipectomia ou mucosectomia, a fim de diminuir o índice de recidiva.

Não há um princípio único que determina a potência e o tipo de corrente a ser ajustada no cautério.[13] Uma pesquisa realizada com endoscopistas revelou que, para realização de polipectomia com corrente elétrica, 46% utilizavam coagulação em baixa potência, 46% corrente tipo mista e 3% corrente tipo corte puro.[24] Assim, é importante que o endoscopista e sua equipe estejam familiarizados com a fonte de energia do setor de endoscopia para que o procedimento seja realizado de forma segura.

Vale a pena ressaltar que, antes de o médico acionar o cautério, deve ser confirmado se a placa, as conexões, o pedal e os ajustes estão corretos e funcionantes. Sem estes cuidados, pode ocorrer a secção do pólipo sem a devida cauterização, ocasionando um quadro hemorrágico ou, por outro lado, a cauterização intensa, desencadeando uma perfuração do cólon.[13]

Pinças de Biópsia

Comumente são utilizadas pinças de biópsia para polipectomia por colonoscopia (Fig. 20-9). As pinças apresentam tamanhos variáveis de concha e de ângulo de abertura, além de serem descartáveis ou permanentes (reprocessadas). Para polipectomia, pode ser associada corrente elétrica (*hot biopsy*) ou não (*cold biopsy*). A polipectomia com pinça de *hot biopsy* realiza hemostasia e, teoricamente, desvitaliza eventual tecido adenomatoso residual adjacente. Todavia, em duas séries de caso utilizando esta pinça, foram identificados pólipos residuais entre 16 e 28%.[25,26] A pinça de *hot biopsy* é uma técnica segura e também protege o pólipo da lesão elétrica pelo mesmo princípio da gaiola de Faraday.

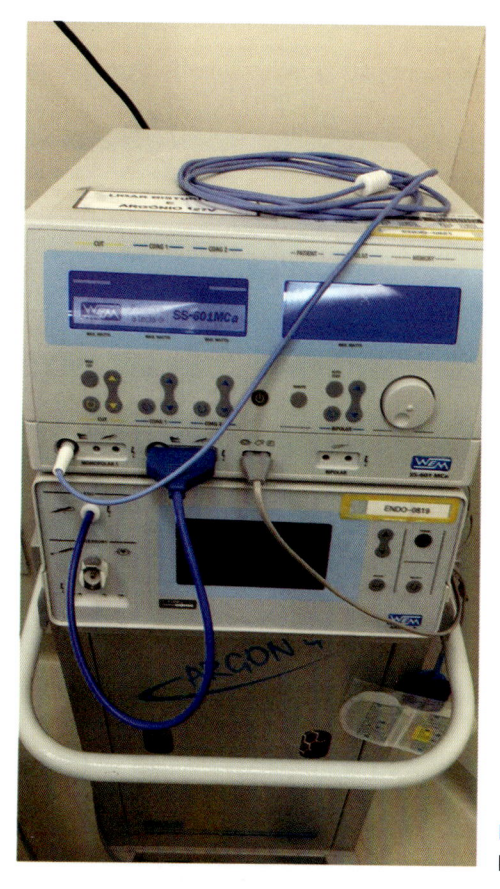

CAPÍTULO 20 • POLIPECTOMIA E MUCOSECTOMIA NO CÓLON

Fig. 20-8. Unidade eletrocirúrgica com módulo de plasma de argônio.

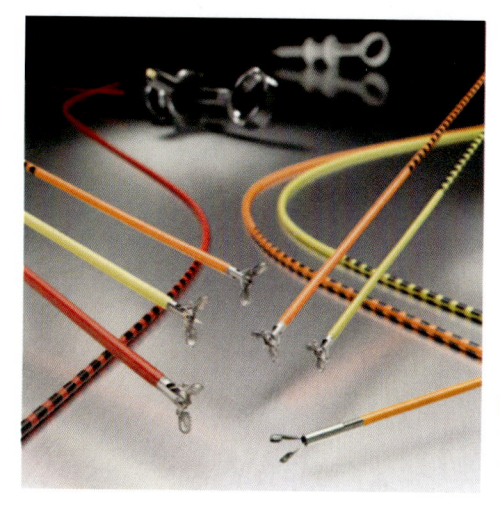

Fig. 20-9. Pinças de biópsia endoscópica. (Extraída de: https://www.bostonscientific.com/content/gwc/pt-BR/products/forceps/singleuse-radial-jaw-4-biopsy-forceps.html).

Alças de Polipectomia

Não existe uma alça única que seja capaz de remover todas as lesões do cólon. De acordo com a experiência profissional, tamanho, morfologia e localização do pólipo o colonoscopista escolherá marca, modelo, forma e tamanho de alça que deseja utilizar (Fig. 20-10).

A maioria das alças é multifilamentar, produzida por fio trançado. Menos comuns são as alças monofilamentares, que tendem a ser utilizadas apenas quando se deseja maior resistência para ressecção de lesões planas.

Quanto à forma, elas podem ser ovais, hexagonais, em crescente, arredondadas ou em formato de bico de pato (*duckbill*).

O tamanho também é variável, desde alças menores (chamadas "mini") de 11-13 mm até maiores de 6 cm, úteis na ressecção de lesões volumosas.

Modelos mais recentes têm sido desenvolvidos para permitir a rotação de 360° após a inserção no canal de trabalho, a fim de facilitar o seu posicionamento para retirada da lesão.

Agulhas

Agulhas injetoras são acessórios muito versáteis para o endoscopista, pois são úteis na prevenção e tratamento da hemorragia, tatuagem endoscópica e para elevar pólipos sésseis e lesões de crescimento laterais (LSTs) em mucosectomias ou dissecções submucosas (ESDs) – (Fig. 20-11).

Clipes

Os clipes endoscópicos são dispositivos utilizados para diversas finalidades, como hemostasia profilática e terapêutica, marcação endoscópica, correção de fístulas, fixação de sondas e próteses em casos selecionados e, mais recentemente, para fechamento de perfurações iatrogênicas do cólon, após polipectomia.

O clipe endoscópico é feito de material metálico e pode já vir montado para uso (cateter de aplicação descartável), ou ser necessária sua montagem manual (cateter de aplicação reutilizável). Algumas marcas apresentam uma característica peculiar, que é permitir a

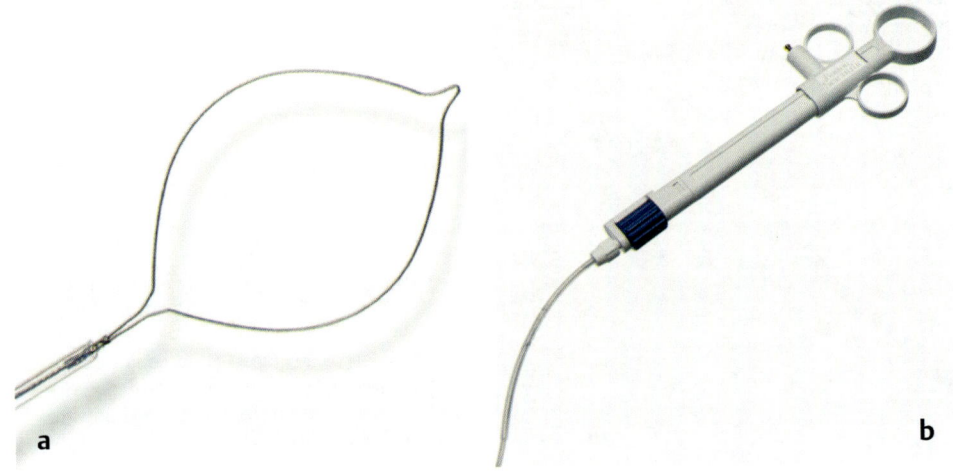

Fig. 20-10. (**a**, **b**) Alça de polipectomia endoscópica. (Cortesia de: Boston Scientific.)

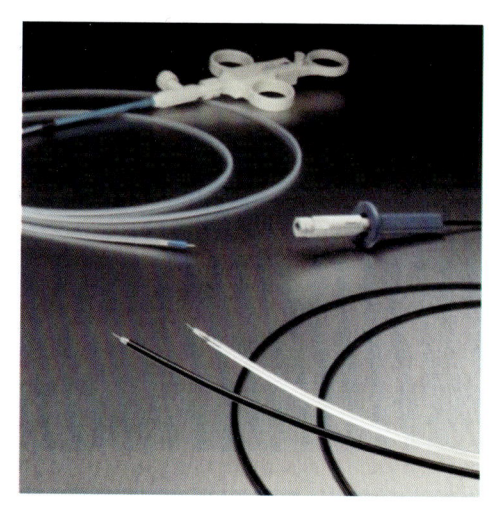

Fig. 20-11. Agulhas de esclerose endoscópica. (Extraída de: https://www.bostonscientific.com/en-US/products/needles/interjectsclerotherapy-needles.html.)

abertura de um número limitado de vezes para posicionar o clipe no local desejado, antes de ser disparado. Portanto, é fundamental conhecer essa informação antes de sua utilização. Atualmente, os tamanhos de abertura mais utilizados são o de 11 e 16 mm e alguns modelos permitem ainda a rotação do clipe em 360° após inserção no canal de trabalho, facilitando a terapêutica.

Os clipes mais comuns são do tipo *through-the-scope* (TTS), que passam pelo canal de trabalho (Fig. 20-12). Mais recentemente, foram desenvolvidos os clipes que passam por fora do canal de trabalho (*over-the-scope* – OTS), que conseguem abranger maior quantidade de tecido quando comparados aos tradicionais TTS (Fig. 20-13).

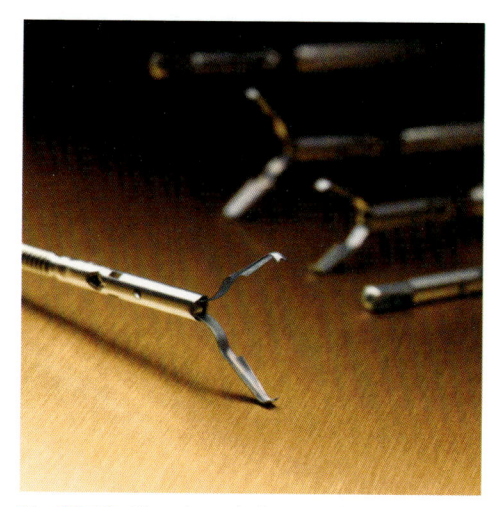

Fig. 20-12. Clipe *through-the-scope* (TTS). (Extraída de: https://www.bostonscientific.com/pt-BR/products/clips/resolutionclip.html.)

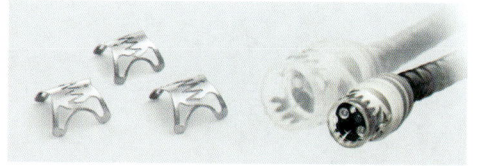

Fig. 20-13. Clipe *over-the-scope* (OTS). (Extraída de: https://ovesco.com/otscsystem/otsc-system-set/.)

A aplicação endoscópica dos clipes metálicos TTS consiste em introduzir no canal de trabalho o aplicador, que possui acoplado em sua extremidade distal o clipe a ser utilizado. Então, o clipe á armado, sendo colocado em contato com a lesão ou local a ser tratado e depois fechado, apreendendo o local. Finalmente o clipe é disparado e permanece no local por aproximadamente duas semanas.

Endoloop

O *Endoloop* (*Olympus America Inc.*) consiste em um laço de *nylon* pré-formado, com tamanho de 20 ou 30 mm, que é acoplado na extremidade de uma alça destacável. Uma vez que o laço está no lugar, a extremidade marcada é simplesmente encaixada e puxada para cima para apertar o laço e prender o nó (Fig. 20-14).

Resgate do Espécime

O resgate do espécime obtido é tão importante quanto sua ressecção. A análise histopatológica pode determinar ao paciente um possível tratamento complementar ou alterar seu acompanhamento endoscópico futuro. Os pólipos removidos com pinça são facilmente obtidos, tendo em vista que ficam protegidos dentro da concha do instrumental. Pólipos

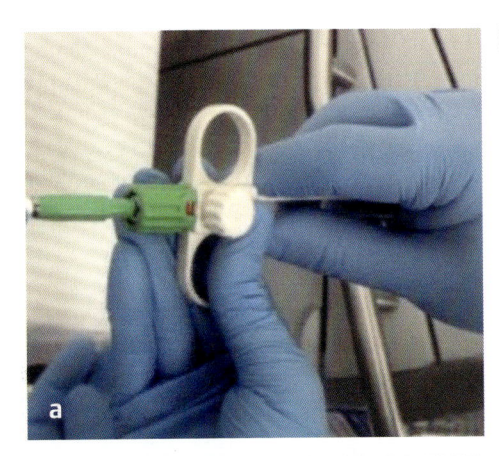

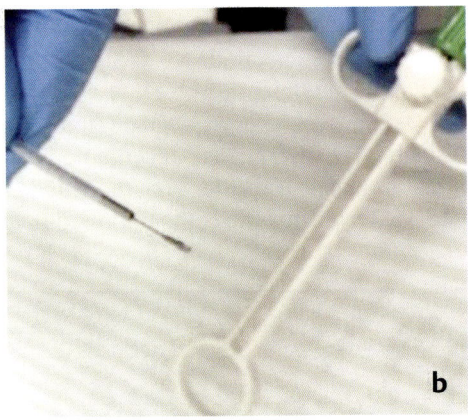

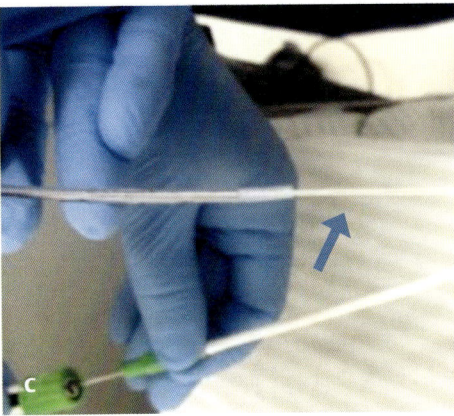

Fig. 20-14. Simulação de montagem do *endoloop*.
(**a**) Conexão da alça. (**b**) Exposição do "gancho".
(**c**) Laço (seta azul) acoplado ao gancho.

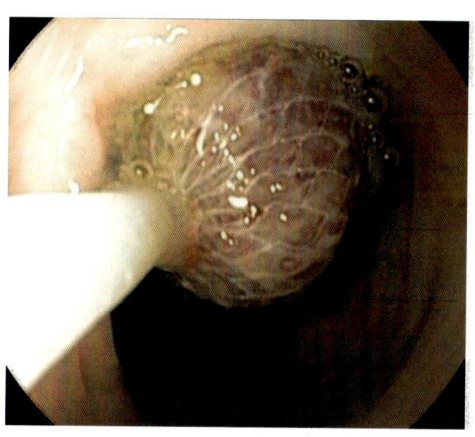

Fig. 20-16. Alça tipo cesta (ou rede) englobando uma lesão que foi removida.

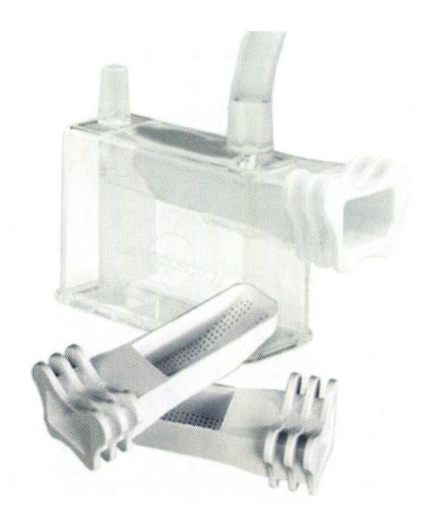

Fig. 20-15. Frasco coletor de pólipos ("caça-pólipo"). (Extraída de: http://www.usendoscopy.com/products/etrap-polyp-trap.)

ou fragmentos de até 10 mm podem ser aspirados para dentro do canal de trabalho, que, por conseguinte sairão na porta de sucção. Para a recuperação do espécime é utilizado um frasco em "Y" (conhecido como "caça-pólipo"), situado entre a saída do canal de aspiração do colonoscópio e o sistema de aspiração da sala de exame (Fig. 20-15). No entanto, pode ser acoplado um frasco coletor de secreção brônquica ou até mesmo uma gaze, sabendo-se que este último acarreta maior risco de perda do material. Espécimes maiores que 10 mm não podem ser aspiradas para dentro canal de trabalho e, portanto, devemos realizar a sua remoção juntamente com a retirada do aparelho, com auxílio da própria alça utilizada para a polipectomia ou de instrumental próprio, do tipo cesta ou rede (Fig. 20-16). O circulante de sala deve perguntar ao médico, em voz alta, de qual segmento intestinal foi retirada a lesão e, em seguida, identificar o frasco e colocar o espécime dentro.

Fixação do Espécime

Com o espécime removido em mãos, o médico deve decidir se deseja imergi-lo diretamente na solução de formol ou se realizará a fixação em cortiça para depois ser imerso em um frasco com formol. A opção pela segunda opção geralmente dá-se nas lesões maiores, retiradas em monobloco, nas quais é importante a delimitação das margens da lesão. A fixação deve ser feita em uma placa de cortiça, com auxílio de alfinetes, deixando a face da lesão em que foi feita a secção endoscópica em contato com a cortiça (Fig. 20-17).

TÉCNICAS DE POLIPECTOMIA E MUCOSECTOMIA
Polipectomia com Pinça de Biópsia
Indicação

Diminutos pólipos (menores que 5 mm) podem ser completamente removidos com pinça de biópsia em fragmento único, de acordo com a capacidade da concha. Se a lesão não couber entre as conchas da pinça, o ideal é que se utilize uma pinça com maior capacidade

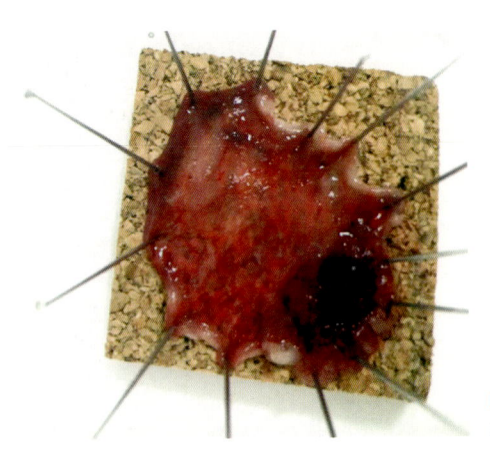

Fig. 20-17. Lesão de crescimento lateral do cólon removida por mucosectomia e fixada em cortiça.

(Jumbo) ou outro método de ressecção, a fim de evitar deixar lesão residual. A Sociedade Americana de Endoscopia Gastrointestinal (ASGE) não recomenda a utilização da pinça *hot biopsy* para pólipos maiores que 5 mm.[27]

Técnica

Posiciona-se o pólipo entre 5 e 6 horas (que corresponde ao ponto de canal de trabalho dos colonoscópios) e com cuidado expõe-se a pinça para dentro da luz intestinal. Solicita-se que o auxiliar abra a pinça e, então, apoia-se o instrumental em cima da lesão a ser retirada. Após confirmação de que todo o pólipo foi englobado, sob comando do endoscopista o auxiliar fecha a pinça para realizar a apreensão e o médico realiza a tração. Se estiver sendo utilizada *hot biopsy*, após captura do pólipo deve-se distanciar a pinça da parede do cólon até formar uma tenda, a fim de evitar lesão térmica adjacente. Em seguida, é aplicada corrente de coagulação até que o tecido se apresente esbranquiçado, resultando da passagem da própria corrente ("sinal do Monte Fuji"). Só a partir deste momento a pinça é tracionada pelo endoscopista, e a lesão é removida (Fig. 20-18).

Polipectomia com Alça

Indicação

A utilização de alça para polipectomia vem sendo cada vez mais utilizada diante dos excelentes resultados dos estudos, em relação à sua efetividade. Tranquillini *et al.* realizaram uma recente revisão sistemática sobre a melhor técnica para ressecção de pólipos com até 10 mm.[28] Os autores encontraram que a polipectomia a frio é superior para ressecção de pólipos entre 5 e 9 mm em decorrência dos elevados índices de erradicação histológica.[28]

Técnica

A técnica consiste no posicionamento do pólipo, idealmente entre 5 e 6 horas. A partir deste momento, a alça é passada pelo canal de trabalho cuidadosamente até ser exteriorizada e aberta sobre a lesão, devendo o auxiliar fechar lentamente a alça até sentir resistência causada pelo tecido apreendido. Ao mesmo tempo, o endoscopista realiza aspiração controlada de ar a fim de facilitar a ressecção em monobloco. Para a técnica de ressecção a frio recomenda-se englobar 1 a 2 mm de margem do tecido adjacente.[29]

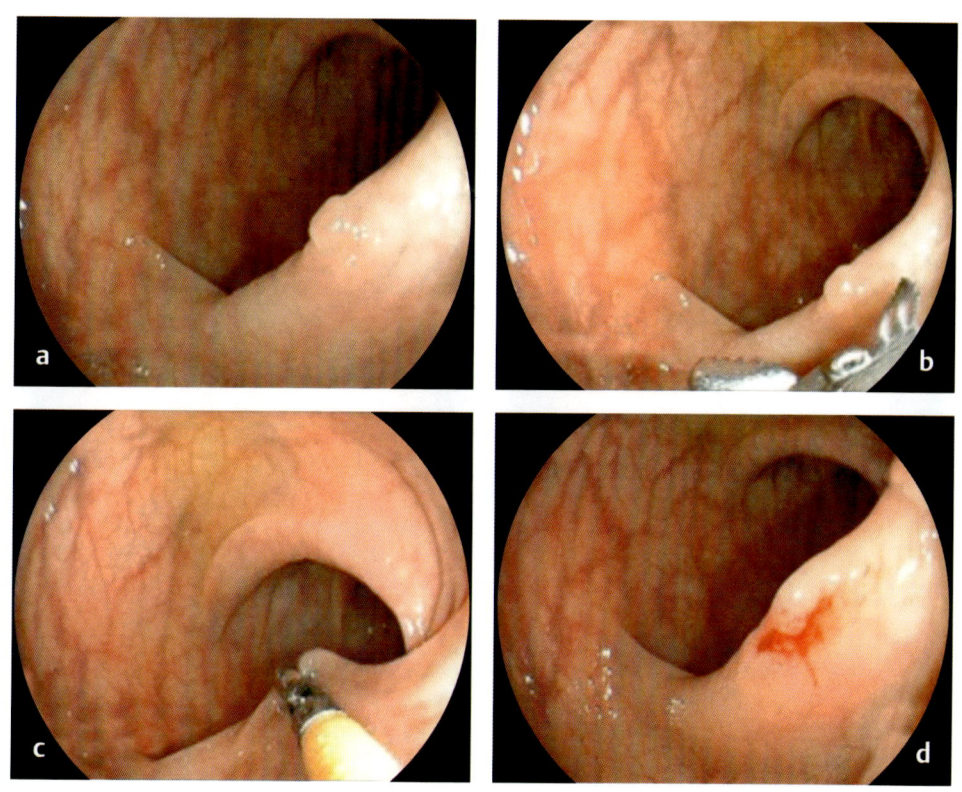

Fig. 20-18. Polipectomia com pinça de biópsia. (**a**) A lesão polipoide é identificada; (**b**) posiciona-se a pinça; (**c**) apreensão do pólipo; (**d**) aspecto do leito de ressecção pós-polipectomia.

O mesmo procedimento não é recomendado quando se utiliza o cautério porque aumenta a área de queimadura.[29] Após apreensão da lesão, de acordo com a preferência do endoscopista, pode ser efetuado o corte a frio (geralmente utilizado em lesões com até 10 mm) ou realizar a passagem de corrente elétrica. Neste caso, deve-se elevar a lesão, afastando a superfície metálica da parede cólica em que se encontra o pólipo, formando uma tenda, a fim de evitar lesões térmicas inadvertidas (Fig. 20-19).

Não há consenso quanto ao tipo de corrente a ser aplicada, mas temos utilizado em nossa prática a corrente de coagulação ou *blend*. É importante lembrar também que a alça deve ser fechada concomitantemente à passagem da corrente, até a secção do tecido.

Na polipectomia com alça a frio geralmente ocorre pequeno sangramento, que costuma ser autolimitado. Todavia, recomenda-se lavagem no local da ressecção para confirmar a interrupção do sangramento e avaliar possível persistência de lesão residual.

Idealmente, lesões de até 2 cm devem ser removidas em monobloco, ao passo que lesões maiores do que 2 cm frequentemente são removidas em partes (polipectomia fatiada ou em *piecemeal*).

Recomenda-se a ressecção de pólipos pediculados por meio da transecção única do seu pedículo. Após laçar o pedículo, é importante manter a alça fechada por um período de tempo, até notar a isquemia do pólipo, antes da sua secção. Lesões muito volumosas

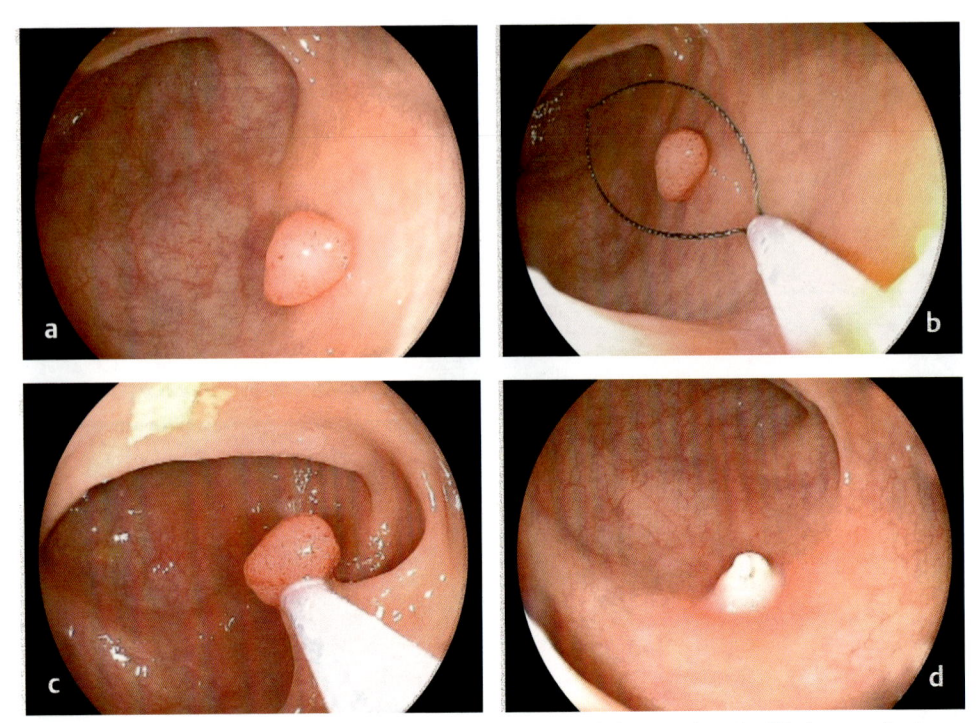

Fig. 20-19. Polipectomia com alça diatérmica. (**a**) Identificação da lesão polipoide; (**b**) abertura da alça; (**c**) fechamento da alça englobando o pólipo e afastamento da parede do cólon (sinal da "tenda"); (**d**) escara pospolipectomia.

poderão ser tratadas previamente com injeção de solução de adrenalina, para reduzir seu tamanho e favorecer a ressecção. Pedículos longos devem ser seccionados em seu terço proximal em relação à porção cefálica. Assim, se ocorrer algum sangramento após a polipectomia, a abordagem do coto residual será mais fácil.

Mucosectomia

Indicação

A injeção de agentes na submucosa do cólon é uma técnica importante para o tratamento de pólipos sésseis, especialmente os de maior diâmetro e no cólon direito (onde a parede é mais fina), permitindo ressecção completa, mais fácil e segura.

Técnica

Realiza-se o posicionamento da lesão entre 5 e 6 horas. Em seguida, utilizando-se uma agulha de esclerose é realizada injeção submucosa, habitualmente de solução salina, na região proximal ao pólipo, a fim de facilitar sua apresentação. Pode ser associada adrenalina na diluição de 1:10.000 ou outras substâncias, como manitol, dextrose 50% ou hidroxipropilmetilcelulose. A solução injetada também pode ser diluída com corantes, como o azul de metileno ou índigo-carmim, a fim de facilitar a delimitação do pólipo e exposição da camada muscular. Não existe um volume máximo a ser injetado, mas bolhas com até

20 a 30 mL são consideradas seguras.[13] O auxiliar deve sempre dizer com clareza e em voz alta a quantidade que está sendo injetada, por exemplo: 1, 2, 3 mL etc. A formação do coxim na camada submucosa eleva a lesão e aumenta a distância entre a mucosa e serosa, reduzindo assim o risco de lesão térmica e perfuração. Após formação de bolha submucosa, realiza-se a apreensão da lesão com alça diatérmica (Fig. 20-20). É importante sempre conferir se a ponta da agulha injetora que será introduzida no canal de trabalho não está exposta, a fim de evitar danos ao colonoscópio.

A solução injetada deve permitir a elevação completa da lesão. Caso a técnica utilizada tenha sido correta e a lesão não se eleve, deve-se pensar em invasão submucosa (*non-lifting sign*).[30,31]

Assim como na polipectomia convencional, lesões acima de 2 cm beneficiar-se-ão da técnica em *piecemeal*, por facilitar a ressecção e diminuir o risco de dano térmico ao distribuir e limitar a propagação de energia.

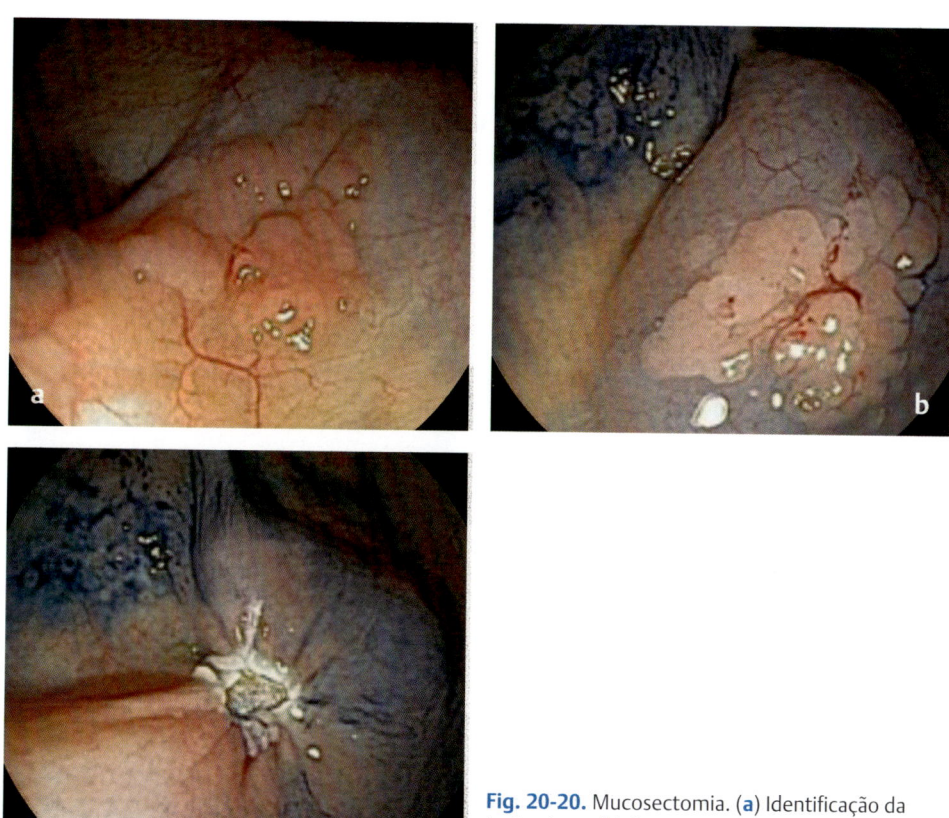

Fig. 20-20. Mucosectomia. (**a**) Identificação da lesão plana; (**b**) formação de bolha submucosa; (**c**) aspecto final pós-mucosectomia.

Mucosectomia *Underwater*

Indicação

Em 2012, Binmoeller *et al.* publicaram a primeira série de casos de mucosectomia sem a necessidade de injeção submucosa, com base na observação ecoendoscópica de que durante a imersão em água a mucosa e a submucosa se distanciam da muscular própria.[32] Assim, a imersão em água preserva a configuração circular da camada muscular própria do cólon, enquanto as dobras da mucosa e da submucosa se projetam para o lúmen, afastando-se da camada muscular, evitando a injeção submucosa que é necessária na mucosectomia convencional. Atualmente, parece ter papel nas lesões de difícil elevação após injeção submucosa em razão de uma fibrose benigna, seja por ressecção ou biópsia endoscópica prévia.

Técnica

Para realização da mucosectomia *underwater* é necessária, após a identificação da lesão e posicionamento do aparelho, a aspiração de todo o ar do cólon, seguida da infusão de água em temperatura ambiente por meio de uma bomba injetora conectada ao colonoscópio. É fundamental que o cólon esteja limpo e livre de corantes para a realização deste procedimento. Em seguida, é realizada apreensão da lesão (neste caso costuma-se utilizar a alça tipo *duckbill*) e aplicação de corrente de corte puro (Fig. 20-21). Pode ocorrer sangramento imediato, porém, a hemostasia é rapidamente controlada em virtude de o vaso de origem do sangramento ser facilmente identificado sob a água.

Tatuagem Endoscópica

Indicação

Pacientes que apresentam pólipos volumosos, com suspeita de malignidade ou de invasão da camada submucosa devem ser submetidos a tatuagem endoscópica. Esta facilita o acompanhamento futuro e a identificação do local da lesão durante eventual procedimento cirúrgico, especialmente videolaparoscópico.

Técnica

A tatuagem deve ser realizada na face antimesentérica do cólon, adjacente à lesão (ou ao sítio de ressecção). A técnica consiste na criação de uma pré-bolha por meio da injeção de 1 a 2 mL de solução salina submucosa. Com a agulha ainda exposta e dentro da bolha que foi formada, é então injetado 1 a 2 mL de nanquim (tinta da China), seguido da injeção de mais 1 a 2 mL de solução salina para ter certeza que a tinta atingiu o local da punção (Fig. 20-22). Este cuidado deve ser observado para evitar a injeção transparietal de nanquim, que tinge o peritônio e todos os órgãos adjacentes ao sítio de punção. Ao se retirar a agulha deve-se solicitar ao auxiliar que promova uma aspiração com o êmbolo da seringa, a fim de manter o campo limpo após o procedimento. A tinta nanquim é fagocitada pelos macrófagos, deixando o sítio indefinidamente tatuado.

COMPLICAÇÕES RELACIONADAS COM POLIPECTOMIA

Em amplo estudo prospectivo conduzido por Heldwein *et al.*, a polipectomia do cólon foi associada ao risco de 10% de complicações.[33] No entanto, ¾ foram complicações com mínima significância clínica.[33] As principais complicações pós-polipectomia incluem hemorragia, perfuração e síndrome pós-polipectomia. Destas, mais de 90% podem ser manejadas de modo conservador.[33]

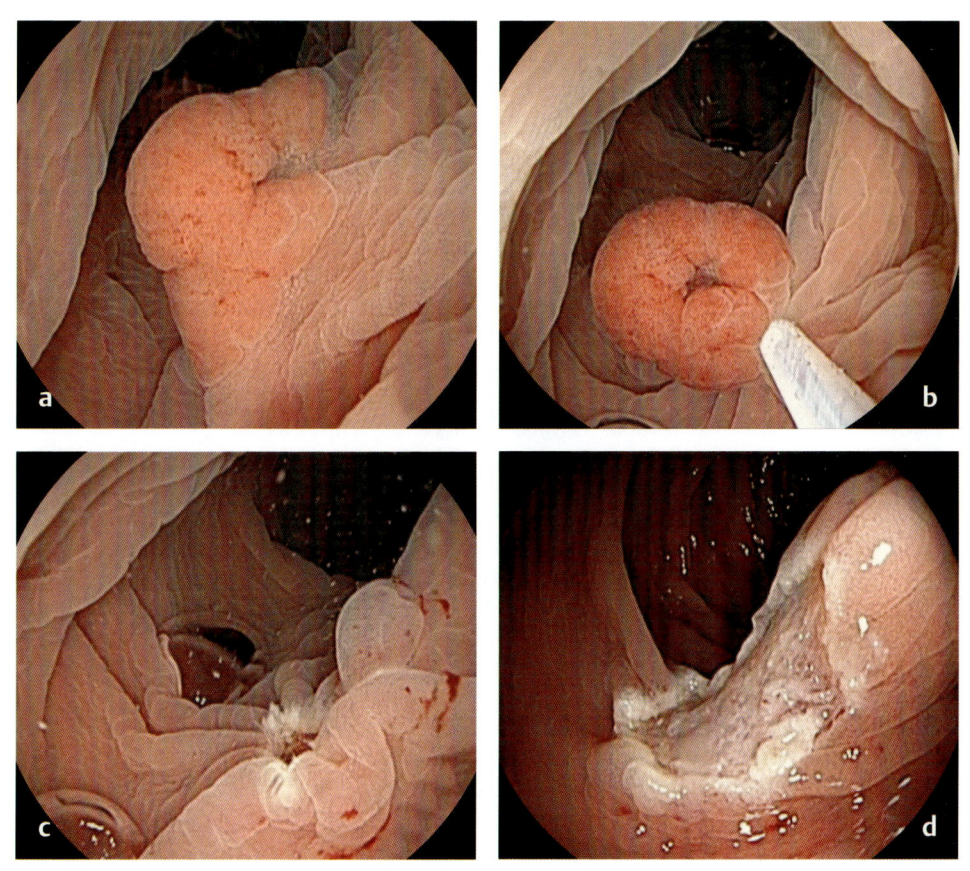

CAPÍTULO 20 • POLIPECTOMIA E MUCOSECTOMIA NO CÓLON   239

Fig. 20-21. Mucosectomia *underwater*. (**a**) Com o cólon preenchido de água, observa-se a lesão a ser removida; (**b**) lesão capturada com alça; (**c**) escara visualizada imediatamente após a ressecção; (**d**) aspecto final da escara, com o cólon insuflado.

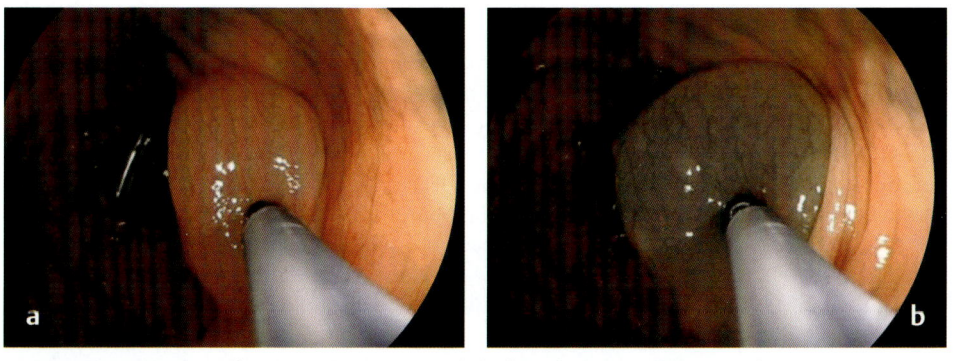

Fig. 20-22. Tatuagem endoscópica. (**a**) Formação de bolha submucosa; (**b**) injeção de tinta nanquim dentro da bolha pré-formada.

A maioria das complicações relacionadas com polipectomia resultam da retirada de pólipos pequenos, provavelmente porque estes são os mais frequentemente encontrados: estima-se que 80% dos pólipos colorretais apresentam tamanho ≤ 5 mm e 90% ≤ 9 mm.[29,34]

Hemorragia

Hemorragia é a principal complicação decorrente da polipectomia endoscópica, com incidência variável entre 0,3 e 6,1%.[13] Pode iniciar de forma imediata ou tardia. Estudos apontam que o sangramento imediato está associado à corrente de corte ou mista, ao passo que o tardio se relaciona com o uso de coagulação pura.[35,36] São fatores de risco para sangramento: lesões de grandes dimensões e localizadas no cólon proximal.

O sangramento imediato que ocorre após polipectomia com pinça de biópsia ou alça a frio é frequentemente autolimitado e clinicamente insignificativo. Já o sangramento imediato que se inicia após ressecção de lesões maiores podem ser tratados com injeção de adrenalina, seguido de terapia térmica ou mecânica (clipes metálicos).

Sangramento tardio pode ocorrer em até 21 dias após polipectomia, apesar de a maioria dos casos se apresentar dentro de uma semana. Clinicamente, manifesta-se por enterorragia, que tende a cessar espontaneamente em até 2/3 dos casos.[29] Por este motivo, a repetição da colonoscopia está indicada para os pacientes instáveis, com grandes perdas sanguíneas e com enterorragia persistente. Nestes casos não é necessária a limpeza intestinal, tendo em vista que o próprio sangue funciona como um agente catártico e o local do sangramento é presumível.

Para prevenção de sangramento imediato, especialmente em ressecção de pólipos grandes e pediculados, podem ser utilizados: injeção de adrenalina (1:10.000), *endoloop* (*Olympus America Inc.*) e clipes endoscópicos. No entanto, nenhuma destas medidas parece ter efeito na redução do sangramento tardio e, portanto, não há consenso quanto à realização de medidas profiláticas nesta situação.[13]

Perfuração

A perfuração é a complicação pós-polipectomia mais grave, e a maioria das perfurações que ocorrem durante a colonoscopia está relacionada com polipectomia.[34]

Estima-se que a incidência de perfuração pós-polipectomia situa-se em torno de 1 a cada 1.000 procedimentos.[34] Cerca de 5% das perfurações são fatais, resultantes de sepse e disfunção orgânica múltipla, o que torna imprescindível o diagnóstico e o tratamento precoce.[29]

A perfuração pode ocorrer imediatamente, sendo detectada durante o procedimento, ou tardiamente após horas ou dias. Quando identificada durante o procedimento, nota-se uma falha na camada muscular e o paciente pode apresentar dor, desconforto ou inquietação. O espécime removido costuma evidenciar a camada muscular em sua região central, sendo este achado denominado "sinal do alvo" (Fig. 20-23). Por outro lado, a perfuração tardia ocorre pela lesão térmica transmural na parede do cólon, que se torna necrótica e perfura. Neste caso, após o procedimento o paciente evolui com dor e distensão abdominal, febre e leucocitose. Sinais de peritonite podem estar presentes ao exame físico.

Grande parcela das perfurações associadas à polipectomia resultam da utilização do eletrocautério.[29] Este é um dos motivos pelo qual cada vez mais têm sido utilizadas técnicas de polipectomia a frio, isto é, sem uso de corrente elétrica, para remoção de pólipos pequenos (menores que 1 cm). O risco aumenta com o tamanho da lesão e é maior com pólipos sésseis, quando comparado com os pediculados. Também ocorre com mais

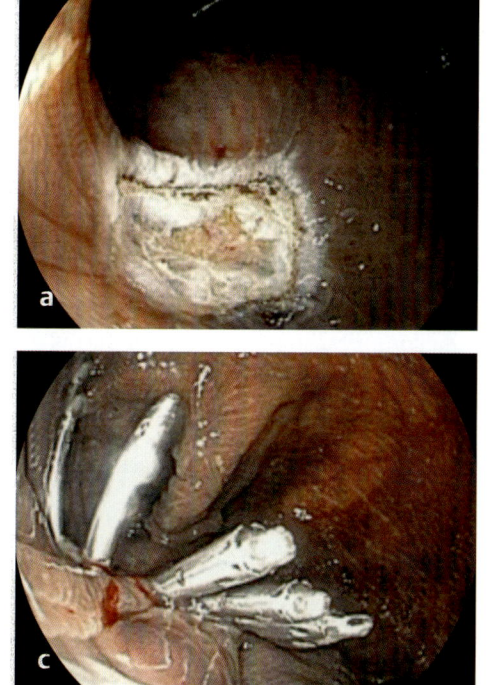

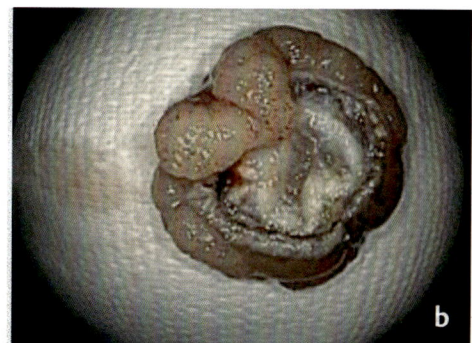

Fig. 20-23. Perfuração do cólon relacionada a polipectomia endoscópica. (**a**) Escara pós-polipectomia, com visualização da camada muscular própria; (**b**) espécime obtido, evidenciando-se o "sinal do alvo"; (**c**) fechamento da parede com clipes endoscópicos.

frequência no cólon proximal, especialmente ceco, em razão da fina espessura da parede neste local. Por outro lado, perfuração após polipectomia no reto é rara, em decorrência da maior espessura da sua parede, além do fato de que sua parte distal apresenta localização extraperitoneal.

Diante da suspeita de perfuração do cólon deve ser realizada uma tomografia computadorizada de abdome, mesmo se a radiografia de abdome for normal. O diagnóstico é confirmado quando há ar livre na cavidade peritoneal ou retroperitoneal.

O manejo inicial inclui internação hospitalar, jejum e antibioticoterapia endovenosa de amplo espectro. O uso de clipes endoscópicos é utilizado em casos selecionados de pequena perfuração detectada durante o procedimento.[37]

Os clipes endoscópicos do tipo TTS e OTS têm-se mostrado efetivos em perfurações iatrogênicas do cólon com menos de 2 cm de extensão, exibindo sucesso técnico e clínico em 93 e 89%, respectivamente.[38] O tratamento endoscópico desta complicação necessita, obrigatoriamente, de um cólon suficientemente limpo. Se não houver evidência de extravasamento de conteúdo colorretal para a cavidade abdominal e o fechamento endoscópico da perfuração for obtido com sucesso, o manejo deste paciente pode ser feito de forma conservadora. De qualquer forma, o estreito acompanhamento é fundamental, pois, se houver falha no tratamento endoscópico ou a condição clínica do paciente piorar, está indicada a intervenção cirúrgica.

O tratamento com endossutura ainda está em fase inicial, mas pode ser uma terapêutica promissora no futuro.

Também é recomendada a avaliação e acompanhamento conjunto da equipe cirúrgica. Para pacientes com grande defeito na parede, com diagnóstico tardio e sinais de sepse, a abordagem cirúrgica é necessária.

A melhor maneira de minimizar o risco de perfuração após uma polipectomia é seguir os preceitos de uma técnica adequada durante remoção da lesão. Minimizar o uso excessivo de coagulação, evitar a passagem de corrente em tecidos adjacentes e a utilização da técnica de ressecção fatiada são alguns cuidados que podem reduzir a ocorrência desta complicação.

Síndrome Pós-Polipectomia

Esta síndrome resulta da queimadura transmural ao longo da parede do cólon, mas sem ocorrer a perfuração livre. Representa a segunda complicação mais frequente (atrás da hemorragia) e ocorre em torno de 0,5 a 1% das polipectomias.[29] Comumente inicia-se após remoção de pólipos sésseis grandes (especialmente acima de 2 cm) e localizados no cólon proximal.

O paciente se apresenta com sinais e sintomas similares aos da perfuração, porém não é encontrado ar livre na tomografia. As manifestações clínicas tendem a iniciar em 12 horas, mas podem ocorrer em até alguns dias após o procedimento.

O manejo inclui jejum, antibioticoterapia endovenosa, avaliação da equipe cirúrgica e observação clínica rigorosa, pois há risco, apesar de muito baixo, de evoluir para perfuração.

As medidas de prevenção são as mesmas descritas para a perfuração.

ANOTAÇÕES DE ENFERMAGEM SOBRE O PROCEDIMENTO

Ao término do exame, as anotações de enfermagem devem conter todas as seguintes informações:

- Horário da admissão do paciente em sala.
- Horário do início da sedação, medicamentos utilizados e nome do médico que administrou.
- Horário de início do exame.
- Primeiros sinais vitais pós-sedação.
- Procedimento e terapêutica que foi realizada durante o exame, por exemplo: polipectomia, mucosectomia, hemostasia com clipes etc.
- Relatar o número de frascos colhidos e de onde foi retirada a lesão. O frasco coletado que será encaminhado para a patologia deve ser identificado com o nome completo do paciente e o nome da peça. Ao entregar o material para o anatomopatológico tem que ser feito a dupla checagem, conferindo o pedido médico, nome do paciente, nome do segmento que foi retirado a lesão e observar se tem material dentro do frasco, evitando, assim, possíveis erros.

AVALIAÇÃO DO PACIENTE NA SALA DE RECUPERAÇÃO ANESTÉSICA

Ao ser admitido na recuperação anestésica, o paciente deve ser mantido em monitoramento e com grades elevadas. O acompanhante é solicitado a ficar ao lado, bem como é orientado o acionamento da equipe de enfermagem a qualquer momento, se necessário. Neste momento a equipe de enfermagem deve fazer as anotações, onde deve constar: horário de chegada do paciente na sala de recuperação, se o paciente está consciente e orientado, se as grades estão elevadas, se está com acompanhante e se está com dor. Na recuperação pós-exame o paciente pode apresentar alguma distensão e desconforto abdominal, além de flatulência e vontade de evacuar com frequência. Em nosso serviço aplicamos a escala de Aldrete Kroulik, que avalia as condições clínicas para alta dos pacientes submetidos à anestesia ou sedação. A equipe de enfermagem deve avaliar no momento da admissão dando notas de 0 a 2: atividade muscular, respiração, circulação, consciência e saturação, devendo ser repetida após 15 minutos, 30 minutos e 1 hora. Para possível alta o paciente tem que ter no mínimo 3 notas ≥ 8. Conforme autorização médica, deve ser ofertada dieta leve e líquidos antes do paciente ser liberado.

ORIENTAÇÕES DE ALTA PÓS-POLIPECTOMIA
Todo paciente deve ser liberado com orientações de alta da enfermagem:

- Dieta leve e líquidos à vontade.
- Não manipular objetos cortantes ou quentes, não dirigir, operar máquinas e não praticar exercícios físicos no dia do exame.
- Atentar ao subir e descer escadas e atravessar a rua.
- Observar trauma vascular, em decorrência do uso de drogas irritantes.

Além disso, o médico deve orientar o paciente a procurar um pronto atendimento mais próximo ou retornar ao hospital caso apresente: febre ou calafrios, sangramento persistente nas fezes, dor abdominal intensa ou refratária.

ACOMPANHAMENTO PÓS-POLIPECTOMIA
Todo paciente com risco mediano de CCR que foi submetido à polipectomia deve ser acompanhado com intervalos periódicos, de acordo com os achados anatomopatológicos e número de lesões (Quadro 20-4).[39] É importante ressaltar que estas recomendações são válidas para exames completos (isto é, até o ceco) e com preparo adequado do cólon.

Quadro 20-4. Recomendações da ASGE para Acompanhamento Pós-Polipectomia

Categoria de risco	Intervalo para um novo exame
Pólipos hiperplásicos < 10 mm em reto e/ou sigmoide	10 anos
Até 2 adenomas tubulares < 10 mm	5 a 10 anos
3 ou mais adenomas tubulares	3 anos
Adenoma tubular ≥ 10 mm	3 anos
Adenoma viloso	3 anos
Adenoma com displasia epitelial de alto grau	3 anos
Mais de 10 adenomas	Menos de 3 anos
Pólipo séssil serrilhado < 10 mm, sem displasia	5 anos
Pólipo séssil serrilhado ≥ 10 mm e/ou com displasia	3 anos
Adenoma serrilhado tradicional	3 anos
Síndrome de polipose serrilhada	1 ano

Adaptado de: Levin B, Lieberman DA, McFarland B et al. 2008.[39]

REFERÊNCIAS BIBLIOGRÁFICAS

1. Hewett DG. Colonoscopic Polypectomy. *Gastroenterol Clin North Am* 2013;42(3):443-58.
2. Winawer SJ, Zauber AG, Ho MN et al. Prevention of colorectal cancer by colonoscopic polypectomy. The National Poly Study Workgroup. *N Engl J Med* 1993;329:1977-81.
3. Citarda F, Tomaselli G, Capocaccia R et al. Efficacy in standard clinical practice of colonoscopic polypectomy in reducing colorectal cancer incidence. *Gut* 2001;48:812-5.
4. Pabby A, Schoen RE, Weisfeld JL et al. Analysis of colorectal cancer occurrence during sur- veillance colonoscopy in the dietary Polyp Prevention Trial. *Gastrointest Endosc* 2005;61:385-91.
5. Farrar WD, Sawhney MS, Nelson DB et al. Colorectal cancers found after a complete colonoscopy. *Clin Gastroenterol Hepatol* 2006;4:1259-64.
6. Wolff WI, Shinya H. Polypectomy via the fiberoptic colonoscope. Removal of neoplasms beyond reach of the sigmoidoscope. *N Engl J Med* 1973;288(7):329-32.
7. Deyhle P, Jenny S, Fumagalli I. Endoscopic polypectomy in the proximal colon. A diagnostic, therapeutic (and preventive?) intervention. *Dtsch Med Wochenschr* 1973;98(5):219-20.
8. Corrêa P, Cardoso Filho CAM. Pólipos do cólon e do reto. In: Averbach M, Corrêa P, editors. *Colonoscopia*. 2. ed. Rio de Janeiro: Revinter; 2014. p. 149-56.
9. Jannasch O, Chiapponi C, Bruns CJ. Update on the Paris Classification of Superficial Neoplastic Lesions in the Digestive Tract. *Endoscopy* 2005;37(6):570-8.
10. Kudo S. Endoscopic Mucosal Resection of Flat and Depressed Types of Early Colorectal Cancer. *Endoscopy* 1993;25(07):455-61.
11. Kudo S, Rubino C, Teixeira C et al. Pit Pattern in Colorectal Neoplasia: Endoscopic Magnifying View. *Endoscopy* 2004;33(04):367-73.
12. Sano Y, Tanaka S, Kudo SE. Narrow-band imaging (NBI) magnifying endoscopic classification of colorectal tumors proposed by the Japan NBI Expert Team. *Dig Endosc* 2016;28(5):526-33.
13. Averbach M, Marques Júnior OW, Popoutchi P. Técnicas de polipectomia do cólon e reto. In: Averbach M et al. (Eds.) *Endoscopia digestiva – diagnóstico e tratamento, SOBED*. Rio de Janeiro: Revinter; 2013. p. 437-51.
14. Singh R, Pu LZCT, Koay D, Burt A. Sessile serrated adenoma/polyps: Where are we at in 2016? *World J Gastroenterol* 2016;22(34):7754-9.
15. Morson BC. Precancerous and early malignant lesions of the large intestine. *Br J Surg* 1968;55:725-31.
16. Ladas SD, Karamanolis G, Ben-Soussan E. Colonic gas explosion during therapeutic colonoscopy with electrocautery. *World J Gastroenterol* 2007;13(40):5295-8.
17. Paulo GA, Martins FPB, Macedo EP et al. Safety of mannitol use in bowel preparation: a prospective assessment of intestinal methane (CH4) levels during colonoscopy after mannitol and sodium phosphate (NaP) bowel cleansing. *Arq Gastroenterol* 2016;53(3):196-202.
18. Josemanders D, Spillenaar Bilgen E, van Sorge A et al. Colonic explosion during endoscopic polypectomy: avoidable complication or bad luck? *Endoscopy* 2006;38(9):943-4.
19. Acosta RD, Abraham NS, Chandrasekhara V et al. The management of antithrombotic agents for patients undergoing GI endoscopy. *Gastrointest Endosc* 2016;83(1):3-16.
20. Zuckerman MJ, Shen B, Harrison ME et al. Informed consent for GI endoscopy. *Gastrointest Endosc* 2007;66(2):213-8.
21. Tokar JL, Barth BA, Banerjee S et al. Electrosurgical generators. *Gastrointest Endosc* 2013;78(2):197-208.
22. Afonso CT, Silva AL, Fabrini DS et al. Risco do uso do eletrocautério em pacientes portadores de adornos metálicos. *ABCD, Arq Bras Cir Dig* 2010;23(3):183-6.
23. Ginsberg GG, Barkun CAN, Bosco JJ et al. The argon plasma coagulator. *Gastrointest Endosc* 2002;55(7):807-10.
24. Singh N, Harrison M, Rex DK. A survey of colonoscopic polypectomy practices among clinical gastroenterologists. *Gastrointest Endosc* 2004;60:414-8.
25. Peluso F, Goldner R. Follow-up of hot biopsy forceps treatment of diminutive colon polyps. *Gastrointest Endosc* 1991;37:604-6.

26. Ellis K, Shiel M, Marquis S et al. Efficacy of hot biopsy forceps, cold micro-snare and micro-snare with cautery techniques in the removal of diminutive colonic polyps. *Gastrointest Endosc* 1997;45:AB107.
27. ASGE Technology Assessment Report. Hot biopsy forceps. *Gastrointest Endosc.* 1992;38:753-6.
28. Tranquillini CV, Bernardo WM, Brunaldi VO et al. Best polypectomy technique for small and diminutive colorectal polyps: A systematic review and meta-analysis. *Arq Gastroenterol* 2018;55(4):358-68.
29. Tolliver KA, Rex DK. Colonoscopic polypectomy. *Gastroenterol Clin North Am* 2008;37(1):229-51.
30. Kobayashi N, Saito Y, Sano Y et al. Determining the treatment strategy for colorectal neoplastic lesions: endoscopic assessment or the non-lifting sign for diagnosing invasion depth? *Endoscopy* 2007:39:701-5.
31. Ishiguro A, Uno Y, Ishiguro Y et al. Correlation of lifting versus non-lifting and microscopic depth of invasion in early colorectal cancer. *Gastrointest Endosc* 1999;50(3):329-33.
32. Binmoeller KF, Weilert F, Shah J et al. "Underwater" EMR without submucosal injection for large sessile colorectal polyps. *Gastrointest Endosc* 2012;75(5):1086-91.
33. Heldwein W, Dollhopf M, Rösch T et al. The Munich Polypectomy Study (MUPS): prospective analysis of complications and risk factors in 4000 colonic snare polypectomies. *Endoscopy* 2007;37(11):1116-22.
34. Levin TR, Zhao W, Conell C et al. Complications of colonoscopy in an integrated health care delivery system. *Ann Intern Med* 2006;145:880-6.
35. Sorbi D, Norton I, Conio M et al. Postpolypectomy lower GI bleeding: descriptive analysis. *Gastrointest Endosc* 2000;51(6):690-6.
36. Van Gossum A, Cozzoli A, Adler M et al. Colonoscopic snare polypectomy: analysis of 1485 resections comparing two types of current. *Gastrointest Endosc* 1992;38(4):472-5.
37. Taku K, Sano Y, Fu KI, Saito Y. Iatrogenic perforation at therapeutic colonoscopy: should the endoscopist attempt closure using endoclips or transfer immediately to surgery? *Endoscopy* 2006;38(4):428.
38. Yılmaz B, Unlu O, Roach EC. Endoscopic clips for the closure of acute iatrogenic perforations: Where do we stand? *Dig Endosc* 2015;27(6):641-8.
39. Levin B, Lieberman DA, McFarland B et al. Screening and Surveillance for the Early Detection of Colorectal Cancer and Adenomatous Polyps, 2008: A Joint Guideline from the American Cancer Society, the US Multi-Society Task Force on Colorectal Cancer, and the American College of Radiology. *CA Cancer J Clin* 2008;58:130-60.

ENTEROSCOPIA

CAPÍTULO 21

José Inácio Vieira Sanseverino
Cibele Canali
Carla Alessandra Smiderle
Mara Cristina Vianna Barros
Clarice Cardoso Machado

A enteroscopia de duplo balão (DBE) proporciona avanço significativo no diagnóstico e tratamento de doenças do intestino delgado e também representa um desafio para a profissão de enfermagem. O enfermeiro é responsável por auxiliar o endoscopista no preenchimento do exame, minimizando o sofrimento dos pacientes submetidos ao procedimento e evitando a ocorrência de complicações durante e após o exame.[1]

O QUE É ENTEROSCOPIA
A enteroscopia endoscópica permite a avaliação de todo o intestino delgado – porção do trato gastrointestinal inacessível pela endoscopia digestiva alta (EDA) ou colonoscopia. A enteroscopia por balão foi inicialmente descrita em 2001 pelo Dr. Hironori Yamamoto, no Japão.[1] O princípio da enteroscopia consiste no "sanfonamento" do intestino delgado, por de movimentos repetidos de tração, para que possa haver progressão do aparelho pelo lúmen intestinal. Para tanto é utilizado o auxílio de um *overtube* com balão inflável na sua extremidade distal. O exame pode ser realizado por via anterógrada (via oral), exigindo-se 12 horas de jejum, ou retrógrada (via anal), sendo necessário preparo do cólon. O exame é realizado sob sedação consciente.

ENTEROSCOPIA DE DUPLO-BALÃO
Nesta técnica é utilizado enteroscópio específico com um balão acoplado na extremidade distal do aparelho, que é inflado com água (Fig. 21-1). Na extremidade distal do *overtube* há um segundo balão, que é inflado com ar. Pela via anterógrada, inicialmente insere-se o enteroscópio (já alocado dentro do *overtube*) até a passagem pelo ângulo de Treitz e insufla-se o balão. Depois progredimos o *overtube* até a extremidade do enteroscópio e, então, insufla-se o balão do *overtube*. Em seguida, desinsufla-se o balão do enteroscópio e prossegue-se com a inserção deste até o limite do aparelho, sendo novamente insuflado o balão. Faz-se então a progressão do *overtube*, com o balão desinsuflado, até a extremidade do aparelho e insufla-se novamente o balão. Com ambos os balões insuflados, traciona-se o conjunto enteroscópio-*overtube* para que o intestino delgado seja sanfonado. Este

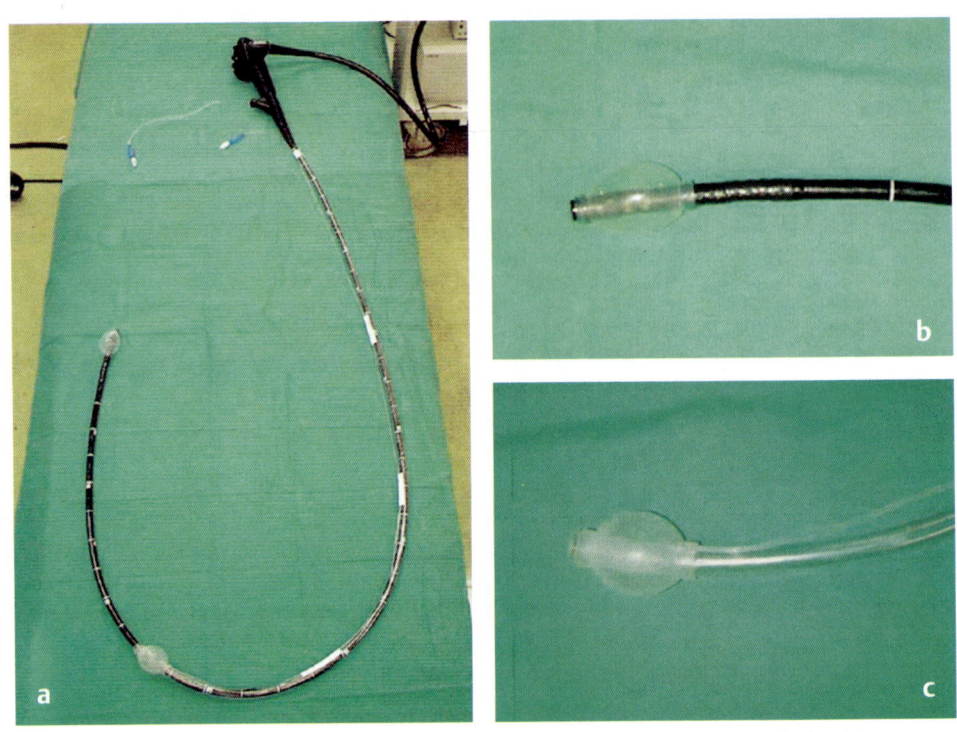

Fig. 21-1. (**a**) Enteroscópio (SIF-Q240, Olympus) acoplado ao *overtube*. (**b**) Extremidade distal do enteroscópio com balão insuflado. (**c**) Extremidade distal do *overtube* com balão insuflado.

processo é realizado repetidas vezes até que todo o intestino delgado seja avaliado, ou até que não haja mais progressão satisfatória do aparelho.[2]

ENTEROSCOPIA DE BALÃO-ÚNICO

Esta técnica é muito semelhante à descrita anteriormente. Porém, não há balão na extremidade distal do endoscópio, somente do *overtube* (Fig. 21-2).[2] Apesar de apresentar índices de progressão do aparelho menores do que a técnica com duplo-balão, não há diferença em relação ao índice diagnóstico e possui a vantagem de menor tempo de exame.

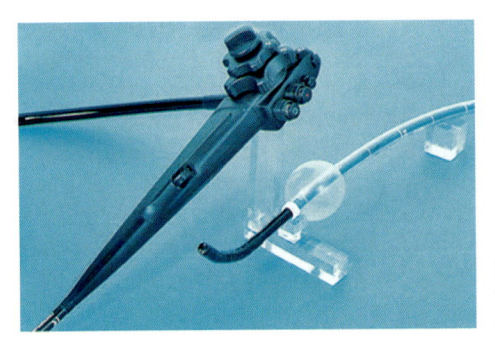

Fig. 21-2. Enteroscópio (XSIF- Q160Y) sem balão na extremidade distal, acoplado ao *overtube* com balão insuflado.

ENTEROSCOPIA ESPIRAL

Substituindo o balão, há um mecanismo em espiral na extremidade distal do *overtube* que auxilia na progressão do aparelho (Fig. 21-3). Pode ser realizado por um único médico e é de mais rápida realização. Esta técnica ainda é pouco utilizada e há poucos estudos sobre o método.[3]

INDICAÇÕES

A principal indicação de enteroscopia é a presença de anemia ou sangramento com EDA e colonoscopia sem alterações. Em pacientes idosos, é comum encontrarmos angiectasias, dilatações vasculares com potencial de sangramento e comumente causadoras de anemia. O exame também auxilia no diagnóstico de tumores de delgado, como linfoma associado à doença celíaca, e outras patologias com necessidade de biópsia. Pacientes com síndrome de Peutz-Jeguers (polipose familiar hereditária) se beneficiam do método para o controle de pólipos intestinais. Na doença inflamatória intestinal (DII), a enteroscopia pode auxiliar na avaliação de sequelas e atividade de doença (Quadro 21-1).[4,5]

CONTRAINDICAÇÕES

As contraindicações da enteroscopia são as mesmas que as de outros procedimentos endoscópicos. A impossibilidade de abertura mandibular suficiente para a colocação do bucal, evidência de perfuração visceral antes do exame e obstrução intestinal completa são contraindicações absolutas. A correção de distúrbios da coagulação deve ser considerada em determinados casos, uma vez que o exame pode acarretar pequenos traumatismos e desencadear sangramento significativo nestes pacientes. O *status* clínico do paciente também deve ser avaliado. O paciente deverá ser submetido à sedação profunda para a adequada realização do exame e deve apresentar condições clínicas para tal.[3]

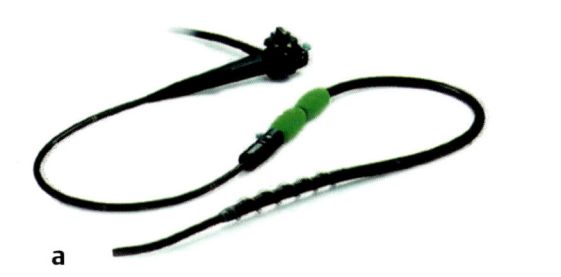

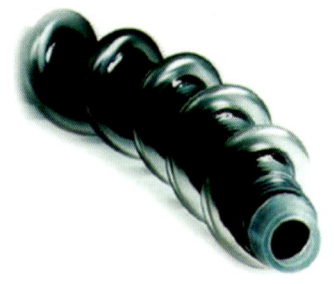

Fig. 21-3. (a) Enteroscópio acoplado ao *overtube* espiral (*Discovery Small Bowel* – DSB). (b) Extremidade distal do *overtube* espiral (DSB).

Quadro 21-1. Indicações[4,5]

- Sangramento/anemia com EDA e colonoscopia normais
- Alterações na doença inflamatória intestinal
- Diarreia crônica
- Investigação de tumores
- Avaliação de pólipos
- Avaliação da via biliar em pacientes com anatomia modificada

COMPLICAÇÕES

As complicações de maior relevância clínica são pancreatite, perfuração e sangramento. Não há etiologia definida para a ocorrência da pancreatite, mas suspeita-se que possa ser em decorrência da tração sofrida pelo pâncreas durante o sanfonamento do intestino. Quando detectada a perfuração durante o exame, a mesma pode ser tratada com a colocação de um clipe metálico no local e manejo conservador. O sangramento pode ser proveniente de lesão previamente existente, com sangramento ativo iniciado ao exame, ou secundário à laceração da mucosa. Pacientes com mucosa friável, como na doença inflamatória intestinal ou presença de tumor, e pacientes submetidos a procedimentos terapêuticos, tem maior risco de complicações. Complicações menores como distensão abdominal, febre e náuseas podem ocorrer logo após o exame (Quadro 21-2).[3,4]

PROCEDIMENTOS TERAPÊUTICOS

A enteroscopia permite a realização de procedimentos terapêuticos, descritos no Quadro 21-3. O procedimento mais comumente realizado é a termoablação de angiectasias, considerando-se que a anemia por sangramento destas lesões vasculares lidera o *ranking* de indicações de enteroscopia.[4,5]

PAPEL DA ENFERMAGEM NA ENTEROSCOPIA

Nos serviços de endoscopia são comuns as criações de protocolos de enfermagem, que servem para auxiliar e orientar as equipes que neles atuam, padronizando as atividades assistenciais que o enfermeiro e sua equipe devem executar nos períodos, pré-, trans e pós-exame.[6]

Este protocolo é entendido como conjunto de dados que visa direcionar e registrar as atividades que devem serem exercidas pela equipe de enfermagem, para que se possa padronizar o atendimento realizado e manter seu registro oficialmente documentado.[7]

A enfermagem tem a responsabilidade em receber, acolher e preparar o paciente para realização do exame de enteroscopia, orientando o mesmo durante sua preparação.

Além da rotina normal da enfermagem em um serviço de endoscopia, para realização e auxílio do exame de enteroscopia, há uma série de procedimentos prévios ao exame que são peculiaridades do método; primeiramente é necessário fazer a preparação da sala e a separação do material a ser utilizado.

O endoscópio de duplo balão é diferente do endoscópio ou colonoscópio e é muito mais longo e fino. O intestino delgado é longo e convoluto, e situado mais profundamente no abdome. Portanto, a manipulação do endoscópio é difícil. A assistência do pessoal de enfermagem durante o procedimento é muito importante.[1]

Quadro 21-2. Complicações[4]

- Pancreatite (0,3%)
- Perfuração (0,3%)
- Sangramento (0,8-3%)

Quadro 21-3. Procedimentos Terapêuticos[4,5]

- Hemostasia (termoablação, escleroterapia ou clipagem)
- Biópsias
- Dilatação de estenoses
- Polipectomia
- Retirada de corpo estranho
- Jejunostomia endoscópica

Antes do procedimento é necessário realizar a montagem do equipamento. Os materiais para realização do exame devem ser separados e ajustados pela equipe de enfermagem. Dentre esses materiais temos (Fig. 21-4):

- Tubo de enteroscópio.
- *Overtube*.
- Extensor para conectar o *overtube*.
- Garrafa de uso exclusivo do exame.
- Cateter de argônio.
- Pinça de biópsia para enteroscopia.

O primeiro passo é a preparação dos acessórios. Como a maior indicação de enteroscopia é o sangramento, é necessário que a enfermagem esteja familiarizada com argônio ou cautério bipolar, bem como com o uso de hemoclipe.

Materiais extras a serem mantidos em sala:

- Agulhas de escleroterapia.
- Clipes hemostáticos.
- *Kit* para tatuar.
- Balão dilatador, se for o caso.
- Alça de polipectomia.

Outro passo importante é a lubrificação do *overtube* com água; depois o enteroscópio é introduzido no *overtube* e então realizada a conexão com o insuflador do balão.

- Ligar o aparelho na torre.
- Preencher o *overtube* com 1/3 de água, segurando-o pelas extremidades para que a água corra (lubrifique) as paredes do *overtube*.
- Colocar o *overtube* no aparelho com o balonete voltado para o lado da câmera.
- Verificar se o aparelho desliza corretamente no *overtube*.
- Conectar o extensor na torre e no *overtube*.
- Deixar o controle de insuflação próximo ao médico assistente.
- Se solicitado, utilizar a garrafa exclusiva para o exame conectando uma via no gás e uma via no aparelho.

Em alguns serviços o enfermeiro faz o controle do *overtube*, controle este que consiste em introdução, manejo do balão e manobra de retificação, que é a retirada parcial do conjunto (Fig. 21-5).

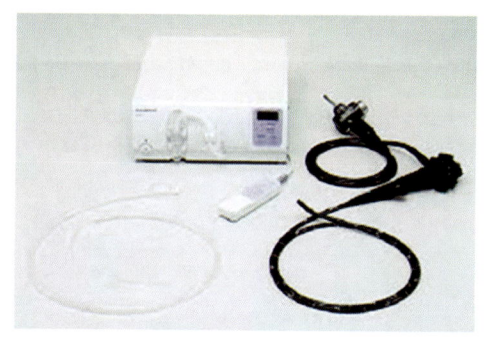

Fig. 21-4. Endoscópio.

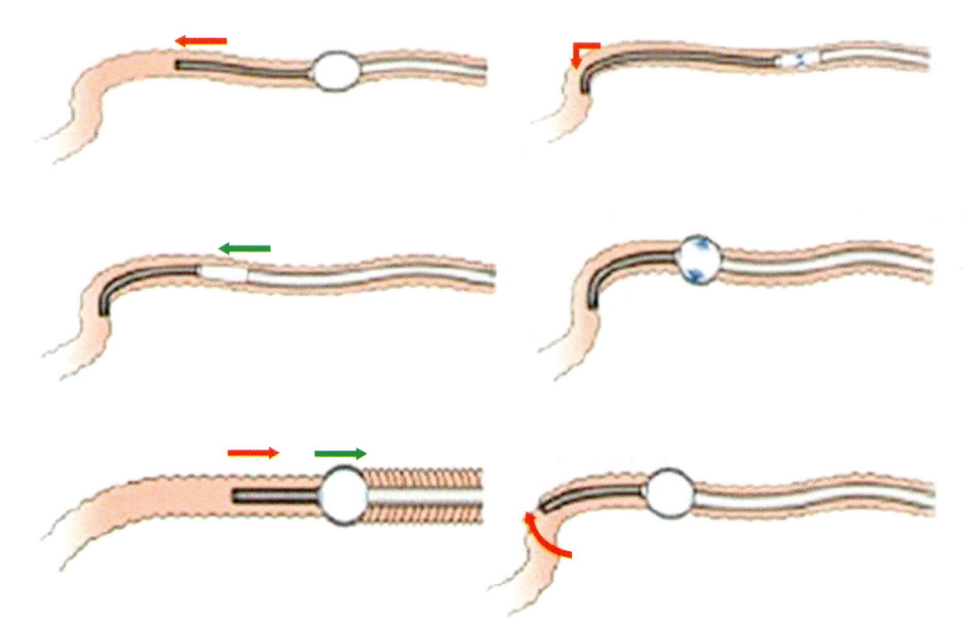

Fig. 21-5. Esquema de inserção de endoscopia com balão único.

Após realização do procedimento é importante destacar que o profissional de enfermagem, assim como o médico, deve repassar os detalhes e orientações pós-exame ao profissional que receberá o paciente durante o período de recuperação.

Reforço a importância da participação dos profissionais de enfermagem, instrumentando e auxiliando o médico para fins diagnósticos e terapêuticos durante a realização da endoscopia digestiva alta e baixa, e exames afins, sob a supervisão e orientação da Enfermeira e, no momento do procedimento, sob o comando verbal do médico responsável.

Considero essencial a participação do profissional de enfermagem, nas atribuições que lhe competem, respeitando os aspectos éticos e legais da profissão.

REFERÊNCIAS BIBLIOGRÁFICAS

1. Wu J, Zheng CF, Huang Y et al. Coordination and nursing care of pediatric patients undergoing double balloon enteroscopy. *World J Gastroenterol* 2011 July 7;17(25):3049-53.
2. Yamamoto H, Sekine Y, Sato Y et al. Total enteroscopy with a nonsurgical steerable double-balloon method. *Gastrointest Endosc* 2001;53(2):216-20.
3. Parada AA, Poletti PB, Secchi TF. *Intestino Delgado: Cápsula endoscópica e enteroscopia*. Rio de Janeiro: Revinter; 2015.
4. Akerman PA, Agrawal D, Cantero D et al. Spiral enteroscopy with the new DSB overtube: a novel technique for deep peroral small-bowel intubation. *Endoscopy* 2008;40(12):974-8.
5. Waye JD. Small-Bowel Endoscopy. *Endosk Heute* 2003;16(3):119-26.
6. Status T, Report E. *Enteroscopy* 2015:1-16.
7. Coren RS. http://ba.corens.portalcofen.gov.br/parecer-coren-ba-n%E2%81%B0-005-2018_45153.html

ECOENDOSCOPIA

CAPÍTULO 22

Sheila S. Salles Filippi
Lucio Giovanni Battista Rossini

A ecoendoscopia, ou ultrassonografia endoscópica (EUS), foi introduzida no início da década de 1980, por DiMagno.[1] A técnica combina duas modalidades de imagem, a endoscopia digestiva e a ultrassonografia endoluminal. Desta forma, por meio do acoplamento de uma sonda de ultrassom de alta frequência, na extremidade distal do endoscópio, é possível a obtenção de imagens ecográficas de alta definição, tanto da parede do tubo digestivo quanto de estruturas vizinhas à mesma.[2] Por utilizar transdutores de alta frequência, a ecoendoscopia apresenta limitações na avaliação de estruturas distantes do transdutor. Por outro lado, com este método, imagens muito detalhadas são obtidas de estruturas mais próximas ao *probe* ecográfico como: a parede intestinal, o pâncreas, o mediastino posterior e estruturas pélvicas, entre outras. Nestas situações, as imagens obtidas com a ecoendoscopia muitas vezes, apresentam definição superior àquelas obtidas por outros exames de imagem como ultrassonografia transparietal, tomografia computadorizada e até mesmo às da ressonância magnética. Além do estudo por imagens ecográficas, o método permite a realização de punções para aspiração ou biópsias, a injeção de medicamentos e a colocação de próteses, sempre guiados em tempo real. O exame, normalmente, é realizado em ambiente ambulatorial, contudo, existem situações como a realização de drenagens de lojas ou abscessos, que necessitam de maiores cuidados ou equipamentos adicionais como: intubação para proteção da via aérea e radioscopia.

A ecoendoscopia é, portanto, um exame que apresenta suas peculiaridades e complexidades, desta forma, uma equipe de médicos e enfermeiros capacitados, além de equipamentos e acessórios adequados, são altamente desejáveis para a realização do exame com sucesso clínico e com bom custo-benefício. Pensando nisto, este capítulo visa fornecer ao profissional de enfermagem um conhecimento básico sobre ecoendoscopia e suas variáveis, para que o mesmo possa iniciar e desenvolver sua participação nos exames de EUS em seu local de trabalho.

INDICAÇÕES DE ECOENDOSCOPIA (EUS)

A principal aplicação do método é na área da oncologia, sendo o exame indicado para o estadiamento das neoplasias da parede intestinal e também de tumores de órgãos próximos à parede (pâncreas, mediastino, pélvicos etc.). Indicações não oncológicas também fazem parte da rotina do EUS, dentre estas, a principal é o estudo das vias biliares e do pâncreas (litíase biliar, microlitíase e pancreatite crônica). A seguir apresentamos um resumo das principais indicações no mediastino, abdome e pelve e das indicações específicas para a parede do tubo digestivo.

A) *Mediastino:* para o estudo de órgãos, estruturas e lesões nesta topografia a ecoendoscopia é realizada com o transdutor introduzido pela boca e posicionado no interior do esôfago. O exame é indicado, principalmente, para o estadiamento de metástases linfonodais de neoplasias do pulmão, diagnóstico de lesões primárias do mediastino (p. ex., linfomas, sarcoidose) e diagnóstico de metástases linfonodais oriundas do pulmão ou de neoplasias geniturinárias, intestinais, pele, mama etc.

B) *Abdome:* esta é a topografia com maior número de indicações para ecoendoscopia. O aparelho é introduzido pela boca e é posicionado no estômago ou duodeno. Destas regiões podemos avaliar alterações e doenças existentes no lobo esquerdo do fígado, vesícula, corpo e cauda do pâncreas, parte da cabeça do pâncreas e parte das vias biliares, suprarrenal esquerda, veia cava, veias mesentéricas, aorta abdominal, tronco celíaco, artéria mesentérica superior, linfonodos retroperitoneais, parte do rim esquerdo e baço. Cada órgão citado pode estar comprometido por neoplasias que são identificadas e estadiadas durante a ecoendoscopia. Uma vez identificada a lesão, punções ecoguiadas com agulhas específicas permitem a coleta de material para avaliação histopatológica, para avaliação imuno-histoquímica, para estudos genéticos ou até mesmo para cultura. Drenagens de cistos e abscessos do pâncreas ou cavitários também podem ser realizados por ecoendoscopia, desde que estas lojas estejam localizadas muito próximas da parede gástrica e/ou duodenal. Nestes casos, sempre com o paciente intubado, próteses plásticas ou metálicas são inseridas no interior das lesões, guiadas pela ecoendoscopia. A utilização concomitante de radioscopia pode ser necessária e é desejável na maioria dos procedimentos de drenagem

C) *Pelve e canal anal:* os exames ecoendoscópicos da pelve normalmente estão voltados para o estadiamento da endometriose intestinal e do canal anal para avaliação de fístulas, abscessos e lesões anorretais. O transdutor é introduzido pelo ânus até o reto alto ou o sigmoide distal, sendo possível avaliar: os vasos ilíacos, os ovários, o útero, a vagina, o septo retovaginal, a próstata, as vesículas seminais e os esfíncteres anais. Um preparo intestinal prévio é necessário, bastando, na maioria dos casos, um preparo para retossigmoidoscopia.

D) *Parede intestinal:* nestes casos o estudo é realizado com o ecoendoscópio, introduzido pela boca (no esôfago, estômago e/ou duodeno) ou pelo ânus (para cólon, reto e canal anal). O transdutor é posicionado diretamente sobre a lesão da parede intestinal, identificada previamente por meio de algum outro método de imagem (como endoscopia digestiva, ultrassonografia, tomografia e/ou ressonância magnética). Exemplos clássicos são a realização de ecoendoscopia para avaliar e estadiar lesões subepiteliais da parede intestinal (lipomas, pâncreas ectópico, leiomiomas, GIST, tumores neuroendócrinos, cistos de duplicação etc.) ou para estadiar neoplasias epiteliais (adenocarcinomas ou carcinomas espinocelulares).

EQUIPAMENTOS

Os ecoendoscópios consistem em endoscópios com *probes* de ultrassom acoplados nas suas extremidades, que fornecem imagens ultrassonográficas de alta resolução. Estes *probes* variam de acordo com a frequência e quanto ao formato. Na ecoendoscopia, existem transdutores com frequências que variam entre 5 e 30 MHz. Quanto maior a frequência, maior é a resolução de estruturas mais próximas ao transdutor.[3] Quanto ao formato do transdutor, existem quatro "plataformas" básicas de equipamentos projetados para a realização das ecoendoscopia, a saber:

1. *Ecoendoscópios radiais:* tubos de endoscopia construídos com *probes* de ultrassom incorporados circunferencialmente aos endoscópios, que possibilitam uma visão entre 270 a 360 graus, em um plano perpendicular ao eixo longitudinal do endoscópio. Estes equipamentos permitem ótima orientação anatômica, mas não possibilitam a realização de punções ecoguiadas e passagem de próteses. Os ecoendoscópios radiais são muito úteis em serviços que têm em seu perfil muitos exames de patologias benignas do pâncreas (como pancreatite crônica), das vias biliares (como litíase biliar) e do esfíncter anal (fístulas, abscessos e lesões do esfíncter anal).
2. *Ecoendoscópios setoriais:* construídos com *probes* setoriais na extremidade dos endoscópios, oferecem uma visão ecográfica paralela ao maior eixo do aparelho, com ângulo de 120 graus e com visão endoscópica oblíqua, operando com frequências de ultrassom que variam, geralmente, entre 5 e 12 MHz. Apesar de fornecerem uma orientação anatômica um pouco mais complexa que os equipamentos radiais, atualmente são os ecoendoscópios mais utilizados, pois permitem a realização de procedimentos invasivos como punções aspirativas por agulha fina ecoguiada (PAAF ou FNA), injeção de substâncias ecoguiadas e intervenções terapêuticas como drenagem de abscessos, das vias biliares e de ductos pancreáticos (com próteses plásticas ou metálicas).
3. *Miniprobes ou minissondas:* diferentemente dos dois primeiros, estes instrumentos ecográficos não são construídos sobre endoscópios. Consistem em minissondas flexíveis, com diâmetros de 2 a 3 mm, de alta frequência (12, 20 e 30 MHz), que podem ser introduzidas pelo canal de trabalho de um endoscópio convencional. Permitem uma varredura ecográfica radial de 360º, perpendicular ao eixo longitudinal da sonda, semelhante aos equipamentos radiais. Por trabalhar com altas frequências aumentam muito a resolução proximal, mas apresentam sua capacidade de penetração diminuída, entre 1 e 2 cm de profundidade, desta forma, na atualidade, tem utilidade clínica limitada, praticamente, a exames diagnósticos de lesões da parede intestinal.[3]
4. *Sondas rígidas:* alguns consoles de ultrassonografia, utilizados para a ecoendoscopia, também permitem o uso de transdutores rígidos (semelhantes aos transdutores utilizados para a ultrassonografia transvaginal). Com a utilização de *probes* podemos otimizar o custo destas máquinas e o giro de sala do serviço. Estas sondas têm, em sua extremidade, transdutores radiais e/ou lineares (com extensão de até 6,5 cm) e trabalham com frequências que variam, geralmente, entre 5 e 12 MHz. Estes equipamentos devem ser considerados em serviços que possuem uma agenda com perfil proctológico e que trabalham em hospitais ou clínicas que tenham alta demanda para pacientes com endometriose.

Devemos considerar que no mercado temos três marcas principais de consoles de ultrassonografia e que nem todas as marcas trabalham com as quatro plataformas apresentadas acima. Também devemos levar em conta que, assim como para os endoscópios, *probes* e ecoendoscópios de uma marca, não conectam em consoles de outras marcas. Desta forma o perfil de indicações de ecoendoscopias do serviço deve ser levado em consideração antes da aquisição de aparelhos.

ENFERMAGEM NA ECOENDOSCOPIA

O bom desenvolvimento de um serviço de endoscopia vem de encontro ao conhecimento de todos os envolvidos no setor. A enfermagem deve ter conhecimento mínimo dos procedimentos, equipamentos e assessórios utilizados no serviço.

A ecoendoscopia alta ou baixa vem sendo cada vez mais presente nos hospitais, e estes exames "começam" no agendamento. É necessário saber identificar as solicitações médicas por meio das prescrições. Atualmente há várias nôminas para estes exames. Esta variação, muitas vezes, confunde a equipe de agendamento. Os exames de ecoendoscopia alta vêm sendo solicitados como: "endoscopia ultrassonográfica, ultrassom endoscópico, endoscopia com ultrassonografia, EDA com USG, endossonografia (do esôfago, estômago e duodeno), ecoendoscopia alta, ecoendoscopia do pâncreas e vias biliares, ecoendoscopia com ou sem punção, ecoendoscopia com ou sem PAAF, ecoendoscopia com ou sem FNA. Os exames de ecoendoscopia baixa vêm sendo solicitados como: "ecocolonoscopia, ecoendoscopia baixa, ultrassom endorretal, ecoendoscopia do retossigmoide". Porém, dentro de todas estas nôminas sugerimos utilizar a denominação apresentada pela Associação Médica Brasileira (AMB) por meio da Classificação Brasileira Hierarquizada de Procedimentos Médicos (CBHPM): para Ecoendoscopia Alta (com código 4.02.01.10-4) e Ecoendoscopia baixa (com código 4.02.01.11-2).[4]

CRITÉRIOS PARA AGENDAMENTO

A ecoendoscopia sem terapêutica pode durar, em média, 30 minutos, mas o agendamento destes exames deve estar de acordo com o fluxo do serviço (pré e pós-exame em sala) e com a *expertise* da equipe médica e de enfermagem da instituição.

Os critérios para o agendamento dos exames devem ser estabelecidos evitando, assim, cancelamentos e/ou outras causas que impeçam o bom funcionamento do serviço. Abaixo algumas questões a serem discutidas em equipe multiprofissional sobre o perfil do atendimento que será realizado no serviço e que impactarão na agenda.

- Os exames serão ambulatoriais, hospitalares (internação) ou ambos.
- Existirão restrições de idade.
- Haverá limitações com relação ao índice de massa corporal.
- Gestantes e mulheres no período de aleitamento.
- Doenças preexistentes.
- Uso de próteses, implantes ou marca-passo.
- Alergias ou reação a medicamentos (os balões utilizados na ecoendoscopia são feitos de látex).
- Medicamentos em uso e possível suspensão (inclusive os considerados naturais).
- Exames anteriores necessários para realização da ecoendoscopia – em alguns casos se fazem necessários exames anteriores como ressonância magnética, tomografia computadorizada, endoscopia, ultrassonografia, tomografia por emissão de pósitrons (PET-TC), entre outros.
- Data do pedido médico, pedidos com datas que excedem 30 dias devem ser discutidos com a administração da instituição.
- Descrição do pedido médico, em razão das várias nôminas existentes no Brasil, é necessário checagem, de preferência com equipe médica, para que não ocorram erros no tipo de preparo ou seleção dos equipamentos.

- Outros critérios devem seguir os mesmos que os procedimentos de endoscopia, colonoscopia e etc., como por exemplo, tempo de jejum (determinado pela instituição) e presença obrigatória de acompanhante adulto.
- Viagens após exame em caso de procedimentos complementares – geralmente cada serviço determina o tempo pós-exame em que o paciente poderá viajar após o procedimento. Lembrando que este item deverá ser informado ao paciente no momento do agendamento.

ATENDIMENTO DO PACIENTE NA UNIDADE DE ENDOSCOPIA

O trajeto do paciente da chegada na instituição até a recepção do setor é determinado pela instituição e deve ser discutido com a administração, evitando morosidade neste processo. Previamente ao exame deve ser realizada uma entrevista por profissionais da equipe da endoscopia, onde serão coletados dados clínicos dos pacientes, checados os tempos de jejum e a presença do acompanhante. Neste momento devem ser reforçadas algumas informações ao paciente e acompanhante, como por exemplo, os critérios de restrição para o exame e o tempo médio que o paciente permanecerá no serviço. É muito importante que, neste momento, seja feita a leitura do pedido médico confirmando o exame e os procedimentos complementares propostos.

Ao término da entrevista o paciente (ou responsável) e o médico devem assinar os documentos de consentimento informado específico para a realização da ecoendoscopia e da sedação ou anestesia.

SALA DE EXAME E PROCEDIMENTO

A enfermagem deverá checar todos os dados do paciente, os procedimentos a serem realizados, checar se paciente possui mais alguma dúvida, explicando o que será feito naquele local. A punção de acesso venoso deverá seguir as normas da instituição assim como a colocação de cateter nasal para oferta de oxigênio e os eletrodos para monitoramento cardiológico, entre outros cuidados ou protocolos padronizados pelo serviço.

A sala de exame deverá ser preparada com os mesmos itens que são utilizados em uma endoscopia e/ou colonoscopia, adicionando itens específicos da ecoendoscopia como: processadora de ultrassom, *spray* anestésico, balões para os *probes* do ecoendoscópio, medicamentos (como álcool e/ou contrastes), agulhas para punção com diferentes Gauges e frascos com formol. Alguns serviços trabalham com citologia do material coletado, nestes casos, lâminas e fixadores apropriados devem estar em sala. Atenção especial deve ser dada ao tipo de bocal utilizado nos exames de ecoendoscopia. O bocal deverá ter abertura larga, pois bocais pequenos com abertura pequena podem danificar o aparelho.

A equipe médica pode contribuir para a confecção de um *checklist* da sala de exame informando o que necessita, e isso ajudará na qualidade do atendimento.

Outro item importante é a inspeção do tubo. Antes de conectar o tubo no *troley*/console é preciso inspecionar se não há quaisquer ranhura, amassados ou folga na manopla e testar a insuflação, principalmente dos canais do balão do ecoendoscópio que precisa estar adequadamente fixado ao aparelho para a realização do exame (cada empresa tem seu próprio balão e a colocação do mesmo deve seguir as instruções do manual).

Para a realização da ecoendoscopia o paciente deve ser acomodado sobre maca com grade de proteção elevada e a conduta de padrão da instituição para execução dos exames deve ser aplicada (colocação de um cateter nasal para oferta de oxigênio, monitoramento cardiológico e respiratório não invasivos).

A posição preferencial para realização das ecoendoscopias é o decúbito lateral esquerdo. Exames diagnósticos têm uma rotina da enfermagem praticamente igual a exames de endoscopia digestiva alta e/ou colonoscopia, no entanto, para a realização de procedimentos com punções e drenagens, detalhes com relação ao tipo e uso de acessórios devem ser considerados e estão mais bem especificados mais adiante.

PÓS-PROCEDIMENTO

Após exames diagnósticos as condutas pós-procedimento devem seguir os mesmos padrões da instituição utilizados para outros exames endoscópicos. No entanto, quando ocorrerem punções, deve-se dar mais atenção aos cuidados e às orientações pós-exame, pois, nestes casos, febre e dor são mais frequentes, principalmente após punções do pâncreas onde o paciente pode evoluir com pancreatite e necessitar de internação para o seu tratamento. Após a realização de drenagens, uma internação e cuidado multidisciplinar são desejáveis por, pelo menos, 24 a 48 horas. Em razão do calibre e da menor flexibilidade dos ecoendoscópios, a dor na garganta é um sintoma muito comum após o exame de ecoendoscopia alta. O paciente deve ser orientado sobre as intercorrências e medicamentos para alívio das mesmas podem ser prescritos como rotina para melhorar o conforto do paciente.

ACESSÓRIOS

A equipe de enfermagem deve ter conhecimento dos tipos de acessórios e do seu manuseio. Os mais utilizados são as agulhas de punção, mas também existem diversas próteses e cateteres como os da endomicroscopia confocal (microscópios miniaturizados que são colocados dentro das agulhas de punção). Atualmente existem, no mercado brasileiro, quatro marcas de agulhas, com variações de modelos que se diferenciam pelos formatos de corte e diâmetros. Os diâmetros são expressos em Gauges e podem ser de 19, 20, 22 e 25 Gauges. Quanto ao formato, existem agulhas convencionais que possuem bisel parecido com agulhas de punção venosa (utilizadas na rotina para punção aspirativa de materiais e/ou líquidos), agulhas com três biséis na ponta ou agulhas que possuem um bisel lateral (utilizadas para coleta de fragmentos de tecido) e outras em que a ponta não tem bisel (estas agulhas são utilizadas para introdução de fios-guia e a perfuração é feita com a ponta do fio-guia). Sempre que houver dúvida sobre o manuseio das agulhas, os representantes de marcas de agulhas devem ser solicitados para o treinamento do manuseio deste material.

Durante o uso das agulhas alguns detalhes são de extrema importância para evitar danos aos usuários ou perfurações dos endoscópios:

- Checar as travas de segurança (regulador de exposição da bainha e regulador de exposição da agulha), a fim de verificar se estão devidamente posicionadas e fixadas. O acessório nunca deve ser entregue ao médico se a agulha estiver exposta na extremidade da bainha (risco de perfuração do aparelho).
- Cuidado na retirada do fio-guia (estilete) para que a extremidade do mesmo não machuque ou contamine os usuários.
- Cuidado para a fixação da seringa na agulha durante a realização das punções, evitando empurrar ou tracionar a agulha.
- A retirada do material da agulha e o acondicionamento do material coletado devem seguir a orientação do médico executor e do patologista do serviço.

LIMPEZA E DESINFECÇÃO

O risco de infeções transmitidas por aparelhos e/ou acessórios de endoscopia torna vital a padronização de técnicas de limpeza e desinfeção dos próprios.[5]

Os cuidados com os ecoendoscópios são muito semelhantes aos dos endoscópios, sendo indicado para todos um processo de desinfecção de alto nível, contudo, alguns detalhes merecem ser mencionados.

O ecoendoscópio possui um canal a mais que os endoscópios convencionais. Este canal é mais fino que os canais de ar e água e é utilizado para encher e esvaziar os balões (cada empresa tem sua recomendação para a desinfecção destes canais).

O equipamento deve ser levado ao setor de limpeza e desinfeção em caixa, disposto de forma anatômica, sem dobras ou outros equipamentos acima ou abaixo. A extremidade distal onde se localiza o *probe* é muito delicada e requer atenção, evitando-se qualquer colisão. A troca de um transdutor normalmente custa mais da metade do aparelho de ecoendoscopia.

A limpeza mecânica (utilização de panos, gases ou outros) com detergente enzimático deve acompanhar as normas da instituição. Nesta etapa deve-se dar atenção à escovação do elevador e, principalmente, de sua base, que é mais facilmente acessível com a elevação do mesmo, feita por meio da movimentação da sua manopla.

As válvulas dos ecoendoscópios têm um estágio a mais que as válvulas dos endoscópios convencionais. A danificação ou a falta de um *o-ring* prejudica o exame.

Todos os tubos de ecoendoscopia possuem conectores chamados de unidade de escaneamento, estas conexões são encaixadas aos consoles e devem estar muito bem vedadas, com a tampa de imersão conectora, antes da imersão em qualquer líquido.

A manutenção periódica dos equipamentos depende de protocolos institucionais e de normas dos fabricantes, contudo, os tubos de ecoendoscopia são frágeis e têm custo elevado, desta forma, as manutenções preventivas não devem ser postergadas.

REFERÊNCIAS BIBLIOGRÁFICAS

1. Dimagno EP, Regan PT, Clain JE *et al.* Human endoscopic ultrasonography. *Gastroenterology* 1982 Oct;83(4):824-9.
2. Gan S, Rajan E, Adler D *et al.* American Society for Gastrointestinal Endoscopy. Role of EUS, Guidelines. *Gastrointestinal Endoscopy* 2007;66:424-34.
3. Albuquerque W *et al. Ecoendoscopia: Núcleo de Ecoendoscopia da SOBED.* Rio de Janeiro: Revinter; 2012.
4. Classificação Brasileira Hierarquizada de Procedimentos Médicos/Associação Médica Brasileira. São Paulo; 2018. p. 148.
5. Ferrari Junior, AP. *Técnicas em endoscopia digestiva.* Rio de janeiro: Ed. Rubio; 2010.

PREPARO DE CÓLON PARA COLONOSCOPIA E EM CASOS ESPECIAIS

CAPÍTULO 23

Roseli Costa de Sousa Hervas
Willian Ferreira Igi
Laurici Santos Amaral Ricartes
Francisco Aurélio Cevallos Rebelo

INTRODUÇÃO

O exame de colonoscopia começa muito antes de o paciente entrar na unidade de endoscopia. Ao se solicitar o exame, é fundamental que o médico assistente já passe as primeiras orientações e tire algumas dúvidas. Contudo, nem sempre, em seu dia a dia, este profissional tem tempo ou o adequado conhecimento para responder a todas as perguntas. Em uma medicina cada vez mais especializada, é fundamental que todo profissional de enfermagem que trabalhe com endoscopia tenha conceitos básicos e atue diretamente desde o pedido do exame até as orientações finais, além do constante monitoramento de indicadores de qualidade, como a taxa de intubação cecal, taxa de detecção de adenomas e taxa de adequado preparo de cólon.[1]

ANAMNESE EM ENFERMAGEM

Muitas vezes as orientações para preparo de cólon se limitam a um documento com informações gerais. Contudo, é fundamental uma boa anamnese com um profissional adequadamente treinado para se obter bom exame. Ela inicia pela indicação do exame, identificação dos fatores relacionados com mau preparo de cólon, avaliação de comorbidades, uso de medicações e finalizando com as orientações pertinentes a cada caso. A ineficiência no preparo de cólon dos pacientes a serem submetidos ao exame de ocasiona estresse da equipe multiprofissional, dos pacientes e familiares, retardo diagnóstico e desperdícios de materiais e medicações, além de danos ao aparelho.[2]

A Figura 23-1 é uma sugestão básica de anamnese. Recomenda-se que esta seja adaptada à realidade do serviço em que for aplicada.

Além dessa orientação pessoal, o uso de recursos tecnológicos para ajudar o paciente é cada vez mais frequente. Vídeos educacionais,[3] ligações telefônicas até o uso de aplicativos de celular,[4,5] com trocas de mensagens e fotos em tempo real, são alternativas que devem ser encorajadas. Em recente metanálise que avaliou 3.795 pacientes, observou um adequado preparo de cólon em 88,5% daqueles submetidos a um desses tipos de intervenção, enquanto o grupo-controle, que foi orientado apenas por escrito ou por escrito e verbalmente, teve resultado satisfatório em 78,4% dos casos (OR: 2,35, 95% IC: 1,65-3,35; p < 0,001).[6]

FICHA DE ATENDIMENTO AO CLIENTE

☐ Diagnóstico ☐ Terapêutico

IDENTIFICAÇÃO DO CLIENTE

- Nome:
- Data: _____ Hora: _____
- Sexo: ☐ F ☐ M
- CPF:
- RG:
- Telefone:
- Peso:
- Data Nascimento:
- Idade:
- Médico:
- Convênio:
- Data do Exame:
- O.S.:
- Exame:
- Endereço:
- Cidade/UF:
- CEP:

Identificação do cliente (pulseira com nome e dados do cliente): ☐ Identificado com pulseira ☐ Sem identificações

ANAMNESE

- Queixa principal (motivo de fazer o exame): _____
- Já realizou este exame anteriormente? ☐ Não ☐ Sim – Se sim, qual o diagnóstico? _____
- Teve alguma intercorrência no exame anterior? _____
- Houve dificuldades na realização do preparo anterior? ☐ Não ☐ Sim – Se sim, qual? _____
- Hábito intestinal, regular? ☐ Não ☐ Sim – Se não, quantos dias sem evacuar? _____

⚠ Alergias a medicações? ☐ Não ☐ Sim – Se sim, quais? _____

- Está fazendo uso de medicações? ☐ Não ☐ Sim – Se sim, quais? _____
- Faz uso de anticoagulante? ☐ Não ☐ Sim – Se sim, qual e quando foi a última dose? _____
- Já foi submetido a anestesia? ☐ Não ☐ Sim – Se sim, teve alguma reação? _____
- Já fez algum tipo de cirurgia? ☐ Não ☐ Sim – Se sim, qual? _____
- Faz uso de algum tipo de drogas? ☐ Não ☐ Sim – Se sim, qual?
  E quando foi usada pela última vez? _____ • Etilista Alcoól? ☐ Não ☐ Sim • É tabagista ativo? ☐ Não ☐ Sim
- Problema de locomoção? ☐ Não ☐ Sim – Se sim, qual? _____
- Faz uso de prótese? ☐ Não ☐ Sim • Tem apnéia (suspensão da respiração) durante o sono? ☐ Não ☐ Sim
- Já teve infarto (s)? ☐ Não ☐ Sim • Dores no peito? ☐ Não ☐ Sim • Inchaço nas pernas? ☐ Não ☐ Sim
- Problema Coagulação? ☐ Não ☐ Sim • Está gripado? ☐ Não ☐ Sim • Chiado no peito? ☐ Não ☐ Sim
- Problema no fígado? ☐ Não ☐ Sim • Tuberculose? ☐ Não ☐ Sim • SIDA (AIDS)? ☐ Não ☐ Sim
- Asma/Bronquite? ☐ Não ☐ Sim • Pneumonia recente? ☐ Não ☐ Sim • Tosse? ☐ Não ☐ Sim
- Depressão ☐ Não ☐ Sim • Convulsão? ☐ Não ☐ Sim • Ansiedade? ☐ Não ☐ Sim • Tontura/Desmaio? ☐ Não ☐ Sim

SINAIS E SINTOMAS

- Pressão Arterial: ___ x ___ mmHg
- Frequência Respiratória: ___ rpm
- Frequência Cardíaca: ___ bpm
- Saturação: ___ %
- Queixas Álgicas? ☐ Não ☐ Sim

DOENÇAS PREGRESSAS

- ☐ Hipertensão arterial
- ☐ Diabetes Mellitus
- ☐ Hipotireoidismo
- ☐ Hipertireoidismo
- ☐ Renal Crônico / Agudo
- ☐ Cardiopatias: _____
- ☐ Outros: _____

ESTADO DO CLIENTE

- Nível de Consciência: ☐ Orientado tempo/espaço ☐ Confuso ☐ Sonolento
- Apresenta: ☐ Bom estado geral ☐ Náuseas ☐ Vômitos ☐ Tonturas ☐ Sudorese ☐ Diarréia abundante
- Outras queixas: _____

Exames anteriores? ☐ Não ☐ Sim:

a

Fig. 23-1. (**a**, **b**) Anamnese em enfermagem. *(Continua.)*

TERMO DE CONSENTIMENTO LIVRE E ESCLARECIDO DO PREPARO

O presente Termo de Consentimento tem o objetivo de cumprir o dever ético de informar ao paciente e/ou responsável os principais aspectos relacionados ao preparo do exame _____. Eu, _____, afirmo ter recebido todas as informações relacionadas ao preparo (esclarecimentos, riscos, benefícios, oportunidade de tirar dúvidas, etc) e tendo compreendido todas as informações repassadas a mim, assino o presente termo de consentimento.

CPF: Data: Hora: Assinatura:

PREPARO

- Local do preparo: ☐ Residência ☐ Hospital • Feito com: ☐ Facilidade ☐ Dificuldade ☐ Com presença de dor
- Teve intercorrência? ☐ Não ☐ Sim - Se sim, qual? _____
- O preparo foi realizado conforme orientações? ☐ Não ☐ Sim - Se não, por quê? _____
- Foi orientado quanto à importância do preparo? ☐ Não ☐ Sim - Se sim, quando e por quem? _____
- Preparo na clínica ☐ Não ☐ Sim

Orientações de Alta: ☐ Não realizada   ☐ Orientado acompanhante   ☐ Entregue folheto e orientado cuidados pós alta

Responsável SRPA: _____   Assinatura: _____

TERMO DE CONSENTIMENTO PARA ALTA

O presente Termo de Consentimento tem o objetivo de cumprir o dever ético de informar ao paciente e/ou responsável os cuidados necessários pós-alta, as possíveis complicações e como proceder caso alguma intercorrência venha acontecer. Da mesma forma fui orientado e estou ciente que devo sair com o acompanhante e assim o faço.

☐ Cliente   RG ou CPF: _____   Assinatura: _____
☐ Acompanhante   RG ou CPF: _____ Parentesco: _____   Assinatura: _____

Cidade/Estado: Data: Hora:

RELATÓRIO/EVOLUÇÃO DE ENFERMAGEM

_____
_____
_____
_____
_____
_____
_____
_____
_____
_____
_____
_____
_____
_____

b Realizado Busca Ativa? ☐ Não ☐ Sim → Data: Responsável:

Fig. 23-1. *(Cont.)*

Vários são os fatores relacionados com mau preparo de cólon. O mais importante deles é um preparo previamente inadequado.[7] Outros fatores incluem idade avançada, sexo masculino, baixo nível educacional, constipação, cirrose, hipertensão arterial sistêmica, diabetes melito, acidente vascular encefálico prévio, demência, uso de determinadas medicações opioides e antidepressivos tricíclicos,[8] assim como pacientes internados.[9]

Finalizada a anamnese, deve-se passar as orientações do preparo mais adequado ao paciente. É recomendável que o termo de consentimento seja assinado antes de o paciente iniciar o preparo, pois o mesmo tem seus riscos e faz parte do exame.

DIAGNÓSTICO DE ENFERMAGEM

Após realizada anamnese, o enfermeiro consegue identificar quais os riscos que o paciente poderá apresentar durante o preparo e indicar qual preparo será utilizado. Os diagnósticos relacionados com mau preparo de colonoscopia incluem os do Quadro 23-1.

MEDICAÇÕES

Medicações de uso rotineiro, como anti-hipertensivos, não devem ser suspensas inclusive no dia do exame. Recomenda-se, porém, que sejam tomadas com pequena quantidade de líquido e que seja respeitado o tempo de jejum conforme o protocolo do serviço.

Deve-se, todavia, ter cautela com as medicações para diabetes melito. Os hipoglicemiantes orais devem ser suspensos na véspera do exame, quando uma dieta restritiva for indicada, e retornados apenas no dia posterior ao mesmo. Com relação à insulina, é recomendado que apenas 1/3 da dose seja administrada na véspera e que seja suspensa no dia do exame.[10]

Anticoagulantes e Antiagregantes Plaquetários

Com o aumento da expectativa de vida e alta prevalência de alterações cardiovasculares, um grande número de pacientes faz uso de medicações antitrombóticas, que incluem anticoagulantes ou antiagregantes plaquetários. É fundamental que a anamnese em enfermagem identifique-os e possa levar a situação para o médico endoscopista. Este, junto ao médico assistente, deve discutir a indicação do exame, se diagnóstico ou terapêutico, de forma a pesar riscos e benefícios, optando ou não pela suspensão da medicação. A retirada da varfarina antes de exames endoscópicos, por exemplo, está associada a incidência de 1,06% de eventos tromboembólicos.[11]

O primeiro dado para se definir a retirada ou não da medicação deve ser a definição do risco de sangramento do procedimento. Em colonoscopia, os procedimentos de alto risco para sangramento incluem:[12]

- Polipectomia.
- Mucosectomia.

Quadro 23-1. Diagnósticos de Enfermagem Relevantes ao Preparo da Colonoscopia

Fatores de risco
- Distúrbios hidreletrolíticos
- Quedas
- Desequilíbrio na temperatura corporal
- Alergias
- Hidratação inadequada
- Ansiedade
- Diarreia

- Dissecção endoscópica da submucosa.
- Dilatações (com balões ou velas).

A colonoscopia diagnóstica apenas, inclusive com biópsias, é considerada um procedimento de baixo risco para sangramento, podendo ser realizada em vigência das medicações antitrombóticas. Além disso, o risco de sangramento pós-polipectomia em uso de ácido acetilsalicílico ou anti-inflamatórios não esteroidais é baixo, permitindo que eventuais pólipos sejam retirados no momento do diagnóstico.[13] Cabe ressaltar, porém, que o paciente deve ser muito bem esclarecido sobre a necessidade de repetição do exame caso seja encontrada alguma lesão que necessite de tratamento.

Os tempos de suspensão das principais medicações para exames eletivos estão resumidos no Quadro 23-2.[12]

Os novos anticoagulantes orais, como rivaroxabana e dabigatrana, têm seus tempos de ação variáveis conforme a função renal do paciente, sendo necessário individualizar cada caso.

DIETA

A restrição dietética é o primeiro passo que o paciente, após ser bem orientado, deve dar para obter bom preparo de cólon. Todavia, a não aderência às orientações pode chegar a níveis alarmantes.[14] Reforça-se, assim, a responsabilidade do enfermeiro na conscientização do paciente.

Em pacientes com baixo risco de mau preparo de cólon, a dieta com líquidos claros, bastante usada por muito tempo, apresenta-se com menor grau de satisfação em relação à dieta com baixo resíduo, e o paciente mostra-se mais propenso a repetir o exame, sem comprometer o preparo.[14,15] Hoje já se discute a liberação de dieta regular com a proibição de apenas alguns alimentos, como os vegetais ricos em fibras, algas marinhas, grãos e frutas com muitas sementes, embora ainda não haja evidência suficiente para sua recomendação.[14] Uma crítica importante que cabe à boa parte da literatura internacional é que os trabalhos geralmente usam polietilenoglicol para o preparo de cólon, enquanto grande

Quadro 23-2. Tempo de Suspensão dos Antitrombóticos Previamente a Procedimentos com Alto Risco de Sangramento em Endoscopia

Medicação	Tempo de Suspensão
Antiagregantes plaquetários	
- AAS - AINESs - Cilostazol - Clopidogrel - Ticlodipina - Ticagrelor - Abciximab	- 7-10 dias - Variável - 2 dias - 5-7 dias - 10-14 dias - 3-5 dias - 1 dia
Anticoagulantes	
- Varfarina - Heparina não fracionada - Enoxaparina - Fondaparinux	- 5 dias - 2-6 h (Via IV) / 12-24 h (Via SC) - 24 h - 36-48 h

Quadro 23-3. Dieta com Baixo Resíduo

Café da manhã	Chá de cor clara, biscoito de água e sal e torrada
Lanche da manhã	Gelatina (exceto as vermelhas), iogurte preparado com leite desnatado
Almoço	Arroz, batata, ovos, caldo de feijão, macarrão sem molho, frango sem pele ou peixe
Lanche da tarde	Gelatina (exceto as vermelhas), iogurte ou pudim preparado com leite desnatado
Jantar	Sopa de macarrão sem molho vermelho

parte dos serviços de endoscopia no Brasil trabalha com manitol. Por isso, é fundamental que cada enfermeiro monitore a qualidade do seu serviço, individualmente, analisando os pontos onde deve realizar melhorias para o bem do seu paciente.

Um exemplo de dieta com baixos resíduos é a que está no Quadro 23-3.

Deve-se, ainda, estimular a ingestão hídrica. Outra recomendação importante é evitar o uso de alimentos ou bebidas de cor vermelha ou escura, que podem ser confundidos no exame com resíduos sanguíneos.[7]

RECOMENDAÇÕES GERAIS

Pode-se mostrar a Escala de Preparo de Cólon de Boston para ajudar na conscientização dos pacientes quanto a um bom preparo de cólon (Fig. 23-2). Preparos insatisfatórios podem exigir a repetição do exame posteriormente.

Após serem dadas todas as explicações referentes ao preparo para colonoscopia, o paciente poderá assinar um termo de consentimento onde afirma ter entendido as orientações, sanado suas dúvidas e ter conhecimento dos riscos e efeitos colaterais.

Normalmente as pacientes mulheres, quando entram no período menstrual durante o preparo, entendem que não poderão realizar o exame. Devemos tranquilizá-las, pois a menstruação não irá interferir na colonoscopia.

É necessário orientar a deambulação do paciente, tomando cuidados com paciente com dificuldades visuais, auditivas, de mobilidade e idosos, que devem estar sempre acompanhados. Isso melhora a qualidade final do exame.

A avaliação dos efluentes retais também é de suma importância, podendo ser realizada em casa pelo paciente ou acompanhante, ou no ambiente intra-hospitalar pelo enfermeiro responsável. A Figura 23-3 mostra como deve ser feita essa análise.[16]

Solicitar que, preferencialmente, no dia do exame, os pacientes usem roupas confortáveis, que não comprimam a região abdominal. Sapatos com salto, brincos, colares, esmaltes e batons devem ser evitados.

É muito importante lembrar o paciente de trazer o pedido médico original, assim como os exames anteriores, e chegar com antecedência ao local do exame. Na chegada, solicitar que pertences pessoais sejam entregues ao acompanhante ou deixados em armários trancados se a instituição puder fornecê-los.

Deixar um contato ou orientações para procurar um pronto-socorro caso haja dúvidas ou intercorrências durante o preparo e após o exame. É de suma importância criar uma relação de confiança com o paciente, garantindo a qualidade do exame.

Normalmente a enfermagem acompanha o paciente do início ao término do procedimento. O paciente não pode ser liberado apresentando dor abdominal ou distensão

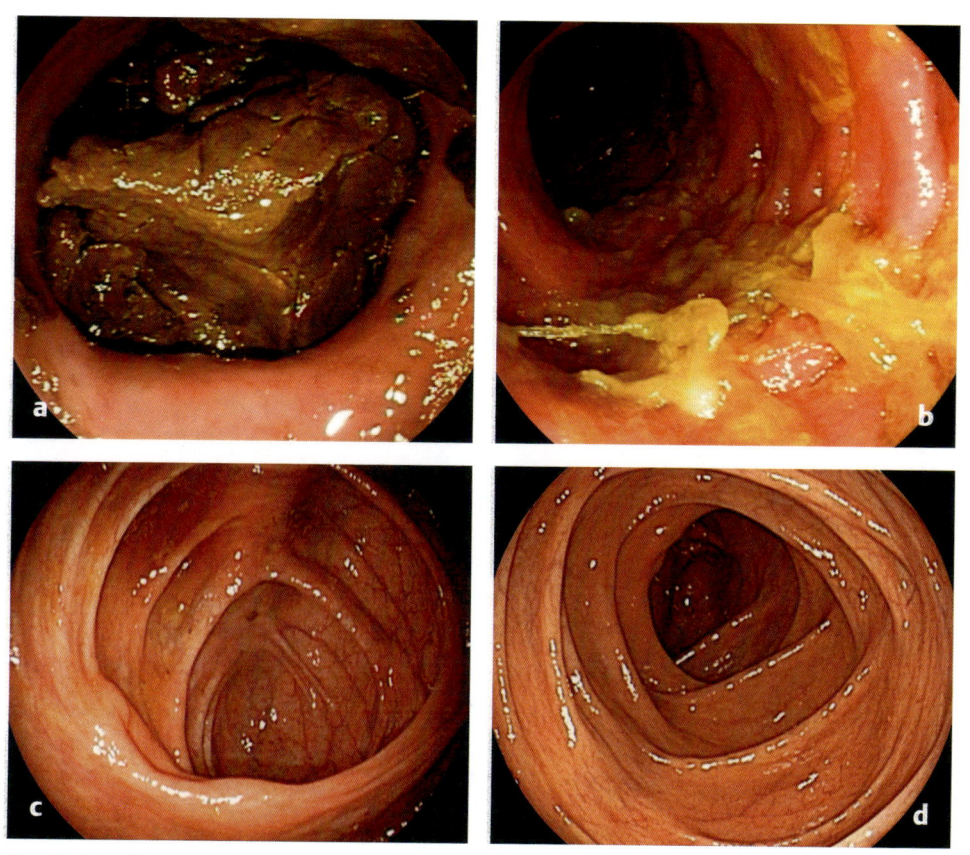

CAPÍTULO 23 ■ PREPARO DE CÓLON PARA COLONOSCOPIA E EM CASOS ESPECIAIS

Fig. 23-2. (a-d) Escala de Preparo de Cólon de Boston. (Imagens gentilmente cedidas pelo Dr. Marcelo Averbach.)

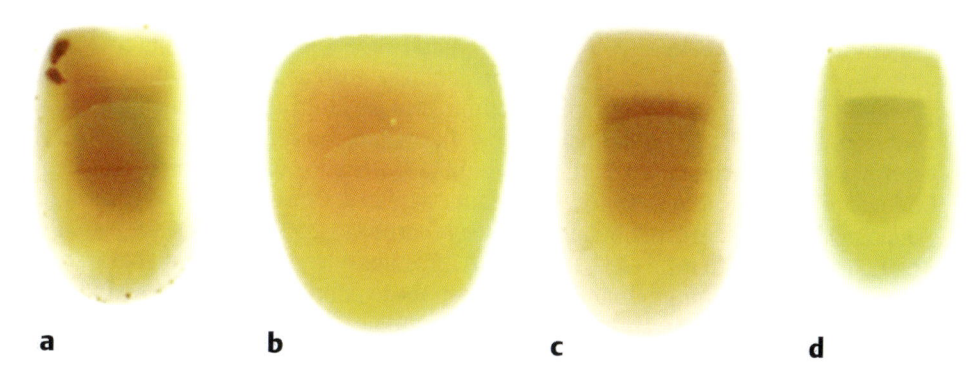

Fig. 23-3. Efluentes no vaso sanitário e qualidade do preparo. (**a**) Inadequado (presença de resíduos fecais). (**b**) Inadequado (líquido turvo). (**c**) Adequado (efluente marrom claro transparente, sendo possível a visualização do fundo do vaso). (**d**) Ideal (efluente amarelo claro transparente, sendo possível a visualização do fundo do vaso). (Imagem gentilmente cedida pela Dra. Sarah Pilon.)

abdominal, febre, calafrios ou outras queixas. O médico que realizou o exame deve, obrigatoriamente, ser informado.

Deixar claro que após a sedação o paciente não poderá conduzir carros ou motocicletas. Estas, inclusive, não são recomendadas nem para o transporte de volta para casa, mesmo que o paciente não seja o condutor. Tal recomendação baseia-se no fato de que o equilíbrio e a coordenação motora podem estar afetados, propiciando sérios acidentes.

A busca ativa de eventos adversos após o procedimento deve ser encorajada. É uma forma da equipe de enfermagem monitorar o grau de satisfação dos seus pacientes e eventuais eventos adversos precoces e tardios.

MEDICAÇÕES UTILIZADAS NO PREPARO DE CÓLON

O uso de parte da dose (geralmente metade) do preparo no mesmo dia da colonoscopia resulta em melhor qualidade para o exame, comparado com o uso de toda a dose no dia anterior ao preparo, melhorando também a taxa de detecção de adenomas e a tolerabilidade do paciente; por isso, tem se tornado a abordagem padrão seja o exame realizado pela manhã ou à tarde. Usualmente, a dose-padrão é dividida no dia anterior e na manhã do procedimento, sendo esta administrada de 3 a 8 horas antes sendo recomendável que acabe de tomar toda a solução até 2 horas antes do exame.[7,17] Pacientes que serão submetidos à colonoscopia no período vespertino podem receber todo o preparo em dose única, respeitando-se os períodos descritos acima.[7]

Preparo Anterógrado

Em linhas gerais, o polietilenoglicol (PEG) é preferido em relação ao manitol, por sua maior segurança. E o picossulfato de sódio com citrato de magnésio é preferido por ser de fácil uso, com necessidade de menor volume e a melhor tolerabilidade relatada pelos pacientes.[18]

Agentes Isosmóticos

1. *Polietilenoglicol de alto volume (PEG):* é um polímero inerte de óxido de etileno, em solução não absorvível, que passa pelo intestino sem absorção ou secreção. Preparos isosmóticos com PEG são balanceados com soluções de eletrólitos não fermentadas. Dessa forma, o uso de quantidade significativa de líquidos e alterações de eletrólitos são minimizadas. Grandes volumes de líquido (4 L) são usados para obter o efeito catártico. Existem várias evidências favorecendo seu uso de forma dividida. Não são recomendados, de forma rotineira, sua administração junto ao bisacodil ou adição de enemas.[7] Apresenta como desvantagens o alto volume necessário, que pode causar sensação de empachamento e cólicas abdominais, além do sabor de sulfato associado, que é apenas mascarado com o uso de sabor artificial. O uso da solução refrigerada pode melhorar essa palatabilidade.[10] Esses preparos são mais efetivos se ingeridos de maneira rápida (240 mL a cada 10 minutos). Eventos adversos foram relatados: náuseas com ou sem vômitos, dor abdominal, aspiração pulmonar – mais rara, síndrome de Mallory-Weiss, pancreatite, colite, arritmia cardíaca, síndrome da secreção inapropriada do hormônio antidiurético (SIHAD).[7]
2. *Polieltilenoglicol:* solução eletrolítica sem sulfato (SF-PEG) – **disponível como muvinlax** - solução desenvolvida para melhorar o odor e o sabor do PEG, em decorrência da menor concentração de potássio e completa ausência de sulfato de sódio. Dessa forma, há também menor concentração de sódio intraluminal. O SF-PEG é menos salgado,

mais palatável comparativamente com o PEG, mais efetivo na limpeza, tolerabilidade e segurança do paciente.[7]
3. *Preparos de Polipetilenoglicol de baixo volume:* são formulados para obter eficácia similar com melhor tolerabilidade que preparos de PEG 4 L. O PEG-ELS 2 L com ácido ascórbico é o único disponível até o momento, com aprovação pela FDA (*Food and Drug Administration*). Eles apresentam efeitos semelhantes ao de 4 L e o sem sulfato. Deve ser usado com cautela em pacientes com deficiência de desidrogenase glicose-6-fosfato, pois o ácido ascórbico pode provocar hemólise nesses pacientes.[7]

Agentes Hiposmóticos

Outro PEG de baixo volume que requer adição de solução eletrolítica no formato de bebida esportiva é o PEG-3350 – **disponível como PEG-LAX**. Deve ser enfatizado que a combinação de PEG-3350 com bebida esportiva é hiposmótica, não aprovada pelo FDA como preparo colônico. Entretanto, é largamente usado e administrado com adjuvantes como bisacodil.[19] Os estudos comparando PEG-3350 com o PEG 4 L ainda apresentam resultados contraditórios.[7]

Agentes Hiperosmóticos

Fosfato de sódio oral (**não disponível no Brasil**) – seu uso vem decaindo em razão do raro efeito deletério renal, por deposição tubular de fosfato de cálcio.[20] Apesar de ser efetivo e bem tolerado, não pode ser usado como primeira linha em decorrência do risco de eventos adversos. Além disso, é contraindicado em pacientes com insuficiência renal, distúrbios hidreletrolíticos, insuficiência cardíaca, cirrose e ascite. E alguns estudos comparativos com Picoprep, por exemplo, não demonstraram melhor qualidade no preparo.[20]

Agentes Osmóticos não Absorvíveis

1. *Lactulose e lactilol* (**disponível como imolac**)*:* aumentam a secreção de água na luz intestinal, promovendo a defecação. São carboidratos não digeríveis, considerados eficazes e seguros.[21] Lactilol mono-hidratado é um dissacarídeo análogo da lactulose, porém, tem sabor mais agradável. Eles chegam intactos ao cólon, onde são fermentados em ácidos: lático, fórmico e acético. Ocorre acidificação das fezes, consequentemente, aumentando seu teor de água, resultando em aumento do volume fecal e consequentemente, aumento do peristaltismo.[22] Estudos comparativos entre o lactilol e a lactulose mostram maior eficácia do lactilol, além de melhor tolerabilidade e palatabilidade. O efeito catártico do lactilol é mais previsível. Além disso, em 6 estudos com 349 pacientes, de 19 a 51 anos e crianças de 8 meses a 16 anos, o lactilol foi mais aceito pelo seu sabor menos doce.[21] Os eventos adversos incluindo flatulência, dor abdominal e náuseas, foram relatados em 62,1% dos que usaram lactulose e 31,2% lactilol. Houve também maior aderência ao tratamento com lactilol.[22]
2. *Manitol:* é um carboidrato não absorvível, digerido por algumas bactérias, especialmente a *Escherichia coli (E. coli)*, que, quando administrado em altas doses, causa diarreia osmótica. Quando começou a ser usado como preparo oral, em 1970, era uma grande promessa, por ser barato, com boa tolerabilidade e de efeito rápido. Porém, em razão da desidratação intensa que pode causar, além do risco de explosão colônica raramente relatada, quando associado ao uso de eletrocautério, teve seu uso abandonado em vários países. Esse grave efeito colateral pode resultar de mau preparo de cólon e existência de gases em concentrações explosivas (hidrogênio 4% e metano 5%), que

são produzidos pela degradação do manitol pela *E. coli*. O manitol é bastante doce, o que atrapalha sua palatabilidade, podendo sem diluído em sucos cítricos para mais fácil aceitação. Geralmente o resultado é favorável, com efeito rápido.[18]

Agentes Combinados

Picossulfato de sódio com citrato de magnésio (**disponível como Picoprep**) – esse produto age localmente no cólon como uma combinação de laxativo estimulante para aumentar a força e frequência da peristalse (componente picossulfato de sódio) e um laxativo osmótico para reter líquido no cólon (componente citrato de magnésio). Estudos comparando-o com o PEG 2L com bisacodil mostraram resultados tão bons ou melhores em relação à qualidade do preparo.[7]

Eventos adversos são geralmente gastrointestinais e de moderada a intensa severidade. Pacientes que usaram o preparo em um dia relataram mais flatulência e dor abdominal tipo cólica, porém, os sintomas foram aliviados quando usada dose dividida. Houve casos raros de hiponatremia ou outro distúrbio hidreletrolítico.[7] Houve também relatos de melhor qualidade do preparo, quando usado em dose dividida, além de menor impacto nas atividades do paciente.[23]

Medicações Adjuvantes

1. *Bisacodil:* é o laxativo mais utilizado como adjuvante e seu uso pode reduzir o volume necessário da solução laxativa e sintomas relacionados, como distensão abdominal e dor tipo cólica.[7] É um derivado difeniletano que é pouco absorvido no intestino delgado e é hidrolisado por esterases endógenas. Seus metabólitos estimulam a peristalse colônica. Pode causar dor abdominal tipo cólica, além de ter sido associado à colite isquêmica. A dose deve ser de 5 a 10 mg.
2. *Procinéticos:* não há indicação do uso rotineiro de procinéticos como metoclopramida e bromoprida, por não haver melhor tolerabilidade do preparo com uso dessas medicações.[24] Pode-se discutir o valor da metoclopramida para redução das náuseas e da distensão abdominal, embora a literatura ainda apresente resultados conflituosos.[7]
3. *Antifiséticos:* a simeticona promove o clareamento de gases excessivos no trato gastrointestinal reduzindo distensão, desconforto e dor abdominal. É um medicamento barato e não absorvido pela corrente sanguínea, sendo considerado seguro.[24] Embora não promova alteração significativa na qualidade do preparo, há diminuição na quantidade de bolhas aderidas à mucosa, o que pode melhorar a visualização de pequenas alterações.[7]

Preparo Retrógrado

O preparo retrógrado é realizado com o uso de enteroclisma com soro morno, associado ou não à glicerina (concentração máxima de 10%). Pode ser necessário em pacientes idosos ou acamados ou com contraindicação para preparo anterógrado (insuficiência cardíaca congestiva grave ou insuficiência renal grave), crianças menores de 10 anos, na hemorragia digestiva baixa (HDB) ou paciente com sangramento contínuo sem tempo hábil para preparo anterógrado nas suspeitas clínicas de suboclusão ou obstrução intestinal.[10]

Nos casos de HDB com instabilidade hemodinâmica, indica-se enteroclisma de 1.000 mL para remoção dos coágulos, podendo ser repetido se necessário. Nos casos de suboclusão ou obstrução intestinal, por tumores colônicos distais, volvo ou pseudo-obstrução aguda do cólon, enteroclismas com baixo volume (250 a 500 mL) podem ser usados para remover conteúdo sólido da ampola retal e sigmoide distal, podendo ser repetido, se necessário, contanto que, sejam observados sinais de piora da distensão abdominal e desconforto do paciente, devendo ser interrompido.[10]

PREPARO EM SITUAÇÕES ESPECIAIS
Internados
Pacientes internados costumam apresentar uma série de desafios a um bom preparo de cólon: comorbidades, mobilidade reduzida, distúrbios da deglutição, idade avançada, entre outros. As medicações usadas devem respeitar as condições clínicas de cada paciente e serão abordadas a seguir. Contudo, já foi demonstrado que um enfermeiro dedicado a informar, checar o preparo dos pacientes e fazer a comunicação dos problemas com a equipe médica melhora a qualidade final do exame.[25] De forma geral, os pacientes preferem a dose dividida, porém, não há diferença na qualidade do preparo.[7]

Idosos
A idade avançada é, reconhecidamente, um dos fatores preditivos de um mau preparo de cólon. Destaca-se ainda a dificuldade de deambulação,[26] o que deve inspirar cuidados adicionais nos acompanhantes e na equipe de enfermagem, visto que potenciais quedas podem ter resultados catastróficos.

Já na avaliação inicial, o enfermeiro deve ter especial atenção ao explicar para o paciente e acompanhante como o preparo será realizado. Além disso, pode ser necessário que a dieta com baixo resíduo seja administrada até 48 horas antes do exame.[4] Preferencialmente, deve-se realizar o preparo de cólon em ambiente intra-hospitalar, o qual permite adequada avaliação do efluente, tratamento de eventuais intercorrências, administração da solução por meio de sondas nasogástricas ou nasoenterais em pacientes com distúrbios da deglutição e complementação com preparo retrógrado.[7]

Crianças
Antes de se iniciar a colonoscopia em crianças, o enfermeiro deve se certificar que todo o material para monitoramento de sinais vitais e tratamento de intercorrências está disponível, assim como aparelhos com calibre adequado conforme a idade ou peso.[27]

A anamnese deve ser direcionada, além das questões pertinentes ao adulto, a informar e tranquilizar o paciente pediátrico. O enfermeiro deve fornecer o maior número possível de informações conforme a aceitação do paciente e dos pais ou responsáveis, mostrar-se aberto a responder às perguntas e permitir que o paciente possa tomar decisões quanto ao seu preparo.[28]

A dieta na véspera pode ser líquida ou sem resíduos no café da manhã e almoço, não havendo diferença significativa entre ambas com relação à qualidade do preparo.[29] Pode-se usar os mesmos tipos de laxantes utilizados nos adultos, contudo, deve-se ter cuidado com o manitol pois as crianças têm maiores chances de apresentar distúrbios hidroeletrolíticos, o que pode inviabilizar seu uso em ambiente extra-hospitalar.[30] O polietilenoglicol é a droga mais utilizada nessa faixa etária,[31] podendo ser administrado via sonda nasogástrica, se necessário.[7]

Gestantes e Lactantes
Aparentemente, tanto a retossigmoidoscopia quanto a colonoscopia são procedimentos de baixo risco em qualquer trimestre da gestação. Contudo, ainda não há evidência suficiente para qualquer conclusão.[32] Portanto, deve-se postergar o exame, sempre que possível.[32-34]

Quando necessário realizar o exame, especialmente em idades gestacionais mais avançadas, deve-se evitar colocar a paciente em posição supina ou prona, assim como pressionar o abdome, principalmente sobre o útero.[33,34]

Com relação às lactantes, a principal preocupação é a transmissão de drogas através do leite para seus filhos. Entre as principais medicações sedativas, apenas o midazolam deve suspender a lactação, pelo período de 4 horas. Tanto o fentanil quanto o propofol, embora sejam excretados no leite materno, não contraindicam a amamentação após a paciente estar bem acordada.[33]

Obesidade

Pacientes obesos tendem a apresentar maior incidência de adenomas colorretais,[35] o que torna seu preparo de cólon ainda mais importante. E embora seja um tema controverso, a obesidade não é considerada um fator de risco para mau preparo de cólon.[8,9,36] Por isso mesmo, o preparo deve ser realizado com as mesmas recomendações dos pacientes com Índice de Massa Corporal normal.[16,36]

Diabetes Melito

O diabetes melito é, reconhecidamente, um fator de risco para mau preparo de cólon. Deve-se, portanto, atentar para que a medicação utilizada seja eficaz, bem tolerada e que não provoque grandes alterações nos níveis glicêmicos.

A lactulose deve ser evitada em pacientes diabéticos, por haver relatos de casos de aumento do nível sanguíneos de glicose com sua administração; e em pacientes com intolerância à lactose, por conter pequenas quantidades de galactose e lactose.[37]

O lactitol é incompletamente absorvido do intestino delgado para a corrente sanguínea, produzindo baixo índice glicêmico. Quando absorvido é metabolizado em energia com pouca ou nenhuma produção de insulina.[21] Pode, portanto, ser usado em pacientes diabéticos.

O PEG pode ser utilizado nesses pacientes, preferencialmente em dose dividida. Ainda não está claro se a adição de bisacodil é necessária.[38] Já o manitol, embora seja um açúcar, não é absorvido pela mucosa e, embora não haja estudos mostrando sua segurança nessa população, ele é amplamente utilizado no Brasil na dose padrão de 1 L de solução a 10%.[16]

Insuficiência Renal Crônica

Pacientes com doença renal crônica avançada apresentam alta incidência de adenomas colorretais,[39] portanto, são pacientes que estarão presentes na rotina de todo serviço de endoscopia. Deve-se tomar especial cuidado no seu preparo com relação a distúrbios hidreletrolíticos e expansão volêmica. O PEG apresenta características que minimizam o uso de quantidade significativa de líquidos e as alterações de eletrólitos.[7] Deve-se preferir soluções de menor volume (2 L), em dose dividida, associada ao bisacodil e dieta sem resíduos na véspera.[16]

Estomias

Em diversas situações críticas ou até mesmo profilaticamente, pode ser necessário que o cirurgião realize uma estomia durante o ato operatório. Solução temporária para muitos pacientes, a cirurgia de reversão geralmente é precedida pela realização de uma nova retossigmoidoscopia ou colonoscopia. Cabe ao enfermeiro avaliar o que o médico assistente pretende avaliar para que possa proceder com um adequado preparo. Muitas vezes, o exame é necessário para confirmar a perviedade de uma anastomose colorretal baixa, exigindo uma tática menos agressiva. Já em alguns casos, é fundamental a observação de toda a mucosa cólica.

O enfermeiro deve identificar a que tipo de cirurgia o paciente foi submetido, seja por meio de uma cuidadosa anamnese, consulta de prontuário ou até ligação para o médico assistente. Na prática diária do Hospital de Amor da Amazônia, os pacientes normalmente se apresentam com as seguintes cirurgias, conforme a Figura 23-4.

Nos casos de estomias em alça, como na transversostomia ou na ileostomia, deve-se identificar qual delas deve ser lavada. Pode-se visualizar em alguns casos ou, se não for possível, perguntar para o paciente onde há saída de conteúdo (segmento proximal). Identificadas as duas bocas, deve-se realizar o toque delicadamente e, em seguida, colocar a sonda retal (Fig. 23-5) naquela que não apresenta saída de fezes ou secreção entérica, ou seja, a alça distal. Garante-se assim a limpeza do segmento isolado do intestino.

É importante lembrar que alguns pacientes não precisarão tomar nenhum tipo de preparo anterógrado ou dieta restritiva, como é o caso daqueles com ileostomia em alça. Já em outros, como nos submetidos à transversostomia em alça ou retossigmoidectomia a Hartmann, deve-se associar administrar a solução para preparar os segmentos cólicos proximais e complementar a limpeza com a lavagem dos segmentos distais, seja pela boca

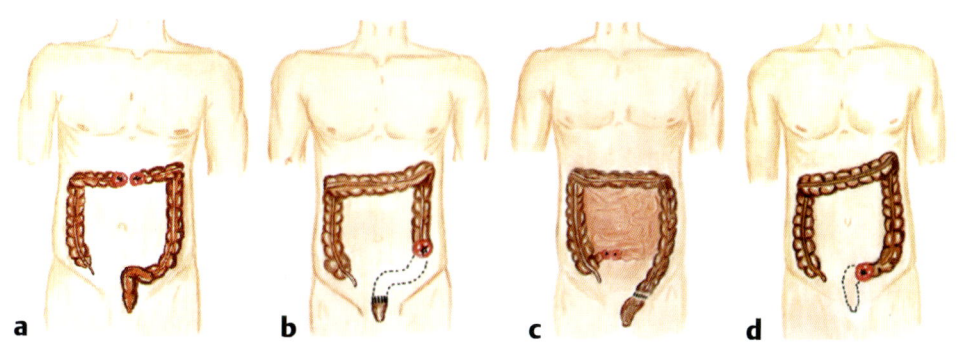

Fig. 23-4. Principais cirurgias colorretais. (**a**) Transversostomia em alça. (**b**) Retossigmoidectomia a Hartmann. (**c**) Retossigmoidectomia com ileostomia de proteção. (**d**) Amputação abdominoperineal. (Imagens gentilmente cedidas pela Ac. Kemilly Teixeira de Andrade.)

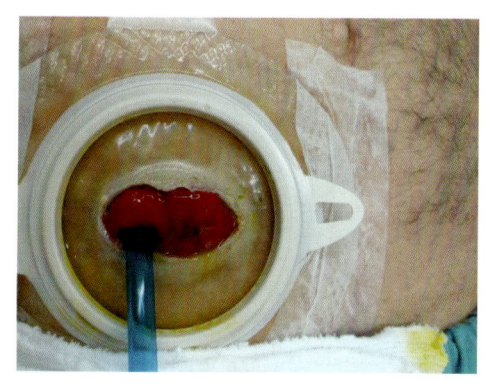

Fig. 23-5. Sonda retal introduzida na boca distal de uma ileostomia em alça. Repare na secreção saindo pela boca proximal.

distal ou pelo coto retal. Já no caso das amputações abdominoperineais, o preparo anterógrado já é suficiente para limpar todo o cólon.

Em nossa experiência, preferimos o uso de soluções glicerinadas. As lavagens devem ser realizadas a beira-leito e em volume suficiente para que o paciente possa tolerar e sem comprometer a qualidade do preparo. Deve-se checar o aspecto dos efluentes retais antes do paciente dar a descarga. Podem ser necessárias várias sessões até que um resultado adequado tenha sido atingido.

Cirrose

O paciente cirrótico apresenta-se com maiores riscos de distúrbios hidreletrolíticos e alterações hemodinâmicas, seja pela própria doença de base ou pelo uso de diuréticos.[40] Recomenda-se que seu preparo de cólon seja feito com a solução de PEG em baixo volume (2 L) e em dose dividida, associada ao bisacodil e dietal sem resíduos na véspera.[16] Em estudo retrospectivo, foi observado que o uso de PEG 4 L ou PEG 2 L com ácido ascórbico apresentaram preparo de cólon semelhante, porém, a solução de menor volume apresentou-se com melhor tolerabilidade.[41]

Hemorragia Digestiva Baixa

A colonoscopia está indicada em todos os pacientes com quadro de hemorragia digestiva baixa, o que exige rápido preparo de cólon quando realizada na urgência e,[42] principalmente, efetivo, pois não é fácil identificar a fonte do sangramento. Recomenda-se a administração de 4-6 L de PEG, durante 3 a 4 horas, com a realização do exame em até 2 horas após o clareamento dos efluentes retais,[43] podendo ser necessária sua administração com sonda nasogástrica.[7]

REFERÊNCIAS BIBLIOGRÁFICAS

1. Kaminski MF, Thomas-Gibson S, Bugajski M et al. Performance measures for lower gastrointestinal endoscopy: a European Society of Gastrointestinal Endoscopy (ESGE) Quality Improvement Initiative. *Endoscopy* 2017 Apr;49(4):378-97.
2. Fiore LG. *Consulta de enfermagem ao paciente a ser submetido à colonoscopia*. Monografia (especialização). Curitiba. Universidade Federal do Paraná; 2001.
3. Jeon SC, Kim JH, Kim SJ et al. Effect of sending educational video clips via smartphone mobile messenger on bowel preparation before colonoscopy. *Clin Endosc* 2019 Jan;52(1):53-8.
4. Ho SB, Hovsepians R, Gupta S. Optimal bowel cleansing for colonoscopy in the elderly patient. *Drugs Aging* 2017 Mar;34(3):163-72.
5. Desai M, Nutalapati V, Bansal A et al. Use of smartphone applications to improve quality of bowel preparation for colonoscopy: a systematic review and meta-analysis. *Endosc Int Open* 2019 Feb;7(2):E216-E224.
6. Guo X, Yang Z, Zhao L et al. Enhanced instructions improve the quality of bowel preparation for colonoscopy: a meta-analysis of randomized controlled trials. *Gastrointest Endosc* 2017 Jan;85(1):90-97.e6.
7. ASGE Standards of Practice Committee, Saltzman JR, Cash BD et al. Bowel preparation before colonoscopy. *Gastrointest Endosc* 2015 Apr;81(4):781-94.
8. Gandhi K, Tofani C, Sokach C et al. Patient characteristics associated with quality of colonoscopy preparation: a systematic review and meta-analysis. *Clin Gastroenterol Hepatol* 2018 Mar;16(3):357-369.e10.
9. Mahmood S, Farooqui SM, Madhoun MF. Predictors of inadequate bowel preparation for colonoscopy: a systematic review and meta-analysis. *Eur J Gastroenterol Hepatol* 2018 Aug;30(8):819-26.
10. Averbach M, Corrêa P. *Colonoscopia*, 2.ed. Rio de Janeiro: Revinter; 2014.

11. Blacker DJ, Wijdicks EF, McClelland RL. Stroke risk in anticoagulated patients with atrial fibrillation undergoing endoscopy. *Neurology* 2003 Oct 14;61(7):964-8.
12. ASGE Standards of Practice Committee, Acosta RD, Abraham NS *et al.* The management of antithrombotic agents for patients undergoing GI endoscopy. *Gastrointest Endosc.* 2016 Jan;83(1):3-16.
13. Hui AJ, Wong RM, Ching JY *et al.* Risk of colonoscopic polypectomy bleeding with anticoagulants and antiplatelet agents: analysis of 1657 cases. *Gastrointest Endosc* 2004 Jan;59(1):44-8.
14. Nam SJ, Kim YJ, Keum B *et al.* Impact of diet restriction on bowel preparation for colonoscopy. *Medicine (Baltimore)* 2018;97(41):e12645.
15. Song GM, Tian X, Ma L *et al.* Regime for bowel preparation in patients scheduled to colonoscopy: low-residue diet or clear liquid diet? evidence from systematic review with power analysis. *Medicine (Baltimore)* 2016;95(1):e2432.
16. Faria SHP. *Protocolo para preparo intestinal em pacientes internados.* São Paulo. Tese [Mestrado profissional] – Unifesp – Escola Paulista de Medicina; 2017.
17. American Society of Anesthesiologists Committee. Practice guidelines for preoperative fasting and the use of pharmacologic agents to reduce the risk of pulmonary aspiration: application to healthy patients undergoing elective procedures: an updated report by the American Society of Anesthesiologists Committee on Standards and Practice Parameters. *Anesthesiology* 2011 Mar;114(3):495-511.
18. Quaresma AB, Briancini G, Chiesa T *et al.* Intestinal preparation for colonoscopy. Comparative study: mannitol, picosulphate and macrogol. *J Coloproctol* 2018;38(2):105-10.
19. Groton M, Fisher MJ, Speroni KG, Daniel MG. A prospective, randomized, single-blind study evaluating the effectiveness, tolerability, and cost of colonoscopy bowel preparations. *Gastroenterol Nurs* 2015 Jan-Feb;38(1):31-41.
20. Johnson DA, Barkun AN, Cohen LB *et al.* US Multi-Society Task Force on Colorectal Cancer.. Optimizing adequacy of bowel cleansing for colonoscopy: recommendations from the US multi-society task force on colorectal cancer. *Gastroenterology* 2014 Oct;147(4):903-24.
21. Maydeo A. Lactitol or lactulose in the treatment of chronic constipation: result of a systematic. *J Indian Med Assoc.* 2010 Nov;108(11):789-92.
22. Faruqui AA, Joshi C. Lactitol: a review of its use in the treatment of constipation. *Int J Recent Adv Pharm Res.* 2012;2(1):1–5.
23. Manes G, Repici A, Hassan C. MAGIC-P study group. Randomized controlled trial comparing efficacy and acceptability of split - and standard-dose sodium picosulfate plus magnesium citrate for bowel cleansing prior to colonoscopy. *Endoscopy* 2014 Aug;46(8):662-9.
24. Hassan C, Bretthauer M, Kaminski MF *et al.* Bowel preparation for colonoscopy: European Society of Gastrointestinal Endoscopy (ESGE) Guideline. *Endoscopy* 2013;45:142-50.
25. Argyropoulos SK, Mahmood SK, Campbell EJ, Richter JM. Improving the Quality of Inpatient Bowel Preparation for Colonoscopies. *Dig Dis Sci* 2018 Feb;63(2):338-44.
26. Kumar A, Lin L, Bernheim O *et al.* Effect of Functional Status on the Quality of Bowel Preparation in Elderly Patients Undergoing Screening and Surveillance Colonoscopy. *Gut Liver* 2016 July 15;10(4):569-73.
27. Tringali A, Thomson M, Dumonceau JM *et al.* Pediatric gastrointestinal endoscopy: European Society of Gastrointestinal Endoscopy (ESGE) and European Society for Paediatric Gastroenterology Hepatology and Nutrition (ESPGHAN) Guideline Executive summary. *Endoscopy* 2017 Jan;49(1):83-91.
28. Vejzovic V, Wennick A, Idvall E, Bramhagen AC. A private affair: children's experiences prior to colonoscopy. *J Clin Nurs* 2015 Apr;24(7-8):1038-47.
29. Mytyk A, Lazowska-Przeorek I, Karolewska-Bochenek K *et al.* Clear Liquid Versus Low-fibre Diet in Bowel Cleansing for Colonoscopy in Children: A Randomized Trial. *J Pediatr Gastroenterol Nutr.* 2018 May;66(5):720-4.
30. Thomson M. Colonoscopy and enteroscopy. *Gastrointest Endosc Clin N Am* 2001 Oct;11(4):603-39, vi.

31. Yoshioka S, Takedatsu H, Fukunaga S *et al.* Study to determine guidelines for pediatric colonoscopy. *World J Gastroenterol.* 2017 Aug 21;23(31):5773-9.
32. De Lima A, Galjart B, Wisse PH *et al.* Does lower gastrointestinal endoscopy during pregnancy pose a risk for mother and child? A systematic review. *BMC Gastroenterol.* 2015 Feb 12;15:15.
33. ASGE Standard of Practice Committee, Shergill AK, Ben-Menachem T *et al.* Guidelines for endoscopy in pregnant and lactating women. *Gastrointest Endosc.* 2012 July;76(1):18-24.
34. Savas N. Gastrointestinal endoscopy in pregnancy. *World J Gastroenterol.* 2014 Nov 7;20(41):15241-52.
35. Im JP, Kim D, Chung SJ *et al.* Visceral obesity as a risk factor for colorectal adenoma occurrence in surveillance colonoscopy. *Gastrointest Endosc.* 2018 July;88(1):119-27.
36. Anklesaria AB, Ivanina EA, Chudy-Onwugaje KO *et al.* The Effect of Obesity on the Quality of Bowel Preparation for Colonoscopy: Results From a Large Observational Study. *J Clin Gastroenterol.* 2018 May 5.
37. Coelho JCCGP, Brescia KOM, Terra LGL *et al.* Estudo prospectivo duplo-cego randomizado entre preparos de cólon com PEG-4000 e Lactulose. GED gastroenterol. *Endosc Dig* 2013;32(3):61-5.
38. Madhoun MF, Chaudrey KK, Chisholm SS *et al.* Efficacy and tolerability of various bowel preparations in diabetic patients: a randomized controlled trial. *Endosc Int Open* 2018 Oct;6(10):E1157-E1163.
39. Saumoy M, Jesudian AB, Aden B *et al.* High prevalence of colon adenomas in end-stage kidney disease patients on hemodialysis undergoing renal transplant evaluation. *Clin Transplant.* 2016 Mar;30(3):256-62.
40. Gentilini P, Vizzutti F, Gentilini A *et al.* Update on ascites and hepatorenal syndrome. *Dig Liver Dis* 2002;34:592-605.
41. Lee JM, Lee JH, Kim ES *et al.* The safety and effectiveness of 2-liter polyethylene glycol plus ascorbic acid in patients with liver cirrhosis: a retrospective observational study. *Medicine* (Baltimore). 2017;96(51):e9011.
42. Kouanda AM, Somsouk M, Sewell JL, Day LW. Urgent colonoscopy in patients with lower GI bleeding: a systematic review and meta-analysis. *Gastrointest Endosc.* 2017 July;86(1):107-17.e1.
43. Beck KR, Shergill AK. Colonoscopy in acute lower gastrointestinal bleeding: diagnosis, timing, and bowel preparation. *Gastrointest Endosc Clin N Am.* 2018 July;28(3):379-90.

UNIDADES ELETROCIRÚRGICAS

CAPÍTULO 24

Kalina Silva de Barros Cysneiros

INTRODUÇÃO

A utilização da eletrocirurgia está cada vez mais presente nos Serviços de endoscopia digestiva, e vem mostrando sua importância no tratamento de doenças do trato gastrointestinal, com aplicação expressiva nos procedimentos endoscópicos minimamente invasivos. Esta tecnologia nos remete a uma era de agilidade, segurança, maximização de resultados e precisão, todavia, requer conhecimento dos seus princípios de funcionalidade e domínio no manuseio a fim de garantir os melhores resultados.

CONCEITO

A unidade eletrocirúrgica (UEC), erroneamente chamada de bisturi elétrico, por não ser um instrumento que promove somente corte como um bisturi, é composta por três componentes básicos: o gerador, o eletrodo ativo e a placa de dispersão (Fig. 24-1).[1,2] Trata-se de um equipamento que permite a passagem de corrente alternada de alta frequência (AF) e alta potência, com o objetivo de produzir aquecimento local instantâneo e controlado em tecidos vivos do corpo humano. Assim, com a variação da corrente elétrica é possível adquirir: corte, coagulação e corte com coagulação. Os efeitos da passagem da corrente elétrica variam consoante o tecido (impedância, humidade, condutividade térmica) e a corrente elétrica utilizada (intensidade, frequência, forma de onda). O calor que destrói os tecidos é produzido por um dispositivo que converte energia elétrica em calor no tecido, provocando alterações a partir dos 45ºC.

Assim, o efeito térmico produz-se segundo a lei de Joule e define a transformação da energia elétrica em energia térmica pela seguinte fórmula:

$$Q = R \times I2 \times t$$

Q exprime a quantidade de calor produzido (Joules);
R significa a resistência dos tecidos atravessados (em Ohm);
I valor da corrente elétrica (em amperes);
t duração da ação (em segundos).

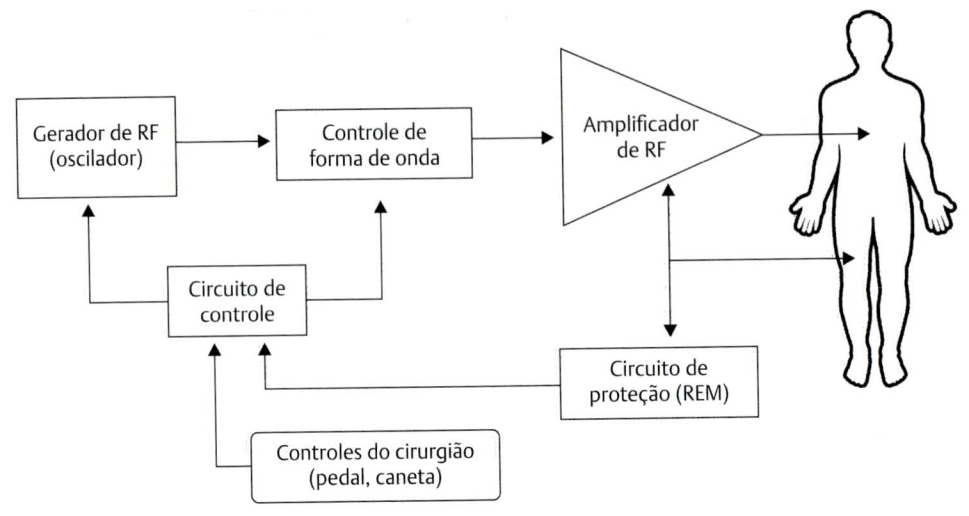

Fig. 24-1. Constituição-base de uma unidade eletrocirúrgica.²

As funções de corte e coagulação têm diversos comportamentos consoante o tipo de corrente produzida e efeitos causados pretendidos:

- *Corte puro:* é um corte puro sem hemostase, que consiste no aquecimento das células de forma rápida de modo a explodirem em decorrência do calor, deixando uma cavidade (Fig. 24-2).
- *Corte blend:* é um corte do tecido somado a um efeito hemostático moderado, ou seja, é um corte com coagulação (Fig. 24-3).
- *Coagulação por dissecação:* produz um efeito térmico que permite a solidificação em profundidade dos tecidos com níveis baixos de potência, ou seja, à medida que o tecido vai aquecendo, a água vai sendo lentamente eliminada. (Fig. 24-4).
- *Coagulação por fulguração:* recomendada para coagular sangramentos. Consiste numa coagulação de superfície por modo de faísca, onde são disparados arcos elétricos entre o elétrodo e os tecidos, sem que estes estejam em contato (Fig. 24-5).
- *Coagulação por spray:* semelhante à fulguração, utiliza uma tensão mais elevada e produz uma ação coagulante reduzida em profundidade e dispersa em superfície (Fig. 24-6).

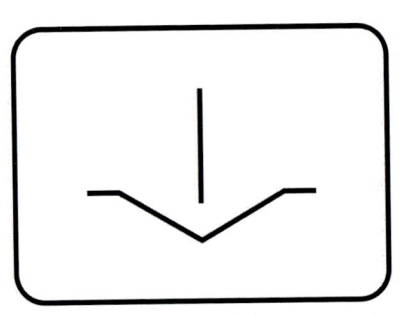

Fig. 24-2. Botão do modo de corte puro.²

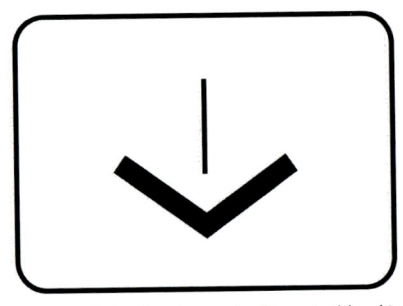

Fig. 24-3. Botão do modo de corte *blend*.²

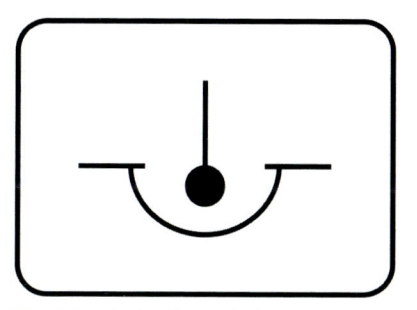

Fig. 24-4. Botão do modo de coagulação por dissecação.[2]

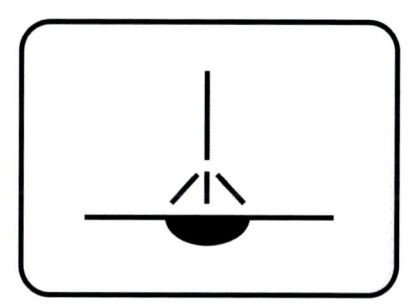

Fig. 24-5. Botão do modo de coagulação por fulguração.[2]

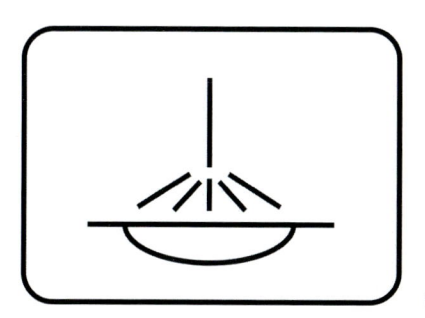

Fig. 24-6. Botão do modo de coagulação por *spray*.[2]

INDICAÇÕES DA UEC NA ENDOSCOPIA DIGESTIVA

- *Eletrocirurgia monopolar:* a corrente de AF flui num circuito fechado, do aparelho ao instrumento, pelo corpo do paciente ao eletrodo neutro (EN) – sinônimo de placa de dispersão, e de lá novamente ao aparelho. O efeito cirúrgico ocorre na ponta do eletrodo ativo. O segundo eletrodo, o neutro, é posicionado num ponto adequado da pele do paciente para dissipar a corrente em grande superfície. Por meio da alta densidade de corrente é gerado um efeito térmico: um corte ou uma coagulação, no local de aplicação pontual,[3] ou seja, a ponta do bisturi e a placa de dispersão situam-se em dois pontos separados e distantes da área de ressecção. Portanto, a disseminação da energia se dá por todo o projeto compreendido entre a ponta do bisturi e a placa, comumente, por todo organismo.[4] Na endoscopia digestiva a eletrocirurgia monopolar é frequentemente utilizada nas polipectomias, esfincterectomias, dissecção submucosa endoscópica, coagulação com plasma de argônio, entre outros.
- *Placa de dispersão:* é fundamental na eletrocirurgia monopolar, pois ela é responsável por captar a corrente e fazê-la retornar para a unidade de eletrocirurgia. Devem ser colocadas em regiões bem vascularizadas, com boa massa muscular e nunca sobre protuberâncias ósseas, cicatrizes ou tatuagens, deve ser evitado colocar a placa em membros que possuam pinos e próteses. A região deve estar limpa, seca e, preferencialmente, tricotomizada.[1] Deve ter tamanho suficiente para manter ampla área de dispersão da eletricidade. A superfície varia de 60 cm^2 para crianças, a valores acima de 170-180 cm^2 para adultos, dependendo do fornecedor.[5]

- *Corte pulsado:* algumas UEC dispõem de programas computadorizados que controlam cortes intercalados com coagulação. Esse tipo de corte é chamado de corte pulsado ENDOCUT/ECUT, e permite realizar incisões com riscos reduzidos de dano térmico tecidual não intencional, como por exemplo, perfuração da parede intestinal. Oferece condições adequadas para cirurgias endoscópicas como, dissecção submucosa, polipectomia, papilotomia e mucosectomia. Permite, também, retirar amostras de pólipos e lesões ressecadas com maior precisão e qualidade para análise histológica.[1]
- *Eletrocirurgia bipolar:* a densidade da corrente é largamente concentrada na ponta dos elétrodos, já que o contato com o tecido completa um circuito entre dois elétrodos intimamente juntos. Operam com energia muito inferior em relação ao sistema monopolar.[6] Tudo se passa, como se uma das extremidades fosse o eletrodo ativo e a outra a placa de dispersão.[1] Ou seja, a corrente flui apenas na área do tecido entre os dois polos do instrumento, e não através do corpo do paciente.[3] Na eletrocirurgia bipolar não há necessidade da placa de dispersão. As principais indicações na endoscopia digestiva são a hemostasia térmica por contato com sondas bipolares e a ablação de esôfago de Barrett.
- *Coagulação por plasma de argônio (CPA) – (Fig. 24-7):*[7] na CPA, a corrente de AF é transmitida ao tecido-alvo pelo gás argônio ionizado, sem contato entre a ponta da sonda e o tecido. O processo é descomplicado, possibilita o estancamento seguro de hemorragias, a coagulação homogênea e eficaz da superfície e a desvitalização (técnica onde são destruídas anomalias do tecido, lesões ou tumores. A partir de uma temperatura de 50 a 60°C, a danificação das células é irreversível – com profundidade de penetração regulável.[8] Por ser um procedimento sem contato, a CPA tem a vantagem de a extremidade distal do instrumento não poder aderir ao tecido coagulado e romper, novamente, o tecido cauterizado; e a outra vantagem é a profundidade de penetração da CPA limitada e minimizada pela perfuração. CPA tanto pode ser aplicada axial como tangencialmente.[3] As principais indicações de uso do CPA: Hemostasia – ectasias vasculares (GAVE), angiodisplasias, telangiectasias, enteroproctopatias induzidas por radiação (actínica), nas úlceras sangrantes, em varizes finas ou neoformações vasculares pós-ligadura elástica ou esclerose. Ablação – casos selecionados de esôfago de Barret, adenomas residuais pós-polipectomia ou mucosectomia, neoplasias inoperáveis de esôfago e cárdia para

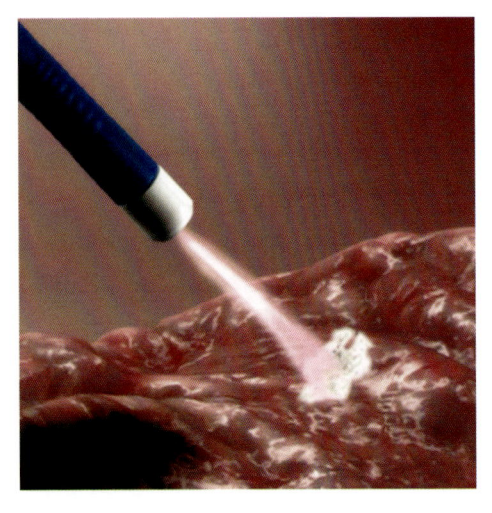

Fig. 24-7. Coagulação com plasma de argônio.[7]

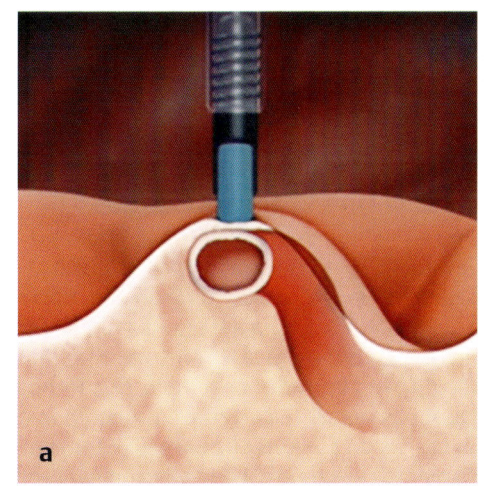

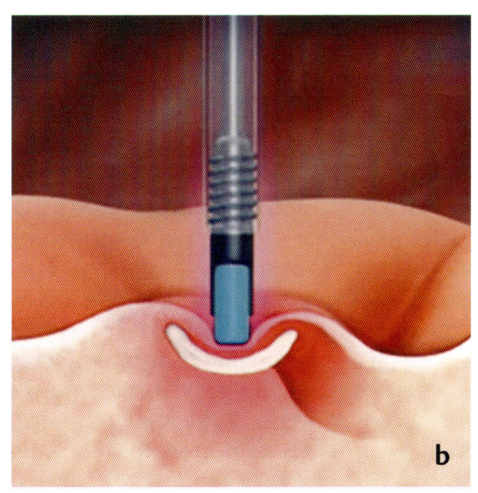

Fig. 24-8. (a, b) *Heater probe.*[7]

tunelização com ou sem posterior passagem de próteses e tumores inoperáveis de esôfago, estômago e reto.[1]
- *Heater probe (Fig. 24-8) (Olympus):* é constituído por uma fonte geradora de energia e de água sob pressão, o cateter e os pedais que controlam a energia e o fluxo de água. O cateter é constituído por um cilindro de alumínio por onde se propaga a energia. Em sua porção distal há uma espiral interna distal que é revestida por uma camada de Teflon. O calor desprendido pelo cateter eleva a temperatura tecidual levando à desnaturação proteica e, consequentemente, colabamento dos vasos sanguíneos. Os efeitos do *Heater Probe* ocorrem quando há um mecanismo de pressão sobre os tecidos. As principais indicações do *Heater Probe* são úlceras sangrantes, lesão de Dieulafoy, malformações vasculares (telangiectasias), enteroproctopatias induzidas por radiação (actínica), tumores sangrantes e lesão de Mallory Weiss.[1] Quando se utilizam os cateteres de contato, é importante pressionar o cateter sobre o vaso, comprimindo o mesmo até seu completo colabamento e cauterizando até formar uma depressão, confirmando a completa coagulação do vaso.

EFEITOS DO AVANÇO TECNOLÓGICO NA ENDOSCOPIA DIGESTIVA INTERVENCIONISTA

- *ERBE:* a estação de trabalho gastroenterológica, em sua versão completa, consiste no aparelho eletrocirúrgico (Modelo VIO 200 D), no aparelho para coagulação com plasma de argônio (APC 2) e cirurgia com jato de água (ERBEJET 2) e numa bomba de lavagem endoscópica (EIP 2), que permite lavar a região-alvo para melhorar a visão. O *software*, o *hardware* e os módulos da estação de trabalho, bem como a vasta seleção de instrumentos, foram configurados para a endoscopia flexível.
- *Tecnologia híbrida:* eletrocirurgia combinada com hidrocirurgia – com a elevação por jato de água sem agulha, é possível criar almofadas com líquido no tecido. Da mesma forma é possível separar camadas anatômicas umas das outras.[3] Estruturas de tecidos

são dissecadas de forma seletiva e menos invasiva. Até uma determinada pressão, os vasos sanguíneos e nervos permanecem intactos.
- Aplicações com tecnologia híbrida:[9] Dissecção endoscópica da submucosa (ESD), tunelização submucosa, dissecção endoscópica (STER) e miotomia endoscópica peroral (POEM).[3]

COMPLICAÇÕES RELACIONADAS COM O USO DAS UECS

As lesões mais frequentes são as queimaduras ou aquecimento na região do contato placa-pele. As três grandes causas são: trauma térmico não intencional ou por uso inapropriado do eletrodo ativo; trauma térmico indesejável no local da placa, quando não ocorre bom contato com a placa e na pele a energia é dispersada por uma área menor, o que faz aumentar o aquecimento no local e causar dano; a corrente elétrica assume um caminho indesejável através do corpo do paciente que não da placa como, por exemplo, os adornos metálicos que funcionam como vias alternativas à passagem de corrente, aumentando o risco de lesões.[6] A Associação Brasileira de Normas Técnicas (ABNT), por meio da norma NBR IEC 601-2-2, rege as diretrizes sobre equipamentos eletromédicos e relaciona as proteções presentes nos produtos. Entre elas destacamos: a falta de manutenção do equipamento e instalações elétricas deficientes. Do mesmo modo, o posicionamento da placa de dispersão deve ser realizado por indivíduos qualificados, após treinamentos com os fabricantes ou com o serviço de engenharia clínica do Serviço. Acidentes em ambientes hospitalares englobando os profissionais da área da saúde, pacientes, visitantes, instalações e equipamentos, podendo gerar ações legais contra os responsáveis. O uso não indicado de eletrodos ativos descartáveis reprocessados. O reprocessamento (esterilização) modifica a característica do material, podendo acarretar acidentes durante o procedimento.[10]

CUIDADOS PARA A UTILIZAÇÃO SEGURA DA UEC (FIG. 24-9 E QUADRO 24-1)[3]

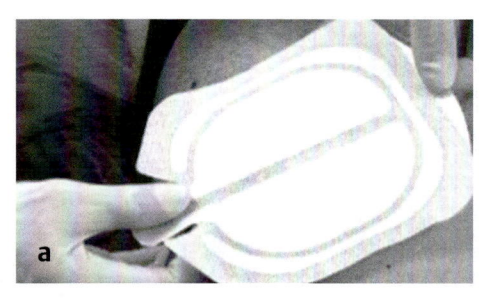

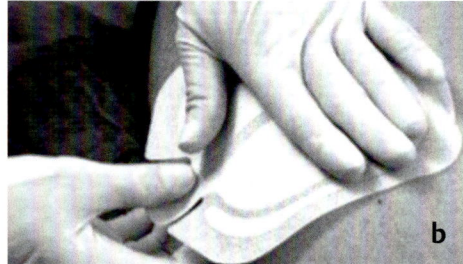

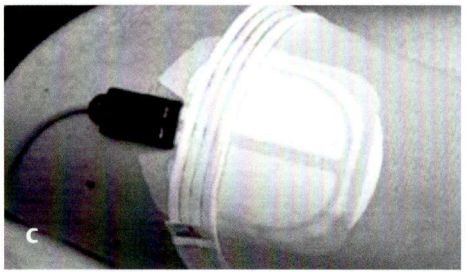

Fig. 24-9. Colocação do eletrodo neutro (EN) ou placa de dispersão. (**a**) Escolher o eletrodo neutro adequado. (**b**) Aplicar o eletrodo neutro sem dobras. (**c**) O eletrodo neutro pode ser colocado sob a meia antitrombose.[3]

Quadro 24-1. Utilização Segura da UEC

1. Posicionar o paciente de forma isolada

- Posicionar o paciente seco sobre a mesa cirúrgica coberta e eletricamente isolada
- Remover todos os adornos corporais (*piercings*, anéis, correntes, relógios, pulseiras, próteses dentárias removíveis); cobrir com adesivos não é suficiente
- Colocar os braços e as pernas numa posição flexionada ou isolá-los do corpo com a ajuda de panos; evitar o contato pele com pele, nos casos de dobras na pele ou no peito (interposição de gaze seca)
- O paciente não deve tocar em objetos eletricamente condutores (p. ex., suporte da infusão)

2. Escolher o eletrodo neutro (EN) adequado

- Deve-se dar a preferência a ENs autocolantes divididos em vez de ENs não divididos ou eletrodos de silicone
- Usar o EN adequado para bebês
- Sempre que possível, usar ENs divididos, uma vez que só estes podem ser supervisionados pelo sistema de segurança

3. Escolher a posição do eletrodo neutro (EN)

- Posicionamento possível do EN na coxa, no braço superior e no flanco
- Posicionar o EN o mais próximo possível do campo operatório, com uma distância mínima de 15 cm
- A corrente monopolar não deve passar por "gargalos" elétricos do corpo (p. ex., cotovelo, joelho)
- Sempre que possível, posicionar o EN sobre o tecido com boa condutibilidade elétrica (tecido muscular)
- Não aplicar o EN em tecido adiposo, ossos/articulações, pregas da pele ou da cabeça
- Sempre que possível, posicionar o EN sobre tecido saudável. Evitar cicatrizes, hemorragias e tatuagens
- O paciente não deve estar deitado sobre o EN, cabos ou a conexão do cabo
- Em caso de reposicionamento do paciente, estar atento para que o EN e o cabo não se soltem e não fiquem embaixo do paciente

Pacientes com implantes ativos ou passivos

- Quando se trata de pacientes portadores de um marca-passo ou de outros implantes condutores, usar instrumentos bipolares
- Em caso de instrumentos monopolares, colocar o EN a uma determinada distância do implante e de modo que a linha da corrente não passe pelo implante. Minimizar o número do efeito (tensão) e a limitação da potência (*watt* máx.)

4. Preparar a superfície de aplicação

- O EN não deve ser aplicado em locais com pelos. Cortar os pelos do local de aplicação do EN
- O local de aplicação do EN deve estar seco e isento de gorduras

5. Aplicar o eletrodo neutro corretamente

- O EN não deve ser cortado
- Aplicar o EN longitudinal sempre com o lado longitudinal virado para o campo operatório
- Aplicar o EN com toda a superfície e sem dobras; evitar bolhas de ar
- Pacientes com meias antitrombose: o EN pode ser aplicado embaixo da meia. Deixar os conectores e os cabos soltos
- Um EN autocolante deve ser usado apenas uma única vez

6. Evitar a inflamação de substâncias combustíveis

- Evitar gases inflamáveis e comburentes no campo operatório (p. ex., gases anestésicos ou endógenos)

Fonte: Manual Erbe Elektromedizin GmbH; 2017.[3]

PAPEL DO ENFERMEIRO

O enfermeiro tem a grande missão de desenvolver suas atribuições de forma hábil e inteligível, no seu campo de trabalho. Precisa estabelecer vínculos com o Serviço de Engenharia Clínica, Fabricantes de UECs, Gerência de Risco, Comitê de Qualidade de sua Instituição de trabalho, com o objetivo de exercer uma parceria produtiva e efetiva. É necessário que sua equipe seja periodicamente treinada por profissionais habilitados e representantes do fabricante, que tenha acesso aos protocolos (elaborados e atualizados periodicamente), que as competências sejam bem definidas e, de fato, desempenhadas, e que haja verificação do índice de adesão da equipe aos protocolos instituídos.

Algumas medidas podem ser aplicadas e/ou supervisionadas pelo enfermeiro para garantir uma assistência diferenciada no manuseio da UEC:

- Antes da utilização da UEC, sempre verificar as recomendações do fabricante.
- Sempre verificar o funcionamento da UEC, preparar, montar e testar antes do uso por meio de *checklist*.
- Confirmar com a equipe sobre o procedimento a ser realizado e preparar o material necessário.
- Verificar a disponibilidade dos acessórios, suas condições para uso e respectivas datas de validades.
- Realizar a limpeza e desinfecção da UEC sempre após cada uso (conforme orientação do fabricante e CCIH, por meio de protocolo, seguido de treinamento). Registrar em planilha e colocar etiqueta na UEC com data e assinatura de quem realizou, para comprovação.
- O pedal pode ser envolvido com plástico filme ou outro material impermeável e descartável, para garantir que seja trocado a cada procedimento realizado, evitando contaminação por fluidos, que podem respingar durante o uso da UEC.
- Elaborar planilha para registros de acidentes ocupacionais e, em caso de ocorrência, prestar assistência imediata, notificar em seguida a Supervisão de Enfermagem, Medicina do Trabalho e Recursos Humanos.
- Elaborar planilha para registros de eventos adversos e, em caso de ocorrência, prestar assistência imediata ao paciente, notificando, em seguida, à Engenharia clínica, Gerência de Risco e Núcleo de segurança do paciente.
- Elaborar planilha para registros de eventuais falhas ou problemas ocorridos com a UEC antes, durante e após utilização, com a data, hora e o tipo de problema, para que seja notificado e corrigido pela Assistência técnica e/ou Engenharia clínica.

O Quadro 24-2 apresenta um modelo de Protocolo proposto pelo Serviço de Educação em Enfermagem da Divisão de Enfermagem do HC-UFTM- HC-UFTM, administrado pela Ebserh Uberaba – MG.[11]

Todas essas modalidades da eletrocirurgia permitem que a realização dos procedimentos endoscópicos seja bem-sucedidos, quando se tem uma equipe bem treinada que conhece sobre a UEC, sua funcionalidade e sobre os cuidados necessários a serem empregados. Administrar e atuar no Serviço de Endoscopia, antes mesmo de ser gratificante, é também um compromisso de muitas responsabilidades para o enfermeiro, que tem a habilidade de agregar conhecimento técnico, científico e humanitário, para realizar com altas doses de assertividade tudo o que faz.

CAPÍTULO 24 • UNIDADES ELETROCIRÚRGICAS

Quadro 24-2. Protocolo para Uso de UEC, do Hospital de Uberaba-MG da EBSERH

Agente	Ação	Não conformidade
Técnico de enfermagem	Verificar: Se o fio da placa neutra não está rompido Se a placa é adequada ao eletrocautério disponível na sala	Utilizar outro equipamento
	Sistema de alarme de desconexão da placa está em funcionamento	Utilizar outro equipamento
	Colocar gel condutor próprio na placa para aumentar a condutibilidade entre a placa e o corpo do indivíduo	
	Retirar substâncias inflamáveis, como antissépticos, da proximidade do indivíduo	
	Colocar a placa com gel após o cliente estar na correta posição e zelar para que não haja deslocamento da peça quando houver mudança de posição	
	Manter o plugue do cabo da placa afastado do corpo do cliente para não causar lesões de pele em decorrência da pressão	
	Posicionar a placa, após o devido posicionamento do cliente	Proibido o posicionamento da placa em pele lesionada, áreas com saliência óssea, próteses metálicas, tatuadas (principalmente de coloração avermelhada) e com excesso de pelo
	Colocar a placa de retorno o mais próximo possível do local de cirurgia e manter um desfibrilador pronto para uso, quando não for possível utilizar instrumentos bipolares	
	Manter o cliente sobre uma superfície seca, sem contato com partes metálicas da mesa de cirurgia	
	Permanecer atento para possíveis riscos de combustão, quando forem usadas substâncias inflamáveis, como antissépticos e anestésicos	
	Inspecionar a pele do cliente para verificar sua integridade, particularmente nas áreas de pressão, antes e após a cirurgia	
	Verificar a pele, após o término da cirurgia, que esteve em contato com a placa, em caso de presença de sinais de queimadura comunicar imediatamente com a chefia imediata	Notificar no sistema de notificações de eventos (Vigihosp) as não conformidades relacionadas com o processo de uso de bisturi elétrico

(Continua.)

Quadro 24-2. *(Cont.)* Protocolo para Uso de UEC, do Hospital de Uberaba-MG da EBSERH

Agente	Ação	Não conformidade
Enfermeiro	Supervisionar a rotina	
	Solicitar e acompanhar manutenção preventiva e corretiva nos aparelhos em uso	
	Identificar as não conformidades relacionadas com o processo do uso do bisturi elétrico	Se identificado, propor educação em serviço e notificar no Vigihosp

Fonte: HC-UFTM, administrado pela Ebserh – Ministério da Educação, 2016.[11]

REFERÊNCIAS BIBLIOGRÁFICAS

1. Faria KB. Fontes de energia em endoscopia digestiva. In: Marcelo Averbach *et al.* (Eds.). *Endoscopia digestiva diagnóstico e tratamento, SOBED.* Rio de Janeiro: Revinter; 2013. c. 2.
2. Silva DRC. *Engenharia clínica manutenção de equipamentos de eletromedicina.* Dissertação. (Mestrado) Universidade de Coimbra, 2015.
3. Manual Erbe Elektromedizin GmbH. *Gastroenterologia, aplicação e conselhos práticos.* Alemanha, 2017. Disponível: https://www.erbe-med.com/erbe/media/Marketingmaterialien/85800-431_ERBE_PT_Application_brochure_of_gastroenterology__D067235.pdf.
4. Tomishige T, Matuguma SE. Bisturi elétrico. In: *Endoscopia gastrointestinal terapêutica – SOBED* (Sociedade Brasileira de Endoscopia Digestiva). São Paulo: Tecmedd; 2006. c. 16.
5. Bisinotto FMB, Dezena RA, Martins LB *et al.* Queimaduras relacionadas à eletrocirurgia - Relato de dois casos. *Rev Bras Anestesiol* 2017;67(5):527-34.
6. Afonso FIS, Carvalho MSLE, Oliveira LMN. O papel do enfermeiro na prevenção de complicações associadas à prática da eletrocirurgia. *Rev Invest Enferm* 2014;9:76-80.
7. Orso IRB. Como tratar a úlcera péptica hemorrágia? – fevereiro 2017 endoscopia terapêutica – Disponível em: http://endoscopiaterapeutica.com.br.
8. Manual Erbe Elektromedizin GmbH. Cirurgia de alta frequência, aplicação e conselhos práticos. Alemanha, 2017. Disponível: https://www.erbe-med.com/erbe/media/Marketingmaterialien/85800- 27_ERBE_PT_Use_of_Electrosurgery__D065098.pdf
9. Manual Erbe Elektromedizin GmbH. ERBEJET 2. A diversidade da hidrocirurgia: ERBEJET® 2 com instrumentos híbridos. Alemanha, 2016. Disponível: https://www.erbe-med.com/erbe/media/Marketingmaterialien/85150-400_ERBE_PT_ERBEJET_2__D048226.pdf
10. Cruz GT, Ribeiro LRF, Lima BF de S *et al. Riscos e causas de queimaduras em pacientes quando submetidos a procedimentos cirúrgicos com o uso de unidade eletrocirúrgica.* Curso de Especialização em Engenharia Clínica. Universidade Federal de Pernambuco, Recife, Brasil. Departamento de Eletrônica e Sistemas/Hospital das Clínicas, Universidade Federal de Pernambuco, Recife, Brasil, *e-mail:* gtzurc@gmail.com XXIV Congresso Brasileiro de Engenharia Biomédica – CBEB 2014
11. HC-UFTM, administrado pela Ebserh – Ministério da Educação. Utilização do Bisturi elétrico. POP: Normas e Rotinas da Enfermagem produzido pelo Serviço de Educação em Enfermagem da Divisão de Enfermagem do HC-UFTM- Uberaba, 2016. 241p.

COLETA DE FRAGMENTOS PARA ANATOMIA PATOLÓGICA E OS CUIDADOS NO ARMAZENAMENTO E IDENTIFICAÇÃO DA AMOSTRA

Rosane Von Cirne
Lúcia Helena Lourenço

A endoscopia digestiva, embora relativamente recente (bem menos do que 100 anos), é o método diagnóstico e terapêutico que permite a visualização dos revestimentos do esôfago, estômago e primeiras porções do duodeno, íleo terminal e cólons, assim como de coleta de amostras e mesmo ressecção total de lesões. A importância desta camada de revestimento (mucosas) deriva do grande número de neoplasias benignas e malignas que dela se originam. Portanto, a endoscopia digestiva é um exame complementar na investigação e tratamento de lesões mucosas do sistema digestório.

As biópsias e coleta de material serão realizadas sempre que o médico solicitante ou o endoscopista responsável pelo exame julgarem necessário, por exemplo: pólipos, úlceras gástricas, tumores, áreas de aspecto "suspeito" e para a pesquisa de *Helicobacter pylori* (associado a diversas patologias, especialmente, as úlceras duodenais). Estes procedimentos são feitos por meio de passagem de uma pinça, por um canal do endoscópico por onde entra a pinça e sai pinça mais fragmento.

As biópsias são também classificadas de acordo com o instrumento utilizado para obtê-las: faca fria (*could knife*), cautério ou agulha. A biópsia feita com cautério deve ser evitada, pois a corrente elétrica causa distorção no tecido (desarranjo de núcleos e outras organelas), o que prejudica tanto a coloração quanto a interpretação da amostra.

O número de fragmentos é determinado pelo tipo de lesão e é definido pelo endoscopista, nunca esquecendo que os fragmentos devem trazer a identificação do local de onde foram obtidos (p. ex., tumor 5 fragmentos – tecido normal, sem alterações macroscópicas; 2 fragmentos – cada amostra em um pote individual).

A coleta de material é, em geral, um método simples que deve obedecer a alguns quesitos – simples nem sempre é fácil ou isento de erros:

- Os fragmentos quase sempre são da mucosa (exceção ao esôfago que é recoberto por epitélio escamoso) – (Fig. 25-1).
- A pinça deve ser afiada, pois o tecido deve ser cortado e não arrancado.

A pinça de biópsia, instrumento utilizado para coleta de material, consiste em duas colheres opostas que medem 0,3 cm de circunferência e fornecem uma peça cirúrgica com 0,3 × 0,2 × 0,1 cm de medidas (estendida). Com a utilização deste acessório pode-se realizar o procedimento de coleta de material para posterior estudo em laboratório de anatomia patológica, cujo diagnóstico é fundamental para definição diagnóstica e tratamento (Fig. 25-2).

Fig. 25-1. Coleta de biópsia.

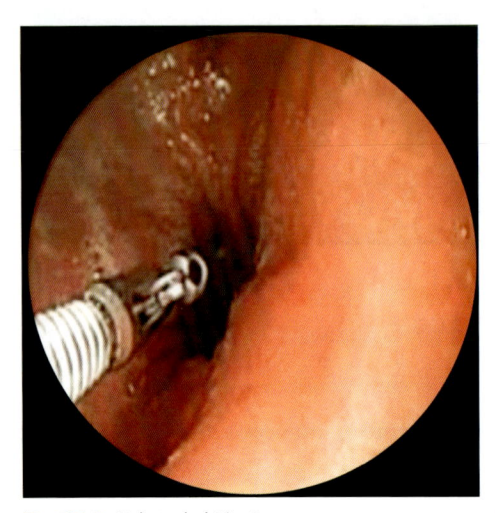

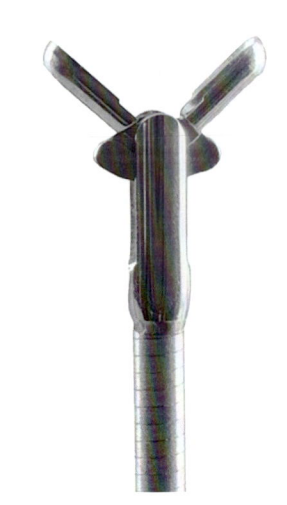

Fig. 25-2. Pinça de biópsia.

De acordo com a Classificação de Spauding, são consideradas como críticas por invadirem a mucosa, exigindo esterilização para uso.[1]

Em conformidade, a RDC nº 185 de 2001 – Anvisa, de acordo com a Classificação de Risco são consideradas classe II, médio risco, sendo exigido registro para comercialização. Quanto ao rótulo das pinças, há obrigatoriedade de informes no idioma em português, constando nome do produto, uso e finalidade a que está destinado, lote, validade, condições de armazenamento por meio de símbolos e nome do fabricante.[2]

As pinças de biópsia variam em tamanho e *design*, são fabricadas no formato de uso único e reutilizáveis. Apresentam configuração complexa, devendo o usuário seguir informação para uso do fabricante (Fig. 25-3).

Em decorrência do *design* complexo, as pinças de biópsia reutilizáveis devem ser processadas entre os usos, sendo imprescindível a limpeza em lavadora ultrassônica e esterilização em vapor com pressão a fim de garantir processamento efetivo, evitando risco de contaminação.[2,3]

As pinças com espícula fornecem maior ancoramento e estabilidade para coleta de biópsia como, por exemplo, em áreas do esôfago.

Não há diferença significativa na amostra coletada entre pinças de biópsia com ou sem espícula.[4]

Pinças de *hot biopsy* destinam-se à utilização endoscópica em conjunto com corrente eletrocirúrgica monopolar para recolher biópsias da mucosa do tecido gastrointestinal para exame microscópico e para remoção de pólipos sésseis (Fig. 25-4).

De acordo com estudo, a pinça serrilhada fornece amostras maiores em comparação com a pinça de concha oval do mesmo tamanho, fornecendo o maior tamanho de amostra. Pinças de concha oval apresentam maior penetração no epitélio, enquanto pinças de concha serrilhada de maior diâmetro da concha apresenta menos artefato de esmagamento. Independente do tipo de concha, todas as pinças fornecem espécimes adequados para fins de diagnóstico.[5]

A indicação da coleta, localização e quantidade de fragmentos ou não coleta de biópsia é baseada em evidências, disponível em literatura científica.

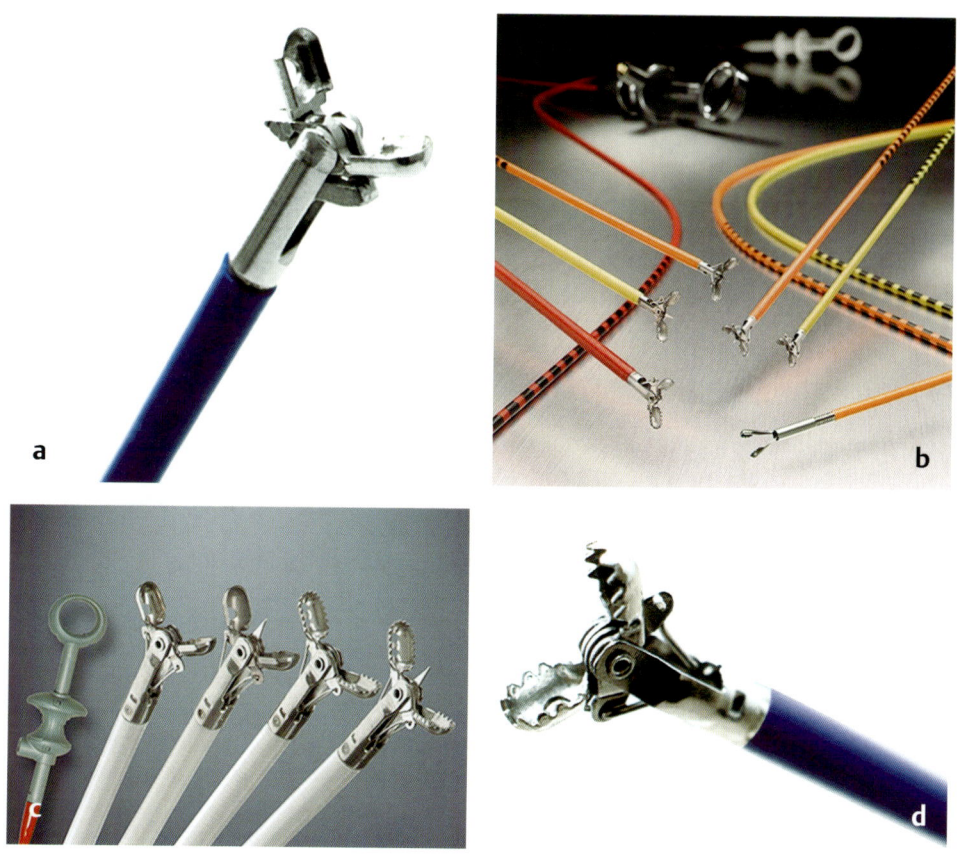

CAPÍTULO 25 • COLETA DE FRAGMENTOS PARA ANATOMIA PATOLÓGICA...

Fig. 25-3. (a-d) Pinça de biópsia descartável.

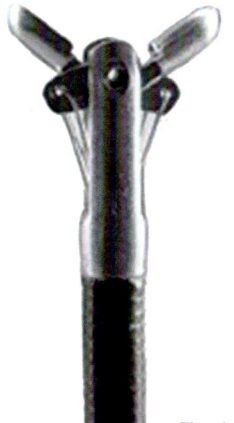

Fig. 25-4. Pinça de *hot biopsy*.

Na endoscopia digestiva alta, as patologias com indicação para coleta de biópsia são doença do refluxo gastroesofágico; esofagite eosinofílica; infecções no esôfago como candidíase, vírus da imunodeficiência humana (HIV), citomegalovírus (CMV), herpes-vírus humano (HSV); *Helicobacter pylori* (Hp); pólipos gástricos; doença celíaca; úlcera péptica; gastrites; metaplasias e Barrett's.

Na endoscopia digestiva baixa são colites microscópicas; doenças inflamatórias intestinais (DII); *screening* de displasia para doentes com DII; lesões polipoides do cólon; Pouchitis.[6]

Para melhor controle de reutilização das pinças de biópsia reutilizáveis, o serviço de endoscopia deve implantar sistema de vigilância, em impresso próprio onde cada acessório deve receber identificação individualizada constando nome do fabricante, série e lote de fabricação para melhor rastreabilidade das pinças. Estes servem também para estimar custos envolvidos no procedimento, compras futuras e definição de escolha para compra (Fig. 25-5).

O material coletado deve ser rapidamente acondicionado em frasco de boca larga contendo solução de formol a 10%, que vai permitir uma fixação adequada. Para retirada do fragmento da concha da pinça, aconselha-se o uso de papel filtro para preservação do fragmento e melhor análise histológica, bem como minimizar risco de contaminação e ocupacional com o acessório utilizado para retirada do fragmento da concha (Fig. 25-6).

Alguns serviços de endoscopia costumam estender o fragmento sobre pequenos pedaços de papel filtro para que o mesmo fique aderente ao papel, portanto, esticado (vale lembrar que uma das camadas da mucosa é muscular, a muscular da mucosa, e que ela tende a se retrair tão logo seja cortada, assim, o material, quando sai da pinça, tem o formato de uma "bolinha", levar em conta que o volume ideal para cada peça deve ser de 10 a 20 vezes no volume do material retirado.

O frasco deve ser correto e imediatamente identificado com o nome do médico examinador, nome e identificação do paciente, local anatômico de onde foi retirada certa quantidade de fragmentos (Fig. 25-7).

O preenchimento da ficha de solicitação do exame deve ser feito pelo endoscopista, constando todos os dados pertinentes ao material (natureza e localização) e pertinentes

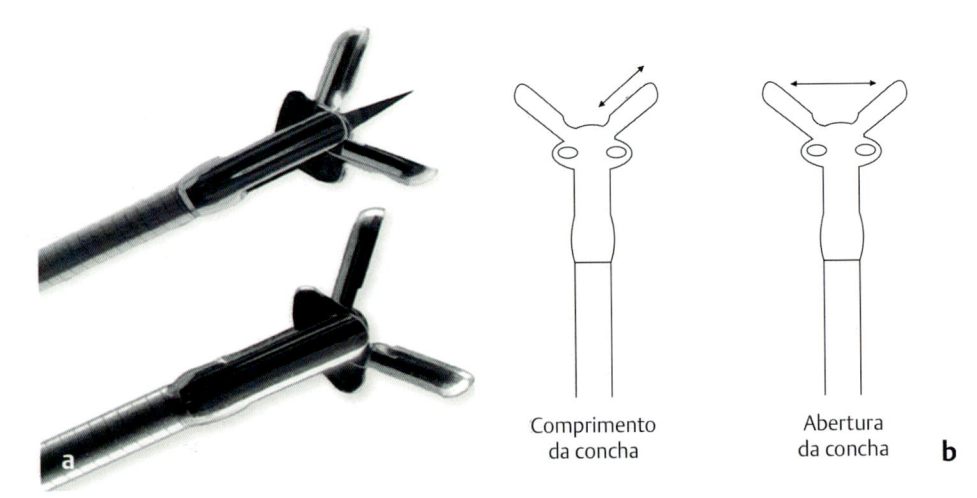

Fig. 25-5. (a, b) Pinça de biópsia reutilizável com e sem espícula.

CAPÍTULO 25 • COLETA DE FRAGMENTOS PARA ANATOMIA PATOLÓGICA... 291

CUIDADOS
Como proceder com o espécime cirúrgico

Papel, filtro ou cartão

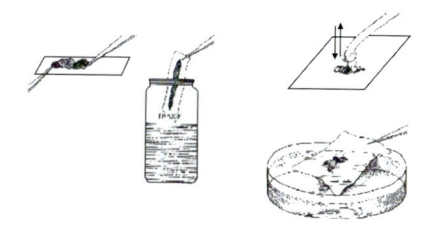

Fig. 25-6. Cuidados. Como proceder com o espécime cirúrgico.

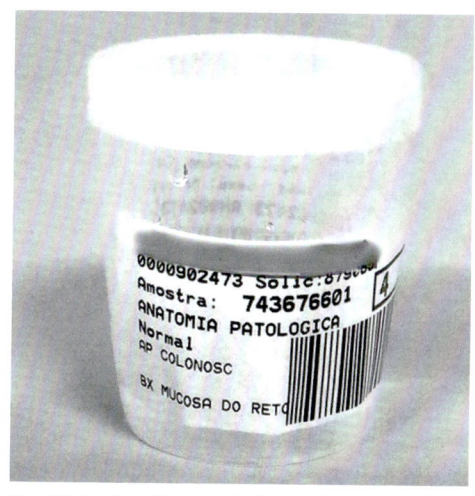

Fig. 25-7. Identificação do frasco de biópsia.

ao paciente, dados que contribuam para a correlação anatomoclínica e conclusão diagnóstica final (problema clínico, informações laboratoriais e de imagem, hipóteses diagnósticas e todas as dúvidas que o exame deve tentar responder). Devem constar claramente, também, a identificação do médico solicitante e telefone caso haja necessidade de informações complementares ou discutir diagnósticos diferenciais, e para qual laboratório de anatomia patológica foi enviado.

Após o término do procedimento, o frasco deve ser retirado da sala de exame, encaminhado ao serviço de anatomia patológica, constando registros relativos ao recebimento do material em impresso próprio destinado a esta finalidade.

Em certos casos, dependendo do que se quer pesquisar é possível retirar o material fixado em formol ou até mesmo incluído em parafina para processamento por exemplo de microscopia eletrônica.

Outra opção para coleta de biópsia é por meio de procedimentos de ultrassonografia endoscópica, onde se utiliza agulha de punção aspirativa com coleta de material para análise (Fig. 25-8).

Quando são obtidos esfregaços por punção ou diretamente das mucosas, deve-se, imediatamente, realizar o esfregaço na lâmina e colocá-las em frascos com álcool 95% para evitar ressecamento. Exames específicos como de imuno-histoquímica, hibridização *in situ*, pesquisa de alguns agentes infecciosos como HPV, citomegalovírus, Epstein-Barr e outros podem ser realizados em material já fixados e incluído em parafina.

A medida que endoscópicos e acessórios foram sendo aprimorados no sentido de obtenção de material e segurança dos pacientes, a utilização do método rapidamente tornou-se, além de diagnóstica, terapêutica, tanto que a Endoscopia Terapêutica tornou-se um capítulo à parte. As técnicas e acessórios usados não fazem parte do objetivo deste capítulo, no entanto serão discutidos os manejos dos espécimes retirados por estes métodos.

Como regra geral, as lesões polipoides são retiradas sem biópsias prévias, com alças de polipectomias que seguem as mesmas considerações tratadas anteriormente para pinças de biópsia com relação às classificações, instruções de uso conforme fabricante e rastreabilidade quando se tratar de acessório reutilizável (Fig. 25-9).

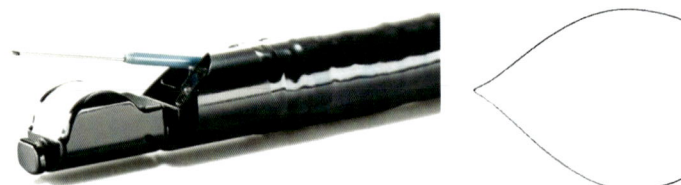

Fig. 25-8. Agulha de punção aspirativa.

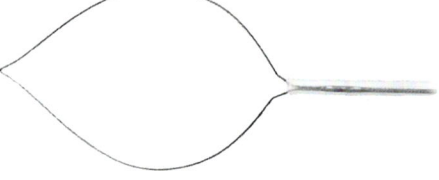

Fig. 25-9. Alça de polipectomia.

Pequenas lesões menores que 5 mm podem ser retiradas com o *hot biopsy*. Lesões de maiores dimensões podem ser removidas por polipectomia ou mucosectomia, com auxílio de vários acessórios, de diversos tamanhos. Estas abordagens permitem uma avaliação histopatológica definitiva e pode ser curativa.

Lesões polipoides grandes necessitam de potes maiores e maior quantidade de formol; as peças devem ser recobertas pelo fixador.

O desenvolvimento das técnicas diagnósticas (colorações, padrão de criptas, e o uso da ecoendoscopia concomitante a endoscopia simples) permite o diagnóstico preciso das dimensões da lesão e seu grau de invasão podendo ser retiradas com menor risco para o paciente (quando comparado à cirurgia convencional).

As lesões planas são retiradas por técnica de dissecção endoscópica que resulta num retalho de mucosa; este espécime deve ser cuidadosamente distendido sobre uma placa de isopor, com a face que mostra a lesão para cima e fixadas ao isopor por meio de agulhas finas e direcionadas no sentido oblíquo, desde a borda da peça até seu centro. Nunca esquecer que a lesão deve ficar em contato com o formol (virada para baixo), potes e formol devem ser adequados ao tamanho da lesão.

A prática de coleta de material ou não só está sendo revisada buscando condensar as evidências existentes sobre essa prática, focando num diagnóstico preciso das doenças gastrointestinais, mas também procurando racionalizar recursos sem comprometer o segmento adequado dos pacientes.

O desenvolvimento de políticas junto com o departamento patológico é fundamental para o estabelecimento efetivo dessas práticas.

REFERÊNCIAS BIBLIOGRÁFICAS

1. Spaulding EH. Chemical disinfection and antisepsis in the hospital. *J Hosp Res* 1972;9:5-31.
2. Anvisa – Agência Nacional de Vigilância Sanitária (Brasil). Resolução de Diretoria Colegiada. RDC nº 185, de 22 de Outubro de 2001. Diário Oficial da União 24 de outubro de 2001.
3. Ulrike B *et al.* Reprocessing in GI endoscopy: ESGE–ESGENA Position Statement – Update 2018. *Endoscopy* 2018;50.
4. Bernstein DE, Barkin JS, Reiner DK *et al.* Standard biopsy forceps versus large-capacity forceps with and without needle. *Gastrointest Endosc.* 1995;41(6):573-6.
5. Sussman DA, Deshpande AR, Shankar U *et al.* Comparison of performance characteristics of oval cup forceps versus serrated jaw forceps in gastric biopsy. *Digestive Diseases and Sciences* 2016;61(8):2338-43.
6. Peixoto A, Silva M, Pereira P, Macedo G. Biopsies in gastrointesinal endoscopy: when and how. *GE Port J Gastroenterol* 2016;23(1):19-27.

Parte IV

Saúde do Trabalho no Setor de Endoscopia

ERGONOMETRIA NA ENDOSCOPIA

Claudia Luciana Fratta
Roseli Rodrigues Lopes
Thiago Otávio Scarelli

ERGONOMIA – CONCEITO E OBJETIVO

Todo ser humano almeja ter em seu local de trabalho um ambiente adequado às suas atividades laborativas que visam, desde prevenir lesões até o próprio conforto do indivíduo. Com isso observamos a importância da temática Ergonomia visando à melhor qualidade de vida ao trabalhador.

Existem várias definições de ergonomia encontradas na literatura, mas, segundo a ABERGO (Associação Brasileira de Ergonomia), adotou-se oficialmente a definição da Associação Internacional de Ergonomia (IEA), onde se entende Ergonomia (ou Fatores Humanos) como sendo uma disciplina científica relacionada com o entendimento das interações entre os seres humanos e outros elementos ou sistemas,[1] e com a aplicação de teorias, princípios, dados e métodos a projetos a fim de otimizar o bem-estar humano e o desempenho global do sistema. Os ergonomistas contribuem para o planejamento, projeto e avaliação de tarefas, postos de trabalho, produtos, ambientes e sistemas de modo a torná-los compatíveis com as necessidades, habilidades e limitações das pessoas.

O objetivo da ergonomia é proporcionar ao homem condições de trabalho que sejam favoráveis, com o intuito de torná-lo mais produtivo por meio de ambiente de trabalho saudáveis e seguros, que solicite dos trabalhadores menor exigência e, por consequência, concorra para menor desgaste e melhor resultado.[2,3]

Também vale ressaltar que para que haja bom funcionamento das obrigações, direitos e deveres dos empregadores e trabalhadores em relação ao ambiente de trabalho, foram elaboradas, pelo Ministério do Trabalho em conjunto com representantes dos empregados e empregadores, as Normas Regulamentadoras (NR) que têm por finalidade diminuir a incidência de doenças e acidentes trabalhistas.[4]

Existem ao todo 37 NR's e, dentre elas, podemos destacar a NR6, NR17 e NR32.

A NR6 refere-se ao Equipamento de Proteção Individual (EPI) (texto dado pela Portaria MTb 877, de 24/10/2018). Para os fins de aplicação desta Norma Regulamentadora – NR, considera-se Equipamento de Proteção Individual (EPI), todo dispositivo ou produto, de uso individual, utilizado pelo trabalhador, destinado à proteção de riscos suscetíveis de ameaçar a segurança e a saúde no trabalho.

A NR32 trata sobre a Segurança e a Saúde no Trabalho em Serviços de Saúde, (Portaria GM 1748, de 30/08/2011). Esta Norma Regulamentadora (NR) tem por finalidade estabelecer as diretrizes básicas para a implementação de medidas de proteção à segurança e à saúde dos trabalhadores dos serviços de saúde, bem como daqueles que exercem atividades de promoção e assistência à saúde em geral. Ela presta serviço à população em qualquer nível de complexidade, como riscos biológicos, químicos, radiações ionizantes, resíduos, até as áreas de lavanderias, limpeza e conservação de materiais e manutenção das máquinas e equipamentos.

Podemos aqui dar um destaque especial à NR17, que trata da Ergonomia (Portaria 876, de 24/10/2018). Esta Norma Regulamentadora visa a estabelecer parâmetros que permitam a adaptação das condições de trabalho às características psicofisiológicas dos trabalhadores, de modo a proporcionar máximo de conforto, segurança e desempenho eficiente.

Desta forma apontamos alguns parâmetros e adaptações das condições de trabalho do profissional da enfermagem dedicado aos procedimentos de endoscopia/colonoscopia. Como:

A) *Armazenamento de materiais:* quando colocamos e retiramos objetos de estantes altas, frequentemente provocamos um estiramento da coluna, a frequência da realização desse movimento pode levar a lesões musculares, principalmente quando levantamos ou retiramos objetos acima do ombro. Recomenda-se que os objetos pesados sejam guardados na altura da cintura e que objetos leves numa altura situada ente os joelhos e o ombro (Fig. 26-1).[5]

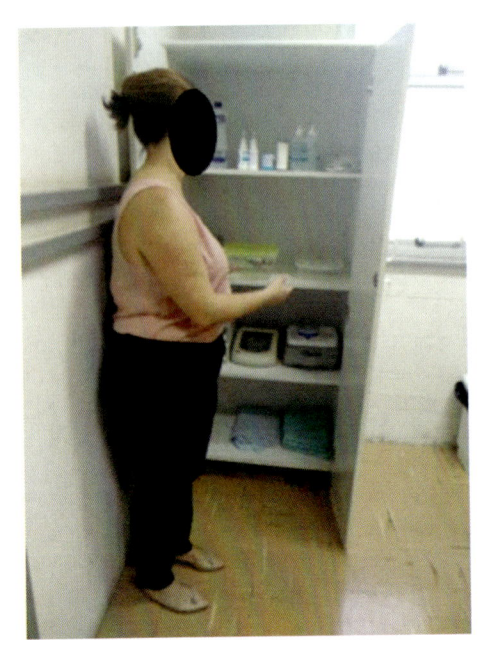

Fig. 26-1. Exemplo de organização de material.

B) *Levantamento, transporte e descarga individual de materiais:* devemos estar posicionados próximo ao objeto, mantendo os pés afastados, aumentando-se a base de sustentação. Objetos devem ser segurados firmemente utilizando-se a palma das mãos e todos os dedos. Ao abaixar, deve-se fletir os joelhos evitando a inclinação da coluna, levantar utilizando a força das pernas, e o objeto a ser transportado deve estar sempre próximo ao tronco e centralizado durante o transporte (Fig. 26-2).
C) *Mobiliário dos postos de trabalho:* recomenda-se que, quando o indivíduo trabalha em pé, a superfície da bancada deve ficar de 5 a 10 cm abaixo da altura dos cotovelos (Fig. 26-3).[6]
D) *Equipamentos dos postos de trabalho:* é de suma importância a utilização de materiais auxiliares adequados tanto na manipulação de equipamento quanto na manipulação do paciente. A falta de manutenção e a utilização de mobiliários improvisados podem expor o profissional a riscos ocupacionais. As enfermeiras devem ser conscientizadas de que o controle eficiente do ambiente e dos equipamentos utilizados em hospitais é fundamental para o bom andamento do trabalho e para a preservação de doenças profissionais e acidentes de trabalho.
E) *Condições ambientais de trabalho:* para o posicionamento do mobiliário, superfícies de trabalho e disposição de materiais é necessário ter conhecimento dos limites de alcance do trabalhador e dados antropométricos dos envolvidos, pois, na prática da enfermagem, é frequente o colocar e retirar objetos de alturas distintas. Portanto, é desaconselhável a flexão da coluna com inclinação do tronco mantendo os membros inferiores esticados; devemos abaixar fletindo os joelhos e mantendo a coluna ereta, evitando também abaixar desnecessariamente (Figs. 26-4 e 26-5).[7]
F) *Transporte de paciente e carga:* ao empurrar um objeto devemos realizar a flexão dos cotovelos, mantendo a coluna alinhada e leve flexão dos joelhos e um pé a frente do outro (Fig. 26-6).

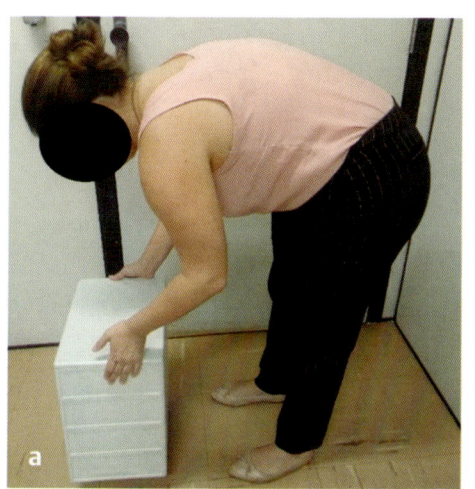

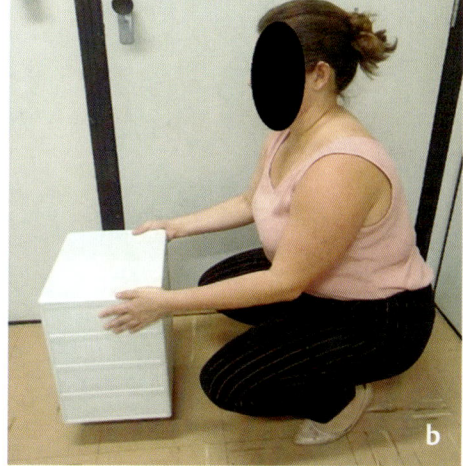

Fig. 26-2. Posição para pegar objetos do chão: (**a**) errada, (**b**) correta.

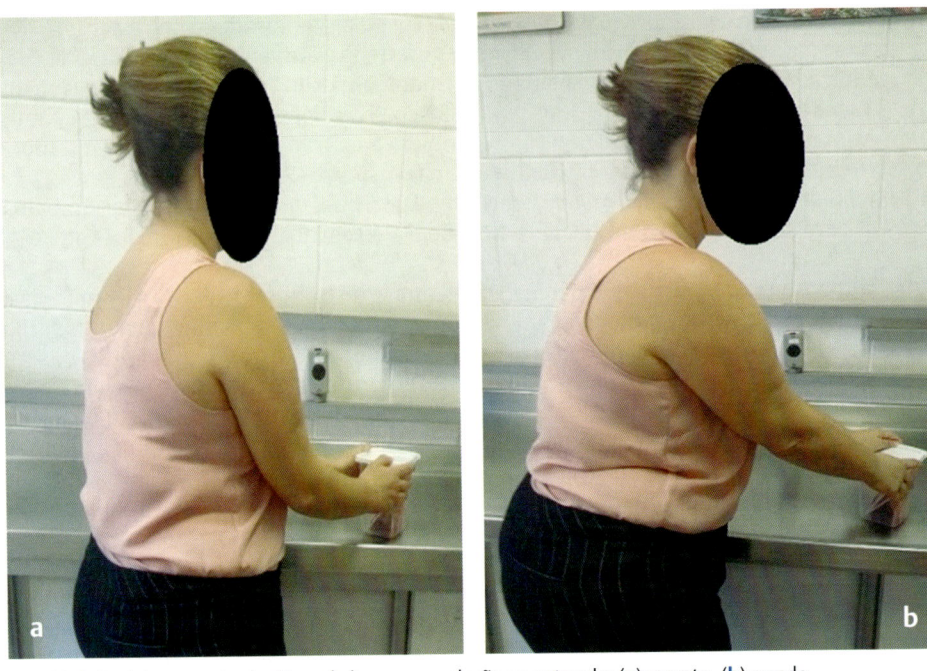

Fig. 26-3. Posicionamento da altura da banca em relação ao cotovelo: (**a**) correto, (**b**) errado.

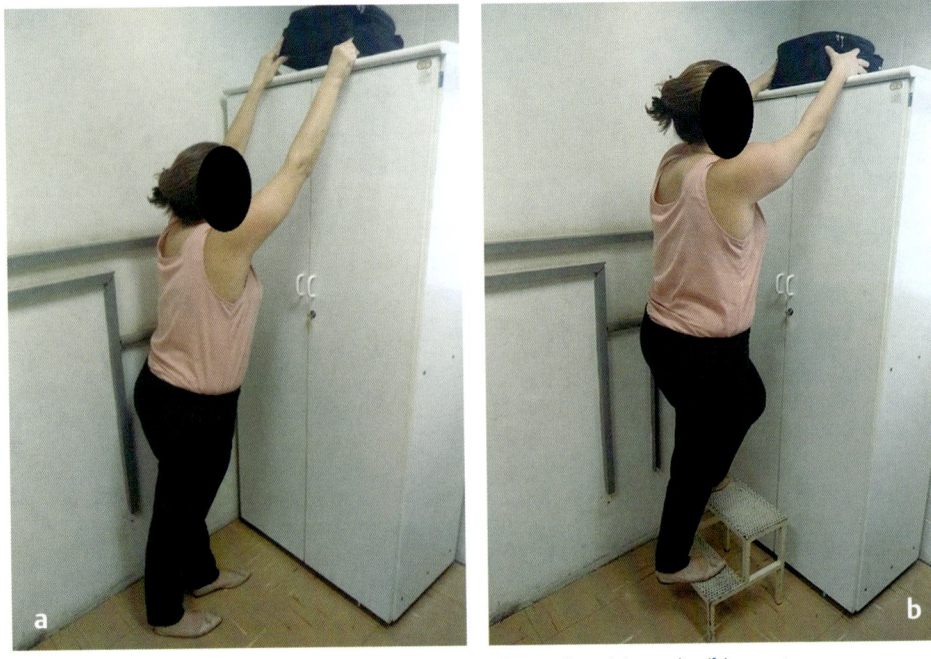

Fig. 26-4. Posicionamento para pegar objetos em prateleiras altas: (**a**) errado, (**b**) correto.

CAPÍTULO 26 • ERGONOMETRIA NA ENDOSCOPIA

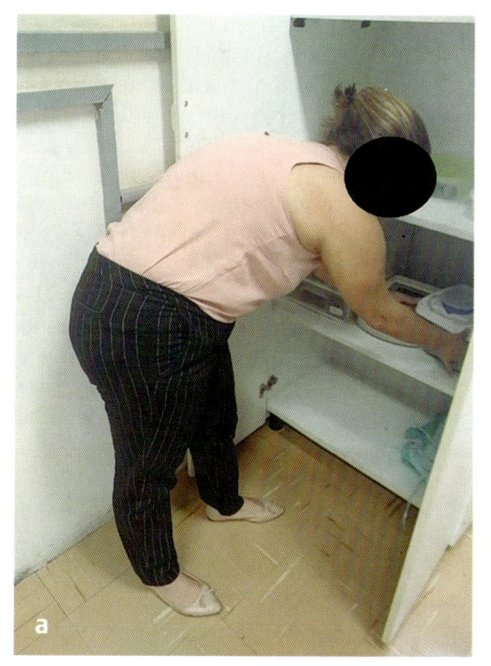

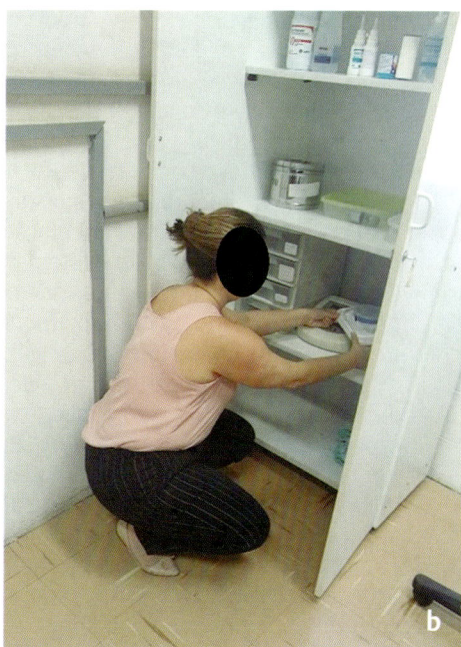

Fig. 26-5. Posicionamento para pegar objetos em prateleiras baixas: (a) errado, (b) correto.

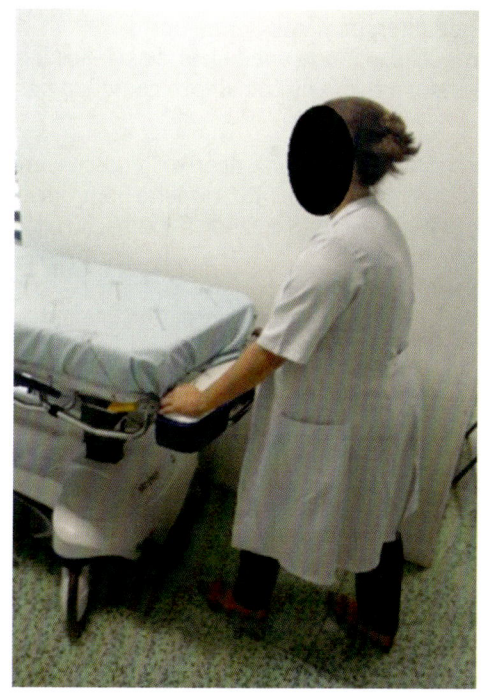

Fig. 26-6. Posicionamento correto para transportar maca.

G) *Transferência de paciente:* a transferência e os movimentos dos pacientes são considerados as atividades mais penosas e perigosas para a saúde do trabalhador da saúde. A avaliação do local e as condições do paciente são essenciais ao planejamento da atividade visando à maior eficiência e ao menor desgaste profissional. Com esse objetivo descrevemos algumas orientações:
- Avaliar e orientar o paciente: verificar a capacidade colaborativa do paciente, explicar qual procedimento será realizado, observar a presença de soro, sondas e outros dispositivos. Solicitar a movimentação espontânea do paciente, sempre que possível, e utilizar dispositivos que facilitem a transferência.
- O ambiente e os equipamentos devem estar devidamente adequados para que não provoquem a restrição dos movimentos e transferências; para isso devemos eliminar e remover obstáculos; observar a disposição dos móveis; posicionar suporte de soro e outros dispositivos; avaliar as condições do piso; elevar ou abaixar altura da maca para alinhar com a maca, bem como adaptar a altura ao trabalhador e ao procedimento a ser realizado.
- Preparo da equipe e orientação quanto a princípios básicos de biomecânica corporal durante a manipulação dos pacientes, como por exemplo: manter os pés afastados e totalmente apoiados no chão; manter o coluna ereta e utilizar o peso corporal como contrapeso ao paciente; flexionar os joelhos e não fletir a coluna; utilizar movimentos sincronizados; trabalhar com o corpo o mais próximo possível do paciente que vai ser movido ou erguido; utilizar roupas que permitam liberdade de movimento.
- O paciente deve ser estimulado a realizar o movimento de modo independente, toda vez que não existir contraindicação. Ter à disposição camas e colchões adequados a condições do paciente e do procedimento. Sempre que possível, utilizar elementos auxiliares como: barras, tapetes antiderrapantes, passantes, entre outros.

H) *Organização do trabalho:* as normas de produção, o modo operatório, a exigência de tempo, a determinação do conteúdo de tempo, o ritmo de trabalho, o conteúdo das tarefas.

Tendo em vista todas essas condições de normas e exigências, dentro do nosso contexto devemos nos ater às condições endoscópicas tanto no que diz respeito ao próprio endoscopista, enfermeiros e técnicos quanto às suas respectivas áreas de trabalho, ou seja, sala de exame e expurgo.

Os trabalhadores de endoscopia estão sujeitos a vários tipos de riscos, desde físicos, como posturas inadequadas e esforços repetitivos, até químicos, como inalação de produtos tóxicos utilizados para o reprocessamento dos endoscópios.

A área física deve ser planejada de acordo com o número de atendimentos previstos (ambulatorial ou unidade inserida em ambiente hospitalar), tipo de procedimento realizado, quantidade de profissionais envolvidos, fluxo do artigo para o reprocessamento e a tecnologia utilizada.[3]

Devemos ressaltar, também, que o serviço de endoscopia está submetido à normas da Agência Nacional de Vigilância Sanitária do Ministério da Saúde, pela Resoluçao-RDC Nº 6, de 10 de março de 2013, que dispõe sobre os requisitos de boas práticas de funcionamento para os serviços de endoscopia com via de acesso ao organismo por orifícios exclusivamente naturais.[8]

O reprocessamento de endoscópios que envolve três fases – etapa pré-desinfecção, desinfecção e pós-desinfecção – exige que o profissional se mantenha em pé por tempo prolongado, realizando a manipulação do equipamento. Para evitar sobrecarga nos membros inferiores e coluna vertebral recomenda-se um apoio para os pés, que devem ser intercalados. A superfície de manipulação deve estar de 5 a 10 cm abaixo da altura dos cotovelos (Fig. 26-7).

A área de reprocessamento deve ser planejada e contemplar: espaço para todas as etapas de limpeza e desinfecção; ventilação; iluminação; superfícies de trabalho; rede elétrica, de água e ar comprimido adequados; pia para higienização de mãos e olhos; fonte de luz para a realização do teste de vazamento, antes do processo de desinfecção; vaso sanitário exclusivo, para desprezar as secreções do frasco de aspiração utilizado no procedimento endoscópico e local para estocagem. Em decorrência do uso de desinfetante químico tóxico (glutaraldeído), a ventilação da área do reprocessamento deve ser cuidadosamente planejada, inclusive com uso de exaustores.[3]

O uso de pia única com bancada é comum nas unidades de endoscopia, sendo também utilizada como superfície de apoio durante todo o reprocessamento. Além de bancadas são necessárias quatro cubas, **com tamanho e profundidades apropriados** para acondicionar o endoscópio, e que uma delas contenha tampa de acrílico para o germicida, fatores facilitadores para estabelecer o fluxo deste artigo.[3]

Outra área importante a se considerar é o transporte do paciente sedado, quando é necessário que o exame seja feito em uma maca com rodas para que, após o término, seja possível transportar o paciente com segurança até a sala de recuperação, além de preservar um esforço excessivo de transferência do paciente por parte da enfermagem. Para isso também se faz necessária a colocação de portas adequadas para a passagem das macas.

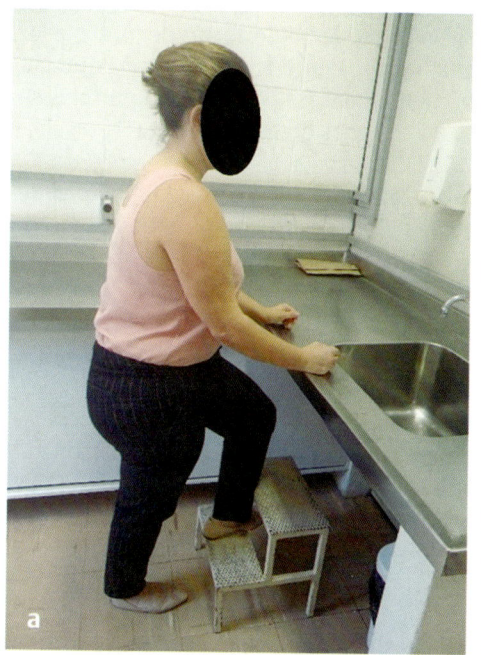

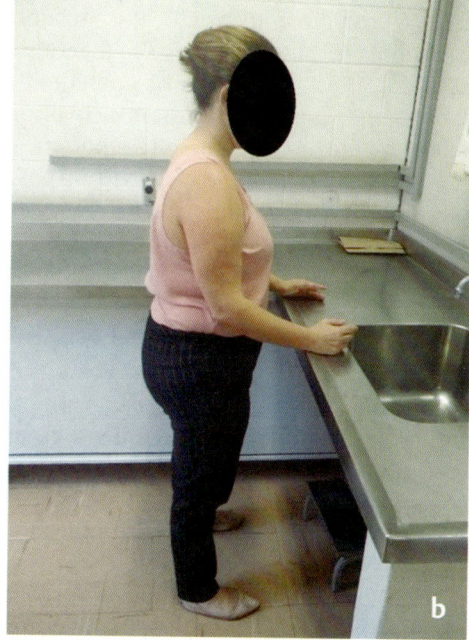

Fig. 26-7. Postura para evitar sobrecarga sobre os membros inferiores: (**a**) correta, (**b**) errada.

Tendo em vista todos esses apontamentos, vale ressaltar que, apesar de tudo isso, o próprio funcionário também pode e deve fazer prevalecer o bom senso, pois no dia a dia é ele quem percebe a funcionalidade das coisas, devendo alertar as autoridades competentes para que possam tomar as providências cabíveis.

OTIMIZAÇÃO DA ERGONOMIA NA ENDOSCOPIA: DIMENSÃO DO PROBLEMA

Exames de lesões relacionadas com a endoscopia são limitados a estudos baseados em pesquisas e pequenos estudos controlados com uma prevalência global de 39 a 89% de dor ou lesões osteomioarticulares relatadas. Em uma pesquisa realizada pela Sociedade Americana de Endoscopia Gastrointestinal, onde foram examinados a prevalência de lesões e os fatores de risco, acreditou-se que 53% estavam definitiva ou provavelmente relacionados com a endoscopia.[1] Foram incluídos como fatores de risco: maior volume do procedimento (> 20 casos por semana), maior número de horas utilizadas realizando endoscopia (> 16 hs por semana), e total de anos gastos realizando endoscopia.[1]

As lesões podem ser graves e levar à redução de carga, falta de dias e redução de atividades fora do trabalho, e também incapacidade a longo prazo.

A maioria das pesquisas reflete sintomas localizados nas costas, pescoço, ombro, cotovelo, mãos e dedos polegares, principalmente, em decorrência do uso excessivo, causando tensão e microtraumas de tecidos moles. Essas lesões podem levar a problemas de enfraquecimento do tecido e danos permanentes.[1]

Movimentos repetitivos da mão na endoscopia incluem polegar esquerdo, abdução, flexão e extensão. Durante a manipulação dos mostradores são realizados flexão do punho direito, extensão e desvio ulnar, e torque com o tubo de inserção.[1]

O uso de torque é uma parte necessária da colonoscopia para seja bem-sucedida. Durante o procedimento, a redução e a manobra pelo cólon sigmoide, forças de torque e forças aplicadas contra a parede são mais altos. Quanto à magnitude suficiente e à duração, essas forças estão associadas a aumento do risco de lesões no polegar e no pulso. Esses movimentos podem resultar, principalmente, no "polegar do endoscopista" (ou seja, a tenossinovite de Quervain) e na síndrome do túnel do carpo.[1]

Em razão do tempo prolongado em posição ortostática durante o procedimento, aventais de chumbo estão implicados como causadores de lesões nas costas e no pescoço. O desenvolvimento de um novo avental dividido em duas peças e tapetes antifadiga são recomendados para diminuir a sobrecarga na região lombar e discos cervicais, bem como retardar a fadiga muscular.[1]

TÉCNICAS DE OTIMIZAÇÃO NA ENDOSCOPIA

A ergonomia desempenha um papel importante na prevenção de lesões para endoscopia. A conscientização e o aprimoramento da ergonomia podem prevenir lesões relacionadas com a endoscopia. Os procedimentos endoscópicos são cada vez maiores e muitos endoscopistas não se concentram em princípios ergonômicos.[2] O tempo entre os procedimentos pode ser usado para manter a flexibilidade, aprimorando, consequentemente, a biomecânica e a prevenção de lesões.[2]

Utilizar técnicas para otimizar a ergonomia após e entre os procedimentos endoscópicos, incluindo alongamento de grupos musculares das mãos, pulsos e cotovelos, cintura escapular, costas e pescoço (Fig. 26-8).[2]

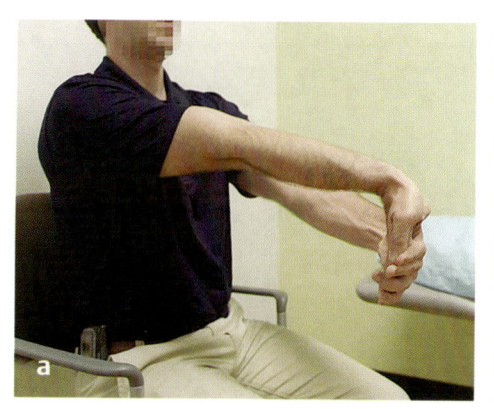

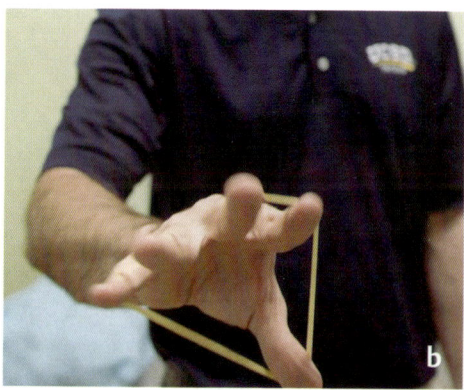

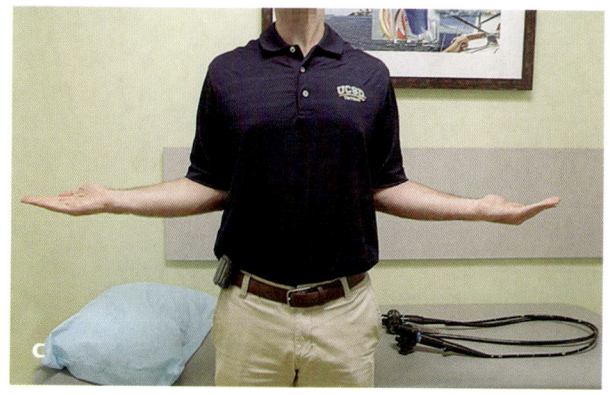

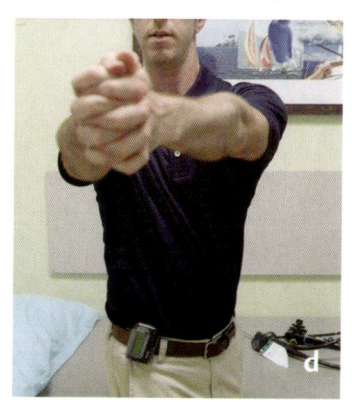

Fig. 26-8. (**a**) Alongamento de pulso. (**b**) Exercícios de fortalecimento dos músculos extensores dos dedos. (**c**) Alongamento do ombro. (**d**) Alongamento em região das costas. Fonte: Chang et al., 2017, p. 169.[2]

Para otimizar a ergonomia na endoscopia, os artigos publicados recomendam:

- Os principais determinantes das posturas no quadrante superior do corpo são localização do paciente, colocação do equipamento que vai ser utilizado e localização do monitor.[3]
- Em todos os exames endoscópicos o posicionamento do monitor é um importante determinante na postura do tronco e cabeça, a fim de evitar possíveis protusões e retrações no deslocamento do tronco.[8] Os monitores devem ser colocados em frente ao endoscopista, a fim de evitar rotação e flexão da coluna cervical e devem ser ajustáveis ao nível dos olhos.[4]

Com isto percebe-se que a colocação do monitor diretamente em frente ao endoscopista atinge uma postura neutra do pescoço e minimiza a rotação cervical.[3]

O conjunto de endoscopia deve ser configurado com o monitor posicionado diretamente em frente ao endoscopista enquanto a endoscopia é realizada. A altura do monitor deve estar logo abaixo do nível dos olhos, com um ângulo de visão ideal de 15 a 25 graus abaixo do horizonte dos olhos, com uma distância de visualização de 52 a 182 cm, dependendo do tamanho do monitor e da preferência do endoscopista. Para acomodar o quinto percentil feminino à altura do 95º percentil do olho masculino, a altura do monitor deve ser ajustável de 93 a 162 cm (Fig. 26-9).[3]

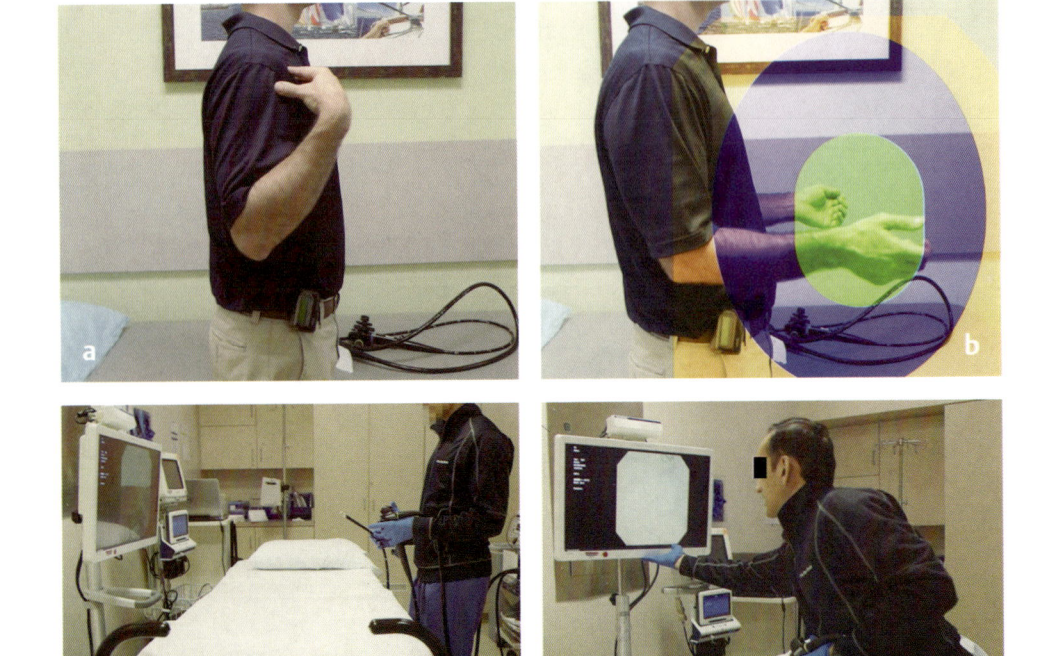

Fig. 26-9. Demonstração: (**a**) boa postura das costas e pescoço; (**b**) posição neutra e melhores posições destacadas em verde; (**c**) altura adequada da cama; (**d**) posicionamento adequada do monitor. (Fonte: Chang *et al.*, 2017, p. 170.)[3]

ALTURA IDEAL DO LEITO

A mesa de exame deve estar na altura do cotovelo ou abaixo dele (0-10 cm abaixo do cotovelo). Para acomodar o 5º percentil feminino ao percentil 95 da altura do cotovelo masculino, a altura da mesa de exame deve ser ajustável de 85 a 120 cm (Fig. 26-10).[4]

Os aparelhos utilizados pelos médicos endoscopistas devem ser feitos para facilitar o direcionamento e ser mais confortáveis para estes profissionais em decorrência de uma seção de controle mais leve, ao torque de angulação reduzido e melhor controle da ergonomia corporal.[9] Devem integrar os avanços ergonômicos e tecnológicos de imagem para que os médicos tenham melhor manuseio e operação por meio de um sistema completamente reprojetado, bem como uma tela de imagem para visualização de alta qualidade (Fig. 26-11).[1]

MEDIDAS GERAIS

Fazer pequenas pausas e alongamentos simples após o término de procedimentos prolongados, como dito anteriormente, existem algumas técnicas para otimizar a ergonomia como: exercícios das mãos, punho, cotovelo, ombros, costas e pescoço com o objetivo principal de prevenir lesões associadas a longos e/ou difíceis procedimentos. Usar sapatos

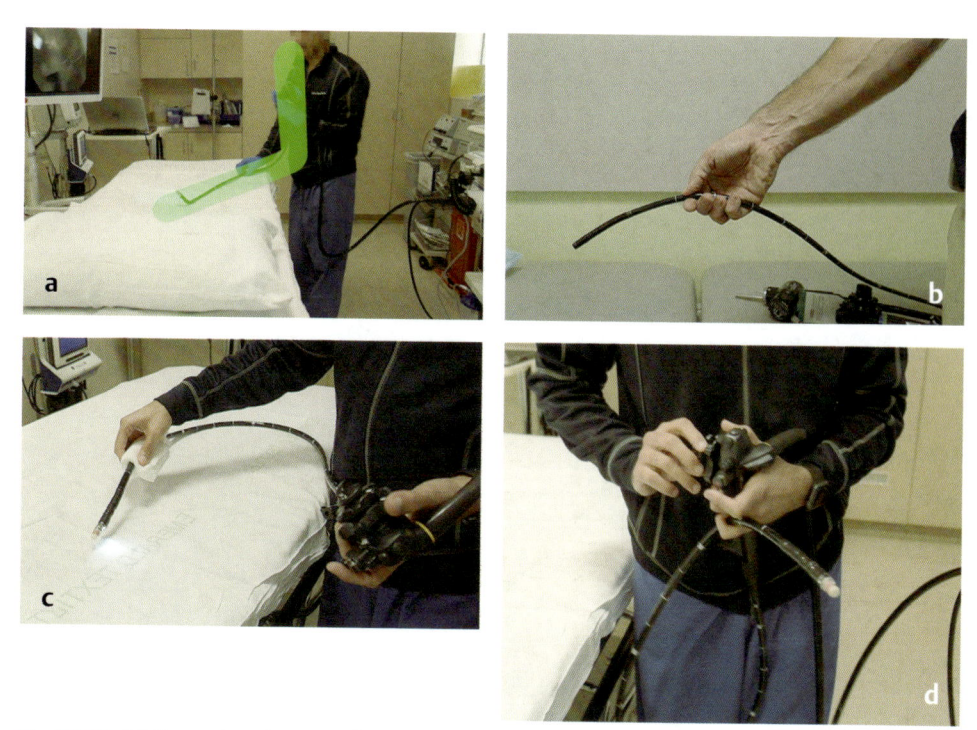

Fig. 26-10. (**a**) *Scope* atuando como alavanca para reduzir o torque da mão direita. (**b**) Posição de aperto do polegar neutro. (**c**) Punho direito com gaze para reduzir a pressão de aderência. (**d**) Técnica do punho com o quinto metacarpo para reduzir a tensão da mão direita, que pode ser usada em posições difíceis ou endoscópicas apertadas. (Fonte: Chang *et al.*, 2017, p. 171.)[4]

confortáveis, fazer exercícios físicos regularmente, ter alimentação saudável e, segundo Singla *et al.*, comportar-se como "endoatleta".[1]

Embora tenha havido avanços substanciais na tecnologia de imagem endoscópica, o processo de rotação do endoscópio e a deflexão da ponta pouco mudou desde o desenvolvimento da endoscopia flexível.[9]

Numerosas pesquisas estão em processo sobre novos dispositivos projetados para examinar e administrar novos tratamentos ao trato digestório. Esses dispositivos podem diminuir o risco de lesão em um endoscopista pelo uso de melhores princípios ergonômicos.

Uma solução proposta é o uso de um sistema com plataforma de controle do tipo *joystick*, usando assistência eletromecânica – em oposição à força mecânica pura – para transmitir energia ao eixo do instrumento. Tais tecnologias têm o potencial de diminuir as lesões pela diminuição da carga e melhora do gesto no procedimento. Embora interessante e potencialmente útil, nenhum dos produtos está atualmente disponível para uso nem mesmo nos Estados Unidos.[10]

Segundo Singla *et al.*, deve-se tratar o corpo como atletas profissionais, ou seja, manter boa forma, incentivar os colegas para observar e fornecer *feedback* sobre nossas ações, otimizar nossas instalações de prática e alongar nossos músculos, além de exercícios para ganho de mobilidade e resistência muscular.[1]

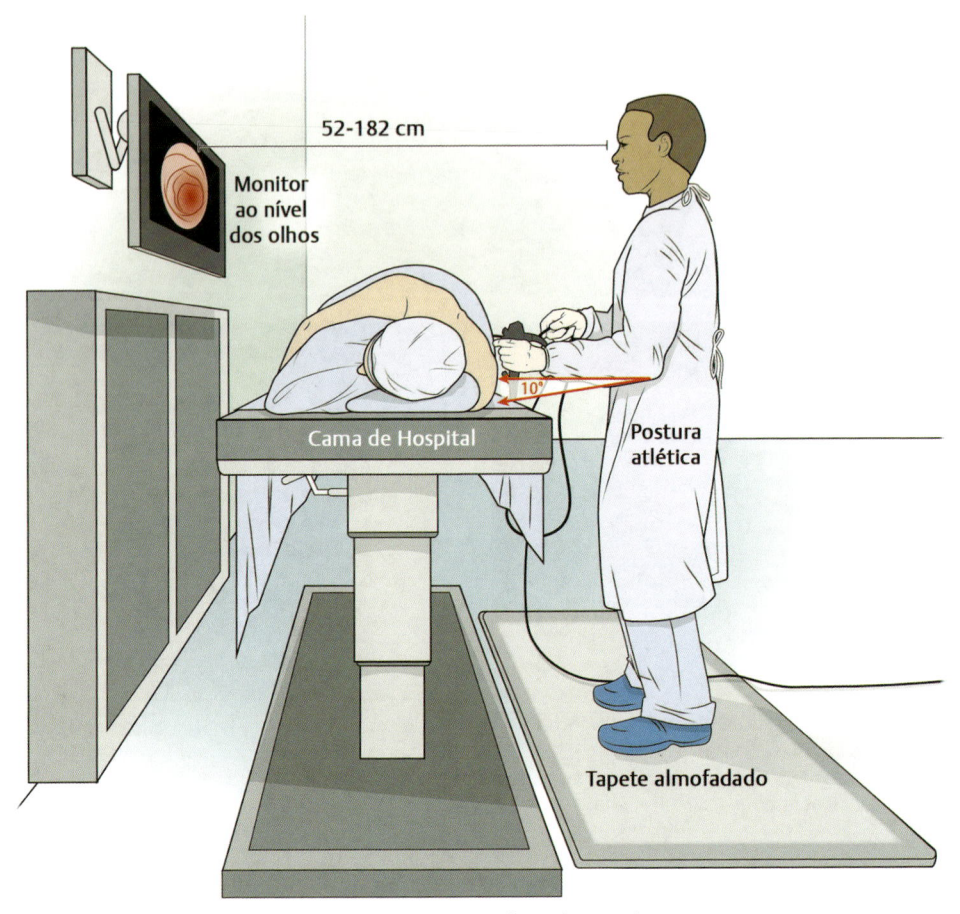

Fig. 26-11. Sala ergonomicamente correta. (Fonte: Singla *et al.*, 2018.)[1]

Futuramente, as inovações tecnológicas prometem reduzir os estresses físicos inerentes ao trabalhador da saúde, podendo preservar a saúde e continuar a melhorar a saúde dos pacientes.[11]

RESUMO DAS MEDIDAS ESSENCIAIS PARA MELHORIA DO LOCAL DE TRABALHO E PREVENÇÃO DAS LESÕES

O monitor de vídeo deve estar posicionado, preferencialmente, em frente ao endoscopista durante a realização do exame. A altura do monitor deve estar logo abaixo do nível dos olhos, com ângulo de visão ideal de 15 a 25 graus abaixo do horizonte dos olhos, com uma distância de visão de 52 a 182 cm.[4] Para acomodar o percentil feminino à altura do percentil do olho masculino, a altura do monitor deve ser ajustável entre 93 a 162 cm. A mesa de exame deve estar abaixo da altura do cotovelo.[4]

Durante o CPRE o avental de chumbo mais adequado deve ser usado para reduzir as cargas na parte superior das costas e na coluna cervical.[8] O tempo de recuperação do profissional entre os exames é muito importante. Uma pausa na endoscopia, preferencialmente com alongamento, é muito importante, pois permite que os grupos musculares descansem durante um ciclo de trabalho de endoscopia.[2]

É necessária a realização de novos estudos que proporcionem um ambiente seguro, tanto no projeto da estação de trabalho como na melhoria dos aparelhos endoscópicos com o objetivo de minimizar e evitar algias e lesões ocupacionais, o que pode ter um efeito prejudicial na saúde, produtividade e carreira destes profissionais.[12]

Portanto, para um médico endoscopista que espera trabalhar por muitos anos, a compreensão sobre ergonomia e a prevenção de lesões são essenciais e devem ser integradas nesta profissão desde a residência e praticadas diariamente.[13]

REFERÊNCIAS BIBLIOGRÁFICAS

1. Singla M, Kwok RM, Deriban G, Young PE. Training the Endo-Athlete: An Update in Ergonomics in Endoscopy. *Clin Gastroenterol Hepatol* 2018 July;16(7):1003-6.
2. Chang MA, Mitchell J, Abbas Fehmi SM. Optimizing ergonomics before endoscopy. *VideoGIE* 2017 Apr 10;2(7):169.
3. Chang MA, Mitchell J, Abbas Fehmi SM. Optimizing ergonomics during endoscopy. *VideoGIE* 2017 2017;2(7):170.
4. Chang MA, Mitchell J, Abbas Fehmi SM. Optimizing ergonomics after endoscopy. *VideoGIE* 2017 2017;2(7):171.
5. Palmer C. *Ergonomia*. Rio de Janeiro: Fundação Getúlio Vargas; 1976.
6. Alexandre NMC. Contribuição ao estudo das cervicodorsolombalgias em profissionais de enfermagem. Tese (Doutorado) – Escola de Enfermagem de Ribeirão Preto, Universidade de São Paulo. Ribeirão Preto; 1993. 186p.
7. University of surrey. Ergonomics Research Unit. Back pain in nurses. Guildford; 1986.
8. Shergill AK, McQuaid KR, Rempel D *et al.* Ergonomics and GI endoscopy. *Gastrointestinal Endoscopy* 2009;70(1):145-53.
9. Harvin G. Review of musculoskeletal injuries and prevention in the endoscopy practitioner. *J Clin Gastroenterol* 2014 Aug;48(7):590-4.
10. Byun YH, Lee JH, Park MK *et al.* Procedure-related musculoskeletal symptoms in gastrointestinal endoscopists in Korea. *World J Gastroenterol* 2008;14:4359-64.
11. Ridtitid W, Cote, GA, Leung W *et al.* Prevalence and risk factors for musculoskeletal injuries related to endoscopy. *Gastrointest Endosc* 2015;81:294-302.
12. Cappell MS. Accidental occupational injuries to endoscopy personnel in a high-volume endoscopy suite during the last decade: mechanisms, workplace hazards, and proposed remediation. *Dig Dis Sci* 2011;56:479-87.
13. Zibert K, Singla M, Young PE. Using Ergonomics to Prevent Injuries for the Endoscopist. *Am J Gastroenterol* 2019;114(4):541-3.

PREVENÇÃO DE RISCOS AMBIENTAIS: FÍSICO, QUÍMICO E BIOLÓGICO

CAPÍTULO 27

Fernanda Torquato Salles Bucione
Eliane Aparecida Job Neves

A saúde do trabalho em um Serviço de Endoscopia tem sido um tema muito atual e bastante discutido, e temos observado, também, muitas publicações de artigos voltados à Saúde do Trabalhador naquele Serviço.

A endoscopia teve início em 1870, quando um médico alemão chamado Kusmaul criou um método que utilizava uma lâmpada com terebentina que ajudava a analisar, por meio de espelhos, apenas o esôfago; assim ficou até mais ou menos 1940, quando então surgiram os primeiros aparelhos rígidos que já permitiam visualizar todo o estômago. Em 1940 surgiu também o primeiro serviço de Endoscopia no Hospital das Clínicas em São Paulo; já em 1952 começou na Santa Casa de São Paulo e, a partir da década de 1970, houve rápida evolução no setor de Endoscopia no que se refere a equipamentos. Até esse momento a busca era por novas tecnologias dos equipamentos, ainda não voltados à saúde do trabalhador na área. Em 2002 surgiram os aparelhos de alta definição em HDTV (*High Definition Television*) e, com essa evolução tão rápida, apareceram novas clínicas e setores de Endoscopia no Brasil, iniciando-se, então, um grande trabalho que já existia desde 1964, a ANVISA.

A Vigilância Sanitária é uma parte integrante e a primeira que atua ativamente seguindo um conjunto de ações específicas para a eliminação, prevenção e diminuição de riscos à saúde do trabalhador, atuando de forma respectiva em caráter educativo, normativo, fiscalizador e, por último, punitivo. Apesar de ter iniciado essas ações em 1964, ela ganhou projeção nacional em 1986, com um marco na história brasileira, a 8ª Conferência de Saúde.

Desde 1970 iniciaram-se grandes trabalhos e discussões sobre a proteção da Saúde do Trabalhador, voltado à área da Saúde, onde começou a abordar o tão comentado tema **Biossegurança**, que é um conjunto de normas e medidas que visa à proteção do profissional de saúde e a todo aquele que possa causar dano ao meio ambiente.

Quando falamos especificamente da Biossegurança no profissional de saúde no setor de Endoscopia, estamos em busca da aplicação das Boas Práticas de funcionamento em um setor de exames endoscópicos, estrutura física e uso de EPIs.

Temos riscos ambientais físico, químico, biológico e ergonômico.

- *Ambientais:* na área da Saúde, o risco ambiental pode ser físico, químico e biológico, traz a Norma Regulamentadora NR09 que estabelece a obrigatoriedade de identificar os riscos à saúde humana no ambiente de trabalho, atribuindo à CIPA a construção do

Mapa de Risco na tentativa de garantir o controle social e a participação do trabalhador na definição de suas condições e processos de trabalho.

- Físicos: é a forma como os trabalhadores podem estar expostos no trabalho, como os ruídos na sala de limpeza e desinfecção dos equipamentos, vibrações, temperaturas, radiações e materiais perfurocortantes nas salas de exames e recuperação pós-anestésica.
- Químicos: é a forma como os trabalhadores estão expostos aos produtos a que tenham contatos e que possam ser absorvidos pelo organismo através da pele ou por ingestão, principalmente na sala de limpeza e desinfecção dos equipamentos em decorrência do uso de saneantes nesta área.
- Biológicos: o profissional está exposto a qualquer agente biológico no setor de endoscopia: bactérias, vírus, fungos, parasitas, entre outros.
- Ergonômico: é qualquer fator que possa causar interferência na característica psicofisiológica do profissional, causando desconforto ou até mesmo afetando sua saúde, como levantamento de peso, postura inadequada, bancadas de trabalho fora da altura ideal para a estatura do colaborador, movimentos repetitivos etc.

A sala de desinfecção é o local onde há maior tendência a que a estrutura não esteja adequada às diferentes estaturas de profissionais, um local que deve ser analisado e adequado para diferentes ergonomias.

O QUE DIZ A RESOLUÇÃO-RDC Nº 6, DE 10 DE MARÇO DE 2013

Dispõe sobre os requisitos de Boas Práticas de Funcionamento para os serviços de endoscopia com via de acesso ao organismo por orifícios exclusivamente naturais.

Art. 6º Parágrafo IV - determina que todo o Serviço de Endoscopia deve possuir um registro de Acidentes Ocupacionais.

Art. 14 - Diz que o Serviço de Endoscopia deve promover a capacitação contínua do profissional.

Art. 15 - Diz que a Capacitação deve contemplar a prevenção e controle de infecção no serviço de Endoscopia, uso de Equipamento de Proteção Individual (EPI), higienização das mãos e todo o processo de limpeza, desinfecção, transporte, armazenamento e manuseio dos equipamentos.

O Quadro 27-1 mostra quais EPI's devem ser utilizados para o tipo de saneante, quando realizada desinfecção de alto nível.

A Portaria nº 485 de 11/11 de 2015 do Ministério do Trabalho aprovou pela Norma Regulamentadora NR32. Esta NR, apesar de antiga, é que rege a saúde no trabalho dos colaboradores da área da saúde. Nela estão definidas a obrigatoriedade de fornecimento de EPI's pela instituição contratante, exposição a ambientes ionizantes, bem como a destinação dos resíduos e descarte de perfurocortantes.

Por exemplo, na colangiopancreatografia retrógrada a utilização de aventais e acessórios de proteção plumbíferos são obrigatórios, bem como a utilização de dosímetros. A aferição da dosagem do dosímetro é de responsabilidade da instituição.

Anualmente a realização de exames periódicos dos trabalhadores é obrigatória, conforme a regulamentação. Porém, quando os colaboradores são expostos à radiação ionizante, a recomendação é que a empresa tenha um protocolo institucional de acompanhamento do colaborador.

O descarte dos resíduos químicos dependerá da composição de cada produto e da legislação vigente em cada Estado.

Quadro 27-1. Saneantes – Equipamento de Proteção Individual (EPI)

	Apresentação	Modo de uso	Tempo de processamento	Aplicação
Glutaraldeído	Líquida, ácida e não corrosiva	Submersão	30 minutos	Desinfecção de alto nível
Ácido peracítico	Líquida	Submersão	De 10 a 30 minutos	Desinfecção de alto nível
Peróxido de hidrogênio	Percursor químico/ ampola 1,8 mL	Equipamento automatizado	89 minutos	Esterilização

EPI	Procedimento	Limpeza	Desinfecção	Secagem
Óculos de proteção	X	X	X	X
Luvas de procedimento	X			
Luvas de látex		X	X	X
Máscara de procedimento	X	X		X
Máscara de carvão ativado			X	
Avental plástico de manga longa	X	X	X	X
Protetor auricular				X

	Automatização	Teste de validade	Toxicidade	Exige EPI
Glutaraldeído	Aplicável	Fita teste de concentração	Produto tóxico	Sim
Ácido peracítico	Aplicável	Fita teste de concentração	Atóxico/ biodegradável	Sim
Peróxido de hidrogênio	Aplicável	Indicador biológico	Atóxico/ biodegradável	Sim

Fonte: SOBEEG. Manual de limpeza e desinfecção de aparelhos endoscópicos (versão 1.1); 2019. PDF. Available rom: http://portal.anvisa.gov.br/documents/33852/271892/Manual+de+limpeza+e+desinfec.

ATRIBUIÇÕES DO RESPONSÁVEL TÉCNICO (RT) NA RDC 06/2013 SEÇÃO III
Art. 17 Parágrafos I, II e III

O RT tem que garantir a implementação das normas vigentes, prever e prover recursos humanos, materiais necessários e garantir que todas as atribuições e responsabilidades profissionais estejam formalmente designadas, descritas e divulgadas aos profissionais do serviço.

É obrigatório que o RT faça com que a aplicação e a funcionalidade das normas vigentes sejam cumpridas.

RDC 06/2013: SEÇÃO VI
Segurança e Saúde no Trabalho

Os Arts. 54, 55 e 56 da Seção VI têm como foco o cuidado à saúde e segurança do profissional no Serviço de Endoscopia, que adota as medidas de segurança ocupacional de acordo com o saneante utilizado no serviço e sobre os EPIs.

É de extrema necessidade que o RT promova, anualmente, treinamento para a sua equipe, em trabalho conjunto com a Segurança do Trabalho de seu serviço e o Controle de Infecção Hospitalar, e que todo treinamento tenha lista de presença.

É necessário que o setor seja auditado periodicamente, um trabalho feito juntamente com a Segurança do Trabalho, analisando a eficácia do aprendizado estabelecido nos treinamentos estipulados pelo RT e demais áreas de apoio da instituição, baseado no conjunto de ações voltadas à prevenção, minimização e eliminação de riscos inerentes às atividades exercidas em um serviço de Endoscopia.

Diante da exposição da RDC 06 NR09, recomendações da ANVISA, fica, sobretudo, muito clara a obrigatoriedade de um Responsável Técnico em um setor de Endoscopia, juntamente com as áreas de apoio como a Segurança do Trabalho e a Comissão de Infecção Hospitalar, para proporcionar um ambiente, tranquilo, adequado, seguindo as normas e as boas práticas de bom funcionamento, preservando a saúde do trabalhador no serviço de endoscopia. Proporcionar ambiente com a Biossegurança implantada em âmbito total é direito que todo trabalhador tem, bem como um dever de cada colaborador do serviço de exames endoscópicos em cumprir, em adequar-se às regras de segurança que o serviço lhe proporciona, fazendo uso de seus EPIs, e respeitando e fazendo-se cumprir as regras e ações voltadas à prevenção, minimização ou eliminação dos riscos à saúde.

BIBLIOGRAFIA

Akyüz N, Keskin M, Akyolcu N et al. How and how much do endoscopy professionals protect themselves against infection? *Int J Surg* 2014;12(7):720-4.

Averbach M. Endoscopia digestiva-diagnóstico e tratamento. Rio de Janeiro: SOBED; 2013.

Gallas SR, Fontana RT. Biossegurança e a enfermagem nos cuidados clínicos: contribuições para a saúde do trabalhador, 2010 set-out;63(5):786-92.

Fundação Oswaldo Cruz (FIOCRUZ). Manual de Biossegurança 2019. (acesso em 15 abril 2019). Disponível em: http://www.fiocruz.br/biosseguranca/Bis/manuais/biosseguranca/manual_biosseguranca.pdf.

Agência Nacional de Vigilância Sanitária (Brasil). Resolução RDC Nº 6, de 10 de março de 2013. Requisitos de Boas Práticas de Funcionamento para os serviços de endoscopia com via de acesso ao organismo por orifícios exclusivamente naturais. Diário Oficial da União 8 mar 2013.

Ministério da Saúde. Riscos Ambientais e a saúde humana. Disponível em: http://portalms.saude.gov.br/vigilancia-em-saude/vigilância-ambiental/vigiar/riscos-ambientais-e-a-saude-humana.

Pedrosa MF, Shergill F, Varadarajulu S, Song S. Minimizing occupational hazards in endoscopy: Personal protective equipment, radiation safety, and ergonomics. *Gastrointest Endosc* 2010:72(2):227-35.

SOBED. Notícias *SOBED*; 2019. Notícia. Available from: https:www.sobed.org.br/Publicacoes/noticia/detalhes/1256.

Sociedade Brasileira de Enfermagem em Endoscopia Gastrointestinal (SOBEEG). Manual de limpeza e desinfecção de aparelhos endoscópicos. Disponível em: http://portal.anvisa.gov.br/resultado-de-busca?p_p_id=101&p_p_lifecycle=0&p_p_state=maximized&p_p_mode=view&p_p_col_id=column-1&p_p_col_count=1&_101_struts_action=%2Fasset_publisher%2Fview_content&_101_assetEntryId=271764&_101_type=document

ÍNDICE REMISSIVO

Entradas acompanhadas por um *f* ou *q* em itálico indicam figuras e quadros, respectivamente.

A

AA (Ácido Acético), 111
Abordagem
  endoscópica na HDB, 136
    agentes, 139, 141
      mecânicos, 141
      térmicos, 139
    métodos químicos, 143
    opções para, 139*q*
Acesso
  biliar, 187*f*
    após passagem de prótese biliar, 187*f*
  nutricional, 195-207
    PEG, 195-207
    PEG-j, 195-207
    PEJ, 195-207
    sonda, 195-207
      fixação da, 197
      vias de administração, 196
        para terapia nutricional, 196
  papilotomia de, 188
  transpapilar, 186
    convencional, 186
      com canulótomo, 186*f*
      com fio-guia, 186*f*
      com papilótomo, 186*f*
Acompanhante(s)
  sala de, 44, 45*f*
AGHVS (Gestão Ambiental e a Agenda Global para Hospitais Verdes e Saudáveis), 61
  os 10 objetivos, 62
    água, 64
    alimentos, 66
    compras, 68
    edifícios, 67
    energia, 64
    liderança, 62
    produtos farmacêuticos, 66
    resíduos, 63
    substancias químicas, 62
    transporte, 65
Ambiente(s) de Apoio
  área de limpeza, 45, 48
    climatização da, 48
  RPA, 49
  sala, 44
    com área para limpeza, 45
    de acompanhantes, 44
    de espera, 44
    de interpretação, 44
    de laudos, 44
    de recepção, 44
    de registro de pacientes, 44
Amostra
  cuidados no armazenamento da, 287-292
  identificação da, 287-292
  do frasco de biiópsia, 291*f*
Anatomia Patológica
  coleta de fragmentos para, 287-292
Anestesia
  para endoscopia, 97-107
    aplicabilidade da, 97
    fármacos, 107
      e doses, 107
    manutenção da oxigenação, 105
      durante o exame endoscópico, 105
    níveis de, 101
Angiectasia
  no cólon, 136*f*
    sem sangramento ativo, 136*f*

Antibioticoprofilaxia
  na HDAV, 121
Área
  para limpeza, 45, 48
    climatização da, 48
    sala de endoscopia com, 45
Argônio
  plasma de, 141f
    hemostasia por, 141f
Arteriografia
  na HDB, 143
ASGE (American Society for Gastrointestinal Endoscopy), 5
Azul
  de metileno, 111

B

Balão
  dilatador, 181f
    de papila, 181f
  extrator, 179f
    cateter de Fogarty, 179f
Basket
  e alça, 193f
    para spyglass, 193f
Biópsia
  coleta de, 288f
  pinça de, 288f
    descartável, 289f
    hot biopsy, 289f
    reutilizável, 290f

C

Canulótomo(s)
  acesso transpapilar com, 186f
    convencional, 186f
    de ponta fina, 177f
    e metálica, 177f
Cateter
  balão extrator, 179f
  de Fogarty, 179f
  de citologia, 182f
  e biópsia, 182f
CCR (Câncer Colorretal), 217
CE (Corpo Estranho)
  exames de imagem, 161q
    resumo das características em, 161q
  imagem de, 158f
  ingeridos, 159q, 163f, 164q
    classificação dos, 159q
    exames radiológicos de, 163f
    indicação para intervenção, 164q

  recomendação para acompanhamento, 164q
    com exames complementares, 164q
  ingestão de, 165q
    por crianças, 165q
      intervenção endoscópica na, 165q
  no trato digestório, 157-171
    retirada de, 157-171
      classificação dos, 159
      diagnóstico, 160
      epidemiologia, 160
      exemplos de, 159f
      fisiopatologia, 157
      imagem de, 158f
      instrumentos para, 166f
      resumo das características dos, 161q
        em exames de imagem, 161q
      tratamento, 163
    retirada de, 166f
      instrumentos para, 166f
    volumoso, 171f
      no retossigmoide, 171f
Cesta
  extratora, 180f
CIPE (Classificação Internacional para a Prática de Enfermagem), 7
Cirrose
  preparo do cólon na, 274
    para colonoscopia, 274
Clipe(s)
  aplicação de, 146
    terapia na HDB com, 146
  hemostasia por, 142f
Coagulação
  terapia com uso de, 147
    na HDB, 147
COFEN (Conselho Federal de Enfermagem), 7
Colangite, 184f
Coledoscópio
  spyglass, 192f
Coleta
  de biópsia, 288f
  de fragmentos, 287-292
    para anatomia patológica, 287-292
Cólon
  mucosectomia no, 217-243
    acessórios, 227
      agulhas, 230
      clipes, 230
      endoloop, 232
      fixação do espécime, 233
      resgate do espécime, 232
    admissão do paciente, 227
      na sala de exame, 227

anotações de enfermagem sobre, 242
anticoagulantes, 226
  manejo dos, 226
classificação endoscópica, 217
  JNET, 222q
diagnóstico, 217
equipamentos, 227
  alça de polipectomia, 230
  colonoscópio, 227
  pinças de biópsia, 228, 229f
  unidade eletrocirúrgica, 227, 229f
marca-passo cardíaco, 226
  definitivo, 226
preparo do paciente, 223
  do cólon, 223
  domiciliar, 224
  hospitalar, 225
procedimento terapêutico, 223
  decisão sobre, 223
técnicas, 233
  indicação, 236
  underwater, 238, 239f
termo de consentimento, 226
tipos histológicos, 222
obstrução neoplásica do, 151-155
  tratamento endoscópico da, 151-155
    assistência de enfermagem, 152
      cuidados pós-procedimento, 153
      cuidados pré-procedimento, 152
      realização do procedimento, 152
      recuperação, 153
    técnica de inserção da prótese, 153
polipectomia no, 217-243
  acessórios, 227
    agulhas, 230
    clipes, 230
    endoloop, 232
    fixação do espécime, 233
    resgate do espécime, 232
  acompanhamento após, 243
  admissão do paciente, 227
    na sala de exame, 227
  anotações de enfermagem sobre, 242
  anticoagulantes, 226
    manejo dos, 226
  avaliação do paciente, 242
    na sala de recuperação anestérica, 242
  classificação endoscópica, 217
    JNET, 222q
  complicações relacionadas com, 238
  diagnóstico, 217
    diferenciais, 223f

equipamentos, 227
  alça de polipectomia, 230
  colonoscópio, 227
  pinças de biópsia, 228, 229f
  unidade eletrocirúrgica, 227, 229f
hemorragia, 240
marca-passo cardíaco, 226
  definitivo, 226
orientações de alta após, 243
perfuração, 240
por colonoscopia, 226q
  período para suspensão na, 226q
    de anticoagulantes, 226q
    de antiplaquetários, 226q
preparo do paciente, 223
  do cólon, 223
  domiciliar, 224
  hospitalar, 225
procedimento terapêutico, 223
  decisão sobre, 223
síndrome após, 242
técnicas de, 233
  com alça, 234, 236f
    diatérmica, 236f
  com pinça de biópsia, 233, 235f
termo de consentimento, 226
tipos histológicos, 222
pólipos do, 218f
  subdivisão dos, 218f
preparo para colonoscopia de, 261-274
  anamnese em enfermagem, 261, 262f
  diagnóstico de enfermagem, 264
  dieta, 265, 266q
  em casos especiais, 261-274
    cirrose, 274
    crianças, 271
    diabetes melito, 272
    estomias, 272
    gestantes, 271
    HDB, 274
    idosos, 271
    insuficiência renal crônica, 272
    internados, 271
    lactantes, 271
    obesidade, 272
  medicações, 264, 268
  recomendações gerais, 266
Colonoscopia
  polipectomia por, 226q
    período para suspensão na, 226q
      de anticoagulantes, 226q
      de antiplaquetários, 226q

preparo de cólon para, 261-274
   anamnese em enfermagem, 261, 262f
   diagnóstico de enfermagem, 264
   dieta, 265, 266q
   em casos especiais, 261-274
      cirrose, 274
      crianças, 271
      diabetes melito, 272
      estomias, 272
      gestantes, 271
      HDB, 274
      idosos, 271
      insuficiência renal crônica, 272
      internados, 271
      lactantes, 271
      obesidade, 272
   medicações, 264, 268
   recomendações gerais, 266
Corante(s), 109-116
   classificação dos, 110
      AA, 111
      azul de metileno, 111
      índigo-carmim, 112
      lugol, 110, 111f
      tatuagem, 113, 114f
      violeta, 113
         cresyl, 113
         cristal, 113
         genciana, 113
Corrente
   bipolar, 140f
      para hemostasia, 140f
CPRE (Colangiopancreatografia Retrógrada Endoscópica), 173-193
   acessórios, 176
   contraindicações, 173
   em BII, 174f
   equipamentos, 175
   indicações, 173
   por enteroscopia, 175f
   sala montada para, 176f
      aparelho de radioscopia em, 176f
   técnica do exame, 185
      acesso, 186, 188
         papilotomia de, 188
         transpapilar convencional, 186
Criança(s)
   exame endoscópico na, 91-96
      pós-procedimento, 95
         até a alta, 95
      pré-procedimento, 91
      procedimento, 92
         antessala do exame, 93
         momento do, 93, 95f
         preparação da sala, 92

ingestão de CEs por, 165q
   intervenção endoscópica na, 165q
   preparo do cólon em, 271
   para colonoscopia, 271
Cromoscopia
   digital, 109-116

D

DBE (Enterocopia de Duplo Balão), 247
DC (Doença de Crohn), 209
Desinfecção
   na ecoendoscopia, 259
Diabete(s)
   melito, 272
      preparo do cólon no, 272
         para colonoscopia, 272
DII (Doenças Inflamatórias Intestinais), 209-214
   cuidar do paciente com, 210
   entendendo as, 209
   terapias imunológicas usadas nas, 213q
Diverticulose, 136f
Duodenoscópio, 175f

E

Ecoendoscopia, 253-259
   acessórios, 258
   atendimento do paciente, 257
      na unidade de endoscopia, 257
   critérios para agendamento, 256
   desinfecção, 259
   enfermagem na, 256
   equipamentos, 254
   indicações de, 253
   limpeza, 259
   pós-procedimento, 258
   procedimento, 257
   sala de exame, 257
EDA (Endoscopia Digestiva Alta), 121
   exame de, 75
      período que antecede o, 75
      protocolo de, 75
EE (Escleroterapia)
   na HP, 122
Eletrodo
   ativo, 140f
      do *Heater Probe*, 140f
         modo de ação do, 140f
Endoscopia
   departamento de, 39q
      processo realizado no, 39q
      gerenciamento do, 39q

digestiva, 3-4, 50, 75, 279
  alta, ver EDA
  unidade de, 50
    segurança na, 50
  indicações na, 279
    da UEC, 279
  história da, 3-4
enfermagem na, 5-7
  história da, 5-7
    endoscopia segura, 6
    enfermagem com base em evidências, 6
    no Brasil, 7
ergometria na, 295-307
  altura ideal do leito, 304
  conceito, 295
  medidas gerais, 304
  objetivo, 295
  otimização da, 302
    dimensão do problema, 302
    técnicas de, 302
  resumo das medidas essenciais, 306
    para melhora do local de trabalho, 306
    para prevenção das lesões, 306
  sala ergonomicamente correta, 306f
sedação/anestesia para, 97-107
  aplicabilidade da, 97
  fármacos, 107
    e doses, 107
  manutenção da oxigenação, 105
    durante o exame endoscópico, 105
  níveis de, 101
  sedação, 104
    administrada automaticamente, 104
    controlada pelo paciente, 104
    e risco de aspiração, 104
serviço de, 1-35, 37-79
  aspectos organizacionais do, 1-35
    estabelecimento de POP, 21-30
  dimensionamento da enfermagem no, 71-78
    atribuições, 71-78
  funcionamento do, 37-79
    práticas recomendadas, 37-79
  legislações, 9-19
    e normas vigentes, 9-19
  técnico de enfermagem no, 76
    atribuições do, 76
setor de, 293-312
  saúde do trabalho no, 293-312
unidade de, 257
  atendimento do paciente na, 257
  digestiva, 50
    segurança na, 50

Endoscópio, 251f
Enfermagem
  assistência de, 81-292
    nos exames endoscópicos, 81-292
    sistematização da, 83-
      diagnóstico de, 86, 87q
      histórico de, 84, 85q
      prescrição de, 86, 87q
      evolução de, 87q
      anotação de, 88
        na sala de exame, 88q
      no tratamento endoscópico, 152
        da obstrução neoplásica do cólon, 152
  atuação da, 127, 129
    na EDA, 129
    de HDA, 129
    nas medidas inicias do atendimento, 127
    na HDA, 127
  equipe de, 126
    HDA na visão da, 126
  na ecoendoscopia, 256
  no serviço de endoscopia, 71-78
    dimensionamento, 71-78
    atribuições, 71-78
  sistematização da assistência de, 143
    na HDB, 143
      admissão para exame endoscópico, 143
      cuidados no exame, 144
  técnico de, 76
    no serviço de endoscopia, 76
      atribuições, 76
Enfermeiro
  de endoscopia, 73
    atribuições, 74
  do centro cirúrgico, 73
  especialista, 73
  papel do, 284
    na UEC, 284
Enteroscopia, 247-252
  complicações, 250
  contraindicações, 249
  DBE, 247
  de balão-único, 248, 252f
    esquema de inserção, 252f
  espiral, 249
  indicações, 249
  o que é, 247
  papel da enfermagem na, 250
  procedimentos terapêuticos, 250
Enteroscópio, 248f, 249f
EPI (Equipamento de Proteção Individual)
  saneantes, 311q

Ergometria
  na endoscopia, 295-307
    altura ideal do leito, 304
    conceito, 295
    medidas gerais, 304
    objetivo, 295
    otimização da, 302
      dimensão do problema, 302
      técnicas de, 302
    resumo das medidas essenciais, 306
      para melhora do local de trabalho, 306
      para prevenção das lesões, 306
    sala ergonomicamente correta, 306*f*
Escleroterapia
  na HDB, 146
Escore
  de Glasgow-Blatchford, 129*q*
    critérios, 129*q*
  de Rockall, 128*q*
    critérios, 128*q*
    risco de acordo, 128*q*
      de ressangramento, 128*q*
ESGE (European Society of Gastrointestinal Endoscopy), 5
Espera
  de pacientes, 44, 45*f*
  sala de, 44, 45*f*
Estomia(s)
  preparo do cólon e, 272
    para colonoscopia, 272
EUS (Ultrassonografia Endoscópica)
  acessórios, 258
  atendimento do paciente, 257
    na unidade de endoscopia, 257
  critérios para agendamento, 256
  desinfecção, 259
  enfermagem na, 256
  equipamentos, 254
  indicações de, 253
  limpeza, 259
  pós-procedimento, 258
  procedimento, 257
  sala de exame, 257
Exame(s) Endoscópico(s)
  assistência de enfermagem n os, 81-292
  fluxo de, 39-52
    de pacientes, 40
    de trabalho, 41
      estrutura da unidade, 41
  na criança, 91-96
    pós-procedimento, 95
      até a alta, 95
    pré-procedimento, 91

procedimento, 92
  antessala do exame, 93
  momento do, 93, 95*f*
  preparação da sala, 92
planta recomendada, 39-52
  avaliação de projetos, 42
  dimensionamento estrutural, 42
  layout arquitetônico, 43
registro dos resultados, 33-35
  a quem pertence o prontuário, 33
  direitos dos usuários, 34
    das ações de saúde, 34
    dos serviços de saúde, 34
  informações finais, 30
  laudos de, 34
setores de apoio, 39-52
  a terapia, 43
  ambientes de, 44
    área de limpeza, 45, 48
      climatização da, 48
    RPA, 49
    sala, 44
      com área para limpeza, 45
      de acompanhantes, 44
      de espera, 44
      de interpretação, 44
      de laudos, 44
      de recepção, 44
      de registro de pacientes, 44
  ao diagnóstico, 43
  imagenologia, 41
  unidade de endoscopia digestiva, 50
    segurança na, 50
  unidade funcional, 43

F
Fio-Guia
  acesso transpapilar com, 186*f*
  convencional, 186*f*
Fluxo
  de exames, 39-52
  de pacientes, 40
  de trabalho, 41
    estrutura da unidade e, 41
    organograma de atendimento, 41*f*
  planta de, 48*f*
  das salas de limpeza, 48*f*
Fogarty
  cateter de, 179*f*
  balão extrator, 179*f*
Fragmento(s)
  para anatomia patológica, 287-292
  coleta de, 287-292

G

Gastrojejunostomia
　endoscópica, 205
　　percutânea, 205
Gastrostomia(s), 197
　cirúrgica, 198
　　técnicas, 198
　complicações, 203q, 204f
　　versus cuidados, 203q
　construção de, 201f
　endoscópica, 199
　　cuidados, 199
　　　pós-procedimento, 202
　　　pré-procedimento, 199
　　registros, 202
　　técnicas endoscópicas, 199
　kit de, 201f
　GEP (Gastrostomia Endoscópica Percutânea), 197, 200f
　　contraindicações, 199
　　　absolutas, 199
　　　relativas, 199
Gestante(s)
　preparo do cólon em, 271
　　para colonoscopia, 271
GHP (Gastropatia da Hipertensão Portal), 120
GE (Gastroenterologia), 5
GI (Trato Gastrointestinal), 133
　CE no, 157-171
　　retirada de, 157-171
　　　classificação, 159
　　　diagnóstico, 160
　　　epidemiologia, 160
　　　exemplos, 159f
　　　fisiopatologia, 157
　　　imagem, 158f
　　　instrumentos para, 166f
　　　resumo das características, 161q
　　　　em exames de imagem, 161q
　　　tratamento, 163
Glasgow-Blatchford
　escore de, 129q
　　critérios do, 129q

H

HDA (Hemorragia Digestiva Alta)
　na visão da equipe de enfermagem, 126
　　atendimento ao paciente, 127
　　　atuação nas medidas iniciais do, 127
HDAV (Hemorragia Digestiva Alta Varicosa), 117-130
　GHP, 120
　na visão da equipe de enfermagem, 126
　　atuação na EDA, 129

medidas inicias do atendimento, 127
　atuação da enfermagem nas, 127
tratamento, 120
　antibioticoprofilaxia, 121
　EE, 122
　　na HP, 122
　endoscópico, 121
　LEVE, 124
　profilaxia secundária, 125
　ressuscitação volêmica, 121
　terapêutica farmacológica, 121
　varizes gástricas, 125
varizes esofágicas, 118
　classificação das, 118
HDB (Hemorragia Digestiva Baixa), 133-148
　abordagem endoscópica, 136
　　agentes, 139, 141
　　　mecânicos, 141
　　　térmicos, 139
　　opções para, 139q
　　métodos químicos, 143
　arteriografia, 143
　assistência de enfermagem, 143
　　sistematização da, 143
　　　admissão para exame endoscópico, 143
　　　cuidados no exame, 144
　causas de, 135q
　　hemorroida prolabada, 137f
　conceito de, 134
　etiologia, 135
　paciente após exame, 147
　　avaliação do, 147
　　cuidado do, 147
　preparo do cólon na, 274
　　para colonoscopia, 274
　tratamento endoscópico, 146
　　terapia, 146
　　　com aplicação de clipes, 146
　　　com infiltração, 146
　　　com uso de coagulação, 147
　　escleroterapia, 146
Hemorroida(s)
　internas, 142f
　　com sangramento volumoso, 142f
　　　intermitente, 142f
　prolabada, 137f
　　como causa de HDB, 137f
Hemostasia
　corrente bipolar para, 140f
　mecânica, 142f
　por clipe, 142f
　por plasma de argônio, 141f

Higiene
    e limpeza hospitalar, 55-69
        serviço de, 55-69
            AGHVS, 61
                os 10 objetivos, 62
            capacitação, 56
            gerenciamento de resíduos, 58
                classificação dos resíduos, 59
                PGRSS, 58
                sistema de acondicionamento, 59
            operacionalização do, 57
            quadro de pessoal, 55
                dimensionamento do, 55
HP (Hipertensão Portal), 117
    EE na, 122

I
Idoso(s)
    preparo do cólon em, 271
        para colonoscopia, 271
IEP/HSL (Instituto Sírio-Libanês de Ensino e Pesquisa), 7
Imagem
    magnificação de, 109-116
Índigo-Carmim, 112
Infiltração
    terapia com, 146
        na HDB, 146
Infundibulotomia, 189f
Insuficiência
    renal crônica, 272
        preparo do cólon na, 272
            para colonoscopia, 272
Internado(s)
    preparo do cólon em, 271
        para colonoscopia, 271
Interpretação
    sala de, 44

J
Jejunostomia
    complicações, 206
    cuidados, 206
        com a sonda jejunal, 206
    endoscópica, 205
        percutânea, 205
    indicações, 206

L
Lactante(s)
    preparo do cólon em, 271
        para colonoscopia, 271

Laudo(s)
    sala de, 44
LEVE (Ligadura Elástica das Varizes), 124
Limpeza
    área de, 45, 48
        climatização da, 48
        sala de endoscopia com, 45
    hospitalar, 55-69
        higiene e, 55-69
            serviço de, 55-69
    na ecoendoscopia, 259
    salas de, 47f, 48f
        mecânica, 47f
        planta de fluxo das, 48f
Litotritor (es), 180f
Lugol, 110, 111f

M
Magnificação
    de imagem, 109-116
MDS (Conjunto Mínimo de Dados), 6
Mucosectomia
    no cólon, 217-243
        acessórios, 227
            agulhas, 230
            clipes, 230
            endoloop, 232
            fixação do espécime, 233
            resgate do espécime, 232
        admissão do paciente, 227
            na sala de exame, 227
        anotações de enfermagem, 242
        anticoagulantes, 226
            manejo dos, 226
        classificação endoscópica, 217
            JNET, 222q
        diagnóstico, 217
        equipamentos, 227
            alça de polipectomia, 230
            colonoscópio, 227
            pinças de biópsia, 228, 229f
            unidade eletrocirúrgica, 227, 229f
        marca-passo cardíaco, 226
            definitivo, 226
        preparo do paciente, 223
            do cólon, 223
            domiciliar, 224
            hospitalar, 225
        procedimento terapêutico, 223
            decisão sobre, 223
        técnicas de, 233
            indicação, 236
            underwater, 238, 239f

termo de consentimento, 226
tipos histológicos, 222

N

NAAP (Propofol administrado por Não Anestesiologista), 97
NANDA (Associação Norte-Americana de Diagnóstico de Enfermagem), 7
NIC (Classificações de Intervenções de Enfermagem), 7
NOC (Classificações de Resultados de Enfermagem), 7

O

Obesidade
   preparo do cólon na, 272
      para colonoscopia, 272
Obstrução Neoplásica
   do cólon, 151-155
      tratamento endoscópico da, 151-155
         assistência de enfermagem, 152
         técnica de inserção da prótese, 153

P

Paciente(s)
   fluxo de, 40
   sala de, 44
      de espera, 44
      de recepção, 44
      de registro, 44
Papila
   intradiverticular, 190f
Papilotomia
   de acesso, 188
   endoscópica, 191f
Papilótomo
   acesso transpapilar com, 186f
      convencional, 186f
   de triplo lúmen, 177f
PEG (Polietilenolicol), 195-207
PEG-j, 195-207
PEJ, 195-207
PGRSS (Plano de Gerenciamento de Resíduos de Serviço de Saúde), 58
Planta Recomendada, 39-52
   avaliação de projetos, 42
   dimensionamento estrutural, 42
   layout arquitetônico, 43
      recomendações para, 43
Plasma
   de argônio, 141f
      hemostasia por, 141f

Polipectomia
   no cólon, 217-243
      acessórios, 227
         agulhas, 230
         clipes, 230
         endoloop, 232
         fixação do espécime, 233
         resgate do espécime, 232
      acompanhamento após, 243
      admissão do paciente, 227
         na sala de exame, 227
      anotações de enfermagem sobre, 242
      anticoagulantes, 226
         manejo dos, 226
      avaliação do paciente, 242
         na sala de recuperação anestérica, 242
      classificação endoscópica, 217
         JNET, 222q
      complicações relacionadas com, 238
      diagnóstico, 217
         diferenciais, 223f
      equipamentos, 227
         alça de polipectomia, 230
         colonoscópio, 227
         pinças de biópsia, 228, 229f
         unidade eletrocirúrgica, 227, 229f
      hemorragia, 240
      marca-passo cardíaco, 226
         definitivo, 226
      orientações de alta após, 243
      perfuração, 240
      por colonoscopia, 226q
         período para suspensão, 226q
            de anticoagulantes, 226q
            de antiplaquetários, 226q
      preparo do paciente, 223
         do cólon, 223
         domiciliar, 224
         hospitalar, 225
      procedimento terapêutico, 223
         decisão sobre, 223
      síndrome pós-polipectomia, 242
      técnicas de, 233
         com alça, 234, 236f
            diatérmica, 236f
         com pinça de biópsia, 233, 235f
      termo de consentimento, 226
      tipos histológicos, 222
POP (Procedimento Operacional Padrão)
   estabelecimento de, 21-30
      como elaborar, 24
      conceitos do, 22
         fluxograma, 22

gestão de qualidade, 23
operacionalidade, 22
padrão, 23
procedimentos, 22
informações que devem constar no, 25
objetivos do, 23
sugestão de modelo, 26q, 27-29q
configurado, 27-29q
para configuração, 26q
tipos de, 24
por categorias, 24
Prevenção
de riscos ambientais, 309-312
biológico, 309-312
físico, 309-312
químico, 309-312
RDC 06/2013, 311, 312
atribuições do RT na, 311
saúde no trabalho, 312
segurança no trabalho, 312
resolução RDC nº 6, 310
de 10 de março de 2013, 310
Prótese(s)
biliar, 187f
acesso após passagem de, 187f
metálica, 185f
plásticas, 183f

R

Radiopacidade
de objetos inseridos no esôfago, 162q
de carcaça de carneiro, 162q
RCUI (Retocolite Ulcerativa Inespecífica), 209
RDC (Resolução da Diretoria Colegiada), 7
nº 6, 9, 44, 49, 83, 310, 312
de 1º de março de 2013, 9, 310-312
atribuições do RT na, 311
saúde no trabalho, 312
segurança no trabalho, 312
nº 50, 41, 43, 44, 49
nº 63, 43
Recepção
de pacientes, 44, 45f
sala de, 44
Registro
de pacientes, 44
sala de, 44
Resíduo(s), 63
gerenciamento de, 58
classificação dos resíduos, 59
PGRSS, 58
sistema de acondicionamento, 59

potencialmente infectantes, 59
biológico, 59
carcaças, 59
comum, 60
de animais, 59
dialisadores, 59
filtros de ar, 59
kits de linhas, 59
arteriais, 59
endovenosas, 59
órgãos, 59
peças anatômicas, 59
do ser humano, 59
perfurocortantes, 60
príons, 59
químicos, 60
rejeitos radioativos, 60
tecido adiposo, 59
tecidos, 59
vísceras, 59
reciclados, 60
Ressuscitação
volêmica, 121
na HDAV, 121
Retirada
de CE, 166f
instrumentos para, 166f
Rockall
escore de, 128q
critérios do, 128q
risco de acordo com o, 128q
de ressangramento, 128q
RPA (Recuperação Pós-Anestesia/Sedação), 49, 50f
RT (Responsável Técnico)
atribuições do, 311
na RDC 06/2013, 311

S

Sala
de acompanhantes, 44
de endoscopia, 45
com área para limpeza, 45
de espera, 44
de exames, 46f, 257
na ecoendoscopia, 257
de interpretação, 44
de laudos, 44
de limpeza, 47f
mecânica, 47f
planta de fluxo, 48f
de recepção, 44
de registro de pacientes, 44

Sedação
  para endoscopia, 97-107
    administrada automaticamente, 104
    aplicabilidade da, 97
    controlada pelo paciente, 104
    e risco de aspiração, 104
    fármacos, 107
      e doses, 107
    manutenção da oxigenação, 105
      durante o exame endoscópico, 105
    níveis de, 101
Serviço Hospitalar
  de higiene e limpeza, 55-69
    AGHVS, 61
      os 10 objetivos, 62
    capacitação, 56
    gerenciamento de resíduos, 58
      classificação dos resíduos, 59
      PGRSS, 58
      sistema de acondicionamento, 59
    operacionalização do, 57
    quadro de pessoal, 55
      dimensionamento do, 55
Setor (es) de Apoio, 39-52
  ambientes de, 44
    área de limpeza, 45, 48
      climatização da, 48
    RPA, 49
    sala, 44
      com área para limpeza, 45
      de acompanhantes, 44
      de espera, 44
      de interpretação, 44
      de laudos, 44
      de recepção, 44
      de registro de pacientes, 44
  imagenologia, 41
  unidade funcional, 43
    diagnóstico, 43
    terapia, 43
SGA (Society of Gastrointestinal Assistants), 5
SOBEEG (Sociedade Brasileira de Enfermagem em Endoscopia), 7
Sonda(s)
  acesso nutricional, 195-207
    fixação da, 197
      oro/nasoenteral, 197
  balonada., 202*f*
  de extensão jejunal, 205*f*
  enteral, 198*q*
    complicações, 198*q*
      versus cuidados, 198*q*
  jejunal, 206
    cuidados com a, 206
  magnética, 168*f*
    retirada com, 169*f*
    de moeda, 169*f*
  nasogástrica, 196
    complicações, 198*q*
      versus cuidados, 198*q*
    localização da, 196
  orogástrica, 196
    localização da, 196
  retal, 273*f*
  tipo Botton, 202

T

Tatuagem, 113, 114*f*
TCLE (Termo de Consentimento Livre Esclarecido), 41
Terapêutica
  farmacológica, 121
    na HDAV, 121
Terapia Nutricional
  vias de administração para, 196
    sonda oro/nasogástrica, 196
      localização da, 196
Terapia
  na HDB, 146
    com aplicação de clipes, 146
    com infiltração, 146
    com uso de coagulação, 147

U

UEC (Unidade Eletrocirúrgica), 277-286
  complicações, 282
    relacionadas com o uso, 282
  conceito, 277
  constituição-base de, 278*f*
  efeitos do avanço tecnológico, 281
    na endoscopia digestiva, 281
      intervencionista, 281
  indicações da, 279
    na endoscopia digestiva, 279
  papel do enfermeiro, 284
  uso de, 285*q*
    protocolo para, 285*q*
  utilização segura da, 282, 283*q*
    cuidados para, 282
Unidade de Endoscopia
  atendimento do paciente na, 257
  digestiva, 50
    segurança na, 50
      estratégias, 50
      recomendações, 50

Unidade Funcional
  apoio, 43
    ao diagnóstico, 43
    a terapia, 43

V
Variz(es)
  de fundo gástrico, 119*f*
  esofagianas, 125*f*
  esofágicas, 118, 126*f*
    classificação das, 118
    em terço distal, 118*f*
  gástricas, 119f, 125
  profilaxia secundária, 125
  subcárdicas, 119*f*
Via(s)
  de administração, 196
    para terapia nutricional, 196
      sonda oro/nasogástrica, 196
Violeta
  cresyl, 113
  cristal, 113
  genciana, 113